AF167781

P. Lawin · H. W. Opderbecke · H.-P. Schuster (Hrsg.)
Die Intensivmedizin in Deutschland

Springer

Berlin
Heidelberg
New York
Barcelona
Hongkong
London
Mailand
Paris
Tokio

P. Lawin · H. W. Opderbecke
H.-P. Schuster (Hrsg.)

Die Intensivmedizin in Deutschland

Geschichte und Entwicklung

Mit 97 Abbildungen und 24 Tabellen

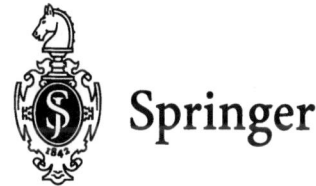

Herausgeber

Em. Professor Dr. med. Dr. med. h. c. P. LAWIN
ehem. Direktor der Klinik u. Poliklinik
für Anästhesiologie u. operative Intensivmedizin
der Westf. Wilhelms Universität Münster

Professor Dr. med. H. W. OPDERBECKE
ehem. Vorstand d. Institutes für Anästhesiologie
des Städt. Klinikums Nürnberg

Professor Dr. H.-P. SCHUSTER
Medizinische Klinik I
Städt. Krankenhaus Hildesheim
Lehrkrankenhaus der MMH
Weinberg 1
31134 Hildesheim

Aus der Zeitschrift: Der Anaesthisist, Hefte 12/98 – 12/2000

ISBN-13: 978-3-642-63962-3   e-ISBN-13: 978-3-642-59393-2
DOI: 10.1007/978-3-642-59393-2

Die Deutsche Bibliothek – CIP-Einheitsaufnahme
Die Intensivmedizin in Deutschland : Geschichte und Entwicklung / Hrsg.:
Peter Lawin ... – Berlin ; Heidelberg ; New York ; Barcelona ; Hongkong ; Londen ;
Mailand ; Paris ; Tokio : Springer, 2002

Dieses Werk ist urheberrechtlich geschützt. Die dadurch begründeten Rechte, insbesondere die
der Übersetzung, des Nachdrucks, des Vortrags, der Entnahme von Abbildungen und Tabellen,
der Funksendung, der Mikroverfilmung oder der Vervielfältigung auf anderen Wegen und der
Speicherung in Datenverarbeitungsanlagen, bleiben, auch bei nur auszugsweiser Verwertung,
vorbehalten. Eine Vervielfältigung dieses Werkes oder von Teilen dieses Werkes ist auch im Einzelfall nur in den Grenzen der gesetzlichen Bestimmungen des Urheberrechtsgesetzes der Bundesrepublik Deutschland vom 9. September 1965 in der jeweils geltenden Fassung zulässig. Sie ist
grundsätzlich vergütungspflichtig. Zuwiderhandlungen unterliegen den Strafbestimmungen des
Urheberrechtsgesetzes.

Springer-Verlag Berlin Heidelberg New York
ein Unternehmen der BertelsmannSpringer Science+Business Media GmbH

http://www.springer.de/medizin

© Springer-Verlag, Berlin Heidelberg 2002

Softcover reprint of the hardcover 1st edition 2002

Die Wiedergabe von Gebrauchsnamen, Handelsnamen, Warenbezeichnungen usw. in diesem Werk
berechtigt auch ohne besondere Kennzeichnung nicht zu der Annahme, dass solche Namen im
Sinne der Warenzeichen- und Markenschutz-Gesetzgebung als frei zu betrachten wären und daher
von jedermann benutzt werden dürften.

Produkthaftung: Für Angaben über Dosierungsanweisungen und Applikationsformen kann vom
Verlag keine Gewähr übernommen werden. Derartige Angaben müssen vom jeweiligen Anwender
im Einzelfall anhand anderer Literaturstellen auf ihre Richtigkeit überprüft werden.

Umschlaggestaltung: Erich Kirchner, Heidelberg

SPIN: 10843175   22/3130 – 5 4 3 2 1 0 – Gedruckt auf säurefreiem Papier

Vorwort

Kaum ein klinischer Bereich hat in den letzten Jahrzehnten die moderne Medizin tiefgreifender beeinflußt als die Intensivtherapie. Durch die Entwicklung intensivmedizinischer Behandlungsverfahren zur Wiederherstellung und Aufrechterhaltung gestörter Vitalfunktionen sind die Möglichkeiten der operativen wie der konservativen Medizin außerordentlich stark erweitert worden. Darüber hinaus wurden durch sie neue ethische und rechtliche Fragen aufgeworfen wie die nach der Todeszeitbestimmung, nach den Grenzen der ärztlichen Behandlungspflicht und, damit im Zusammenhang stehend, medikolegale Fragen zu den Problemen der Sterbehilfe. Schließlich hat die Intensivmedizin durch ihren fachübergreifenden Charakter zu neuen Organisationsformen an den Krankenhäusern in Form interdisziplinärer Betteneinheiten geführt. Nicht zuletzt gaben ihre Anforderungen an die Qualifikation des Intensivpflegepersonals den ersten Anstoß zu einer berufsbegleitenden fachlichen Weiterbildung der Krankenpflegekräfte in Analogie zur ärztlichen Weiterbildung.

Dabei schlug die Entwicklung in der Bundesrepublik Deutschland teilweise eine gegenüber der internationalen Situation abweichende Richtung ein. So ist bei uns, bedingt durch Besonderheiten der Ärztlichen Berufsordnung, kein eigenständiges Fach „Intensivmedizin" entstanden, und es gibt weder einen „Facharzt für Intensivmedizin" noch eine „Deutsche Gesellschaft für Intensivmedizin", vergleichbar mit den vorhandenen, eine Disziplin repräsentierenden wissenschaftlich-medizinischen Fachgesellschaften. Statt dessen ergab sich schon frühzeitig eine Strukturierung in die drei Teilbereiche Internistische, Operativ-anästhesiologische und Pädiatrisch-neonatologische Intensivmedizin; sie bewirkte, daß die Intensivmedizin die Verbindung zu den zugehörigen Fachgebieten nicht verloren hat. Ein Ausdruck dieser Struktur ist die Gründung der „Deutschen Interdisziplinären Vereinigung für Intensiv- und Notfallmedizin" (DIVI), die nur eine korporative Mitgliedschaft von der Intensivmedizin nahestehenden Fachgesellschaften und Berufsverbänden kennt und die sich seit nunmehr über 20 Jahre durch effektive und harmonische interdisziplinäre Zusammenarbeit auszeichnet.

Diese Entwicklung, die zu dem derzeitigen, wie wir glauben, positiv zu beurteilenden Stand der Dinge geführt hat, umfaßt einen Zeitraum von nunmehr rund 50 Jahren. Sie ist keineswegs immer geradlinig verlaufen und war von lebhaften innerärztlichen Diskussionen begleitet.

Für die wissenschaftliche Evaluierung intensivtherapeutischer Verfahren sind zweifellos die Universitätskliniken Schrittmacher gewesen. Die adäquaten Organisationsformen dagegen wurden zunächst vorwiegend an den Krankenhäusern erprobt und realisiert, wobei die Deutsche Krankenhausgesellschaft (DKG) eine wichtige unterstützende Rolle gespielt hat. Auch die Einführung einer bundeseinheitlichen Weiterbildungsordnung für Intensivpflegekräfte ist im wesentlichen ihr zu verdanken, wenn auch der Anstoß hierzu von ärztlicher Seite, der damaligen Deutschen Gesellschaft für Anästhesie und Wiederbelebung (DGAW), kam.

Einige Ärzte, die diese skizzierte Epoche von ihren Anfängen an miterlebt und zum Teil mitgestaltet haben, sind inzwischen aus dem aktiven Berufsleben ausgeschieden. Ergebnisse, Daten und Fakten sind nüchtern und können auch nicht annähernd erkennen lassen, wie sie entstanden sind. Es waren nämlich meistens einzelne Persönlichkeiten, die sich exponiert und engagiert, die die Weichen gestellt, die Richtung gewiesen und die Fahrt begonnen haben, und auch Zufälle haben eine Rolle gespielt. Von den Ereignissen und diesen Menschen, ihren Bemühungen und Erfolgen um die Entwicklung der Intensivmedizin in Deutschland soll berichtet werden, nicht zuletzt deshalb, weil es darüber kaum Veröffent-

lichungen gibt. Um so wichtiger erscheint es, Eindrücke und Erinnerungen festzuhalten, solange diese Ärztegeneration noch zur Verfügung steht.

Die Herausgeber dieser Beitragssammlung, deren Beiträge zwischen 1998 und
2000 in der Facharztzeitschrift „Der Anaesthesist" erschienen sind, und ihre
Koautoren möchten hierzu ihren Anteil leisten. Allerdings sind sie keine Medizin-
historiker, sondern Intensivmediziner. Daraus folgt, daß sie nur Teilaspekte der
Entwicklung beleuchten und daß ihre Beiträge nicht den Anspruch auf eine umfassende Darstellung erheben können.

Die Herausgeber

P. Lawin
H. W. Opderbecke
H. P. Schuster

Inhaltsverzeichnis

Autorenverzeichnis

AHNEFELD, F. W., Prof. Dr., Klinikum der Universität Ulm, Steinhövelstr. 9, 89075 Ulm

BAUSE, H., Prof. Dr., Abt. für Anästhesiologie und operative Intensivmedizin, Allgemeines Krankenhaus Altona, Hamburg-Othmarschen, Paul Ehrlichstr. 1, 22763 Hamburg

BENAD, G., Prof. Dr., Klinik für Anästhesiologie und Intensivmedizin, Klinikum Südstadt Rostock, Südring 81, 18059 Rostock

BURCHARDI, H., Prof. Dr., Zentrum Anästhesiologie, Rettungs- und Intensivmedizin, Klinikum der Georg-August-Universität Göttingen, Robert-Koch-Str. 40, 37075 Göttingen

HACHENBERG, T., Prof. Dr. Dr., Klinik und Poliklinik für Anästhesiologie und Intensivmedizin, Ernst-Moritz-Arndt-Universität, Friedrich-Loeffler-Str. 23 b, 17487 Greifswald

HANRATH, P., Prof. Dr., Medizinische Klinik I der RWTH-Aachen, Lehrstuhl für Innere Medizin mit dem Schwerpunkt Kardiologie und Pneumologie, Pauwelstr. 30, 52057 Aachen

JANSSENS, U., Dr., Medizinische Klinik I, Universitätsklinikum der RWTH Aachen, Pauwelstr. 30, 52057 Aachen

KNUTH, P., Prof. Dr., Ärztlicher Geschäftsführer, Berufsverband Deutscher Internisten, Schöne Aussicht 5, 65193 Wiesbaden

KRUEGER, W. A., Dr., Universitätsklinikum Tübingen, Zentrum für medizinische Forschung, Waldhörnlestr. 22, 72070 Tübingen

LAWIN, P., Em. Prof. Dr. med. Dr. med. h. c., Hofbauernstr. 6, 81247 München

LEMBURG, P., Prof. Dr., Neonatologie und pädiatrische Intensivmedizin, Zentrum für Kinderheilkunde, Med. Einrichtungen der Heinrich-Heine-Universität, Moorenstr. 5, 40225 Düsseldorf

OPDERBECKE, H. W., Prof. Dr. med., Keßlerplatz 10, 90489 Nürnberg

PFEIFFER, B., Dr., Klinik und Poliklinik für Anästhesiologie und Intensivmedizin, Ernst-Moritz-Arndt-Universität, Friedrich-Löffler-Str. 23 b, 17487 Greifswald

PRIEN, Th., Prof. Dr., Klinik und Poliklinik für Anästhesiologie und operative Intensivmedizin, Westfälische-Wilhelms-Universität, Albert-Schweitzer-Straße 33, 48129 Münster

PUCHSTEIN, C., Prof. Dr., Klinik für Anästhesiologie und operative Intensivmedizin, Marienhospital, Universitätsklinik der Ruhr-Universität Bochum, Hölkeskampring 40, 44625 Herne

REINHARDT, C., Dr., Klinik und Poliklinik für Anästhesiologie und operative Intensivmedizin, Westfälische-Wilhelms-Universität, Albert-Schweitzer-Str. 33, 48129 Münster

RÖSE, W., Em. Prof. Dr., Otto-von-Guericke-Universität Magdeburg, Univ.-Klinik für Anästhesiologie und Intensivtherapie, Universitätsplatz 2, 39106 Magdeburg

SCHUSTER, H.-P., Prof. Dr., Medizinische Klinik I, Städt. Krankenhaus Hildesheim, Lehrkrankenhaus der MMH, Weinberg 1, 31134 Hildesheim

SIEBERTH, H.-G., Univ.-Prof. Dr., An der Mühle 9, 50935 Köln

UNERTL, K. E., Prof. Dr., Universitätsklinikum Tübingen, Klinik für Anästhesiologie, Hoppe-Seyler-Str. 3, 72076 Tübingen

WEISSAUER, W., Prof. Dr. med. h. c., Obere Schmiedgasse 11, 90403 Nürnberg

Die geschichtliche Entwicklung der Intensivmedizin in Deutschland

Zeitgenössische Betrachtungen

Mit dem Wort *Intensivmedizin* werden zum einen medizinische Verfahren zur Überwachung, Wiederherstellung und Aufrechterhaltung gefährdeter oder gestörter Vitalfunktionen bei lebensbedrohlich Verletzten oder Erkrankten bezeichnet. Zum anderen beinhaltet der Begriff spezielle medizinische Strukturen in Form gesonderter Betteneinheiten, deren personelle Besetzung und apparative Ausstattung die notwendigen Voraussetzungen für die Anwendung derartiger Verfahren zur Protektion der Vitalfunktionen bieten.

Die Entwicklung intensivmedizinischer Verfahren und Strukturen in der zweiten Hälfte dieses Jahrhunderts hat die Grenzen der kurativen Medizin in beispielloser Weise erweitert. Mit der Überbrückung gestörter Vitalfunktionen ist es möglich geworden, Schwerverletzte oder Schwerkranke, die zuvor keiner Therapie mehr zugänglich waren und als hoffnungslos aufgegeben werden mußten, erfolgreich zu behandeln.

Die Entwicklung intensivmedizinischer Verfahren

Die Bemühungen, das Leben schwerkranker Patienten mit allen Mitteln zu erhalten, ist keineswegs eine elementare oder angeborene Verhaltensweise des Menschen. So wird in der griechischen Medizin das Problem der unheilbaren Krankheit mehrfach in kontroverser Weise diskutiert.

Während einige der antiken Ärzte den Vertretern der Heilkunst die Beschäftigung mit allen Krankheiten, also auch mit den unheilbaren, zur Pflicht machen, empfehlen andere, sich bei ei-

P. Lawin · em. Direktor der Klinik und Poliklinik für Anästhesiologie und operative Intensivmedizin der Westfälischen Wilhelms-Universität Münster

Folge 1: Erste (allgemeine) Entwicklungstendenzen

ner infausten Prognose zurückzuziehen, damit der zu erwartende tödliche Ausgang der Krankheit nicht dem Arzt angelastet würde.

Bestimmend für die weitere Tradition der abendländischen Medizin wurden allerdings nicht diese differenzierten, aus der unmittelbaren Praxis gewonnenen Stellungnahmen der griechischen Ärzte zur unheilbaren Krankheit, sondern eine Äußerung aus der hippokratischen Schrift „Peri Technes", in der die Medizin definiert wird als die *„Kunst, die Kranken von ihren Leiden ganz zu befreien, die Heftigkeit von Krankheiten zu mildern, sich aber von der Behandlung derjenigen ganz fern zu halten, die schon von der Krankheit überwältigt sind".* Hier wird also die Zuständigkeit der Heilkunst eindeutig eingeschränkt: Dort, wo die Krankheit unheilbar ist, hat der Arzt als Vertreter der Heilkunst keine Funktion mehr.

Hippokrates verpflichtet seine Schüler durch Eid, einerseits nicht zu töten, andererseits empfiehlt er aber im ergänzenden Corpus Hippocraticum, bewußt auf eine weiterführende Therapie zu verzichten, wörtlich: „Aber er wage sich nicht an die heran, die schon von der Krankheit gezeichnet sind". Die Ärzte, die heute einen Therapieverzicht

als eidwidrig betrachten, haben wahrscheinlich das ergänzende Corpus Hippokraticum nie vor Augen gehabt [13].

Unzulässig verallgemeinernd als Ausdruck der antiken Medizin schlechthin hat sich diese Auffassung, daß der Arzt die Behandlung Unheilbarer abzulehnen habe, bis in das 18. Jh. hinein erhalten. Motiviert wurde diese Haltung je nach den Zeitumständen mit der Gefährdung der Reputation des Arztes oder der Medizin überhaupt oder mit dem gesellschaftlich durchaus akzeptierten Wunsch, jede nutzlose Verschwendung von Arzneimitteln und den Verdacht der unredlichen Bereicherung durch eine ohnehin aussichtslose Kur zu vermeiden. Erst mit der Aufklärung, in deren Zuge auch die ärztliche Ethik einen Wandel erfuhr, wurde die Nichtbehandlung Unheilbarer verworfen und dem Arzt auch die Sorge um den Schwer- und Todkranken uneingeschränkt zur Pflicht gemacht [28].

Das Christentum macht im Gegensatz zur antiken Haltung die Sorge um den Schwer- und Todkranken zur höchsten Pflicht der Nächstenliebe, aller-

em. Prof. Dr. med. Dr. med. h.c. P. Lawin, FCCM
Hofbauernstraße 6, D-81247 München

1

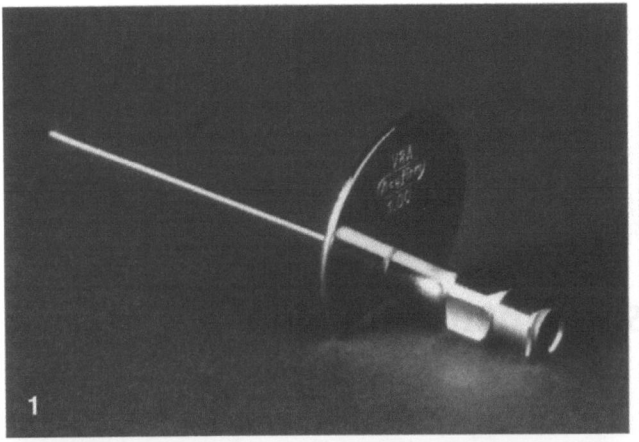

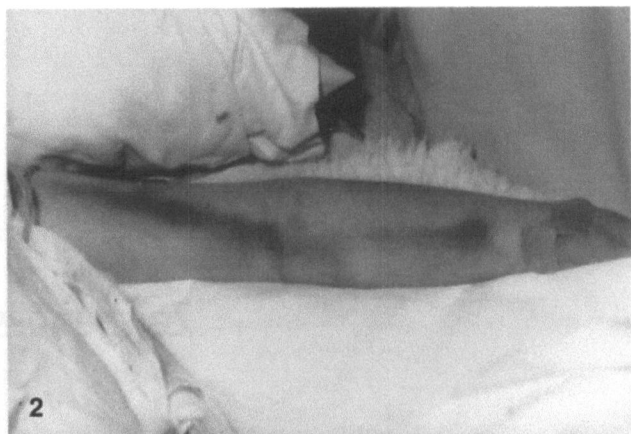

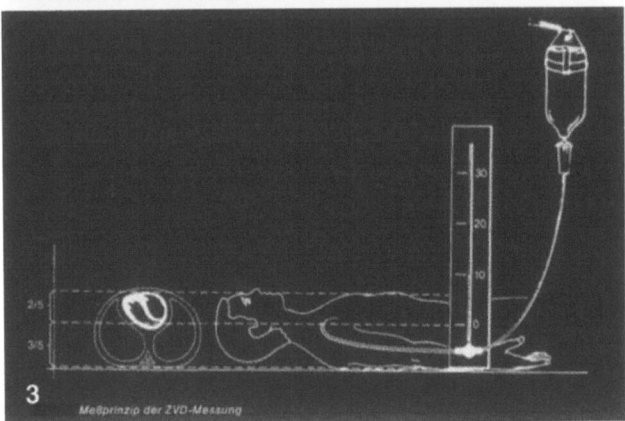

Abb. 1 ▲ Straußsche Flügelkanüle [27]

Abb. 2 ▲ Thrombophlebitis nach Infusion von 20% Glukoselösung, periphere Armvenenpunktion mittels Straußscher Flügelkanüle [27]

Abb. 3 ◄ Meßprinzip der ZVD-Messung [27]

dings in erster Linie in seelsorgerischer Hinsicht. Die Pflege wird institutionalisiert durch Einrichtungen der Diakonie; Pflegeeinrichtungen werden für die Bedürftigen und Armen durch Spitalorden und Klöster geschaffen. Der Hospitalbruder oder die Nonne wacht im Krankensaal, um die Kranken zu betreuen und für die Sterbenden rechtzeitig den Priester zu holen. Dies ist der wichtigste Zweck der Überwachung. Vom Mittelalter bis in die frühe Neuzeit gilt: Wenn der Priester kommt, geht der Arzt [28].

So bleibt der Arzt, lediglich gestützt auf Beobachtung und Erfahrung, über viele Jahrhunderte im Wesentlichen auf diese Funktionen beschränkt. Seit Galen kommen zur Inspektion des Schwerkranken die Palpation des Pulses und die Harnschau als prognostisches Instrument des Arztes hinzu. Regelmäßig erhobene quantitative Daten für die Beurteilung des Patienten fehlen bis zur Mitte des 19. Jh. Fieber wird regelmäßig mit Hilfe des Maximalthermometers erst Mitte des 19. Jh. – in der Leipziger Klinik durch Wunderlich eingeführt – gemessen. Seither werden Temperaturkurven angelegt und eine prognostische Bedeutung des sog. Todeskreuzes, der Kreuzung von Puls und Temperaturkurve, gegeben. Nach einer von Riva-Rocci (1896) [37] angegebenen Methode wird auch heute noch der Blutdruck mit einer pneumatischen Manschette gemessen, und Korotkow (1981) verhalf schon 1905 durch Auskultation der systolisch-diastolischen Druckmessung zur Geltung [18].

Für die Umsetzung von im Experiment erprobten Methoden und ermittelten physiologischen Parametern in der Klinik war eine Entwicklung von rund 150 Jahren notwendig. Es war Hering 1827, der zum ersten Mal eine Kreislaufzeit bestimmte. 1870 berichtete Fick über sein inzwischen klassisch gewordenes Prinzip der Herzminutenvolumenbestimmung aus Sauerstoffverbrauch und arteriovenöser Sauerstoffdruckdifferenz. Grundlagen für die Indikatorinjektion schuf 1928 Hamilton in San Louis.

Erst mit der Entwicklung und Einführung der Anästhesie zum Zwecke chirurgischer Operationen taucht auch das Problem der Überwachung der Operierten auf. Sie bleibt aber vorerst Aufgabe des Pflegepersonals. Erstaunlich spät wird die postanästhesiologische und postoperative Überwachung als Problem erkannt und systematisch seit 1930 in Angriff genommen. Problemorientierte, klinisch anwendbare Methoden der Überwachung und Behandlung schwerstkranker Patienten wurden erst in den letzten 40 Jahren Wirklichkeit. Man versetze sich in die Zeit – 50 Jahre – zurück: Erst 1940 nach der Entdeckung der Rhesus-Faktoren durch Landsteiner und Wiener waren die Probleme der Unverträglichkeit von Bluttransfusionen weitgehend gelöst. Erst 1940 wurde das Therapiespektrum erweitert durch die Einführung des 1928 von Sir Alexander Fleming entwickelten Penicillins als erstes Antibiotikum. Lange Zeit gab es keine auf Katabolismus und Energieumsatz adaptierten Infusionslösungen wie Glukose, Aminosäuren oder Fettemulsionen.

Die Älteren können sich noch daran erinnern, wie nach Einführung einer systematischen Infusionstherapie die Straußsche-Flügelkanüle (Abb. 1) von Kunststoffkanülen wie Braunüle oder

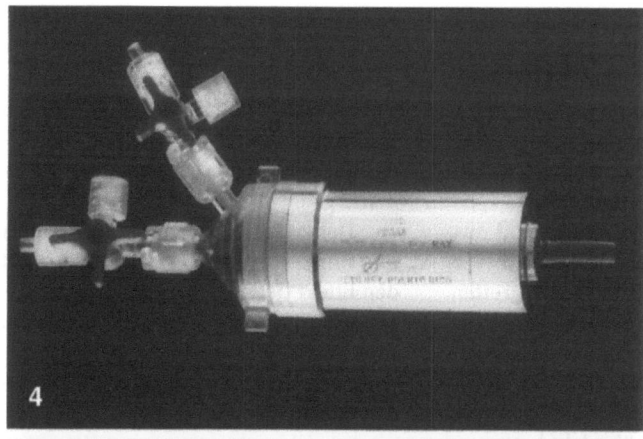

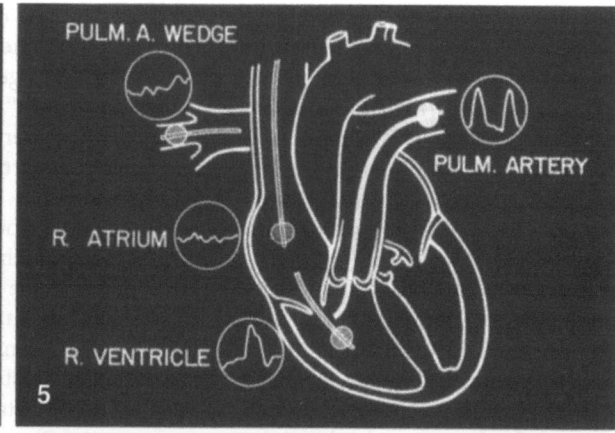

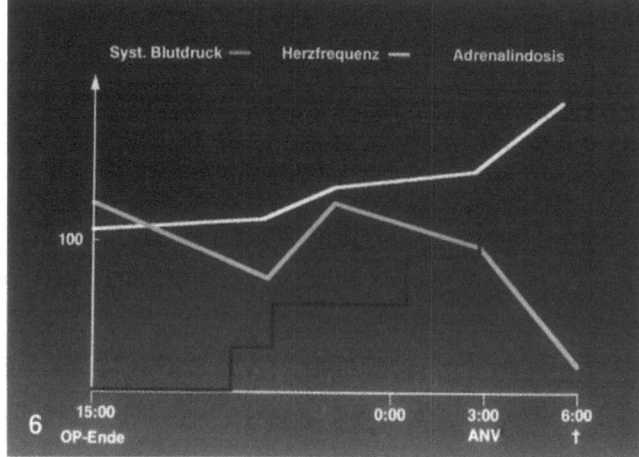

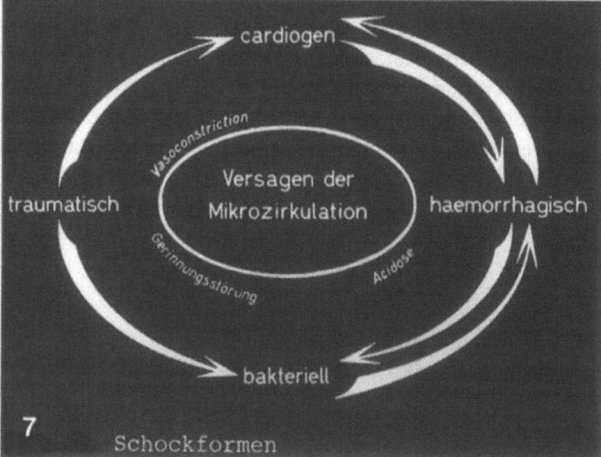

Abb. 4 ▲ Statham-Element (Druckwandler) der 1. Generation [27]

Abb. 5 ▲ Swan-Ganz-Katheter in Position [27]

Abb. 6 ▲ Verlauf von Blutdruck, Herzfrequenz und Adrenalinzufuhr bei 18jähr. Pat. ♂, 1. postop. Tag nach totaler Kolektomie [27]

Abb. 7 ▲ Schockformen n. F. W. Ahnefeld

Abbocath abgelöst wurde und wie oft durch Infusion höherprozentiger Lösungen eine Thrombophlebitis (Abb. 2) entstand. Dieses aus heutiger Sicht eher banale, damals aber gravierende Problem wurde erst durch die Technik des Kava-Katheters gelöst, anfangs via Vena basilica, später auch via Vena subclavia oder jugularis [35].

Im Zusammenhang damit wurde seit Anfang 1960 der zentrale Venendruck [8] zu einem wichtigen Überwachungsparameter für die Flüssigkeitsbilanzierung und Abschätzung des Füllungsdrucks des rechten Herzens (Abb. 3). Die langwierige Jagd auf die letzte Luftblase unter dem Dom des Statham-Elements (Abb. 4) für die intraarterielle Blutdruckmessung ist mit Einführung einfacher Druckübertragungssysteme Legende geworden.

Der pulmonalarterielle Okklusionsdruck – der sog. Wedge-Druck – erlaubt seit Einführung des Swan-Ganz-Katheters [40] zusätzlich die Beurteilung des Funktionszustands des linken Herzens sowie ein Parameterorientiertes Titrieren positiv inotroper Substanzen (Abb. 5).

Noch in den 50er Jahren fehlte es – aus heutiger Sicht – an fast allem Notwendigen, auch in der postoperativen Phase nach großen Abdominaloperationen. Aus eigener Erinnerung sei ein Verlauf (1958) geschildert:

Zur Überwachung eines Patienten nach totaler Kolektomie wegen Colitis ulcerosa wurde eine ärztliche Sitzwache angeordnet. Aber was konnte der – meist jüngste – Arzt überhaupt tun?

Zur Aufrechterhaltung des Blutdrucks war bei diesem Patienten neben einer Infusion mit sog. physiologischer Kochsalzlösung ein Adrenalin-Tropf angelegt. Es galt, den Blutdruck zu kontrollieren und entsprechend den Adrenalin-Tropf zu „titrieren". Die Urinausscheidung des Patienten sistierte im Laufe der Nacht und der Patient verstarb am folgenden Morgen (Abb. 6).

Von der perioperativen Pathophysiologie chirurgischer Eingriffe war kaum etwas bekannt. Letale Verläufe nach derartigen Operationen wurden als schicksalhaft angesehen. Die Behandlung der 1953 von dem französischen Chirurgen Leriche [31] beschriebenen „Zweitkrankheit", „maladie postopératoire anatomique", mit der Störung des „milieu intérieur" war – verglichen mit den heutigen postoperativen Standardtherapien – noch weit davon entfernt, „gezielt" zu wirken.

Diese gravierenden Defizite wurden abgelöst durch eine explosionsartige Entwicklung neuer therapeutischer Konzepte und eine Flut von Publikationen u.a. über parenterale Ernährung [1], Behandlung der Störungen des Säure-Basen-Haushalts und Substitution von Elektrolyten [24, 25], von denen drei beispielhaft genannt werden. Diese Themen waren für viele damals ein er-

3

giebiges Forschungsfeld. Die Ergebnisse wurden zum eindeutigen Fortschritt und sind heute klinische Routine. Es waren überwiegend Anästhesisten, die die neuen Erkenntnisse in die Klinik einbrachten und damit den Chirurgen die Voraussetzungen schafften, erweiterte und neue Operationsmethoden anzuwenden.

Es war die Zeit, als Schock als pathophysiologisches Substrat [2] definiert wurde und man Erkenntnisse darüber gewann, daß unterschiedliche Noxen zu verschiedenen Schockformen und Verläufen [2–4, 29, 30] (Abb. 7), im Ergebnis aber immer zu einem Versagen der Mikrozirkulation [32] führen. Allgöwer und Burri führten den „praktikablen" Schockindex ein [3]. Die Nierenfunktion wurde Kriterium

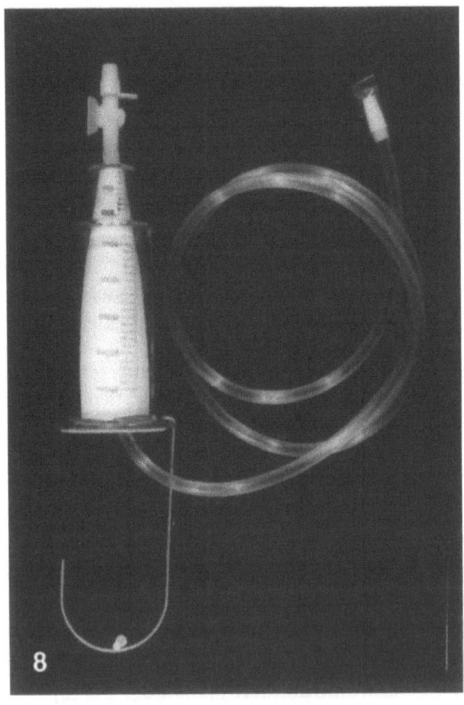

8

für das Ausmaß des Schocks, dafür wurde der Parameter „Harn-Zeit-Volumen" (Abb. 8) geprägt. Die Begriffe „Niere im Schock" und „Schockniere" ließen differenzieren zwischen noch reversiblem und irreversiblem Zustand [38, 39].

Dennoch, Schocktherapie und Ausgleich metabolischer Störungen vermochten nicht alle Patienten zu retten. Immer häufiger war es nun die respiratorische Insuffizienz, an der gerade solche Patienten verstarben, die einen initialen Schockzustand oder die erste postoperative Phase überlebt hatten.

Vor 40 Jahren war die Pneumonie die häufigste und gefährlichste postoperative Komplikation. Wir beendeten die Arztbriefe dann mit den Worten: „Postoperativ erkrankte der Patient an

Abb. 8 ◀ **Urimeter**

Abb. 9 ▼ **Atmung mit Totraumvergrößern nach O. Giebel**

Abb. 10 ▼ **siehe Text**

einer Lungenentzündung, an deren Folgen er leider verstarb."

Patienten, die hiervon betroffen waren, hatten einen friedlichen Tod. An Beatmung hat zu diesem Zeitpunkt – das war Ende der 50er Jahre – noch niemand gedacht [27].

Dabei hatten schon 1898 Geppert und Zuntz [12] einen ersten Hinweis auf den Effekt tiefer Atemzüge auf den Sauerstoffaustausch in der Lunge gegeben. Ihre Deutung ist aus heutiger Sicht beeindruckend und wird daher im folgenden wörtlich wiedergegeben.

„Nicht alle Theile der Lunge werden gleichmässig ventilirt: eine bekannte klinische Erfahrung, das Knisterrasseln, welches man bei den ersten tiefen Respirationen, denen längere Zeit flaches Athmen vorangegangen war, an einzelnen Stellen hört, weist darauf hin, dass kleinere Abschnitte der Lunge bei flachem Athmen atelectatisch sind. Neben diesen absolut nicht ventilirten Patienten werden sich schlecht ventilirte befinden, das aus diesen ausströmende Blut wird venöser sein als das aus den übrigen Theilen der Lunge stammende. Ein tiefer Athemzug genügt, um eine gleichmässige Füllung aller Alveolen und entsprechende Arterialisierung des gesamtes Blutes zu bewirken. Mit dieser Deutung harmonirt es, dass, wie wir öfter bei Aderlassen an ruhigen Thieren gesehen haben, ein einziger tiefer Atemzug die Farbe des ausfliessenden Arterienblutes wesentlich heller macht."

Die Indikation zur Beatmung ergab sich, wenn es bei zunehmender Ateminsuffizienz oftmals nicht mehr möglich war, mit alleiniger Sauerstoffinsufflation normale oder akzeptable arterielle Sauerstoffpartialdrücke zu erzielen. Ziel der Therapie wurde es dann, die nicht belüfteten Lungenabschnitte zu eröffnen, damit dort wieder ein Gasaustausch stattfinden konnte [14, 26] (Abb. 9).

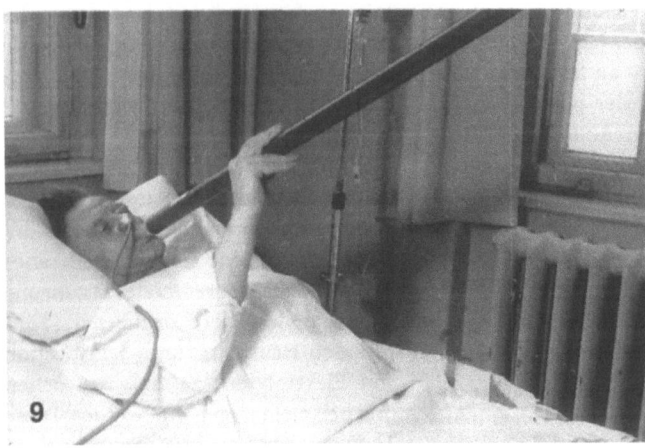

9

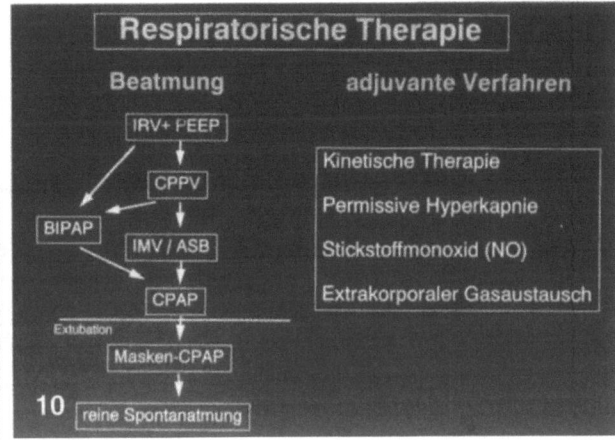

10

Es dauerte fast 80 Jahre, bis die Behandlungsmethoden der postoperativen Pneumonie verbessert werden konnten. Erst durch konsequente Anwendung wissenschaftlich begründeter respiratorischer Therapie (Abb. 10) und kalkulierter Antibiose wurden durchschlagende Erfolge errungen.

Die Einführung der Beatmung begann aber zuerst nicht bei Patienten mit postoperativer Pneumonie, sondern – notgedrungen – nur um Atemhilfe zu geben, weil die muskulären und neutralen Funktionen gestört waren.

Die Überzeugung, mit Hilfe der Beatmung die Phase der Ateminsuffizienz bei bestimmten Erkrankungen und Intoxikationen erfolgreich überbrücken zu können, ließ die Einrichtung von Spezialstationen sprunghaft entstehen. Wie großartig und doch so einfach war die Erkenntnis: Bei Krankheiten wie Myasthenia gravis, Poliomyelitis, Tetanus, Guillain-Barré-Syndrom z.B., die alle das gemeinsame Symptom der Ateminsuffizienz und Hyperkapnie, also erhöhten CO_2-Druck verzeichneten, konnte durch manuelle, in zunehmendem Maße auch maschinelle Ventilation durch Abatmen des erhöhten CO_2 Zeit gewonnen werden zur Überbrückung der tödlichen Phase und zur kausalen Therapie des Grundleidens.

Wenngleich dies der Beginn der Beatmungstherapie war, so dauerte es doch noch eine geraume Zeit, bis die Beziehung zwischen Sauerstoffangebot und -bedarf sowie Hämodynamik ins Therapiekonzept umgesetzt werden konnte.

Durch den Schweden Björk wurde Anfang der 60er Jahre die Beatmung zu Prophylaxe und Therapie der gefürchteten postoperativen Lungenkomplikation eingeführt, aber nur sehr langsam konnte sich dieses nützliche Verfahren durchsetzen:

Ein noch in der unmittelbaren postoperativen Phase intubierter und „nachbeatmeter" Patient wurde als ein Zeichen für eine „schlechte Narkose" angesehen. Noch 1976 beim Deutschen Chirurgenkongreß mußte Laver [23] mit den Worten warnend postulieren:

„... daß mit einer gezielten Behandlung der postoperativen Ateminsuffizienz bereits z.Z. der Hautinzision begonnen werden muß. Dazu müssen auch einige Traditionen abgeschafft werden:

1. Alle Patienten müssen unmittelbar nach der Operation extubiert werden.
2. Eine Dauerkanülierung der A. radialis wird nur für Herzchirurgie durchgeführt.
3. Mechanische Beatmung verschlechtert immer die hämodynamischen Funktionen.

Die zwei wichtigsten Faktoren in der Prophylaxe sind, daß wir immer an die Möglichkeit einer ARI (ARI=Adult respiratory insufficiency) denken und daß die Extubation in der postoperativen Phase sich auf objektive Kriterien stützt. Auch beim Erfahrenen ist der klinische Blick in dieser Beziehung wertlos."

Die Entwicklung intensivmedizinischer Strukturen

Hand in Hand mit der Entwicklung erfolgreicher intensivmedizinischer Verfahren entstanden sachgerechte intensivmedizinische Strukturen, d.h. den Bedürfnissen entsprechende speziell ausgestattete Betteneinheiten, die zwar zunächst die unterschiedlichsten Bezeichnungen führten, aber alle der gleichen Funktion dienten, Patienten mit gefährdeten oder gestörten Vitalfunktionen zu zentralisieren, um die vorhandenen stets limitierten personellen und apparativen Ressourcen möglichst rationell einsetzen zu können.

Bereits vor dem 2. Weltkrieg, Anfang der 30er Jahre, richteten die Chirurgen Kirschner [17] und Sauerbruch in ihren Kliniken sog. Wachstationen zur zentralisierten Überwachung Frischoperierter nach größeren Eingriffen ein. Nach dem 2. Weltkrieg ging die Initiative zur weiteren strukturellen Entwicklung zunächst von internistischer Seite aus als, buchstäblich aus der Not – beginnend in Skandinavien – geboren, als 1952 ateminsuffiziente Patienten – in großer Zahl an spinobulärer Poliomyelitis erkrankt – in Betteneinheiten zusammengefaßt und einheitlich therapiert wurden. Ärzte verschiedener Spezialitäten und über 250 Studenten spendeten damals über Wochen Atemhilfe mit Handbeatmung durch Atembeutel – mangels automatischer Respiration. Die Mortalität sank von 80 auf 25% [13]. In Dänemark waren es Lassen et al. [21, 22], Damm, Ibsen und Poulsen [36], in Schweden Holmdahl [15], die frühzeitig Beatmungsstationen organisierten. In Paris gründete Mollaret, Internist und Neurologe, eine Beatmungsstation mit 42 Betten für Patienten mit infektiogenen Atemstörungen – über viele Jahre die einzige Station in Frankreich [33].

Die Polioepidemien in Norddeutschland in den Jahren 1947 bis 1952 zwangen zur Konzentrierung von Atemgelähmten auf sog. Beatmungsstationen. Große Verdienste haben sich zu dieser Zeit in Deutschland R. Aschenbrenner und A. Dönhardt mit ihren Mitarbeitern erworben, die unter damaligen Verhältnissen und mit äußerst begrenzten Möglichkeiten eine großartige Pioniertätigkeit vollbracht haben [5, 6, 11].

Weitere Beispiele für die zentralisierte Behandlung Schwerstkranker wurden aus dem Ausland Anfang der 50er Jahre mit positiven Erfahrungsberichten geliefert und dienten zur Anregung. Beardsley et al. unterrichteten 1956 über die großen Vorteile der zentralisierten Behandlung Schwerstkranker in dafür vorgesehenen eigenen Einheiten. Zum ersten Mal taucht hier der Gedanke einer interdisziplinären Organisation einer solchen Einheit unter Mitwirkung von Krankenhausleitung, Chirurg, Anästhesist und Oberin des Pflegepersonals auf [7].

Zentrale Intensivbehandlungseinheiten im heutigen Sinne wurden zuerst durch die Initiative der Anästhesisten Safar in Baltimore (1958) und in Pittsburg (1961) sowie Poulsen in Aarhus (1965) geschaffen.

In Deutschland galt es unmittelbar nach dem Ende des 2. Weltkriegs nicht nur, die schwerbeschädigten oder zerstörten Kliniken wieder aufzubauen, die deutsche Medizin hatte auch infolge der durch das Dritte Reich bedingten Isolation den Anschluß an die internationale Entwicklung verloren. Das galt v.a. für die operative Medizin. Ein gravierendes Beispiel für den Rückstand bot die Anästhesiologie. Während sich insbesondere in den anglo-amerikanischen Ländern längst ärztliche Spezialisten hierfür herausgebildet hatten und moderne Narkoseverfahren entwickelt worden waren, lag die Narkose in Deutschland immer noch, wie im 19. Jh., in den Händen von Narkoseschwestern oder bestenfalls jungen, unqualifizierten Assistenzärzten. Demzufolge blieb die Narkosetechnik im allgemeinen auf die Äther-Tropfnarkose beschränkt, abgesehen von einigen Versuchen, die intravenöse Barbituratmononarkose anzuwenden, die wegen zwangsläufiger Überdosierung den Makel

„deadly easy – easyly dead" erhielt. In den angloamerikanischen Ländern hatte sich dagegen Mitte dieses Jahrhunderts die in Deuschland bis dahin unbekannte Intubationsnarkose weitgehend durchgesetzt.

Eine Tragik dieser Diskrepanz lag insbesondere darin, daß es ein deutscher Arzt, der Kasseler Chirurg Franz Kuhn, gewesen war, der als erster die Bedeutung der Intubationstechnik erkannt und zu Narkosezwecken angewandt hatte [19, 20]. Die von ihm inaugurierte Technik fand jedoch in deutschen Chirurgenkreisen seinerzeit keine Beachtung.

Dieser verhängnisvolle Umstand, die Nichterkennung der Bedeutung der Intubation, besaß insbesondere für die Thoraxchirurgie entscheidende Bedeutung. Alleine über einen in die Trachea eingeführten Tubus ist es ja möglich, bei offenem Brustkorb eine ausreichende Atmung bzw. Beatmung sicherzustellen und damit dem Chirurgen genügend Zeit für ein sorgfältiges Operieren zu verschaffen.

Wollte also die deutsche operative Medizin den Anschluß an die Entwicklung der Thoraxchirurgie wiedergewinnen, mußte sie wohl oder übel die Einführung dieser modernen Narkoseverfahren fördern und die damit zwangsläufig verbundene Spezialisierung von Narkoseärzten akzeptieren. Die anfänglichen Schwierigkeiten und Auseinandersetzungen in dieser Frage sind von Bräutigam in einem medizinhistorischen Rückblick ausführlich dargestellt worden [9].

Mit der Einführung der Intubationsnarkose und dem Tätigwerden ärztlicher Anästhesisten war verbunden, daß diese nun nicht nur wie früher die Narkoseschwester für Betäubung und Schmerzausschaltung zuständig waren, sondern auch für die intraoperative Überwachung und Aufrechterhaltung der vitalen Funktionen. Je ausgedehnter und belastender die Eingriffe wurden, für die die Intubationsnarkose erst die Voraussetzungen geschaffen hatte, desto mehr Gewicht erhielt die Aufrechterhaltung der vitalen Funktion gegenüber dem Betäubungsverfahren.

Mit der Ausdehnung auf risikoreichere Eingriffe und der Anwendung ausgedehnter abdominaler sowie thoraxchirurgischer Operationen gewann die unmittelbar postoperative Phase

mehr und mehr an Bedeutung. Durch die engmaschige intraoperative Überwachung der Patienten durch den Anästhesisten wurden zahlreiche Komplikationsmöglichkeiten auf die postoperative Phase verlagert, in der die Kontrolle der Vitalfunktionen zunächst noch nicht mit der gleichen Konsequenz erfolgte. Hinzu kamen in der Thoraxchirurgie die besonderen Bedürfnisse einer Überwachung von Atmung und Kreislauf und die Notwendigkeit pleuraler Saugdrainagen zur Vermeidung eines postoperativen Pneumothorax bzw. der rechtzeitigen Erkennung eines Hämatothorax.

Die apparative Ausstattung dieser ersten in den 50er Jahren an einzelnen Krankenhäusern eingerichteten Wachstationen war bescheiden, aus heutiger Sicht geradezu primitiv. EKG-Monitore im modernen Sinne gab es noch nicht; mangels einer zentralen Gasversorgung standen Sauerstoff-Flaschen an den Betten, die ständig ausgewechselt werden mußten; Saugdrainagen wurden durch Wasserstrahlpumpen in Betrieb gehalten und die Kreislaufüberwachung erfolgte alleine durch engmaschige manuelle Blutdruckmessung, meist noch mit umständlichen Quecksilbermanometern. Allerdings waren diese Blutdruckkontrollen der erste Schritt, statt der üblichen „Fieberkurve" zeitgerasterte Tagesverlaufskurven einzuführen. Überflüssig zu erwähnen, daß es anfangs auch keine Einmal-Infusionssets und kaum differenzierte Infusionslösungen gab.

Die Krankenhäuser fühlten sich mehr und mehr verpflichtet, Intensivstationen einzurichten, ja, es war „chic", eine Intensivbehandlungsstation am Krankenhaus zu haben, auch wenn die Art der Patienten und der Operationen eine solche Einrichtung gar nicht benötigten. Aber nicht überall ging es ohne Schwierigkeiten voran. Viele von unseren Kollegen mußten sich über Jahre hinaus damit abfinden, nur konsiliarisch auf operativen Stationen die Intensivbehandlung durchzuführen. G. Maurer, Direktor der Chirurgischen Klinik am Klinikum rechts der Isar, hatte gar einen Facharzt für Innere Medizin in Oberarztposition eingestellt, der die Infusionstherapie auf der Wachstation anzuordnen hatte. An vielen Krankenhäusern waren Beatmungspatienten noch auf verschiedenen Stationen un-

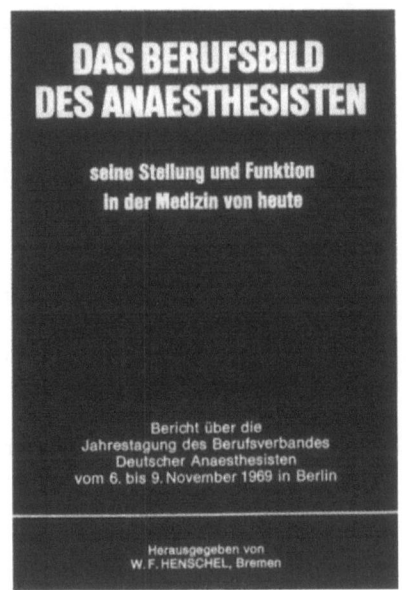

DAS BERUFSBILD DES ANAESTHESISTEN

seine Stellung und Funktion in der Medizin von heute

Bericht über die Jahrestagung des Berufsverbandes Deutscher Anaesthesisten vom 6. bis 9. November 1969 in Berlin

Herausgegeben von W. F. HENSCHEL, Bremen

Abb. 11 ▲ siehe Text

tergebracht. Zinganell, Kassel, schreibt in seiner Broschüre „30 Jahre Anästhesie 1966–96" [41]:

„Leider waren die Erfolge dieser Beatmungen mangels ausgebildeter Intensivschwestern und durchgängiger ärztlicher Beaufsichtigung recht bescheiden."

Er berichtet über 30 Beatmungspatienten pro Jahr und eine Mortalität von 70%. Erst am 17. Mai 1973 konnte an den großen Städtischen Krankenanstalten in Kassel die 1. operative Intensivstation in Betrieb genommen werden; die Erfolge der Beatmungstherapie verbesserten sich rasch. Die Leitung über diese 6 Betten fassende Station wurde K. Zinganell, dem Chefarzt der Anästhesieabteilung, übertragen.

Zur Namensgebung

Von Interesse ist die Frage, wer hat wann die Begriffe „Intensivbehandlung", „Intensivmedizin", „Intensivpflege" kreiert und wann wurden sie zum ersten Mal in einer Publikation verwendet? Diese Frage ist leider nicht mehr genau zu beantworten. Florence Nithingale hatte „intensive nursing care" während des Krim-Krieges 1853–56 betrieben und in ihren „Notes on Hospitals" [34] schlägt sie – weitsichtig – die Einrichtung spezieller Räume für die unmittelbare Zeit nach der Operation vor. Anfragen an Peter Safar und Ake Grenvik in Pittsburgh wurden wie folgt beantwortet:

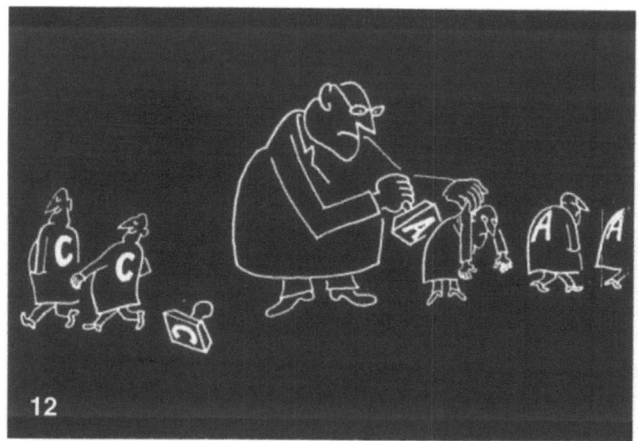

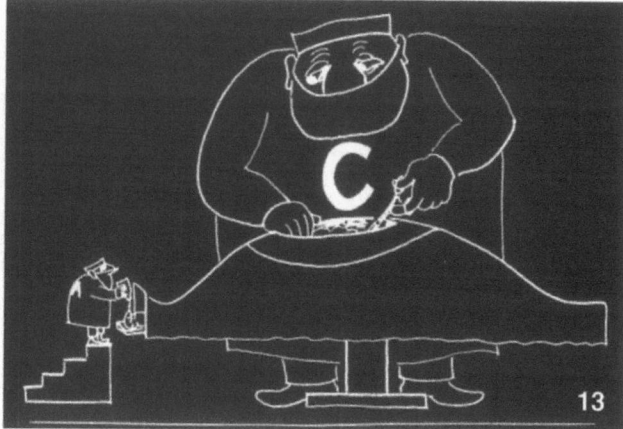

Abb. 12 ▲ **siehe Text**

Abb. 13 ▲ **siehe Text**

Peter Safar schreibt: "The idiom "intensive care unit" was used in 1958 at Baltimore City Hospital, but I believe it existed already. I introduced the term "intensivist" in the late 1950s and the term "acute medicine" in the 1960s, and around 1968 aquired the term "critical care medicine" from Hal Weil. Weil, Safar and Shoemaker initiated the Society of Critical Care Medicine (SCCM) in 1968."

Grenvik schreibt: "In early 50s "ICU" was used first by several Scandinavians, perhaps first by the Anaesthesist Wiklund and the Surgeon Lindgren of Sweden."

Den neuen Spezialstationen wurden in der Welt verschiedene Namen gegeben: Intensivstation, Intensive Care Unit, Soins intensifs, Coronary Care Unit etc.

Es muß Anfang der 60er Jahre gewesen sein, als der ehemals von Chirurgen geschaffene Begriff „Wachstation" (fachgebunden) aufgegeben und durch „Intensivstation" ersetzt wurde.

Ein weiteres „Zeitzeichen"

Von 6. bis 9. November 1969 veranstaltete der damalige Präsident des Berufsverbands Deutscher Anästhesisten W. Henschel, Bremen, anläßlich der Jahrestagung in Berlin ein Symposium, dem das Thema vorgestellt war: „Das Berufsbild des Anästhesisten" (Abb. 11). Der damalige Direktor der Chirurgischen Klinik der FU-Berlin im Klinikum Westend E.S. Bücherl war aufgefordert worden zu dem Vortrag: „Die Stellung der Anästhesisten im modernen Operationsteam aus der Sicht des Chirurgen". Dieses Referat war geistreich, heiter und sarkastisch zugleich, zeigte aber auch deutlich das Unbe-

hagen der Chirurgen über die sich abzeichnende Entwicklung. Es sei auszugsweise einiges aus diesem bemerkenswerten Vortrag zitiert, zumal eine zusammenfassende Darstellung des Symposiums leider nicht in einem Verlag erschienen ist. E.S. Bücherl [10]:

„Voll auf die Chirurgie ausgerichtet, erinnere ich mich fast noch in Einzelheiten, ja ich kann sie fast noch nachempfinden – und deswegen kann ich das psychische Trauma mancher Anästhesisten so gut verstehen – an meine Niedergeschlagenheit vor der OP-Tafel, fand ich meinen Namen nicht auf der Seite der Chirurgen, sondern unter der Rubrik „N" (=Narkose) (Abb. 12).

Die Tatsache, daß man bei anästhesiologischen Komplikationen kaum mit irgendeiner guten äußeren Hilfe rechnen konnte, hatte zumindest den Vorteil aktiven Handelns und eigener Verantwortung. Hatte

man solche Klippen umschifft, kam einem der chirurgisch geprägte Stempel der minderen Wertigkeit zumindest etwas fraglich vor (Abb. 13).

… die Väter dieser Zeit – Chirurgen alter Schule … sahen eine Chance nur darin, meist natürlich nicht selbst, sondern vertreten durch Assistenten, die plötzlich auch denken sollten, durften oder mußten, nach „Mekka" zu reisen, um dort Weisheit, Erkenntnisse, zum Teil aber auch Waggonladungen von Apparaturen zu importieren (Abb. 14).

In diesen allgemeinen Wirren war es verständlich, daß diejenigen chirurgischen Assistenten, die den „Platz am Kopf" nicht rechtzeitig wieder abgeben konnten, sozusagen den schwarzen Peter in der Hand behielten, eine Karte, die sich aber später als Joker herausstellen sollte, nur wer konnte damals den schwarzen Peter vom Joker unterscheiden?

Der Entwicklung halfen dann – wer konnte dies voraussehen – die Ionen. Mehr und mehr wurden sie von den Internisten,

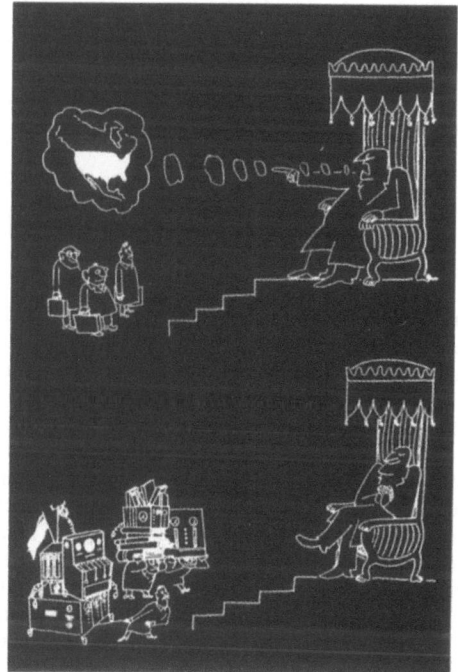

Abb. 14 ▶ **siehe Text**

7

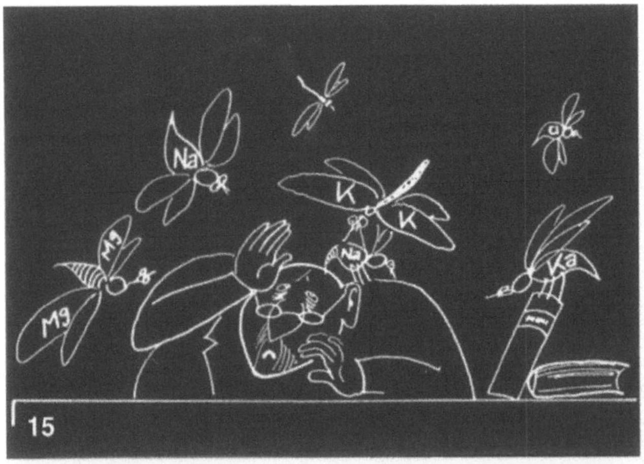

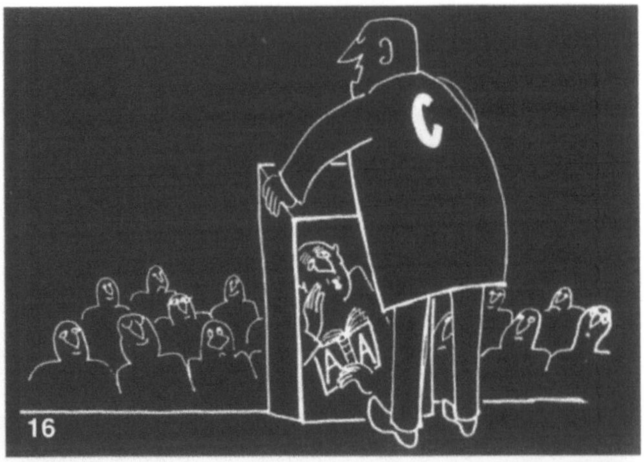

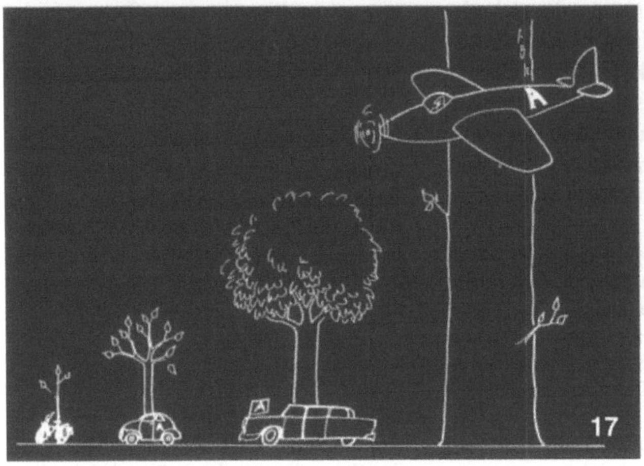

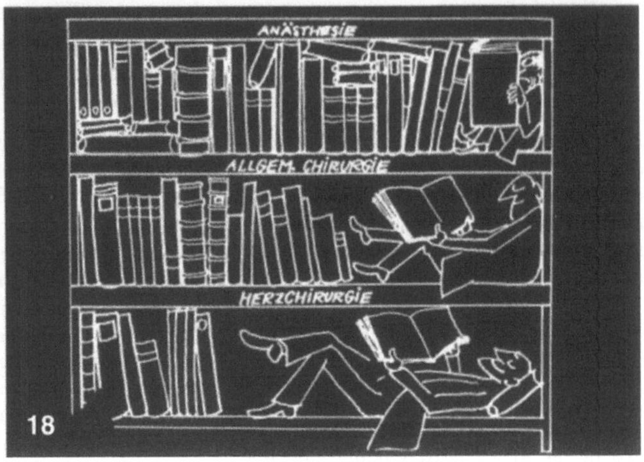

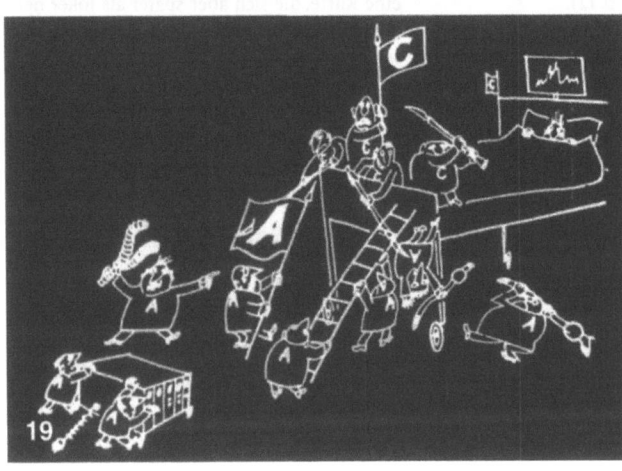

Abb. 15 ▲ **siehe Text**

Abb. 16 ▲ **siehe Text**

Abb. 17 ▲ **siehe Text**

Abb. 18 ▲ **siehe Text**

Abb. 19 ◄ **siehe Text**

ßes Fach z.B. im Vergleich zur Frauenheilkunde, aber auch der speziellen Chirurgie. Würde man das ganze in Büchern ausdrücken, so käme man zu folgendem Bild (Abb. 18).[1]

Eine Entwicklung, die ich natürlich, wie Sie alle wissen, nicht für gutheißen kann und heißen werde, ist die auf dem Gebiet der Nachbehandlung. Wiederum aus der Geschichte heraus ist dieses Bestreben der Anästhesie, die ja auch mit Zusätzen das Fach erweitert, z.B. Reanimation, verständlich. Es ist nicht meine Formulierung, aber ich stimme ihr völlig zu, daß Krankenbetten häufig als Ausdruck der Macht gewertet wurden. Auch in der Einstellung vieler junger Kollegen „nur wer Betten hat, hat auch Patienten" spiegelt diese Vorstellung wider (Abb. 19)."

Diese letzte Abbildung von Bücherl gibt als „Schnappschuß" in hervorragender Weise den damaligen Stand der Entwicklung in Westdeutschland wie-

ausländischen Anästhesisten und nicht zuletzt den kommerziellen Erfindern als wichtige Partikel herausgestellt, und da sie so klein waren, paßten sie nicht in die großen Hände großer Chirurgen (Abb. 15).

Die aber erinnerten sich plötzlich ihres Mannes am Kopf, der inzwischen gewachsen war. Ihm vertrauten sie diese „schwierigen" Dinge an. Als unumschränkter Dirigent blieb der chirurgische Chef aber weiter im Rampenlicht, bedurfte aber eines lautstark agierenden Souffleurs (Abb. 16).

Dann aber wurden Wachstumshormone über das ganze Fach gegossen. Presse, Po-

litik, Rundfunk wurden zu gießfreudigen Gärtnern, und das Pflänzchen wuchs und wuchs und wuchs (Abb. 17).

Die Anästhesie erfordert soviele Kenntnisse wie normale oder pathologische Physiologie, Pharmakologie, Kenntnisse des Herz-Kreislauf-Systems und der Atmung, nicht zu vergessen der so beliebte Säure-Basen-, Elektrolyt- und Wasser-Stoffwechsel. Welch weitgespannter Bogen, dessen Breite fast nur ein Supermensch überspannen kann. Die Anästhesie hätte es also gar nicht nötig, noch weiter umsichzugreifen, ist sie doch in den Anforderungen ein enorm gro-

---

[1] Hierzu folgende Anmerkung: Das sollte wohl als Trost gemeint sein, um alle weiteren Ansprüche des Fachgebietes Anästhesiologie insbesondere auf eigene Betten zu dämpfen

der, die in den dann folgenden 20 Jahren zu den heutigen etablierten Strukturen geführt hat. Die detaillierte Schilderung dieser strukturellen Entwicklung der operativen Intensivmedizin wird in den Teilen 1 und 2 der Folge 2b dieser Beitragsserie beschrieben.

Anhang

Parallel zu Entwicklung und Strukturierung der Intensivmedizin erschienen auch erste wissenschaftliche Publikationen. Das Ausmaß bis heute ist kaum noch überschaubar geworden.

In der folgenden Zusammenstellung sind in chronologischer Reihenfolge die wichtigsten Veröffentlichungen als Bücher, Schriftenreihen und Zeitschrift erfaßt:

Lehrbücher (chronologisch geordnet)

1. Wiemers K (1957) 1. Aufl., Wiemers K, Kern E, Günther M, Burchardi H (1969) (Hrsg) Postoperative Frühkomplikationen, 2. Aufl. Thieme, Stuttgart New York
2. Lawin P (1. Aufl. 1968) (6. Aufl. 1994) (Hrsg) Praxis der Intensivbehandlung. Ausgaben in italienischer und spanischer Sprache. Thieme, Stuttgart New York
3. Satter P, Dudziak R (1971) Frischoperiertenstation und Intensivpflege. Barth, Heidelberg, München
4. Kucher H, Steinbereithner K (1. Aufl. 1972) (Hrsg) Intensivstation-pflege-therapie. In: Steinbereithner K, Bergmann H (2. Aufl. 1984) (Hrsg). Thieme, Stuttgart New York
5. Frey R, Hügin W, Mayrhofer O (3. Aufl. 1972) (Hrsg) Lehrbuch der Anästhesiologie, Reanimation und Intensivtherapie. Springer, Berlin Heidelberg New York. Benzer H, Burchardi H, Larsen R, Suter PM (7. Aufl. 1995) (Hrsg) umbenannt in: Lehrbuch der Anästhesiologie und Intensivmedizin 2. Springer, Berlin Heidelberg New York
6. Schuster HP, Schölmerich P, Schönborn H, Baum PP (1. Aufl. 1975, 2. Aufl. Interne Intensivmedizin, 3. Aufl. 1988) Intensivmedizin. Innere Medizin, Neurologie, Reanimation, Intoxikation. Thieme, Stuttgart New York
7. Glatz G (1. Aufl. 1977) (Hrsg) Anästhesie und Intensivmedizin. Bibliomed, 7 Medizinische Verlags-Gesellschaft. Scherer R, Schöngart Chr. (3. Aufl. 1989) (Hrsg) Anästhesie und Intensivmedizin Bibliomed, Med. Verlags-Gesellschaft

8. List WF, Oswald PM (1. Aufl. 1989, 2. Aufl. 1992) (Hrsg) Intensivmedizinische Praxis. Springer, Berlin Heidelberg New York
9. Lasch HG, Lenz K, Seeger W (1. Aufl. 1990, 3. Aufl. 1997) (Hrsg) Lehrbuch der Internistischen Intensivmedizin. Schattauer, Stuttgart New York
10. Neander KD, Meyer G, Friesacher H (1993) Handbuch der Intensivpflege. Ecomed, Landsberg/Lech

Schriftenreihen

1. Anaesthesiologie und Wiederbelebung. Frey R, Kern F, Mayrhofer O (Gründungsherausgeber, gegründet 1965) Umbenannt in: Anaesthesiologie und Intensivmedizin. Springer, Berlin Heidelberg New York
2. INA-Intensivmedizin-Notfallmedizin-Anästhesiologie. Lawin P, Loewenich V v, Schuster HP, Stoeckel H, Zumtobel V (Gründungsherausgeber, gegründet 1977). Thieme, Stuttgart New York
3. Klinische Anästhesiologie und Intensivtherapie. Ahnefeld FW, Burri C, Dick W, Haemágyi M (Gründungsherausgeber, gegründet 1974). Springer, Berlin Heidelberg New York

Zeitschriften (chronologisch geordnet)

1. „Der Anaesthesist" gegründet 1951. Gründungsherausgeber: Frey R, Hügin W, Mayrhofer O. Hrsg. 1969–1997: Doenicke A. Hrsg. seit 1997 Peter K. Springer, Berlin Heidelberg New York
2. „Informationen" Hrsg. D. Ges. f. Anästhesie und Berufsverband Deutscher Anästhesisten Eigenverlag. Schriftleitung: Lehmann Ch. umbenannt 1970 in „Anästhesiologische Informationen". Hrsg. D. Ges. f. Anästhesie u. Wiederbelebung (DGAW) und Berufsverband Deutscher Anästhesisten (BDA). Demeter-Verlag, Gräfelfing bei München. Schriftleitung: Opderbecke HW bis 1994 umbenannt 1978 in „Anästhesiologie u. Intensivmedizin" Hrsg. DGAI und BDA. Perimed-Verlag Erlangen. Schriftleitung seit 1994 Landauer B., seit 1996 Blackwell, Berlin Wien
3. „Wiederbelebung und Organersatz" gegründet 1964. Gründungsherausgeber: Wolter HH, Steinkopf, Darmstadt; umbenannt 1969 in „Wiederbelebung-Organersatz-Intensivmedizin" Hrsg. Haan D; umbenannt 1972 in „Intensivmedizin". Hrsg. Haan D; Hrsg. 1976 Grosser KD, Glaser E; Hrsg. 1983 Grosser KD, Schuster HP, Glaser E; Hrsg. seit 1985 Schuster HP u.a.
4. „Zeitschrift für Praktische Anästhesie und Wiederbelebung" gegründet 1965. Gründungsherausgeber: Just OH, Thieme, Stuttgart New York umbenannt 1974 in „Praktische Anästhe-

sie, Wiederbelebung und Intensivtherapie" Hrsg. Just OH; umbenannt 1991 in „ains Anästhesiologie-Intensivmedizin-Notfallmedizin-Schmerztherapie" Hrsg. bis 1994 Lawin P, Stoeckel H; Hrsg. ab 1995 Hempelmann G, Schulte am Esch J, Krier C.
5. „European Journal of Intensive Care Medicine" gegründet 1975. Gründungsherausgeber: Lutz H, Kachaner J, Peter K, Tinker J, Wolff G. umbenannt ab Vol 3, 1997 in „Intensive Care Medicine" Hrsg. Springer, Berlin Heidelberg New York

Der Verfasser dankt Herrn Prof. Dr. E.S. Bücherl, Berlin, für die freundliche Genehmigung zum Abdruck der Abbildungen 12–19.

Literatur

1. Ahnefeld FW, Frey R, Halmágyi M, Krenscher H (1964) **Infusionstherapie und parenterale Ernährung bei chirurgischen Kranken.** Dsch Med Wochenschr 89:1871–1876
2. Ahnefeld FW (1962) **Der Schock.** Dtsch Med Wochenschr 87:425
3. Allgöwer M, Burri CW (1967) **Schockindex.** Dtsch Med Wochenschr 92:1947
4. Altemeier WA, Todd JC, Inge WW (1967) **Gramnegative septicemia.** Ann Surg 166:530
5. Aschenbrenner R, Dönhardt A (1953) **Künstliche Dauerbeatmung in der eisernen Lunge.** Erfahrungsbericht über 105 atemgelähmte Poliomyelitis-Patienten der Jahre 1947–1952. Münch Med Wochenschr 95:748 u. 770
6. Aschenbrenner R (1968) **Intensivpflege im modernen Krankenhaus – warum und wie?** Münch Med Wochenschr 110:984
7. Beardsley JM, Bowen JR, Capalbo CJ (1956) **Centralised treatment for seriously ill surgical patients.** J Amer Med Assoc 162:544–547
8. Burri CW, Müller W, Kuner E, Allgöwer M (1966) **Methodik der Venendruckmessung.** Schweiz Med Wochenschr 96:624
9. Bräutigam KH (1993) **40 Jahre „Facharzt für Anästhesie". Die Entwicklung 1945–1953.** Anästh Intensivmed 34:259
10. Bücherl ES (1969) **Die Stellung der Anästhesisten im modernen Operationsteam aus der Sicht des Chirurgen.** In: Hentschel W (Hrsg) Jahrestagung des Berufsverbandes Deutscher Anästhesisten, 6.–9. Nov. 1969, Berlin, unveröffentlicht
11. Dönhardt A (1955) **Künstliche Dauerbeatmung.** Springer, Berlin Göttingen Heidelberg
12. Geppert J, Zuntz N (1898) **Über die Regulation der Atmung.** Arch Ges Physiol 42:189
13. Geroulanes S (1983) **Grenzen der Medizin.** Swiss Med 5:25–33

14. Giebel O (1962) **Der Einfluß künstlicher Totraumvergrößerung auf Ventilation und Blutgase.** Langenbecks Arch Klin Chir 301:543

15. Holmdahl MH (1962) **The respiratory care unit.** Anesthesiology 23:559–563

16. Ibsen B (1954) **The anaesthetist's viewpoint in the treatment of respiratory complications in poliomyelitis during the epidemic in Copenhagen.** Proc Soc Med 47:72–78

17. Kirschner M (1930) **Zum Neubau der Chirurgischen Universitätsklinik Tübingen II. Der Krankenhausbau.** Chirurg 2:30–36

18. Korotkow (1981) **Zit. aus Illustrierte Geschichte der Medizin.** Hrsg. Sournia, Poulet, Martiny, Andreas und Andreas., Salzburg

19. Kuhn F (1901) **Die perorale Intubation.** Zbl Chir 28:1281

20. Kuhn F (1906) **Die perorale Intubation mit und ohne Druck. III. Apparat zur Lieferung des Drucks für die Überdrucknarkose.** Dtsch Z Chir 81–63

21. Lassen HCA (1953) **A preliminary report on the 1952 epidemic of poliomyelitis in Copenhagen.** Lancet II:37–40

22. Lassen HCA, Björneboe M, Ibsen B, Neukirch F (1954) **Treatment of tetanus with curarisation, general anesthesia, and intratracheal positive pressure ventilation.** Lancet II:1040–1044

23. Laver MB (1976) **Kardiorespiratorische Probleme in der Intensivpflege.** Langenbecks Arch Chir 342:131

24. Lawin P, Burchardi H (1965) **Erkennung und Behandlung von Störungen des Säure-Basen-Haushaltes.** Münch Med Wochenschr 12:107

25. Lawin P (1968) **Störungen des Säure-Basen-Haushaltes – Differentialdiagnose und Therapie.** Dtsch Med Wochenschr 93:1664–1670

26. Lawin P (1970) **Die Bedeutung der intermittierenden Überdruckbeatmung mit Raumluft.** Habil. Schrift, Universität Hamburg

27. Lawin P (1996) **Sisyphos – Ob der Stein je oben bleibt? Reflexionen nach 37 Jahren erlebter Intensivmedizin (Abschiedsvorlesung).** Anästhesiol Intensivmed Notfallmed Schmerzther 31:1–18 (Sonderdruck)

28. Lawin P (1994) **Praxis der Intensivbehandlung.** 6. Aufl., Thieme, Stuttgart New York

29. MacLean LD, Duff JH, Scott HM, Peretz DJ (1965) **Treatment of shock in man based on hemodynamic diagnosis.** Surg Gynec Obstet 120:1

30. MacLean LD, Mulligan WG, MacLean APH, Duff JH (1967) **Pattern of septic shock in man – a detailed study of 56 patients.** Ann Surg 166:289

31. Leriche R (1953) **De la maladie post-opératoire anatomique.** La press medicale 41:61

32. Meßmer K (1971) **Pathophysiologische Aspekte des hypovolämischen, kardiogenen und bakteriotoxischen Schocks.** Die Med Welt 22 (N.F.):1159–1164

33. Mollaret P, Emile J, Amstutz P (1967) **Klinischer Erfahrungsbericht des Reanimationszentrums Hôpital „Claude Bernard", Paris.** In: Just OH, Stoeckel H (Hrsg) Die Ateminsuffizienz und ihre klinische Behandlung. Thieme, Stuttgart New York

34. Nightingale F (1863) **Notes on Hospitals.** Longman, Roberts, Green, London, p 89

35. Opderbecke HW, Bardachzy E (1961) **Die Verwendung eines „Kava-Katheters" bei langdauernder Infusionsbehandlung.** Dtsch Med Wochenschr 86:203

36. Poulsen H (1965) **Abteilung für intensive Therapie-Aufgaben. Einrichtung und Funktion.** Anaesthesist 14:19

37. Riva-Rocci S (1896) **Un nuovo sfigmomaniometro.** Gazetta Medico di Torino 50:981–101735 Torino

38. Seybold D, Geßler U (1984) **Die Niere im Schock und Schockniere – Nosologie, Pathophysiologie, Klinik und Therapie.** In: Rieker G (Hrsg) Schock. Springer, Berlin Heidelberg New York, S 261

39. Sieberth HG (1979) **Akutes Nierenversagen.** Thieme, Stuttgart New York

40. Swan HJC, Ganz W, Forrester J, Marcus H, Diamond G, Chonette D (1970) **Catheterization of the heart in man with the use of a flow-directed balloon-tipped catheter.** New Engl J Med 283:447

41. Zinganell K (1996) **Dreißig Jahre Anästhesie – Städtische Kliniken, Kassel 1966–1996.** Eigenverlag

Internistische Intensiveinheiten

Die internistische Intensivmedizin hat ihren Ursprung v.a. in den Poliomyelitisbehandlungsstationen aus den Jahren der großen Polioepidemien, in den zentralisierten Einheiten für die Überwachung und Behandlung von Patienten mit Vergiftungen (Entgiftungszentren), den Dialyseeinheiten zur Behandlung von Patienten mit akutem Nierenversagen sowie der in Nordamerika erdachten und entwickelten Coronary Care Unit.

Poliomyelitisbeatmungsstation

Im Jahre 1953 berichteten R. Aschenbrenner et al. aus der Medizinischen Abteilung des Allgemeinen Krankenhauses Hamburg-Altona über ihre Erfahrungen mit der künstlichen Dauerbeatmung in der Eisernen Lunge zur Therapie der Atemlähmung bei 105 Poliomyelitispatienten der Jahre 1947 bis 1952 [1]. Von den 105 atemgelähmten Poliomyelitispatienten überlebten 59%. Die Arbeit ist ein absoluter Meilensteinartikel für die Entwicklung der Intensivmedizin in Deutschland. Die Ergebnisse v.a. nach der Hamburger Großepidemie von 1947 führten zu der Schlußfolgerung:

„Man ist sich heute in den meisten Ländern darüber einig, daß Tank-Respirationsapparate, wie sie zuerst 1929 in Amerika durch Professor P. Drinker (Harvard-University) als „Eiserne Lungen" entwickelt wurden, die wirksamste und schonendste Atemhilfe für

H.-P. Schuster · Medizinische Klinik I, Städtisches Krankenhaus, Hildesheim

Folge 2: Strukturelle Entwicklung der internistischen Intensivmedizin

längeren Gebrauch ermöglichen, vor allem in der Anfangsbehandlung und bei den Schwergelähmten."

In Deutschland wurde die erste Eiserne Lunge auf Betreiben dieser Klinik im Oktober 1947 von der Deutschen Werft Hamburg-Finkenwerder gebaut. Die Erfahrungen mit der Behandlung atemgelähmter Poliomyelitispatienten führten zu Schlußfolgerungen, die heute als nachhaltiges Plädoyer für die Einrichtung von Intensivstationen gelesen werden können:

„Brauchbare und zuverlässige Eiserne Lungen sind nicht nur kostspielig, die Inbetriebnahme solcher hochwertiger Zwangsbeatmungsgeräte stellt auch in ärztlicher, atemphysiologischer, pflegerischer und organisatorischer Hinsicht große Anforderungen und wirft für den zunächst Unerfahrenen eine Fülle von Problemen auf ... Störungen der Atemregulation sind so eng mit Veränderungen des Herzens und des Kreislaufs verknüpft, daß eine quantitative Überwachung auf allen Gebieten erforderlich ist. Dönhardt hat sich in zahlreichen Versuchen bemüht, eine exakte Basis für die Indikation zur künstlichen Beatmung zu gewinnen und

damit von den rein subjektiven Kriterien der Atemnot und der Zyanose freizukommen, die zu viele Fehlermöglichkeiten enthalten" (Abb. 1).

A. Dönhardt hat in einem Rückblick die enormen Herausforderungen dieser Poliomyelitisepidemien an die behandelnden Ärzte geschildert. Der Bericht beschreibt die Situation zum Zeitpunkt der Geburt der Intensivmedizin in Deutschland und er gibt einen Eindruck von der Mentalität auch der Ärzte in diesen Nachkriegsjahren [11]:

„In diesem Sommer (1947) griff die Poliomyelitis-Epidemie auf Hamburg über. Die USA hatten 1946 25000 Poliokranke gehabt. England begann im Frühsommer mit insgesamt 7500 Erkrankungen, Berlin mit 2400 Erkrankungen und Hamburg zählte 450 Erkrankte. Eine Statistik für das Bundesgebiet gab es nicht. Die Medizinische Abteilung des

Prof. Dr. H.-P. Schuster
Medizinische Klinik I, Städtisches Krankenhaus
Hildesheim, Lehrkrankenhaus der Medizinischen
Hochschule Hannover, Weinberg 1,
D-31134 Hildesheim

11

Tab. 3: Atemphysiologische Kriterien zur Indikationsstellung für die
Beatmung in der Eisernen Lunge

Vitalkapazität	<	1/4 Vitalkapazität soll
Atemgrenzwert	<	2× Atemminutenvolumen
Atemfrequenz	>	2× Atemfrequenz soll
CO_2 (exsp.)	>	4,5%
	Spirographisches Defizit	

Abb. 1 ▲ Objektive Kriterien zur Indikationsstellung für die künstliche Beatmung aus dem Jahre 1953 [1]

Allgemeinen Krankenhauses Hamburg-Altona, unter der Leitung von Prof. Aschenbrenner, wurde zum Zentralkrankenhaus für alle jugendlichen und erwachsenen Patienten in Hamburg bestimmt, das heißt die Hälfte des durch Bomben schwer beschädigten und nur provisorisch arbeitenden Hauses wurde für Verdachtsfälle und gesicherte Erkrankungen benötigt. 229 Patienten mit gesicherter klinischer Diagnose wurden stationär aufgenommen, darunter 31 mit schwerer Atemlähmung. 19 Kranke verstarben innerhalb weniger Stunden an einer Atemlähmung, da uns damals nur ein einziger Pulmotor, von der Feuerwehr ausgeliehen, zur Verfügung stand, mit dem wir recht hilflos eine Maskenbeatmung durchzuführen versuchten.

Auf Anregung meines Chefs, Prof. Aschenbrenner, sollte ich dringend ein Beatmungsgerät bauen, das dem Prinzip der Eisernen Lunge von Ph. Drinker und McKhann (1928, USA) folgen sollte. Als Vorlage diente ein Foto aus der Veröffentlichung von 1929; schließlich gestattete die Britische Militärregierung einem Ingenieur und mir für eine Stunde die Besichtigung eines englischen Beatmungsgerätes im Garnison-Lazarett, unserem damals beschlagnahmten Barmbeker Krankenhaus. Bei diesem Gerät handelte es sich um einen Holzkasten mit angeschlossenem Blasebalg, Motor und Getriebe, wie er von dem Ingenieur Both entworfen und von Lord Nuffield in über 1000 Exemplaren für Großbritannien und überseeische Gebiete gestiftet worden war, um Poliopatienten über eine Atemlähmung hinwegzubringen.

Mit Hilfe der damals aus den Trümmern wieder aufbauenden Deutschen Werft, ihren Handwerkern, Meistern und Ingenieuren gelang es, in 3 Tagen eine erste Eiserne Lunge betriebsfertig herzustellen. Bedingt durch die damals herrschende Materialknappheit war die erste Konstruktion im wahrsten Sinne eine „eiserne" Lunge. Der Druckbehälter stammte aus einem Torpedorohr (Torpedodeckbehälter eines Zerstörers), als Antrieb diente der Blasebalg einer Feldschmiede, das Getriebe stammte aus einem Fischkutter und ein Elektromotor aus den Restbeständen einer ehemals großen Motorenfabrik. Größte Schwierigkeiten machte die Beschaffung und Konstruktion der

Gummiplatte für die Halsabdichtung, noch größere die Besorgung von Gummiklebern, um auf die Schwammgummiplatte eine undurchlässige Gummihaut kleben zu können: Am Abend des 3. Tages konnte dann das Gerät in einer der Kellerstationen des Krankenhauses Altona in Betrieb genommen werden ....

Überwachung durch Meßgeräte gab es in der ersten Zeit der Behandlung mit der Eisernen Lunge nicht. Der erste Monitor wurde 1949 mit der Bildröhre eines Nachtjagd-Sichtgerätes zusammengebaut. Für die Blutgasanalyse nach van Slyke bauten wir uns mit Hilfe eines geschickten Laboranten, der die Kunst des Glasblasens beherrschte, 1948 die ersten Teile zusammen. Zum Schütteln des Kolbens wurde ein ausgedienter Motor aus einem Plattenspieler verwendet. Eine einzige Analyse dauerte bei sehr geschickter Technik ca. 25 min, hatte man in der Aufregung Pech, so kostete allein das Reinigen der Geräte dann etwa wieder eine Stunde. Die Oxymetrie begann 1952 mit dem Ohr-Oxymeter von Matthes und einer Registrierung im Dunkeln auf dem Fotokymografen; Messungen der Atemvolumina waren mit Hilfe des umgebauten Krogh-Spirometers möglich, das oft in unpassenden und eiligen Momenten verschoben wurde und dann seinen Wasserinhalt in die Krankenzimmer vergoß. Nur in der ungeheuren Kleinarbeit und im Kampf mit der Tücke des Objekts gelang es, Verfahren zur Überwachung der Beatmung und Meßgrößen sowie Sollwerte aufzustellen, die für den Patienten und sein Überleben entscheidend waren ....

Jeder die Atemstörung überlebende Kranke war letztlich ein „Erfolg" der Methode „künstliche Dauerbeatmung", aber leider war damit nur in wenigen Fällen auch eine restitutio ad integrum verbunden. Ich habe eingangs erwähnt, daß die ersten 19 Patienten mit Atemlähmung des Jahres 1947 starben. Mit dem Beginn der Beatmung in der Eisernen Lunge und der ständigen Verbesserung der Geräte und vor allem mit zunehmender Erfahrung in der Behandlung der Atemstörungen und ihrer Komplikationen sank die Letalität: von den nächsten 12 Patienten konnten 4 gerettet werden, und bei den folgenden 100 Patienten sank die Letalität bis zum Jahre 1955 auf rund 50% .... Die

Beatmung der Atemstörungen bei Poliomyelitis war schon nach kurzer Zeit nicht mehr die ausschließliche Aufgabe für die Tankrespiratoren. Ihr Einsatz erschien gerade bei passageren Atemlähmungen und Störungen, wie zum Beispiel der Polyneuritis, sehr viel vielversprechender .... .

Ermutigt durch die Erfolge der Beatmung als Teil der Therapie wurde auch versucht, das Spektrum der Behandlung durch die Einbeziehung schwerer Vergiftungen zu erweitern."

Entgiftungszentrum

Neben der Notwendigkeit der Beatmung von Poliomyelitiskranken hat v.a. die Erkenntnis der Notwendigkeit und der Effizienz zentraler Behandlungseinheiten für Patienten mit akuten exogenen Intoxikationen nach skandinavischem Vorbild [8] die Entwicklung der internistischen Intensivmedizin geprägt.

Die erste spezielle Station für die Behandlung Vergifteter wurde 1955 an der 2. Medizinischen Abteilung des Städtischen Krankenhauses rechts der Isar eingerichtet (H. Baur und M. v. Clarmann) und 1957 weiter ausgebaut [7]. Eine weitere für die Entwicklung der internen Intensivmedizin wichtige Einheit wurde die 1962 gegründete zentralisierte Entgiftungsstation an der II. Medizinischen Klinik der Städtischen Krankenanstalten Nürnberg (R. Schubert und H.L. Staudacher) [28, 29].

Auch die erste deutsche Intensivbehandlungsstation, das an der I. Medizinischen Klinik der Freien Universität Berlin im Westend-Krankenhaus von G. Neuhaus und Karla Ibe aus dem 1957 gegründeten „Beatmungszentrum" für die Behandlung von Ventilationsstörungen bei Poliomyelitis-Erkrankten entwickelte „Reanimationszentrum" [15] behandelte in den ersten Jahren überwiegend Vergiftungsfälle [20, 21]. Der Bericht über die ersten 1729 Patienten aus den Jahren 1957 bis 1962 weist 69% der Intensivpatienten als akute exogene Intoxikationen aus (Abb. 2).

Coronary Care Unit

Die Idee einer spezialisierten, zentralisierten und durch kontinuierliches apparatives Monitoring unterstützten Überwachung und Therapie von Patienten mit akutem Myokardinfarkt entstand 1962 in Nordamerika. Im gleichen Jahr wurden die ersten Coronary

Tabelle 1. *Übersicht über die im Reanimationszentrum der I. Medizinischen Klinik der Freien Universität Berlin (15 Betten) von 1957—62 behandelten Patienten*
Gesamtzahl: 1729, † = 13,8%

I. A. Innere Krankheiten	319	= 18,5%
	(davon 17 dekompens.	
	Cor. pulm.	= 5,3%)
B. Neurologische Krankheiten	97	= 5,6%
	(davon — bis 1960	
	28 Poliomyelitis	= 28,9%)
C. Schädelhirntraumen	120	= 6,9%
zum Teil Zustand nach neurochir. Eingriffen		
	536	= 31,0%
II. D. Schlafmittelvergiftungen	1009	= 58,4%
E. CO-Vergiftungen	124	= 7,2%
F. Verätzungen	27	= 1,5%
G. Sonstiges	33	= 1,9%
	1193	= 69,0%

Abb. 2 ▲ Zusammensetzung der Patienten der ersten Intensivstation in Deutschland 1957 bis 1962 (Reanimationszentrum Westend-Klinikum der Freien Universität Berlin) [20]

Care Units in Kansas City und Toronto eingerichtet, 1963 wurden die ersten größeren Fallzahlen von K.W.G. Brown et al. [6] und H.W. Day [9, 10] publiziert.

In Deutschland wurde die erste Myokardinfarkt-Wachstation im Jahre 1965 von R. Schröder an der II. Medizinischen Klinik der Freien Universität Berlin gegründet. Die Erfahrungen mit den ersten 100 Patienten wurden 1967 publi-

ziert [27]. Angaben zur Effektivität der Herzinfarkt-Überwachungsstation bezogen sich zunächst auf Letalitätszahlen im Vergleich zu historischen Kollektiven. R.M. Norris und P.W.T. Brandt [22] haben dann 1969 einen im modernen Sinne evidenzbasierten Nachweis der Effektivität der CCU erbracht. Sie entwickelten einen Score, Coronary Prognostic Index (CPI), der eine objektive Stratifizierung der Infarktpatienten

nach Schweregrad und Prognose und damit den Vergleich ähnlich schwer erkrankter Patientengruppen erlaubte. Es zeigte sich, daß die Infarktletalität in einer CCU auf 17% gegenüber 20% unter konventioneller Therapie reduziert wurde. Es zeigte sich weiterhin, daß die Reduktion ausschließlich in der Gruppe mittelschwerer Infarkte erreicht wurde und hier von 31% auf 12% gesenkt werden konnte.

Internistische Intensivbehandlungsstationen

Die erste Intensivtherapiestation in Deutschland, das „Reanimationszentrum" der I. Medizinischen Klinik im Westend-Krankenhaus der Freien Universität Berlin entstand 1957 typischerweise durch Umbau eines Bettenhauses (Abb. 3) [15]. Diese Einheit war Ausgangspunkt und Vorbild weiterer internistischer Intensivstationen, die sich in den 60er Jahren sprunghaft entwickelten. Schrittmacherfunktion dieser Entwicklung übernahmen einige Universitätskliniken und große Lehrkrankenhäuser, deren Leiter die klinische und wissenschaftliche Bedeutung dieses neuen Behandlungs- und Forschungsbereichs erkannten.

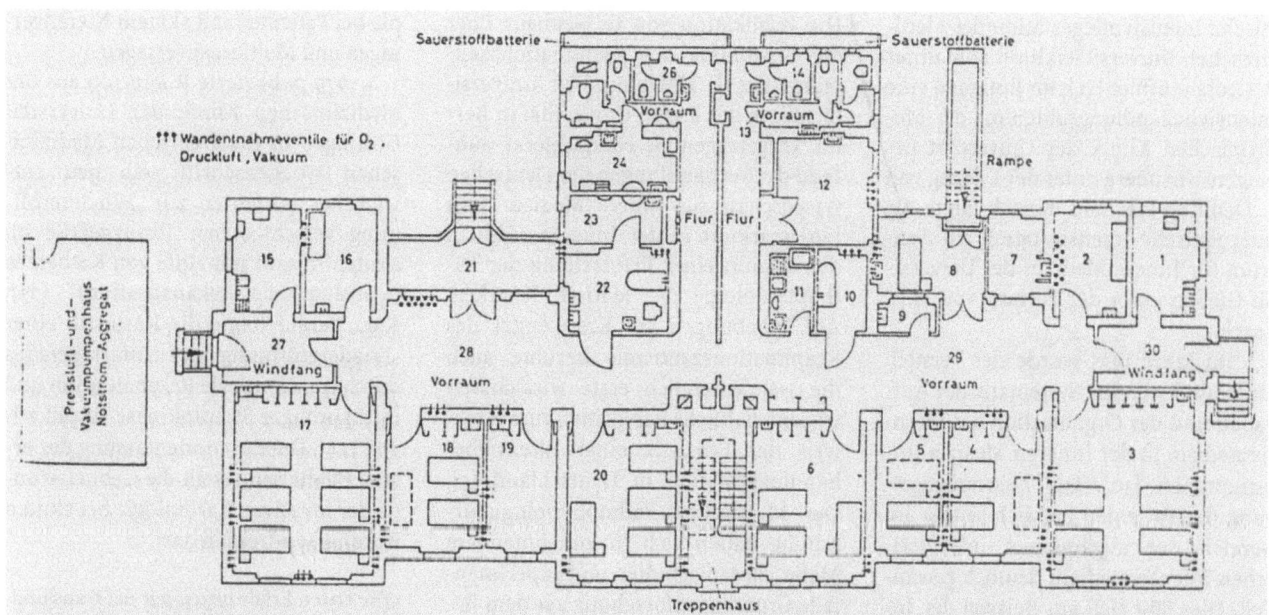

Bild 2. Bauplan des Reanimationszentrums der I. Med. Klinik der Freien Universität Berlin im Westend-Krankenhaus. Das Zentrum entstand durch Umbau eines Bettenhauses: 1 Wäschedesinfektion; 2, 7 Arztzimmer; 8 Auffahrt-Rampe und Aufnahmebett; 3, 4, 5, 6, 17, 18, 20 Patientenzimmer; 9 Spritzenraum; 10 Gerätedesinfektion; 11, 23, 24 Desinfektion und Reinigung; 12 Technikerraum; 13, 14, 26 Toiletten; 22 Bad; 19 Sekretariat; 21 Oberschwester; 16 Schwesternzimmer; 15 Küche. 3 weitere Arztzimmer, Umkleideräume und Geräteräume in anderen Stockwerken

Abb. 3 ▲ Bauplan der ersten Intensivstation in Deutschland: Reanimationszentrum des Westend-Krankenhauses der Freien Universität Berlin [15]

13

Tabelle 1
Patienten der allgemeinen internistischen Intensivmedizin am Beispiel der Intensivbehandlungsstation der II. Medizinischen Universitätsklinik Mainz 1966 bis 1988. Die Klinik verfügt über eine separate kardiologische Intensivstation

	1966–1975	1980–1988
Gesamt (*n*)	4273	3157
Respiratortherapie (%)	14	35
Mittlere Verweildauer (Tg.)	7,9	8,3
Intoxikationen (%)	63,9	25,4
Herz-Kreislauf-Erkrankungen (%)	10,6	28,5
Abdominelle Erkrankungen (%)	5,6	10,7
Renale Erkrankungen (%)	4,8	3,2
Pulmonale Erkrankungen (%)	5,4	10,1
ZNS-Erkrankungen (%)	5,9	13,0
Endokrine Erkrankungen (%)	1,0	3,0
Verschiedene (%)	2,8	6,1

1965 wurde in Hamburg an der 1. Medizinischen Universitätsklinik unter der Leitung von H. Bartelheimer eine internistische Intensivstation in Betrieb genommen [3, 13]. Seit 1963 plante P. Baum an der II. Medizinischen Universitätsklinik Mainz unter ihrem neu berufenen Leiter P. Schölmerich eine internistische Intensiveinheit, die schließlich Anfang 1966 als „Interne Wachstation und Entgiftungszentrale" verwirklicht werden konnte [4, 25].

Im Januar 1966 wurde die internistische Intensivpflegestation der Medizinischen Universitätsklinik Köln unter R. Gross eröffnet [12], im Juni 1966 eine Intensivbehandlungsabteilung der Medizinischen Klinik der Universität Erlangen-Nürnberg unter der Leitung von L. Demling [2]. Bald danach folgte die internistische Intensivstation am Zentrum für Innere Medizin der Universität Gießen unter der Leitung von H.G. Lasch.

Im Jahre 1975 wurde der Versuch einer umfassenden Systematik der Aufgaben und der Organisation der Intensivmedizin in der Inneren Medizin unternommen [30]. Die Zusammensetzung der Patienten hat sich seither im Bereich der allgemeinen internistischen Intensivmedizin deutlich gewandelt. Dies läßt sich am Beispiel der Intensivstation der II. Medizinischen Universitätsklinik Mainz aufzeigen, deren Patientengut über einen Zeitraum von 1966 bis 1988 dokumentiert ist [17, 31] (Tabelle 1). Der Anteil der Patienten mit kardiovaskulär bedingten Vitalfunkti-

onsstörungen hat deutlich zugenommen, der Anteil akuter exogener Intoxikationen ist wesentlich zurückgegangen. Weit weniger hat sich die Zusammensetzung des Krankenguts auf Koronarstationen gewandelt, in denen nach wie vor Patienten mit akutem Myokardinfarkt dominieren.

Wissenschaft und Forschung

Klinische Forschung

Die Publikation von G. Neuhaus über die Ergebnisse des Reanimationszentrums der I. Medizinischen Universitätsklinik der Freien Universität in Berlin, vorgetragen als Hauptreferat während der Verhandlungen der Deutschen Gesellschaft für Innere Medizin 1963 [20] markiert in der Inneren Medizin den Beginn einer Erforschung der Pathophysiologie des kritisch Kranken. Auf Erhebungen am Krankengut des Reanimationszentrums beruhte auch die wahrscheinlich erste wirtschaftswissenschaftliche Publikation zum Nachweis der Effizienz einer Intensivbehandlungsstation in Deutschland [5]. Der klassischen Pathophysiologieforschung haben sich in zunehmendem Maße Therapiestudien und experimentelle Grundlagenforschung aus dem Bereich des Metabolismus, der Zellphysiologie und Molekularbiologie zugesellt. Neuere Zweige intensivmedizinischer Forschung sind die vorwiegend empirisch begründete Prognose- und Outcomeforschung.

Zumindest drei Entdeckungen aus der internistischen Intensivmedizin in Deutschland haben die Intensivmedizin weltweit richtungweisend beeinflußt. Der erste dieser Meilensteinbeiträge war der Nachweis einer Letalitätssenkung durch thrombolytische Therapie mit Streptokinase bei Patienten mit akutem Myokardinfarkt in einer 1966 in der Deutschen Medizinischen Wochenschrift publizierten Multicenter-Studie [26]. Im Zeitraum von September 1962 bis Mai 1965 wurden von insgesamt 558 Patienten mit akutem Myokardinfarkt 297 mit Streptokinase und 261 lediglich durch Antikoagulation behandelt. In der Thrombolysegruppe betrug die 40-Tage-Letalität 14,1% gegenüber 21,7% in der Antikoagulantiengruppe ($p < 0,05$).

Im Jahre 1977 stellte P. Kramer aus der Medizinischen Universitätsklinik Göttingen in der Klinischen Wochenschrift seine neue Methode der arteriovenösen Hämofiltration vor [18]. Sein Bericht über die ersten 12 so behandelten Patienten war der Beginn der Ära kontinuierlicher Methoden zur Nierenersatzbehandlung. Kontinuierliche Nierenersatzverfahren gelten mittlerweile in verschiedenen technischen Variationen als Methode der Wahl für die Intensivtherapie bei Patienten mit akutem Nierenversagen und Multiorganversagen.

1979 publizierte P. Rentrop aus der Medizinischen Klinik der Universität Göttingen in der Deutschen Medizinischen Wochenschrift sein neu entwickeltes Verfahren zur „Wiedereröffnung verschlossener Kranzgefäße im akuten Infarkt mit Hilfe von Kathetern (transluminale Rekanalisation)" [23]. Kurz darauf folgte die Kasuistik einer „Wiedereröffnung des Infarktgefäßes durch transluminale Rekanalisation und intrakoronare Streptokinase-Applikation" [24]. Die Zusammenfassung der ersten Publikation stellt die Geburtsstunde der invasiven Kardiologie bei akuten Koronarsyndromen dar:

„Die ersten Erfahrungen mit der transluminalen Rekanalisation zeigen, daß die Wiedereröffnung von akut verschlossenen Kranzgefäßen mit Hilfe von Kathetern ohne negative Folgen möglich ist. Durch die frühzeitige Wiederherstellung des Flusses kann möglicherweise untergangsbedrohtes Myokard gerettet werden" [23].

Deutsche Gesellschaft für Internistische Intensivmedizin (DGII)

Gründung und Zielsetzungen

Am 1. Februar 1969 wurde in Hamburg anläßlich der 72. Tagung der Nordwestdeutschen Gesellschaft für Innere Medizin auf Vorschlag der Hamburgischen Arbeitsgemeinschaft für Internistische Intensivmedizin eine *Gesellschaft für Internistische Intensivmedizin* gegründet. Als Zweck des Vereins wurde in § 1 der Satzung „die gemeinnützige Forschungsarbeit auf dem Gebiet der medizinischen Intensivpflege sowie die Aus- und Weiterbildung der internistisch tätigen Ärzte auf diesem Spezielgebiet" festgelegt. Den ersten Vorstand bildeten R. Gross (Köln), K. Spang (Stuttgart), A. Dönhardt (Hamburg) und D. Haan (Hamburg) als Schriftführer. Dem Beirat gehörten zahlreiche internistische Lehrstuhlinhaber an wie H. Bartelheimer (Hamburg), A. Bernsmeier (Kiel), U. Gessler (Erlangen-Nürnberg), G. Neuhaus (Berlin), P. Schölmerich (Mainz) und etwas später S. Effert (Aachen), W. Gerok (Freiburg), H.G. Lasch (Gießen).

Der erste Sekretär der Gesellschaft hat die Zielsetzungen der *Arbeitsgemeinschaft für Internistische Intensivmedizin* (AIM) wie folgt beschrieben:

„Die Aufgaben der Arbeitsgemeinschaft lassen sich somit folgendermaßen umreißen: Klärung organisatorischer Fragen, insbesondere die Vertretung der Belange der Internisten im Bereich der Intensivmedizin, Beratung bei der Einrichtung und Organisation internistischer Intensivstation, die Durchführung von wissenschaftlichen Symposien und von Fortbildungskursen."

Darin wird von Beginn an neben den wissenschaftlichen Belangen der starke berufspolitische Impetus deutlich. Mitentscheidend für die Gründung der Arbeitsgemeinschaft war die Tatsache, daß in der damaligen Situation die Internisten zur Durchsetzung ihrer Vorstellungen und Aufgaben in der intensivmedizinischen Versorgung ihrer Patienten dringend eines organisatorischen Zusammenschlusses bedurften. Es waren v.a. W. Nachtwey und D. Haan in Hamburg, die die Problematik erkannt hatten und mit großer Überzeugungskraft auf deren Durchsetzung drängten. Zur Zeit ihrer Gründung war die AIM zwei-

felsfrei eine Art Kampfgemeinschaft gegen die vermutete oder befürchtete Tendenz eines Alleinvertretungsanspruchs der Anästhesie für alle Belange der Intensivbehandlung. Diese Befürchtung beruhte auf der Interpretation bestimmter Aussagen und Feststellungen während eines Symposiums in Nürnberg über „Planung, Organisation und Einrichtung von Intensivbehandlungseinheiten am Krankenhaus" am 15. bis 16. Oktober 1968. Im Bericht über die Gründung der AIM (Der Internist 10, Mitteilungen, 27 (1969), S. 27-28) kam dies deutlich zum Ausdruck:

„Maßgebend hierfür war, daß in letzter Zeit Tendenzen erkennbar wurden, die geeignet sind, den Zuständigkeitsbereich der Internisten einzuengen. Danach sollen Patienten mit inneren Krankheiten, welche sich in einem vital bedrohten Zustand befinden, für die Dauer dieser Gefährdung künftig der administrativen und organisatorischen Weisungsbefugnis der leitenden Anästhesisten unterstellt werden.

Die Arbeitsgemeinschaft für Internistische Intensivmedizin ist der Ansicht, daß die Verwirklichung dieses Konzeptes sich auf das Fachgebiet der Inneren Medizin ungünstig auswirken würde. Der Internist dürfte sich kaum mehr kompetent fühlen in der Behandlung von Störungen der Atmung, des Kreislaufes und des Stoffwechsels, wenn die betreffenden Patienten im Falle einer bedrohlichen Entwicklung jeweils aus dem Bereich seiner verantwortlichen Leitung herausgenommen würden. Die Arbeitsgemeinschaft wünscht, daß Patienten mit kardiovaskulären Erkrankungen, Ateminsuffizienzen, akuten gastrointestinalen Erkrankungen, akuten Stoffwechseldekompensationen und Vergiftungen wie bisher von den Fachärzten und Assistenten der Medizinschen Abteilung behandelt werden. Diese Tätigkeit ist zweifellos ein besonders wichtiger Bestandteil der Ausbildung zum Internisten, die auch als Fachärzte nicht auf die eigenhändige praktische Intensivbehandlung innerer Krankheiten verzichten sollen."

Nach den Berichten Beteiligter kam es zu heftigen und auch durchaus emotional besetzten Diskussionen. Wir verstehen diese leidenschaftlichen Auseinandersetzungen heute als Ausdruck des hohen Engagements von Klinikern und Wissenschaftlern, die das beste für die Entwicklung ihres Gebiets und die Versorgung der ihnen anvertrauten Patienten intendierten. Auch setzte sich rasch eine versöhnliche und weiterblickende Argumentation durch. Einer der Hauptinitiatoren der internistischen Intensiv-

medizin, W. Nachtwey von der I. Medizinischen Abteilung des Allgemeinen Krankenhauses Hamburg-Altona, formulierte in einem Aufruf „zur zukünftigen Zusammenarbeit von Anästhesisten und Internisten im Krankenhaus" folgende Thesen:

„Unter den Aufgaben, die sich für diese Gesellschaft stellen, wäre zunächst die Organisation von regelmäßigen regionalen Fortbildungskursen für internmedizinische Intensivbehandlung zu nennen. Zweitens müßte die Gesellschaft den leitenden Internisten von Krankenhäusern aller Größenordnungen auf Wunsch beratend zur Seite stehen und ihnen Organisationsformen der Intensivbehandlung empfehlen, welche dem Berufsstand der Internisten und der Ausbildung seines Nachwuchses nicht zum Schaden gereichen. Drittens müßte die Gesellschaft bestrebt sein, den Krankenhausträgern die Gesichtspunkte unserer Seite in dem anhaltenden Meinungsstreit vor Augen zu halten. Viertens sollte sie möglichst bald ein positives Gespräch mit den Vertretern der Standesorganisationen der Anästhesisten suchen. Es wäre mißlich, wenn sich eine „Gesellschaft für internistische Intensivdizin" nur als defensive Einrichtung begriffen würde. Das Aufkommen der Anästhesiologie als selbständiges Fach der Medizin hat dem Niveau der klinischen Arbeit überall zu großem Fortschritt verholfen. Wir sollten alles daran setzen, die Differenzen zu überwinden und zu konstruktiver gemeinsamer Arbeit zu finden."

Bedingt durch die starke Ausstrahlungskraft der Hamburgischen Arbeitsgemeinschaft für Internistische Intensivmedizin wurde die Gesellschaft zunächst allenthalben noch als *Arbeitsgemeinschaft für Internistische Intensivmedizin* (AIM) tituliert, und diese Bezeichnung hielt sich bis zum Mitgliederverzeichnis von 1976. Effektiv änderte sich dies mit der am 1. September 1976 vom Vorstand beschlossenen und am 13. November 1976 von der Mitgliederversammlung während der Jahrestagung in München gebilligten Umbenennung in *Deutsche Gesellschaft für Internistische Intensivmedizin* (DGII). Am 8. Oktober 1982 wurde anläßlich der Jahrestagung in Bochum von der Mitgliederversammlung eine Neufassung der Satzung angenommen (Mitteilungen der Deutschen und der Österreichischen Gesellschaft für Internistische Intensivmedizin Nr. 6, Dezember 1982).

Anläßlich des 20jährigen Bestehens der Gesellschaft wurde 1989 ein erster Rückblick und Ausblick versucht [32].

In der Mitgliederversammlung während der Jahrestagung in Köln am 12. Oktober 1990 wurde eine Ergänzung der Namensgebung in *Deutsche Gesellschaft für Internistische Intensivmedizin und Notfallmedizin* beschlossen.

Vorstand und Mitgliedsversammlung haben anläßlich der Jahrestagung 1994 in Düsseldorf eine weitere Neufassung der Satzung entworfen und 1995 in Berlin beschlossen. Damit soll die Gesellschaft in das Vereinsregister eingetragen werden.

Auf Antrag der DGII hat der 79. Deutsche Ärztetag 1976 in Düsseldorf eine Ergänzung der Weiterbildungsordnung vorgenommen, welche in die Definition des Gebiets Innere Medizin ausdrücklich den Passus „einschließlich der Intensivmedizin" einfügte und 6 Monate Weiterbildungszeit in der Intensivmedizin vorschrieb.

Ein Beschluß der Vorstandssitzung anläßlich der Jahrestagung 1975 in Gießen beauftragte W. Nachtwey (Hamburg), H.P. Schuster (Mainz) und A. Sturm (Herne), die internistischen Belange in der Vorbereitung einer überregionalen Weiterbildung für das Pflegepersonal in den gemeinsamen Gesprächen mit Anästhesisten und Pädiatern bei der Deutschen Krankenhausgesellschaft zu vertreten. Vorausgegangen waren vorbereitende Diskussionen zwischen W. Nachtwey und F.W. Ahnefeld (Ulm) mit Vertretern der DKG. Die gemeinsamen Verhandlungen führten schließlich zu der Empfehlung der Deutschen Krankenhausgesellschaft vom 16. November 1976 „Muster für eine landesrechtliche Ordnung der Weiterbildung und Prüfung zu Krankenschwestern, Krankenpflegern und Kinderkrankenschwestern in der Intensivpflege" (Das Krankenhaus 12/1976, 439–446).

Anläßlich der Sitzung von Vorstand und Beirat 1976 in München wurden H.G. Lasch (Gießen), H.P. Schuster (Mainz) und U. Nachtwey (Hamburg) als internistische Vertreter für die anstehenden Gespräche zur Gründung eines interdisziplinären intensivmedizinischen Dachverbands bestimmt. Am 29. Januar 1977 erfolgte dann die Gründung der *Deutschen Interdisziplinären Vereinigung für Intensivmedizin* (*DIVI*). Die DGII gehörte zu den Gründungsgesellschaften. In der Gründungsversammlung wurde der Direktor der Medizinischen Klinik und Poliklinik der Justus-Liebig-Universität Gießen, H.G. Lasch, zum ersten Präsidenten der DIVI gewählt.

Kommissionen

Die DGII hat im Laufe der Jahre verschiedene befristet tätige Kommissionen zu konkreten Problemstellungen gebildet. Von besonderer Bedeutung war die 1983 gegründete *Kommission Richtzahlen für Bettenbedarf und Personalbesetzung auf Intensivstationen* mit W. Nachtwey (Hamburg), L. Pippig (Gütersloh), E. Glaser (Gießen), K.D. Scheppokat (Gehrden). Die Kommission erarbeitete einen Entwurf, welcher dem Vorstand am 3.10.1984 in Freiburg vorgelegt wurde, und der nach Abstimmung mit einem entsprechenden Papier der Deutschen Gesellschaft für Anästhesie und Intensivmedizin die gemeinsame Grundlage der Empfehlung der DIVI vom 10.5.1985 zu „Richtlinien für den Bettenbedarf und die Personalbesetzung von Intensiveinheiten in Akut-Krankenhäusern" darstellte (Mitteilungen der Deutschen und der Österreichischen Gesellschaft für Internistische Intensivmedizin Nr. 3, Oktober 1985).

Von weitreichender Bedeutung wurde weiterhin die Arbeit der *Kommission Strukturfragen der Internistischen Intensivmedizin*, deren Gründung von Vorstand und Beirat der Gesellschaft am 8.10.1987 bestätigt wurde (Karla Ibe (Berlin), K.D. Grosser, (Krefeld), L. Pippig (Gütersloh), H.P. Schuster (Hildesheim), A. Sturm (Herne), P. v. Wichert (Marburg)). Die Kommission erarbeitete folgende Grundsätze für die zukünftige Entwicklung der internistischen Intensivmedizin in Deutschland:

1. „Die Intensivmedizin ist ein wissenschaftlicher Schwerpunkt der Inneren Medizin. Die internistische Intensivmedizin sollte als Forschungsschwerpunkt im Gebiet der Inneren Medizin anerkannt und gefördert werden.
2. Jede internistische Intensivstation sollte als Schwerpunkt einer medizinischen Klinik oder internen Abteilung fest zugeordnet werden.
3. Für die Weiterbildungsqualifikation in interner Intensivmedizin müssen Stoff- und Leistungskataloge erstellt werden, die den erforderlichen Weiterbildungsstand festlegen".

Die Kommission hat darüber hinaus einen speziellen „Qualifikationsnachweis für internistische Intensivmedizin" erarbeitet, der nach Abstimmung mit der Deutschen Gesellschaft für Innere Medizin wirksam wurde.

Problemstellungen weiterer Kommissionen waren die *Zusammenarbeit mit der Deutschen Gesellschaft für Herz- und Kreislaufforschung* (W. Bleifeld, Hamburg) und die *Laienreanimation* (R. Juchems, Aschaffenburg).

Qualifikationsnachweis internistische Intensivmedizin

Die Mitgliederversammlung der DGII beschloß am 28. Oktober 1988 in Mannheim die Einführung des von der Kommission Strukturfragen der internistischen Intensivmedizin erarbeiteten *Qualifikationsnachweises für internistische Intensivmedizin* (Intensivmedizin (1990)27:499–503). Voraussetzung und Anforderungen für diese Zusatzqualifikation beruhten auf den Empfehlungen der DIVI zum Inhalt der Weiterbildung in Intensivmedizin im Rahmen der Gebiets- bzw. Teilgebietsweiterbildung vom 27. November 1987. Die Voraussetzungen für die Zulassung zur erforderlichen mündlichen und praktischen Prüfung wurden festgelegt und eine Übergangsregelung getroffen. Die Innen- und Außenwirkung dieses Qualifikationsnachweises waren beträchtlich. Man kann feststellen, daß dies ein wichtiger Schritt auf dem Wege zur fakultativen Weiterbildung in der speziellen Intensivmedizin der (Muster)-Weiterbildungsordnung der Bundesärztekammer nach den Beschlüssen des 95. Deutschen Ärztetages 1992 in Köln war.

Empfehlungen

Während der knapp 30jährigen Geschichte der DGII wurde eine Reihe von Empfehlungen erarbeitet und als Mitteilungen der Gesellschaft in ihrem offiziellen Organ „Wiederbelebung – Organersatz – Intensivmedizin", später „Intensivmedizin und Notfallmedizin" publiziert. Zwei dieser Empfehlungen können wegen ihrer nachhaltigen Wirkung als die wichtigsten herausgestellt werden.

Im Jahre 1972 erarbeitete die AIM gemeinsam mit der Kommission für Fragen der Intensivtherapie der DGAW Grundsätze zu *Definition und Bedingungen von Intensivbehandlungseinhei-*

ten am Krankenhaus (Mitteilungen der Arbeitsgemeinschaft für Internistische Intensivmedizin Nr. 2, Oktober 1972).

1970 verabschiedeten die Deutsche Gesellschaft für Internistische Intensivmedizin, die Deutsche Gesellschaft für Anästhesiologie und Intensivmedizin, die Deutsche Gesellschaft für Innere Medizin sowie die Berufsverbände deutscher Anästhesisten und deutscher Internisten die *Gemeinsame Empfehlung für die Fachgebiete Anästhesiologie und Innere Medizin zur Organisation der Intensivmedizin am Krankenhaus.* Diese erhielt 1980 nach einhelligem Beschluß der genannten wissenschaftlichen Fachgesellschaften und Berufsverbände eine neue, bis heute gültige Form (Mitteilungen der Deutschen und der Österreichischen Gesellschaft für Internistische Intensivmedizin Nr. 1, April 1980). Hierin sind für die Entwicklung der internistischen Intensivmedizin bis heute grundlegende Bedingungen festgelegt:

„Für die Intensivüberwachung und für spezielle Aufgaben der Intensivbehandlung sind fachgebundene Intensiveinheiten vorzusehen.

Daneben benötigen Universitätskliniken und Groß-Krankenhäuser jeweils eine interdisziplinäre operative und eine interdisziplinäre konservative Intensivbehandlungseinheit. Die interdisziplinäre operative Einheit vesorgt Patienten mit operativen Disziplinen; die interdisziplinäre konservative Einheit versorgt Patienten der konservativen Disziplinen.

In großen und mittleren Krankenhäusern über 300 Betten sind zur Erfüllung aller notwendigen Belange der intensivmedizinischen Versorgung zwei getrennte Einheiten einzurichten, eine interdisziplinäre operative und eine interdisziplinäre konservative, die erste unter der Leitung des Anästhesisten, die zweite unter der Leitung des Internisten.

Kann bei Krankenhäusern unter 300 Betten aus wirtschaftlichen Gründen nur eine Intensiveinheit erstellt werden, steht diese allen Fachabteilungen des Krankenhauses zur Verfügung."

E.K. Frey Preis und Medaille

Seit 1975 verleiht die DGII jährlich den E.K. Frey Preis zur Förderung von wissenschaftlichen Arbeiten auf dem Gebiet der Intensivtherapie. Der Preis wurde anläßlich des 80. Geburtstags von Prof. Dr. med. Dr. rer. nat. h.c. E.K. Frey von der Bayer AG Leverkusen gestiftet und ist mit 20000 DM dotiert.

Aus Anlaß des 20jährigen Jubiläums der Gesellschaft erfolgte 1989 erstmals die Verleihung einer ebenfalls von der Bayer AG Leverkusen gestifteten E.K. Frey-Medaille in Gold als Anerkennung für hervorragende Verdienste auf dem Gebiet der Intensivmedizin. Prof. P.M. Suter, Genf, war der erste Träger der E.K. Frey-Medaille.

Berufsverband Deutscher Internisten (BDI)

Bereits in der ersten Sitzung von Vorstand und Beirat der neu gegründeten AIM am 15.4.1969 in Wiesbaden wurde die enge Zusammenarbeit mit dem BDI beschlossen und noch im gleichen Jahr die *Arbeitsgemeinschaft Internistische Intensivmedizin* im BDI ins Leben gerufen. Mitglieder dieser Arbeitsgemeinschaft sind alle Mitglieder der DGII, die zugleich Mitglieder des BDI sind (Vorstandsbeschluß vom 17.10.1979 anläßlich der Jahrestagung in Berlin). Nach Gründung der DIVI wurde der jeweilige Vorsitzende der Arbeitsgemeinschaft Intensivmedizin im BDI zugleich der Delegierte des Berufsverbands in die DIVI.

Am 8. November 1985 erfolgte die Gründung des *Arbeitskreis Rettungsdienst* im BDI. Als erster Vorsitzender dieses Arbeitskreises wurde M. Harloff (Ludwigshafen) gewählt.

Fachzeitschrift und Lehrbücher

Im Jahre 1969 wurde die im Steinkopff Verlag Darmstadt erscheinende Zeitschrift „Wiederbelebung und Organersatz" mit dem Tode ihres Herausgebers H.H. Wolter unter dem erweiterten Titel „Wiederbelebung – Organersatz – Intensivmedizin" zum offiziellen Organ der AIM. Der neue Herausgeber war D. Haan (Hamburg). Die Sitzung des Gesamtvorstands der AIM am 3.10.1969 in Hamburg gab der Zeitschrift das Konzept vor, wonach „gehobene Fortbildung und wissenschaftliche Themen gleichermaßen zu Wort kommen" sollten. Das Blatt erschien zunächst als Beilage zu der ebenfalls im Steinkopff Verlag herausgegebenen „Zeitschrift für Kreislaufforschung" zweimal jährlich. Aufgrund der Vorstandssitzung am 7.10.1971 erfolgte 1972 die Umbenennung der Zeitschrift in „Intensivmedizin" und die Erscheinungsweise wurde

auf sechs Hefte pro Jahr gesteigert. Mit dem 20. Jahrgang 1983 erhielt die Zeitschrift den Titel „Intensivmedizin+ Notfallmedizin"; ab Band 26 (1989) wurde die Erscheinungsweise auf acht Hefte pro Jahr erhöht. Die Zeitschrift enthielt über viele Jahre im wesentlichen die Beiträge der Jahrestagungen. Sie hat jedoch in den letzten Jahren zunehmend einen interdisziplinären intensivmedizinischen Charakter angenommen und publiziert Leitartikel, Übersichten, Originalarbeiten und Kasuistiken. Mit dem 35. Jahrgang 1998 zählt sie einen Anästhesiologen (R. Rossaint, Aachen) und einen Chirurgen (M. Rothmund, Marburg) zu ihrem Herausgeberstab.

Im Laufe der Jahre sind drei Lehrbücher zur internistischen Intensivmedizin erschienen: „Interne Intensivmedizin", herausgegeben von P. Schölmerich, H.-P. Schuster, H. Schönborn, P.P. Baum 1975 im Thieme Verlag Stuttgart (3. Auflage 1988); „Intensivmedizin: Innere Medizin und Grenzgebiete", herausgegeben von H. Köhler, D. Schneider, L. Engelmann 1982 bei Johann Ambrosius Barth, Leipzig; „Lehrbuch der Internistischen Intensivtherapie", herausgegeben von E. Deutsch, H.G. Lasch, K. Lenz 1990 bei Schattauer, Stuttgart (3. Auflage 1997).

Wissenschaftliche Tagungen und Symposien

Der erste internistische Kongress mit dem Thema „Intensivmedizin" war die 70. Tagung der Nordwestdeutschen Gesellschaft für Innere Medizin am 25.-27.1.1968 in Hamburg unter dem Vorsitz von A. Dönhardt. Am 2. bis 4. Oktober 1969, 8 Monate nach ihrer Gründung, veranstaltete die Arbeitsgemeinschaft für Internistische Intensivmedizin im Universitätsklinikum Hamburg-Eppendorf ihre erste Fortbildungsveranstaltung (Abb. 4). Zunächst als regionale Fortbildungsveranstaltung geplant, entwickelte sie sich de facto zu einem deutschen Kongreß für internistische Intensivmedizin mit etwa 800 Teilnehmern weit über die nordwestdeutsche Region hinaus. Konsequenterweise wurde die nachfolgende Tagung 1970 unter Leitung von U. Gessler in Nürnberg von Beginn an als deutscher Kongreß für internistische Intensivmedizin konzipiert. Bereits die erste Tagung prägte den Charakter

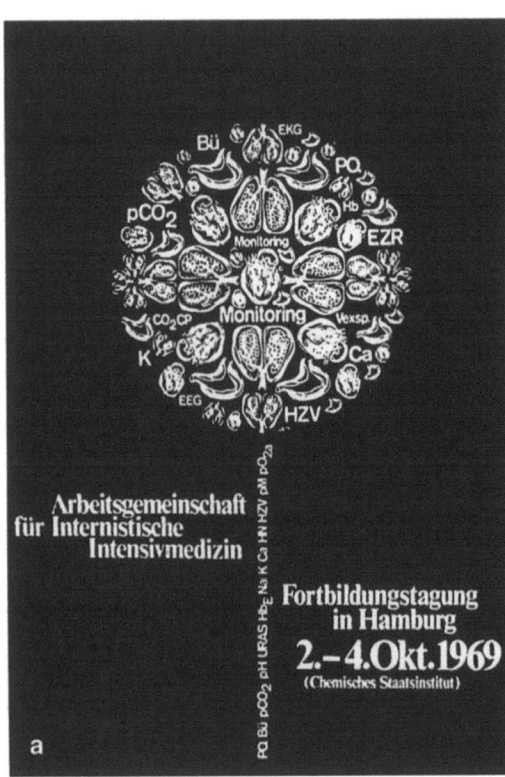

Abb. 4a, b ◀ **Erster Kongreß der Arbeitsgemeinschaft für Internistische Intensivmedizin 1969 in Hamburg.** a **Ankündigungsplakat,** b **Programm**

der nachfolgenden Kongresse mit wissenschaftlich begründeter Fortbildung in Hauptreferaten sowie Präsentation und Diskussion freier wissenschaftlicher Mitteilungen.

Ein erstes Symposium mit umfassender Thematik zur Diagnostik, Therapie und Organisation auf der „Internen Wachstation" hatte bereits am 6. bis 8. Februar 1969 in Göttingen unter der Leitung von M. Schwab (Berlin) stattgefunden [19]. Ein von O.H. Just und H. Stoeckel geleitetes Symposium. „Die Ateminsuffizienz und ihre klinische Behandlung" im Jahre 1967 in Heidelberg hatte auch für die Entwicklung der internistischen Intensivmedizin richtungweisende Bedeutung [16].

Nach Gründung der Österreichischen Arbeitsgemeinschaft für Internistische Intensivmedizin am 10.12.1970 in Wien und deren Umbenennung in Österreichische Gesellschaft für Internistische Intensivmedizin im Jahre 1976 wurden die Kongresse ab der 5. Tagung in Wien, 27.–29. September 1973 unter der Leitung von E. Deutsch, als gemeinsame Tagungen der Deutschen und der Österreichischen Arbeitsgemeinschaften, später Gesellschaften für Internistische Intensivmedizin durchgeführt (Tabelle 2).

Intensivmedizin als Schwerpunkt?

Die Frage nach der Intensivmedizin als Spezialität taucht bereits im Jahre 1967 auf [14] und bewegt seither die damit konfrontierten Kliniker.

In Deutschland haben sich die verantwortlichen Fachgesellschaften für das Modell einer gebietsintegrierten Intensivmedizin, also einer disziplinären und nicht einer interdisziplinären Intensivmedizin entschieden. Dementsprechend gibt es in der Weiterbildungsordnung die jeweils in das Gebiet eingebundene, nicht führbare fakultative oder ergänzende Weiterbildung in spezieller Anästhesiologischer Intensivmedizin, spezieller Chirurgischer Intensivmedizin, spezieller Herzchirurgischer Intensivmedizin, spezieller Internistischer Intensivmedizin, spezieller Kinderchirurgischer Intensivmedizin, spezieller Pädiatrischer Intensivmedizin, spezieller Neurochirurgischer Intensivmedizin, spezieller Neurologischer Intensivmedizin, spezieller Pla-

Erste Fortbildungstagung der Arbeitsgemeinschaft für Internistische Intensivmedizin

Am Donnerstag, den 2., Freitag, den 3. und Samstag, den 4. Oktober 1969 im Universitätsklinikum Hamburg-Eppendorf

Leitung:	Prof. Dr. Dönhardt, Priv.-Doz. Dr. Haan, Priv.-Doz. Dr. Müller-Wieland, Priv.-Doz. Dr. Nachtwey.
Anmeldung:	Priv.-Doz. Dr. D. Haan 2 Hamburg 20, Martinistraße 52

Programm

Donnerstag, den 2. Oktober 1969, vormittags
8.30–10.30 Uhr und
11.00–12.30 Uhr   Monitoring und Herzinfarkt
     Leitung: Priv.-Doz. Haan

nachmittags
14.30–16.00 Uhr   Erkennung und Therapie von Vergiftungen
     Leitung: Prof. Dr. Dönhardt
16.30–18.00 Uhr   Demonstrationen und Praktika

Freitag, den 3. Oktober 1969, vormittags
8.30–10.30 Uhr und
11.00–12.30 Uhr   Indikationen und Durchführung der künstlichen Atmung in der internistischen Klinik
     Leitung: Priv.-Dr.Dr. Nachtwey

nachmittags
14.30–16.00 Uhr   Gastrointestinale Blutungen
     Leitung: Priv.-Doz. Dr. Müller-Wieland
16.30–18.00 Uhr   Demonstrationen und Praktika

Samstag, den 4. Oktober 1969, vormittag
9.30–11.00 Uhr   Rundgespräch: Dokumentation in Intensivmedizin
11.00–12.30 Uhr   Rundgespräch: Planung und Organisation von Intensiv-Behandlungseinheiten
b   Demonstrationen und Praktika

„Spezialisierung ist unabdingbar. Alle Fortschritte in der modernen Inneren Medizin wurden durch Spezialisierung erreicht. Das jüngste Beispiel für die Folgen der Nicht-Anerkennung eines Spezialbereichs in der Inneren Medizin ist die Intensivmedizin. Unter dem an sich völlig richtigen Anspruch, daß Intensivmedizin ein integraler Bestandteil der Inneren Medizin sei, hat diese – wie H. Jahrmärker es ausgedrückt hat – die Intensivmedizin unter ihren weiten Mantel genommen und dabei so gut in dessen Falten versteckt, daß sie überhaupt nicht mehr zu erkennen ist. Damit fehlte intensivmedizinisch tätigen Assistenten, v.a. dem begabten akademischen Nachwuchs, jeglicher Horizont für eine Beschäftigung mit Intensivmedizin. Folglich haben sich junge, in der internistischen Intensivmedizin klinisch und forschend tätige Assistenten zumeist nach kurzer Zeit wieder von der Intensivmedizin abgewendet und sich Arbeitsgruppen der anerkannten Schwerpunkte angeschlossen. Kein Bereich der Inneren Medizin kann aber ohne wissenschaftliche Begründung und Durchdringen seiner pathophysiologischen Grundlagen und therapeutischen Entscheidungen dauerhaft überleben. Der minimale Anteil der zu internationalen intensivmedizinischen Kongressen als Referenten eingeladenen deutschen Internisten – ein feiner Gradmesser für die internationale Einschätzung der wissenschaftlichen Bedeutung eines Bereichs – ist eklatanter Ausdruck dieser – wodurch auch immer bedingten – Fehlentwicklung. Die intensivmedizinische Blüte an den medizinischen Universitätskliniken in Deutschland dürfte eine vorübergehende Phase gewesen sein."

Angesichts der Bedeutung der internistischen Intensivmedizin kann nur der Hoffnung Ausdruck gegeben werden, daß der Autor dieser Sätze sich grundlegend geirrt hat. Die Entwicklung wird davon abhängen, ob der an Intensivmedizin interessierte akademische Nachwuchs die Möglichkeit erhält, über den Weg der intensivmedizinischen Forschung ebenso eine akademische Karriere zu beschreiten wie über den Weg der etablierten Schwerpunkte der Inneren Medizin. Das Schicksal der internistischen Intensivmedizin wird sich in den Medizinischen Universitätskliniken entscheiden, die eine allgemeine internistische Intensivstation zu ihren Spezialbereichen zählen.

stisch-Chirurgischer Intensivmedizin. Alle diese fakultativen Weiterbildungsgänge haben eine für alle Gebiete gleichlautende Basis, bleiben aber getrennte, gebietsintegrierte Weiterbildungen. Es gibt in Deutschland damit keinen führbaren disziplinären oder interdisziplinären Schwerpunkt Intensivmedizin wie beispielsweise in der Schweiz (Untertitel Intensivmedizin zum Facharzttitel FMH für Anästhesiologie, Chirurgie oder chirurgische Disziplinen, Innere Medizin und Pädiatrie (Schweizerische Ärztezeitung 76, Heft 1, 1995, S. 3–6).

Diese Entwicklung ist nicht unkritisch. Der Vorsitzende der Deutschen Gesellschaft für Innere Medizin hat sich in seiner Ansprache zur Eröffnung der 99. Jahrestagung in Wiesbaden 1993 mit dieser Problematik auseinandergesetzt [33]:

Literatur

1. Aschenbrenner R, Dönhardt A, Foth K (1953) **Künstliche Dauerbeatmung in der Eisernen Lunge.** Münch Med Wochenschr 95:748–751, 777–780

2. Bachmann K, Demling L (1968) **Interner Notfall und Intensivpflege.** Fortschr Med 86:333–340

3. Bartelheimer H, Haan D, Müller-Wieland K (1969) **Organisation und Überwachung bei internistischer Intensiv-Therapie.** Internist 10:173–180

4. Baum P (1967) **Interne Wachstation und Entgiftungszentrale.** Krankenhaus 3:92–100

5. Bellinger B (1970) **Zur Wirtschaftlichkeit von Intensivpflegeabteilungen.** In: Frey R, Halmágyi M, Lang K, Oettel P (Hrsg) **Vergiftungen. Erkennung, Verhütung und Behandlung.** Springer, Berlin Heidelberg New York, S 131

6. Brown KWG, MacMillan RL, Forbath N, Mel'Grano F, Scott JW (1963) **Coronary Unit. An intensive care centre for acute myocardial infarction.** Lancet II:349–352

7. Clarmann M v (1962) **Aufgaben und Arbeitsweise eines Vergiftungszentrums.** Fortschr Med 80:551–552

8. Clemmesen C, Nilsson E (1961) **Therapeutic trends in the treatment of barbiturate poisoning.** Clin Pharmacòl Therap 2:220–229

9. Day HW (1963) **An intensive coronary care area.** Chest 44:423–427

10. Day HW (1965) **Reports on therapy. Effectiveness of an intensive coronary care area.** Am J Cardiol 15:51–54

11. Dönhardt A (1984) **Beatmung mit der Eisernen Lunge.** In: Lawin P, Peter K, Scherer R (Hrsg) **Maschinelle Beatmung gestern – heute – morgen.** Thieme, Stuttgart New York, S 20

12. Gross R, Grosser KD, Bierstedt P, Deck K, Gerhard W, Habicht W, Steinbrück G (1968) **Erfahrungen mit einer internistischen Intensivpflegestation in der Großstadt.** Dtsch Med Wochenschr 93:784–792

13. Haan D, Freyberger H (1968) **Ergebnisse der Intensivbehandlung des Herzinfarktes unter gleichzeitiger Berücksichtigung psychosomatischer Gesichtspunkte.** Verh Dtsch Ges Inn Med 74:990–993

14. Hunter AR (1967) **Intensive care as a specialty.** Lancet I:1151–1153

15. Ibe K (1966) **Das Reanimationszentrum.** Medizinal-Markt/Acta Medicotechnica 14:4–7

16. Just OH, Stoeckel H (1967) **Die Ateminsuffizienz und ihre klinische Behandlung.** Thieme, Stuttgart

17. Kelbel C, Weilemann LS, Schuster HP, Meyer J (1990) **Ergebnisse der internistischen Intensivmedizin. Die Intensivtherapiestation der II. Med. Klinik der Johannes Gutenberg-Universität Mainz 1980–1988.** Intensivmedizin 27:292–297

18. Kramer P, Wigger W, Rieger J, Matthaei D, Scheler F (1977) **Arteriovenous haemofiltration: a new and simple method for treatment of over-hydrated patients resistant to diuretics.** Klin Wochenschr 55:1121–1122

19. Lendle L, Schwab M (1969) **Die interne Wachstation.** Urban & Schwarzenberg, München Berlin Wien

20. Neuhaus G (1963) **Pathophysiologie und Klinik von Erkrankungen bei Patienten unter den Bedingungen der Vita reducta.** Verh Dtsch Ges Inn Med 69:16–39

21. Neuhaus GA (1968) **Intensivbehandlung akuter Intoxikationen.** Verh Dtsch Ges Inn Med 74:385–397

22. Norris RM, Brandt PWT (1969) **Mortality in a coronary care unit analysed by a new coronary prognostic index.** Lancet I:278–281

23. Rentrop P, Blanke H, Wiegand V, Karsch KR (1979) **Wiedereröffnung verschlossener Kranzgefäße im akuten Infarkt mit Hilfe von Kathetern.** Dtsch Med Wochenschr 104:1401–1405

24. Rentrop P, Blanke H, Karsch KR, Wiegand V, Köstering H, Rahlf G, Oster H (1979) **Wiedereröffnung des Infarktgefäßes durch transluminale Renakalisation und intrakoronare Streptokinase-Applikation.** Dtsch Med Wochenschr 104:1438–1440

25. Schölmerich P (1968) **Aufgabe, Gliederung und Ausrüstung von Intensivbehandlungsstationen.** Verh Dtsch Ges Inn Med 74:259–268

26. Schmutzler R, Heckner F, Körtge P, van de Loo J, Pezold FA, Poliwoda H, Praetorius F, Zekorn D (1966) **Zur thrombolytischen Therapie des frischen Herzinfarktes.** Dtsch Med Wochenschr 91:1–20

27. Schröder R, Dissmann W, Buschmann HJ, Dissmann Th, Meyer V, Paetsch H, Pawel U v, Schneider J, Sonderkamp H, Wesselhoeft J (1967) **Myokardinfarkt-Wachstation – Ein Bericht über 100 Patienten mit besonderer Berücksichtigung der Rhythmusstörungen.** Z Kreisl Fortschr 56:1–25

28. Schubert R, Staudacher L (1965) **Notwendigkeit, Aufgaben und Bewährung einer zentralisierten Vergiftungsstation.** Verh Dtsch Ges Inn Med 71:297–303

29. Schubert R, Staudacher HL (1967) **Erfahrungen an einer zentralisierten Entgiftungsstation.** Dtsch Med Wochenschr 92:386–392

30. Schuster HP (1975) **Systematik der Aufgaben und der Organisation der Intensivmedizin.** Inn Med 2:288–300

31. Schuster HP, Baum PP, Schönborn H, Schuster CJ, Weilemann LS (1981) **Ergebnisse der internistischen Intensivmedizin: Die Intensivtherapiestation der II. Med Univ Klinik Mainz 1966–1979.** Intensivmedizin 18:113–121

32. Schuster HP (1989) **20 Jahre Deutsche Gesellschaft für Internistische Intensivmedizin (DGII).** Intensivmedizin 26:398–400

33. Schuster HP (1993) **Zur Zukunft der Inneren Medizin.** Med Klin 88:347–352

Von der Wachstation zur Intensiveinheit

P. Lawin[1] · H. W. Opderbecke[2] · [1] em. Direktor der Klinik und Poliklinik für Anästhesiologie und operative Intensivmedizin der Westfälischen Wilhelms-Universität Münster · [2] ehem. Vorstand des Instituts für Anästhesiologie des Städtischen Klinikums Nürnberg

Folge 3: Strukturelle Entwicklung der operativen Intensivmedizin. Teil I

Die Konzeption der operativen Intensivmedizin ist an den Anfang der 30er Jahre dieses Jahrhunderts zu legen, als die Chirurgen Kirschner [18] und Sauerbruch sog. Wachstationen zur kontinuierlichen Überwachung und Pflege Frischoperierter etablierten.

Nach dem 2. Weltkrieg begann man allmählich, das bereits in der Vorkriegszeit praktizierte Konzept wieder aufzugreifen, d.h. besonders gefährdete Frischoperierte auf einer zentralen Betteneinheit zusammenzufassen und damit die personellen Voraussetzungen für eine intensive Überwachung durch speziell geschultes Pflegepersonal zu schaffen.

Hinsichtlich der ärztlichen Betreuung lag es nahe, dem Anästhesisten auch für die postoperative Phase eine besondere Rolle zuzuweisen, nachdem er bereits in der intraoperativen Phase unbestritten die Zuständigkeit für die Überwachung und Aufrechterhaltung der vitalen Funktionen erworben hatte.

Organisatorische Probleme der ärztlichen Leitung solcher Betteneinheiten gab es zunächst kaum, weil sie in aller Regel der Chirurgischen Klinik bzw. Fachabteilung zugehörten, d.h. anfangs noch keinen interdisziplinären Charakter besaßen. Zwar hatte der Anästhesist in den 50er Jahren bereits fachlich eine gewisse Selbständigkeit erworben, noch war er aber meist als weisungsgebundener Oberarzt der Klinik dem chirurgischen Chef unterstellt, der somit die ärztliche Leitung auch der Wachstation für sich in Anspruch nehmen konnte.

Erste Veröffentlichungen

Die ersten Erfahrungsberichte im deutschsprachigen Schrifttum nach dem 2. Weltkrieg stammen aus der Wiener Chirurgischen Universitätsklinik und sind mit den Namen P. Füchsig, R. Kucher, O. Mayrhofer und K. Steinbereithner verbunden [12, 13, 20, 28]. Im Jahr 1959 schilderten H. Franke und H.W. Opderbecke, Nürnberg, ihre chirurgisch-anästhesiologische Zusammenarbeit auf einer chirurgischen Wachstation [11]. P. Lawin, Hamburg, berichtete 1964 über die „Neuorganisation einer Anästhesieabteilung mit Wachstation in einem alten Krankenhaus", der ersten Anästhesieabteilung in Deutschland, der eine interdisziplinäre Bettenstation offiziell angeschlossen war [22]. Weitere Themenbeiträge von Anästhesisten und Chirurgen folgten [3, 10, 17, 21, 23, 29, 38, 41, 45, 46, 51]. Wertvolle Anregungen zum Konzept einer zentralisierten postoperativen Versorgung kamen von skandinavischen Autoren in Anbetracht des damaligen Vorsprungs dieser Länder [4, 48]. Besondere Verdienste haben sich mit ihren Publikationen und Vorträgen in Deutschland die skandinavischen Anästhesisten M. Holmdahl, Uppsala, und H. Poulsen, Aarhus, [42, 43] erworben. Rückblickende Darstellungen dieser anfänglichen Entwicklungsphase stammen von P. Lawin [25] und K. Wiemers [52].

Das Organ des Verbands der leitenden Krankenhausärzte Deutschlands „Der Krankenhausarzt" widmete zwei Sonderhefte (1/1967 und 5/1967) der Entwicklung der Anästhesiologie. Beiden Heften ist ein Vorwort von M. Zindler, Düsseldorf, vorangestellt. Im Vorwort des ersten Heftes heißt es u.a.:

Das Literaturverzeichnis für Teil I und II der Folge 3 erscheint im folgenden Heft dieser Zeitschrift

Prof. Dr. med. Dr. h.c. P. Lawin
Hofbauernstraße 6, D-81247 München

Prof. Dr. med. H. W. Opderbecke
Keßlerplatz 10, D-90489 Nürnberg

Tabelle 1
Intensivmedizinischer Bettenbedarf [16]

Chirurgie	3 bis 5%
Medizin	3 bis 5%
Gynäkologie	1%
Orthopädie	0,5%
HNO	0,5%
Pädiatrie (chir.+med.)	4%

„Als besonders segensreich hat sich gerade für die schwerstkranken Patienten erwiesen, daß sich die Tätigkeit des Anästhesisten über den Operationssaal hinaus auf Wach- und Frischoperierten-Stationen und Intensivbehandlungs-Stationen ausgebreitet hat. Viele Patienten, die sonst verloren gewesen wären, konnten dank der ständigen Überwachung und Betreuung und, falls nötig, mit maschineller Dauerbeatmung gerettet werden."

Neben anderen eher grundsätzlichen Beiträgen enthält das Heft Aufsätze über „Aufgaben und Erfahrungen einer Anästhesie-Abteilung an einem 340-Betten-Krankenhaus" (G. Weise, Hüttental-Weidenau) [49], „Aufgaben und Tätigkeit der Anästhesieabteilung an einem mittleren Krankenhaus" (H.A. Berkel, Lüdenscheid) [5] und „Die Anästhesie-Abteilung an einem 1000-Betten-Krankenhaus" (M. Körner, Krefeld) [19]. Alle drei Autoren schildern nicht nur Aufgaben und Arbeitsbedingungen des Anästhesisten im Operationssaal, sondern auch in der operativen Intensivmedizin.

Das 2. Sonderheft der Zeitschrift „Der Krankenhausarzt" (5/1967) ist alleine der Organisation der operativen Intensivmedizin gewidmet. Im Vorwort zu diesem Heft differenziert Zindler bereits klar die unterschiedlichen Aufgaben von Aufwachraum, Wachstation und Intensivbehandlungseinheit auf der Grundlage einer in Vorbereitung befindlichen Entschließung der Deutschen Gesellschaft für Anästhesie und Wiederbelebung (DGAW) und erörtert die ärztlichen Zuständigkeiten unter besonderer Berücksichtigung der Rolle des Anästhesisten.

Der erste Beitrag dieses 2. Sonderheftes, von P. Lawin, Hamburg, verfaßt, behandelt die „Intensivbehandlung im Großkrankenhaus". Neben grundsätzlichen Überlegungen zur Organisation der Intensivmedizin schildert er seine intensivmedizinischen Erfahrungen im alten Krankenhaus Hamburg-Altona; zugleich gibt er einen Ausblick auf die geplante Intensivpflegestation des damals im Bau befindlichen neuen Allgemeinen Krankenhauses Hamburg-Altona in Othmarschen [24]. Seine Ausführungen werden ergänzt durch einen Beitrag von Ch. Lehmann, München, über organisatorische und klinische Erfahrungen auf ihrer Intensivbehandlungsstation am damaligen Städt. Krankenhaus rechts der Isar [27]. Nachfolgend berichten M.H. Holmdahl und W. Duvernoy, Uppsala, über eine bereits 15jährige Erfahrung in der operativen Intensivmedizin in Schweden [16]. Die Autoren unterscheiden dabei zwischen Intensivbehandlung und -observation und machen grundsätzliche Angaben zur Organisation in Abhängigkeit von der Akutbettenzahl eines Krankenhauses, zum Personalbedarf und zum Bettenbedarf in der Intensivpflege für die einzelnen Fachgebiete. Ihre diesbezüglichen Tabellen sollten für deutsche Verhältnisse viele Jahre maßgeblich bleiben (Tabellen 1 und 2).

Abschließend erklären die Autoren, daß es sich in Schweden durchgesetzt habe, die administrative Leitung interdisziplinärer Intensiveinheiten dem Anästhesisten zu übertragen, wobei dieser die medizinische Verantwortung mit dem einweisenden Arzt teilt. Hierzu machen sie die folgenden Ausführungen:

„Auf einer Intensivbehandlungs-Abteilung muß die Verantwortung für die Pflege des Patienten verteilt werden, teils auf den Arzt der überweisenden Klinik, d.h. der Klinik, in welcher der Patient eingeschrieben bleibt, – die Pflegesätze auf der Intensivbehandlungs-Abteilung sind nur technische Pflegesätze, die nicht in die Bettenzahl eingehen – teils auf die Ärzte, die speziell für die Behandlungsformen verantwortlich sind, die auf Intensivbehandlungs-Abteilungen betrieben werden. Die hier ausgeübten Behandlungsformen sind so spezieller Art, fordern eine so ausgiebige Spezialerfahrung sowie Beherrschung der rein technischen Apparaturen, daß es für einen Kliniker nur eine willkommene Erweiterung der Erfahrungsgebiete sein kann, einen Anästhesiologen zur Seite zu haben, der mit den komplizierten Behandlungsformen wohl vertraut ist."

Die Serie des Sonderheftes wird abgeschlossen von W. Vogel und K. Wiemers, Freiburg: „Aufgaben und Funktion eines Instituts für Anästhesiologie" [47]; K.H. Bräutigam, Stuttgart: „Stellenplan einer Anästhesie-Abteilung" [6]; B. Haid, Innsbruck: „Planung eines Institutes für Anästhesiologie an einer Universität" [15] und H. Nolte und F.W. Ahnefeld, Mainz: „Die organisatorischen, personellen und materiellen Voraussetzungen zur modernen Wiederbelebung im Krankenhaus" [33].

Auch in diesen Beiträgen findet die Intensivmedizin als integraler Bestandteil des anästhesiologischen Aufgabenbereichs Berücksichtigung.

Am 1.7.1967 veranstalteten das Deutsche Krankenhausinstitut Düsseldorf (DKI) und der Verband der leitenden Krankenhausärzte Deutschlands in Düsseldorf ein Seminar „Intensivpflege und Intensivbehandlung". Drei der dort vorgetragenen Referate wurden ebenfalls in der Zeitschrift „Der Krankenhausarzt" publiziert. S. Eichhorn, Vorstandsmitglied des Deutschen Kranken-

Tabelle 2
Intensivmedizinischer Bettenbedarf in Abhängigkeit von der Krankenhausgröße [16]

Akut-Bettenanzahl	Aufwach-Abteilung	Intensivbehandlungs-Abteilung		Intensivobservations-Abteilung
		Bettanzahl	%	
200	ja	8	4,0	
300	ja	10	3,3	
400	ja	12	3,0	
500	ja	15	3,0	
600	ja	15	2,5	ja
700	ja	15	2,1	ja
usw.				
1500	ja	2×15	2,0	ja

hausinstituts, behandelte unter dem Thema „Organisation von Intensivbehandlung, Intensivüberwachung und Intensivpflege" den Fragenkomplex erstmalig aus betriebswirtschaftlicher Sicht [9]. Er stellt die traditionell nach Fachabteilungen strukturierten pflegerischen und ärztlichen Dienste an den deutschen Krankenhäusern den anglo-amerikanischen Strukturen gegenüber, die vorzugsweise nach der Pflegeintensität in Intensive Care Units, Intermediate Care Units und Self Care Units gegliedert seien. Die Entwicklung der Intensivmedizin mache es erforderlich, zumindest für diesen Bereich die Gliederung nach der Pflegeintensität auch an den deutschen Krankenhäusern zu übernehmen und hierfür fachübergreifende Betteneinheiten vorzusehen. Die bisher stark differierenden Angaben zum Betten- und Personalbedarf veranlassen auch Eichhorn, zwischen Intensivüberwachung und Intensivbehandlung zu unterscheiden. Daneben erwähnt er als eine weitere Funktionskategorie die postoperative Beobachtung im Aufwachraum.

Ausführlich geht der Autor auf die Frage der ärztlichen Zuständigkeit und Verantwortung ein. Hierzu führt er u.a. aus:

„1. Die Zuständigkeit und damit auch die Hauptverantwortung für die Intensivbehandlung verbleiben bei den einzelnen Ärzten der einzelnen Fachdisziplinen.
2. Die Zuständigkeit und damit auch die Hauptverantwortung für die Intensivbehandlung gehen auf einen dafür zuständigen Spezialarzt über. Dabei wird gleichzeitig die Frage aufgeworfen, ob dies dann eine neue ärztliche Fachdisziplin ist oder aber, ob damit zumindest für diesen Bereich die klassische Gliederung nach Fachdisziplinen aufgegeben wird. Auch die Intensivüberwachung erfordert meistens ärztlicherseits das Zusammenwirken mehrerer Fachspezialisten. In der Regel aber wird hier die Verantwortung bei der jeweiligen Fachdisziplin verbleiben, die anderen Fachspezialisten treten meist nur helfend hinzu. Fließend wird im Bereich der operativen Überwachung der Übergang von der Verantwortung des Anästhesisten für die Aufwachphase und die des Chirurgen für die weitere Behandlung sein.

Die Notwendigkeit, die Frage der ärztlichen Zuständigkeit klar zu regeln, besteht also in erster Linie im Bereich der Intensivbehandlung, weniger im Bereich der Intensivüberwachung, jedenfalls solange nicht, wie es nicht zu einer Auflösung der Fachabteilung kommt, so wie das z.B. in den USA bei konsequenter Verfolgung der Gedanken der

Progressive Care der Fall ist. Es wird die Aufgabe der fachärztlichen Organisationen sein, in allen diesen Fragen baldmöglichst zu klaren Entscheidungen zu kommen."

Der Beitrag Eichhorns enthält weitere Ausführungen zur Organisationsstruktur in Abhängigkeit von der Krankenhausgröße, zum ärztlichen und pflegerischen Personalbedarf und Hinweise zu Bau, Einrichtung und Ausstattung von Intensivpflegeeinheiten. Auch aus heutiger Sicht kann diese umfassende Darstellung als erste grundsätzliche und für die weitere Entwicklung maßgebliche Publikation zu diesem Thema in der deutschen Fachliteratur bezeichnet werden.

Die beiden nachfolgenden Referate des Seminars von R. Mürtz, Düsseldorf, „Intensivbehandlung und Reanimation aus der Sicht des Internisten" [31] und M. Zindler, Düsseldorf, „Intensivbehandlungs-Einheit, Wachstation und Aufwachraum" [53] ergänzen die Ausführungen Eichhorns aus internistischer bzw. anästhesiologischer Sicht.

Einen gewissen Abschluß in der Literatur fand diese erste Entwicklungsphase mit dem 1968 von P. Lawin herausgegebenen Lehrbuch *Praxis der Intensivbehandlung*, in dessen 2. Auflage 1971 ein von Lawin und Opderbecke verfaßtes Kapitel „Die Organisation der Intensivbehandlung" aufgenommen und bis zur 6. Auflage 1994 fortgeschrieben wurde [26].

Die Entwicklung in Hamburg

Als ein typisches Beispiel für die Entwicklung in den 60er Jahren kann die seinerzeitige Situation in Hamburg gelten:

1956 übertrug der damalige Direktor der Chirurgischen Universitätsklinik Eppendorf Professor L. Zukschwerdt dem damaligen Chirurgen und Anästhesisten, Dr. K. Horatz, die Leitung der Wachstation mit 27 Betten als Oberarzt. Alle in Ausbildung befindlichen Chirurgen und Anästhesisten mußten für ein Jahr dort arbeiten. Kaum jemand ahnte damals, wie befruchtend sich der hier herrschende Pioniergeist auf die Entwicklung der Intensivmedizin auswirken sollte.

Als P. Lawin im Herbst 1962 zum Chefarzt der neugegründeten Anästhesieabteilung am Allgemeinen Krankenhaus Altona in Hamburg gewählt wor-

den war, wollte er ebenso wie im Universitäts-Krankenhaus Hamburg-Eppendorf über eine Wachstation als Pendant zur bereits bestehenden internistischen Beatmungseinheit verfügen. Der Dezernent des Ärztlichen Krankenhausdienstes der Gesundheitsbehörde der Freien und Hansestadt Hamburg Dr. med. H. Nachtrab war von diesem Konzept zu überzeugen, genehmigte die neuartige Organisationsform „Anästhesieabteilung mit Wachstation" und stellte die erforderlichen Mittel zur Verfügung. Am 2.1.1963 konnte die am 1.12.1962 gegründete Anästhesieabteilung die Station in Betrieb nehmen: Sie wurde in Deutschland die erste interdisziplinäre operative Intensivstation, die einer selbständigen Anästhesieabteilung angegliedert war und erhielt somit Modellcharakter.

Die Chefärzte der Anästhesieabteilungen an den anderen Allgemeinen Krankenhäusern in Hamburg hatten verständlicherweise nun die gleichen Wünsche, aber gleichzeitig wuchs der Widerstand der Chirurgen. Es war nämlich damals noch kaum vorstellbar, daß Anästhesisten über eigene Betten verfügen sollten, wo es sich doch in den Augen der Chirurgen um „ihre" Patienten handelte.

So lud – es muß 1964 gewesen sein – Nachtrab die chirurgischen Chefärzte Diebold vom AK St. Georg und Lichtenauer vom AK Harburg sowie die Chefärzte der Anästhesieabteilungen Bergmann vom AK St. Georg, Nüssgen vom AK Harburg und P. Lawin vom AK Altona zu einem Gespräch in die Hamburger Gesundheitsbehörde ein, um eine einvernehmliche Konzeption zu erzielen. Das war schwierig, denn die emotional vorgetragenen Einwände Diebolds verhinderten über lange Zeit eine sachgerechte Diskussion.

Schließlich gelang – dank der aufgeschlossenen und verbindlichen Art Lichtenauers – doch die Einigung: Das von Nachtrab, der ein begeisterter Fürsprecher anästhesiologischer Vorstellungen geworden war, erarbeitete Konzept wurde in dieser Runde akzeptiert.

Später, im Jahre 1968, publizierte Nachtrab in der damaligen „Zeitschrift für Praktische Anästhesie und Wiederbelebung" auf Veranlassung von Lawin, Mitglied der Redaktion dieser Zeitschrift, seine Auffassung und die inzwischen daraus gewonnenen Erfahrungen [32]. Sein Resümee lautete:

„Im kleineren und mittleren Krankenhaus wird nur eine solche Station vorhanden sein, die man zweckmäßigerweise dem Anästhesisten ärztlich administrativ unterstellt. Im großen Krankenhaus um 1000 Betten ergibt sich zwangsläufig ein operativer und ein konservativer Intensivbehandlungsbereich, letzterer dann zweckmäßigerweise unter internistischer Leitung. Auf diesen Stationen geschieht die Betreuung der Patienten im Team, d.h. das persönliche Arzt-Patienten-Verhältnis bleibt gewahrt. Der operierte Patient z.B. bleibt Patient des Chirurgen, der für alle aus der Nachbehandlung der Operation sich ergebenden Notwendigkeiten verantwortlich ist. Im Rahmen seiner Verantwortung bedient er sich des ärztlichen Personals dieser Abteilung.

Der Anästhesist, der besondere Behandlungsmaßnahmen durchführt, wie z.B. Beatmung usw., ist im Rahmen dieser ihm obliegenden Maßnahmen verantwortlich. Er ist ferner im Rahmen der laufenden Betreuung für die sofortige Bekämpfung akuter lebensbedrohlicher Komplikationen zuständig. Derartige Intensivbehandlungsstationen bedürfen daher eines sofort innerhalb von Minuten einsetzbaren spezialisierten Ärztebereitschaftsteams, das die vitale Bedrohung wirksam bekämpfen kann.

Diese Organisation ist ohne verantwortliche leitende ärztliche Persönlichkeit nicht denkbar. Es ist daher zweckmäßig, dem Anästhesisten im operativen Bereich bzw. einem Internisten im konservativen Bereich die ärztlich administrative Leitung derartiger Stationen zu übertragen. In Hamburg hat sich diese Konzeption bei allen bisher eingerichteten Intensivbehandlungsstationen eingespielt und bewährt."

Dieses Modell wurde für Hamburg mit seinen 15000 Betten Deutschlands größter Krankenhausträger zur verbindlichen Organisationsform und auch deshalb wegweisend, weil es von der „Ständigen Konferenz der Leitenden Medizinalbeamten der Länder" als beispielhaft empfohlen wurde.

Verhandlungen mit der Deutschen Gesellschaft für Chirurgie

Die überzeugenden Ergebnisse dieser zentralisierten postoperativen Patientenversorgung riefen bald auch andere operative Disziplinen auf den Plan, die an diesen Einrichtungen partizipieren wollten. Waren es zunächst nur vereinzelte, besonders komplikationsgefährdete Fälle, die neben chirurgischen Patienten auf den Wachstationen Aufnahme fanden, stellte sich hierdurch doch bald die Frage nach der ärztlichen Zuständigkeit und Verantwortung für diese „Gastpatienten", die schließlich auch die Frage nach der ärztlichen Leitung solcher zentraler Einheiten aufwarf.

Interessant sind in diesem Zusammenhang die Verhandlungen der 1953 gegründeten Deutschen Gesellschaft für Anästhesie (DGA) mit der zu diesem Zweck gebildeten „Narkosekommission" der Deutschen Gesellschaft für Chirurgie [7]. Zunächst ging es dabei im wesentlichen um die Anerkennung der Anästhesiologie als selbständiges Fachgebiet, um die ärztlichen Zuständigkeiten im Operationssaal und um die Frage, ob und wie die neue Disziplin in Lehre und Forschung an den Universitäten vertreten wird. Mit der zunehmenden Einrichtung von Aufwachräumen und Wachstationen wurden diese schwierigen und nicht immer spannungsfreien Verhandlungen zusätzlich mit der Frage nach der ärztlichen Zuständigkeit für diese Einheiten belastet. Erschwerend kam hinzu, daß es seinerzeit für diesen Bereich noch keine allgemein akzeptierten Begriffsbestimmungen gab.

Verfolgt man die Protokolle der Vorstandssitzungen der DGA dieser Jahre, so läßt sich feststellen, daß erstmalig auf der Vorstandssitzung am 29.10.1964 in Mainz unter dem Vorsitz des damaligen DGA-Präsidenten K. Wiemers, Freiburg, eingehender über Funktionen und Begriffsbestimmungen postoperativer Einheiten diskutiert worden ist. Zuvor hatte Wiemers in einem Schreiben vom 26.10.1964 an den seinerzeitigen Vorsitzenden der „Arbeitsgemeinschaft Wissenschaftlicher Medizinischer Fachgesellschaften" (AWMF), den Chirurgen Junghanns, Oldenburg, die folgenden Feststellungen getroffen.

„Dem leitenden Anästhesisten unterstehen die Aufwachräume, in denen die Patienten nach der Operation bis zur stationären Weiterverlegung verbleiben (Recovery room). Die Wachstation (Frischoperierten- und Akut-Krankenstation) wird in enger Zusammenarbeit mit dem Anästhesisten in der Regel vom Chirurgen geleitet. Handelt es sich um eine zentrale Intensivpflege-Einheit, in der Patienten verschiedener Disziplinen betreut werden, so empfiehlt sich, die organisatorische Leitung dem Anästhesisten zu übertragen."

In dem Schreiben wird zugleich dem chirurgischen Einwand, der Anästhesist könne auf einer chirurgischen Wachstation schon deswegen keine Verantwortung übernehmen, weil seine Weiterbildung neuerdings keine chirurgischen Pflichtzeiten mehr enthalte, mit dem Argument widersprochen, durch seine Tätigkeit im Operationssaal gewinne der Anästhesist genügend Einblicke in die chirurgische Tätigkeit.

Während der Präsidentschaft von Wiemers konnten schließlich im November 1964 die jahrelangen Verhandlungen mit der Deutschen Gesellschaft für Chirurgie zu einem Abschluß gebracht und eine erste Vereinbarung „Richtlinien für die Stellung des leitenden Anästhesisten" abgeschlossen werden [57]. Die eher zufällige Konstellation, daß der Freiburger Chirurg Kraus und der Freiburger Anästhesist Wiemers zur gleichen Zeit Präsidenten ihrer Fachgesellschaften waren, hat sicherlich den Abschluß dieser Vereinbarung begünstigt.

Hinsichtlich der postoperativen Patientenversorgung heißt es in den Richtlinien unter Punkt 6:

„Dem leitenden Anästhesisten unterstehen die Aufwachräume, in denen die Patienten nach der Operation bis zur stationären Weiterverlegung verbleiben (Recovery room). Die Wachstation (Frischoperierten- und Akutkranken-Station) wird in enger Zusammenarbeit mit dem Anästhesisten in der Regel vom Chirurgen geleitet. Werden auf der Wachstation zusätzlich noch die Aufgaben reiner Wiederbelebung (z.B. Beatmungspatienten) erfüllt, so ist die Übernahme dieses Teils durch den Anästhesisten zu empfehlen. Zur Unterstützung dieser Aufgaben hat sich die Zuteilung von Anästhesie-Schwestern bewährt."

Damit hatten die vorangehend von Wiemers entwickelten Vorstellungen fast wörtlich Eingang in die Vereinbarung gefunden.

Die weitere Entwicklung

Ein nächster Schritt kann in der Umbenennung der DGA in „Deutsche Gesellschaft für Anästhesie und Wiederbelebung" (DGAW) gesehen werden. Sie wurde als Antrag von M. Zindler, Düsseldorf, und K. Horatz, Hamburg, dem Nachfolger von Wiemers im Amt des DGA-Präsidenten, in der Vorstandssitzung am 21.4.1965 in München zur Beschlußfassung auf der Mitgliederversammlung im September 1965 in Zürich eingebracht. Damit wurde die Kompetenz des Anästhesisten um die Notfallmedizin erweitert, allerdings ohne hieraus einen Ausschließlichkeitsanspruch abzuleiten.

Am 31.3.1967 fand in Düsseldorf eine erste Kontaktaufnahme zwischen der Deutschen Krankenhausgesellschaft (DKG) und dem neuen Fachgebiet Anästhesiologie statt. Als Vertreter der DKG nahmen an der Besprechung teil: Prälat Mühlenbrock (Präsident), Landrat Adam (Hauptgeschäftsführer) und Wirtzbach (Geschäftsführer), von Seiten der Anästhesiologie Henschel (Präsident Berufsverband Deutscher Anästhesisten (BDA)), Lehmann (Schriftführerin DGAW/BDA), Opderbecke (Präsident DGAW) und Weißauer (Justitiar DGAW/BDA).

Die durch Mühlenbrock geprägte Gesprächsatmosphäre war überraschend verständnisvoll und entgegenkommend. Es wurden im wesentlichen drei Themen angesprochen: 1. Stellung des leitenden Anästhesisten am Krankenhaus, 2. Aufgaben des Anästhesisten im Aufwachraum, auf der Wachstation und im Intensivpflegezentrum und 3. Personalbedarfsfragen. Abschließend bat die DKG, die vorgetragenen Vorstellungen schriftlich zu präzisieren.

Auch in den folgenden Jahren blieb Mühlenbrock innerhalb der DKG ein warmherziger, interessierter Förderer der Entwicklung des neuen Fachgebietes Anästhesiologie an den Krankenhäusern. Aufgrund dieser Verdienste wurde ihm im April 1989 die Von-der-Porten-Medaille des BDA verliehen.

In der Vorstandssitzung der DGAW am 30.3.1967 unter dem Vorsitz des für die Amtsperiode 1967/1968 gewählten Präsidenten H.W. Opderbecke, Nürnberg, wurde aufgrund dieses Gesprächs mit der DKG die Notwendigkeit erörtert, die bisherigen Vorstellungen zur Organisationsform von Aufwachraum, Wachstation und Intensivbehandlungs-Einheit in einer Entschließung zu präzisieren. Dies erschien um so wichtiger, als sich der Deutsche Städtetag, veranlaßt durch ein Schreiben Opderbeckes vom 27.2.1967, in einem Antwortschreiben vom 2.3.1967 bereiterklärt hatte, Vertreter der DGAW zur Frage der Organisation der Intensivmedizin

an kommunalen Krankenhäusern anzuhören.

Diese Anhörung fand am 29.6.1967 im Münchner Rathaus statt. Anwesend waren die Mitglieder des Gesundheitsausschusses des Deutschen Städtetages und seines Arbeitskreises „Kommunales Krankenhaus". Die DGAW wurde von Lehmann und Opderbecke vertreten. Nach dem Referat Opderbeckes war die Diskussion zunächst durch die Tatsache geprägt, daß es sich bei den den Gremien angehörenden beratenden Ärzten vorwiegend um Chirurgen und Internisten handelte, die mehrheitlich Bedenken gegen eine verantwortliche Tätigkeit des Anästhesisten auf Intensiveinheiten äußerten. Gegen diese Auffassung wandten sich insbesondere Nachtrab, Ltd. Medizinaldirektor der Hamburger Gesundheitsbehörde, unter Hinweis auf die Städt. Krankenhäuser Hamburgs [32] und der Stuttgarter Bürgermeister Matussek; dieser berichtete über positive Eindrücke von einem Besuch des Intensivbehandlungszentrums der Universität Wien, das von den Anästhesisten Kucher und Steinbereithner geleitet werde. In seinem Schlußwort bedauerte Opderbecke, daß sich die Diskussion zu einseitig auf die Frage der ärztlichen Verantwortung konzentriert hätte, anstatt in erster Linie die medizinische Notwendigkeit von Intensivbehandlungseinheiten zu erörtern. Er begrüße die gemeinsam getroffene Feststellung, daß die ärztliche Leitung auch einer fachübergreifenden Station in einer Hand liegen müsse. Die DGAW stelle in dieser Hinsicht keinen Ausschließlichkeitsanspruch, erwarte das gleiche aber auch von allen anderen Disziplinen.

Diese Anhörung durch die zuständigen Gremien des Deutschen Städtetages fand ihren Niederschlag in einer „Empfehlung für die Einrichtung und den Betrieb von Intensivstationen", die das Präsidium des Deutschen Städtetages allerdings erst am 20.12.1972 verabschieden konnte [72].

Auf der Vorstandssitzung der DGAW am 20.9.1967 in Salzburg wurde die „Stellungnahme zur Organisation von Aufwachraum, Wachstation und der Intensivbehandlung am Krankenhaus" abschließend beraten, verabschiedet und noch im gleichen Jahr publiziert [58]. Sie brachte nun endlich Ordnung in die Vielfalt bisheriger Be-

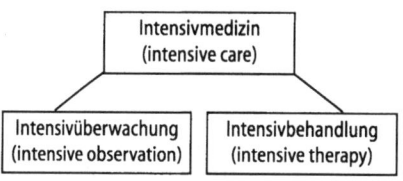

zeichnungen wie Frischoperiertenstation, Überwachungsstation, Wachstation, Intensivpflegestation, Beatmungszentrum u.a.. Das von Opderbecke inaugurierte Konzept sieht als Oberbegriff die Bezeichnung „Intensivmedizin" vor, gegliedert in „Intensivbehandlung" und „Intensivüberwachung". Der Begriff „Intensivpflege" umfaßt lediglich die pflegerischen Aspekte der Intensivmedizin.

Die neuen Begriffsbestimmungen, verbunden mit einer Funktionsbeschreibung der entsprechenden Betteneinheiten, sollten eine wertvolle Basis für die bevorstehenden Verhandlungen mit anderen Fachgebieten und mit der DKG darstellen. Anstoß für diese weitergehenden Diskussionen gab die Erkenntnis, daß im Gegensatz zu den Universitätskliniken am Krankenhaus, insbesondere am Krankenhaus mittlerer Größe, nicht jeder Fachabteilung eine eigene Intensiveinheit zugeordnet werden kann, vielmehr mit Rücksicht auf den apparativen und v.a. personellen Aufwand fachübergreifende Einrichtungen benötigt werden. Diese weitere Systematisierung ging bereits von der engen Verbindung des sich inzwischen etablierten Fachgebiets Anästhesiologie und der sich gleichzeitig entwickelnden Intensivmedizin aus.

Die Nürnberger Tagung

In dieser spannungsgeladenen Atmosphäre organisierte Opderbecke zum Abschluß seiner Amtszeit als DGAW-Präsident am 15. und 16.11.1968 in Nürnberg ein interdisziplinäres Symposium mit dem Thema „Planung, Organisation und Einrichtung von Intensivbehandlungs-Einheiten am Krankenhaus".

Veranstalter waren neben der Deutschen Gesellschaft für Anästhesie und Wiederbelebung (DGAW) auch das Deutsche Krankenhausinstitut Düsseldorf (DKI) und das Institut für Krankenhausbau der Technischen Universität Berlin, was wesentlich zur Akzeptanz der Tagung über das Fachgebiet Anästhesiologie hinaus beigetragen hat.

Die Zahl der Referenten entsprach der Vielfalt der Themen. Neben zahlreichen deutschen Anästhesisten (F.W. Ahnefeld u. M. Halmágyi, Mainz, H.A. Berkel, Lüdenscheid, P. Lawin, Hamburg, Ch. Lehmann, München, E. Rügheimer, Erlangen, und K. Wiemers, Freiburg) waren als Referenten die Wiener Arbeitsgruppe R. Kucher, O. Mayrhofer und K. Steinbereithner vertreten, ferner die skandinavischen Anästhesisten M. Holmdahl, Uppsala, und H. Poulsen, Aarhus.

Die Chirurgie wurde repräsentiert von P. Fuchsig, Wien, die Pädiatrie von D. Berg und V.v. Loewenich, Frankfurt, sowie B.K. Jüngst und U. Köttgen, Mainz, die Innere Medizin von U. Gessler, Nürnberg, K. Ibe, Berlin, und P. Schölmerich, Mainz. Hygienische Probleme behandelte E. Kanz, München, juristische Fragen W. Weißauer, München. Die Situation der Intensivpflegekräfte wurde von der Leitenden Anästhesieschwester Th. Valerius, Mainz, dargestellt. Als Vertreter des DKI referierten S. Eichhorn über betriebswirtschaftliche Aspekte, als Vertreter des Instituts für Krankenhausbau der Technischen Universität Berlin P. Poelzig über Bau und Einrichtung, als Vorsitzender der Fachvereinigung der Verwaltungsleiter Deutscher Krankenanstalten W. Jung über Fragen der Wirtschaftlichkeit.

In der von Opderbecke geleiteten Diskussion, an der sich u.a. auch H. Nachtrab, Hamburg, als Vertreter der Krankenhausträger beteiligte, bestand Konsens über die Notwendigkeit, an allen Krankenhäusern unabhängig von ihrer Größe Intensivstationen einzurichten, insbesondere bei größeren Häusern prinzipiell zwischen Intensivüberwachung und Intensivbehandlung zu unterscheiden, Intensivüberwachungsstationen vorzugsweise fachgebunden, Intensivbehandlungseinheiten vorzugsweise fachübergreifend zu organisieren. Es wurde darauf hingewiesen, daß die Abgrenzung der beiden Begriffe in der Praxis, insbesondere in der Inneren Medizin, schwierig sein kann, eine Differenzierung aber gleichwohl erforderlich ist, um in den noch offenen Fragen des Betten- und Personalbedarfs zu allgemein gültigen Lösungen zu kommen.

Einig war man sich auch, daß bei zukünftigen Planungen die räumlichen Dimensionen von Intensiveinheiten gegenüber der apparativen Ausstattung eine größere Beachtung finden müsse, da letztere im Gegensatz zur baulichen Situation jederzeit ergänzungsfähig sei. Auch über die optimale Größe einer Station konnte Einigkeit hergestellt werden (12 Betten, minimal 8, maximal 16 Betten). Selbst bei der Frage der ärztlichen Leitung und Verantwortung konnte ein weitgehender Konsens in dem Sinne erzielt werden, daß auch die Leitung einer fachübergreifenden Einheit in einer Hand liegen und es in Abhängigkeit von der fachlichen Kompetenz möglich sein müsse, die administrative Leitung einer Station von der medizinischen Verantwortung im Einzelfall zu trennen.

Vorträge und Diskussionen des Symposiums wurden als Band 33 der Schriftenreihe „Anaesthesiologie und Wiederbelebung" veröffentlicht [34], ein Resümee in der Zeitschrift „Das Krankenhaus", dem Organ der Deutschen Krankenhausgesellschaft [35].

Die Verbindung mit dem DKI, insbesondere mit seinem Vorstandsmitglied S. Eichhorn, wurde auch in der Folgezeit aufrechterhalten. Ein Beispiel dieser fortdauernden konstruktiven Zusammenarbeit ist der im Februar 1982 in Düsseldorf gemeinsam unter der Leitung von Eichhorn und Opderbecke veranstaltete Workshop „Grundsätze für die Organisation und Einrichtung von Aufwacheinheiten in Krankenhäusern", als dessen Ergebnis eine gleichlautende Entschließung veröffentlicht wurde [71]. Dem Workshop vorangegangen war ein von E. Rügheimer im Herbst 1981 in Meran durchgeführtes Symposium „Aufwachraum – Aufwachphase. Eine anästhesiologische Aufgabe" [44].

Im September 1992 verlieh die DGAI S. Eichhorn die Franz-Kuhn-Medaille aufgrund seiner Verdienste um die Stellung der Anästhesiologie an den deutschen Krankenhäusern.

Die Gründung der Arbeitsgemeinschaft für internistische Intensivmedizin

In Anbetracht des breiten Themenspektrums und des weit gefächerten Teilnehmerkreises war die Resonanz auf die Nürnberger Tagung groß. Plötzlich entdeckten auch andere Fachgebiete, v.a. die Innere Medizin und die Chirurgie, ihr Interesse an der Intensivmedizin.

Als erste reagierten die Deutsche Gesellschaft für Innere Medizin und der Berufsverband der Internisten, indem sie auf der 72. Tagung der Nordwestdeutschen Gesellschaft für Innere Medizin vom 30.1.–1.2.1969 in Hamburg aufgrund eines Berichts von W. Nachtwey, Hamburg, über die Nürnberger Tagung eine „Arbeitsgemeinschaft für internistische Intensivmedizin" gründeten. Hierzu wurde die folgende Erklärung abgegeben:

„Die Arbeitsgemeinschaft für internistische Intensivmedizin stellt einen selbständigen, neben der Deutschen Gesellschaft für Innere Medizin und dem Berufsverband der Internisten bestehenden Verband dar, der sich mit wissenschaftlichen Problemen und speziellen organisatorischen Fragen der Intensivmedizin beschäftigt und dessen Vorstand aus den Professoren Dönhardt, Hamburg, Gross, Köln, und Spang, Stuttgart, besteht. Als Schriftführer fungiert Priv.-Doz. Haan, Hamburg. Dem Beirat gehören 15 weitere Internisten an."

Diese Gründung gab Veranlassung zu einer gemeinsamen Vorstandssitzung von DGAW und BDA am 22.2.1969 in München unter dem Vorsitz des in Salzburg für die Amtsperiode 1969/1970 gewählten DGAW-Präsidenten K. Hutschenreuter, Homburg/Saar. Nach eingehender Diskussion wurde als Gegenmaßnahme beschlossen, innerhalb der DGAW und des BDA eine gemeinsame „Kommission für Fragen der Intensivtherapie" zu gründen mit den Mitgliedern Horatz, Lawin, Opderbecke (federführend) und Wiemers. Zu der Aufgabenstellung heißt es:

„Die Kommission hat die Aufgabe, die weitere fachpolitische Entwicklung auf dem Sektor der Intensivtherapie zu verfolgen. Dazu scheinen zunächst ausgleichende und vermittelnde Gespräche zwischen der Kommission, dem Präsidenten der DGAW, dem Vorsitzenden des Berufsverbandes und den an diesem Thema interessierten Fachgesellschaften und Berufsverbänden (Chirurgie, Gynäkologie, Innere Medizin, Neurochirurgie) erforderlich. Das Ziel der Verhandlungen ist, eine einheitliche Auffassung über die Organisation der Intensivbehandlung am Krankenhaus zu bilden. Die Zusammensetzung der Gesprächspartner unserer Seite wird von Fall zu Fall von Opderbecke bestimmt."

Die Vereinbarung mit den Internisten

Eine Verschärfung der Situation trat ein, als die Arbeitsgemeinschaft für internistische Intensivmedizin mit Datum vom 5.8.1969 ein Rundschreiben an alle westdeutschen Krankenhausträger und Chefärzte Medizinischer Kliniken richtete, in dem die Innere Medizin ihren Anspruch auf die Intensivmedizin anmeldete, den Anästhesisten Ausschließlichkeitsansprüche unterstellte mit der Behauptung, diese wollten im Rahmen der Intensivtherapie innere Krankheitsbilder alleinverantwortlich behandeln.

Als Gegenreaktion verfaßten DGAW und BDA mit Datum vom 6.9.1969 ein gemeinsames Schreiben an die DKG und ihre Mitglieder, in dem eine Klarstellung der Haltung beider Verbände vorgenommen wurde. In dem von Hutschenreuter und Henschel unterzeichneten Schreiben wird u.a. ausgeführt:

„Diesem Rundschreiben (der Internisten – die Verf.) vom 5.8.1969 muß insoweit nachdrücklich widersprochen werden, als es unserem Fachgebiet Ausschließlichkeitsansprüche unterstellt, die niemals erhoben wurden. Unser Fach erstrebt weder ein Monopol für die Intensivtherapie noch für die Leitung von Intensivbehandlungseinheiten, erwartet das Gleiche aber auch von den anderen Fachgebieten. Die moderne Intensivtherapie stellt so komplexe Anforderungen an die ärztliche Behandlung, daß sie niemals nur die Domäne einer einzigen Disziplin sein kann, sondern unserer Auffassung nach die enge Zusammenarbeit aller Fachgebiete am Krankenbett erfordert."

Diese gespannte Atmophäre konnte letztendlich durch die Verhandlungsbereitschaft beider Seiten entschärft werden. Bereits am 3.10.1969 fand in Hamburg ein erstes Gespräch zwischen der Arbeitsgemeinschaft für internistische Intensivmedizin und der Kommission für Fragen der Intensivtherapie der DGAW und des BDA statt. Als Internisten nahmen daran teil: Broglie, Dönhardt, Gerok, Geßler, Gross (Sprecher), Haan, Nachtwey, Schölmerich, Spang sowie Prill als Justitiar, als Anästhesisten Henschel, Lawin, Lehmann, Opderbecke (Sprecher), Wiemers sowie Weißauer als Justitiar.

Nachdem von anästhesiologischer Seite eine Klarstellung in dem Sinne erfolgte, daß keinesfalls beabsichtigt sei, einen Ausschließlichkeitsanspruch für die gesamte Intensivmedizin zu erheben, gelang es verhältnismäßig rasch, Konsens über die Grundsätze einer Vereinbarung zu erzielen.

Der erarbeitete Entwurf wurde auf einer gemeinsamen Vorstandssitzung vom DGAW und BDA am 2.4.1970 in München verabschiedet. Die Zustimmung der Entscheidungsgremien der Internisten erfolgte auf der Jahrestagung 1970 der Deutschen Gesellschaft für Innere Medizin in Wiesbaden.

Die „Gemeinsame Empfehlung zur Organisation der Intensivmedizin am Krankenhaus" [59] basiert auf den folgenden Grundsätzen:

1. Universitäts-Kliniken und Groß-Krankenhäuser: Für die Intensivüberwachung und für spezielle Aufgaben der Intensivbehandlung sind fachgebundene Intensiveinheiten vorzusehen. Daneben benötigen Universitäts-Kliniken und Groß-Krankenhäuser jeweils eine interdisziplinäre operative und konservativ-interne Intensivbehandlungseinheit.

2. Große und mittlere Krankenhäuser: In großen und mittleren Krankenhäusern über 300 Betten sollen für die Intensivmedizin in der Regel zwei getrennte Einheiten, eine interdisziplinäre operative und eine konservativ-interne, die erste unter der Leitung des Anästhesisten, die zweite unter der Leitung eines Internisten eingerichtet werden. Die Möglichkeit, daneben fachgebundene operative Wachstationen einzurichten, bleibt unberührt.

3. Kleine Krankenhäuser: Wenn bei Krankenhäusern unter 300 Betten aus finanziellen oder anderen Gründen nur eine Intensiveinheit erstellt werden kann, sollte einer der beteiligten Chefärzte die Leitung übernehmen, der mit den Prinzipien der Intensivmedizin vertraut ist.

Die Punkte 4. und 5. sollen hier wörtlich zitiert werden, weil sie zu einem späteren Zeitpunkt zu erneuten Diskussionen zwischen den beiden Fachgebieten führen sollten.

„4. Aufgaben des Leiters interdisziplinärer Einheiten: Die Organisation einer interdisziplinären Einheit muß in einer Hand liegen. Der Leiter hat in enger Zusammenarbeit mit den Vertretern der anderen Fachgebiete für die ordnungsgemäße Überwachung, Aufrechterhaltung und Wiederherstellung der vitalen Funktionen zu sorgen. Er ist für die rechtzeitige Zuziehung der behandelnden und mitbehandelnden Fachärzte verantwortlich und hat ihre Tätigkeit zu koordinieren. Der Leiter der Einheit hat die erforderlichen generellen und speziellen Weisungen an die auf der Einheit tätigen nachgeordneten Ärzte und Heilhilfspersonen zu erteilen und ihre Tätigkeit zu überwachen. Er trägt die Verantwortung für die sachgemäße Instandhaltung der medizinischen und technischen Einrichtungen der Einheit.

5. Behandlung des Grundleidens, Zusammenarbeit: Auf einer interdisziplinären Intensiveinheit verbleiben Diagnostik und Behandlung des Grundleidens in der Kompetenz des dafür zuständigen Fachvertreters, der die Diagnostik und Therapie in enger Zusammenarbeit mit den übrigen auf dieser Einheit tätigen Ärzten durchführt. Bei dieser ärztlichen Teamarbeit trägt jeder Beteiligte die Verantwortung für seinen Teil der Diagnostik und Therapie."

Rückblickend kann diese Vereinbarung mit den Internisten in ihrer Bedeutung kaum hoch genug eingeschätzt werden, weil sie beispielgebend für die weiteren Vereinbarungen mit den operativen Fachgebieten werden sollte und darüber hinaus die „Richtlinien für die Organisation der Intensivmedizin an den Krankenhäusern" der DKG maßgeblich beeinflußt hat.

Vereinbarungen mit den anderen Fachgebieten

Die Chirurgen zögerten nach der Nürnberger Tagung 1968 anfangs, Verhandlungen über die Aufgabenverteilung in der Intensivmedizin aufzunehmen, offenbar weil man zunächst den Ausgang der Kontroverse zwischen Anästhesisten und Internisten abwarten wollte. Als die überraschend kurzfristige Einigung beider Fachgebiete bekannt wurde, erklärten sich auch die Chirurgen gesprächsbereit.

Die grundlegende gemeinsame Sitzung der Deutschen Gesellschaft für Chirurgie und des Berufsverbandes der

Deutschen Chirurgen einerseits und der DGAW und des BDA andererseits fand am 28.11.1969 in Frankfurt statt. Von Seiten der Chirurgen nahmen daran teil: v. Brandis, Major, Müller-Osten und Rathke, von Seiten der Anästhesisten Henschel, Hutschenreuter, Lehmann und Opderbecke. Als neutraler Moderator leitete Weißauer die Sitzung, der inzwischen auch als Justitiar des Berufsverbandes der Deutschen Chirurgen tätig geworden war. Basis der Verhandlungen waren die in der Vereinbarung mit den Internisten aufgestellten Grundsätze der Arbeitsteilung und der Zusammenarbeit. Die Gespräche gestalteten sich jedoch insoweit schwieriger, als es hier nicht nur um eine Aufgabenabgrenzung auf Intensiveinheiten ging, sondern auch um Regeln für die unverzichtbare Zusammenarbeit auf fachgebundenen chirurgischen Wachstationen und fachübergreifenden zentralen Intensivbehandlungseinheiten. Trotz dieser Schwierigkeiten konnten die Verhandlungen innerhalb weniger Monate abgeschlossen werden. In der Vorstandssitzung von DGAW und BDA am 2.4.1970 in München wurde der erarbeitete Entwurf verabschiedet und, nachdem auch die Zustimmung der chirurgischen Verhandlungspartner vorlag, als „Vereinbarungen zwischen den Fachgebieten Chirurgie und Anästhesie über die Aufgabenabgrenzung und die Zusammenarbeit in der Intensivmedizin" zusammen mit einem Kommentar von Weißauer publiziert [50, 63].

In der Zwischenzeit hatte Wiemers Kontakte mit der Deutschen Gesellschaft für Neurochirurgie angeknüpft.

Ein erstes Gespräch zwischen den Vertretern der beiden Fachgesellschaften fand am 5.7.1969 im Rahmen der Jahrestagung der Deutschen Gesellschaft für Neurochirurgie in Gießen statt. Von Seiten der Neurochirurgen nahmen daran teil: Jenssen, Kiel; Kuhlendahl, Düsseldorf; Pia, Gießen, und Schürmann, Mainz; von Seiten der Anästhesisten L'Allemand, Hutschenreuter, Opderbecke und Wiemers. Nachdem die Grundzüge einer Vereinbarung in den wichtigsten Punkten festgelegt worden waren, führten Jenssen und Wiemers die Verhandlungen in teils persönlichen, teils brieflichen Kontakten weiter. Die „Empfehlungen zur Or-

ganisation der Anästhesie im Rahmen der Neurochirurgie" konnten schließlich im Oktober 1970 von den beiden Präsidenten Hutschenreuter und Kuhlendahl unterzeichnet und anschließend veröffentlicht werden [64].

Im Abschnitt „Zusammenarbeit in der prä- und postoperativen Betreuung" werden Definitionen und Funktionsbeschreibungen der Begriffe „Aufwachraum", „Wachstation" und „Intensivbehandlungs-Einheit" wörtlich aus der DGAW-Stellungnahme von 1967 übernommen und festgestellt, daß der Aufwachraum dem Anästhesisten und die fachgebundene Wachstation dem Neurochirurgen untersteht; eine interdisziplinäre operative Intensivbehandlungseinheit wird in der Regel vom Anästhesisten geleitet. Für die ärztliche Zusammenarbeit auf dieser Einheit werden die gleichen Regeln aufgestellt, die bereits in der Vereinbarung zwischen Anästhesisten und Internisten enthalten sind.

Im Jahr 1972 wurde eine analoge Vereinbarung zwischen dem Berufsverband der Deutschen Urologen und dem BDA geschlossen [55], 1976 zwischen den Fachgesellschaften und Berufsverbänden über die Zusammenarbeit in der HNO-Heilkunde [60], 1984 zwischen den Berufsverbänden über die Zusammenarbeit in der Orthopädie [56] und schließlich 1988 zwischen den Fachgesellschaften und Berufsverbänden über die Zusammenarbeit in der Gynäkologie und Geburtshilfe [62]. Alle Vereinbarungen enthalten im Grundsatz die gleichen Feststellungen zur Zusammenarbeit in der Intensivmedizin wie die mit den Neurochirurgen.

Damit waren mit nahezu allen operativen Fachgebieten Regeln für die Aufgabenverteilung und Zusammenarbeit in der Intensivmedizin vereinbart worden, die weitgehend den Vorstellungen der DGAW und des BDA entsprachen.

In einer von H.W. Opderbecke und W. Weißauer herausgegebenen Sammlung sind neben anderen Entschließungen und Empfehlungen diese Vereinbarungen zusammengefaßt publiziert worden [39].

Die Empfehlungen des Deutschen Städtetages und der Deutschen Krankenhausgesellschaft

Deutscher Städtetag

Im Januar 1969 griff der Deutsche Städtetag das Thema „Intensivpflegeeinheiten" wieder auf. Am 9./10.1.1969 fand zu diesem Fragenkomplex in Hamburg eine Sitzung des Arbeitskreises „Kommunales Krankenhaus" unter Vorsitz des Leiters dieses Arbeitskreises H. Nachtrab statt. Eine Kommission mit den Mitgliedern Nachtrab (federführend), dem Internisten Bergstermann, München, dem Chirurgen Major, Solingen, und Opderbecke als Anästhesist erhielt den Auftrag, eine Empfehlung des Deutschen Städtetages zur Organisation der Intensivmedizin am Krankenhaus vorzubereiten.

Wie bereits erwähnt, konnte diese Empfehlung allerdings erst am 20.12.1972 vom Präsidium des Deutschen Städtetages verabschiedet werden [72]. In ihr wird grundsätzlich zwischen Intensivüberwachung und Intensivbehandlung unterschieden. In Krankenhäusern mit über 600 Better sollte je eine Intensivstation für den operativen und eine für den medizinisch-konservativen Fachbereich vorgehalten werden. Daneben sind bedarfsweise fachgebundene Einheiten für eine neurochirurgische und eine pädiatrische Abteilung vorzusehen. In Krankenhäusern bis zu einer Zahl von 500 Betten ist eine „interdisziplinäre Intensivstation" einzurichten. Weiter heißt es: „Im allgemeinen sind etwa 5% der Gesamtbettenzahl eines Krankenhauses als Intensivbetten auszuweisen."

Neben Angaben zur Größe, zum Raumbedarf und zur apparativen Ausstattung sowie zum Personalbedarf wird in dem Abschnitt „Organisatorische Eingliederung" u.a. folgendes ausgeführt:

„Für jede Intensivstation ist einem Arzt die Weisungsbefugnis in administrativer und organisatorischer Hinsicht zu übertragen. Dabei ist zu gewährleisten, daß das Arzt-Patientenverhältnis bei Verlegung von Patienten auf die Intensivstation gewahrt bleibt.

Die Behandlung des Grundleidens ist auf jeden Fall dem zuständigen Facharzt vorbehalten.

Eine enge Kooperation zwischen dem jeweiligen Leiter einer Intensivstation und den Ärzten anderer Fachabteilungen ist unerläßlich.

Intensivstationen des operativen Fachbereichs: Die Leitung obliegt grundsätzlich dem Anästhesisten.

Intensivstation des medizinisch-konservativen Fachbereichs: Aus den oben angeführten Gründen wird diese Station zweckmäßigerweise durch den Internisten geleitet.

Interdisziplinäre Intensivstation: Die Leitung kann im Hinblick auf einen kontinuierlichen und sicheren Betriebsablauf grundsätzlich nur einem Arzt obliegen, da Führung und Verantwortung unteilbar sind! Die Weisungsbefugnis ist daher in diesen Einrichtungen, die für die Intensivbehandlung von Patienten beider Fachbereiche zuständig sind, dem Anästhesiologen zu übertragen. Dem Ärzteteam dieser Intensivstation sind jedoch auch Internisten für die Behandlung medizinischer Intensivbehandlungsfälle beizuordnen."

Deutsche Krankenhausgesellschaft

Durch die Nürnberger Tagung und durch die Erörterungen innerhalb des Deutschen Städtetages sah sich nun auch die Deutsche Krankenhausgesellschaft (DKG) veranlaßt, den Themenkomplex „Organisation der Intensivmedizin" aufzugreifen. Sie veranstaltete hierzu am 12.11.1969 in Düsseldorf ein Hearing unter der Leitung von G. Hopf, Hamburg, der in seiner Eigenschaft als Präsident des Verbandes der Leitenden Krankenhausärzte Deutschlands dem Organisationsausschuß der DKG vorstand. Weitere ärztliche Teilnehmer waren Major, Solingen, als Vertreter der Deutschen Gesellschaft für Chirurgie, Schölmerich, Mainz, als Vertreter der Deutschen Gesellschaft für Innere Medizin, sowie Dönhardt und Haan, Hamburg, als Vertreter der Arbeitsgemeinschaft für internistische Intensivmedizin. Die Anästhesiologie war durch Henschel, Hutschenreuter und Opderbecke vertreten.

Die Tatsache, daß kurz zuvor in Hamburg zwischen Internisten und Anästhesisten in den grundsätzlichen Strukturfragen ein Konsens erzielt worden war, erwies sich in der Diskussion als unschätzbar großer Vorteil. So konnten die ärztlichen Vorstellungen den Vertretern der DKG gegenüber überzeugend zur Geltung gebracht werden.

Als Ergebnis dieser Diskussion entwarf die DKG im Jahr 1970 eine erste „Empfehlung zur Organisation der Intensivmedizin in Krankenhäusern" [67], also zwei Jahre vor der Veröffentli-

chung der Empfehlung des Deutschen Städtetages. Da sich die Empfehlung der DKG an ihre Mitgliedsverbände und damit an alle westdeutschen Krankenhausträger richtete, hat sie zusammen mit den nachfolgenden Stellungnahmen der DKG die weitere strukturelle Entwicklung der Intensivmedizin an den Krankenhäusern maßgeblich beeinflußt.

Die Stellungnahme empfiehlt für größere Allgemeinkrankenhäuser ab rund 650 Betten die Einrichtung je einer Intensivpflegeeinheit für den operativen und für den konservativen Bereich. Daneben können fachgebundene Einheiten mit spezieller Aufgabenstellung notwendig sein. Für Krankenhäuser ab 300–350 Betten wird eine Intensivpflegestation vorgeschlagen. Dazu heißt es: „Soweit diese in einen operativen und konservativen Bereich untergliedert ist, sollten beide Bereiche sowohl räumlich als auch organisatorisch eine Einheit bilden". Für kleinere Krankenhäuser der Grundversorgung schließlich ist eine „Pflegegruppe für Intensivmedizin" vorgesehen. Zur ärztlichen Leitung wird ausgeführt:

„Die Leitung und die Organisation der Intensivpflegeeinheit ist einem in der Intensivmedizin besonders ausgebildeten Arzt zu übertragen. Er trägt auch die Verantwortung für die laufende Betreuung der Patienten.

In enger Zusammenarbeit mit den Vertretern anderer Fachgebiete hat der Leiter der interdisziplinären Intensivpflegeeinheit für die ordnungsgemäße Überwachung, Aufrechterhaltung und ggf. für die Wiederherstellung der vitalen Funktionen der Patienten zu sorgen. Er ist für die rechtzeitige Hinzuziehung der behandelnden und mitbehandelnden Fachärzte, die für die Behandlung des Grundleidens des jeweiligen Patienten zuständig bleiben, verantwortlich; ihre Tätigkeit hat er zu koordinieren. Als Verantwortlicher für die Organisation kann der Leiter der Intensivpflegeeinheit die erforderlichen generellen und speziellen Weisungen an die auf die Intensivpflegeeinheit tätigen ärztlichen, medizinisch-technischen und sonstigen Mitarbeiter erteilen; er hat auch insoweit ihre Tätigkeit zu überwachen. Für die sachgemäße Instandhaltung der med.-technischen Einrichtungen der Intensivpflegeeinheit trägt er die Verantwortung."

Die Angaben zum Personalbedarf beziehen sich auf die „Anhaltszahlen für die Besetzung der Krankenhäuser mit Pflegekräften" der DKG vom 19.9.1969 [66], also

a) in Intensivüberwachungseinheiten (Wachstationen) von 1:1,9 bis 1:1,0 (Pflegekraft: durchschnittl. belegtes Bett),
b) in Intensivbehandlungseinheiten von 1:0,7 bis 1:0,5 (Pflegekraft: durchschnittl. belegtes Bett).

Zum Personalbedarf im ärztlichen Dienst wird ausgeführt:

„a) Die Intensivbehandlung erfordert die ununterbrochene 24stündige Anwesenheit jeweils eines Arztes. Die Gesamtzahl der notwendigen Ärzte richtet sich nach der Zahl der intensivbehandlungsbedürftigen Patienten und der Art und Schwere ihrer Erkrankung.
b) Für die Intensivüberwachung bedarf es der ständigen Anwesenheitsbereitschaft eines Arztes, wobei sich Art und Umfang der ärztlichen Tätigkeit nach den Krankheitsbildern der Patienten richtet."

Zum Bettenbedarf heißt es abschließend:

„Zur Zeit bewegt sich der Bedarf an Betten für Intensivmedizin zwischen 3 bis 5 v.H. der Krankenbetten."

Die DKG-Empfehlung hatte somit die gemeinsamen strukturellen Vorstellungen von Anästhesisten und Internisten im Prinzip übernommen, wich aber in der Frage, von welcher Krankenhausgröße ab zwei getrennte Intensiveinheiten, eine operative und eine konservative, erforderlich seien, davon ab, so daß die Empfehlung insbesondere bei den Internisten auf Vorbehalte stieß.

Offenbar empfand auch die DKG selbst, wenn auch aus ganz anderen Gründen, ihre Empfehlung als unbefriedigend. Jedenfalls veröffentlichte sie bereits 1972 überraschend und, ohne noch einmal mit ärztlichen Fachvertretern Fühlung aufgenommen zu haben, eine überarbeitete Fassung, die die relativ präzisen Angaben zum Personalbedarf abweichend von den DKG-Anhaltszahlen stark verwässerte [68]. Die Frage des Personalbedarfs in der Intensivmedizin sollte in der Folgezeit ein ständiger Streitpunkt zwischen DGK und den davon berührten ärztlichen Verbänden bleiben [30, 36, 40, 65].

Zwei Jahre später publizierte die DKG mit Datum vom 9.9.1974 eine dritte Fassung ihrer „Richtlinien für die Organisation der Intensivmedizin in den Krankenhäusern" [69]. Dieses Mal hatte sie zuvor einen vorbereitenden Ausschuß eingesetzt, dem als ärztlicher Vertreter Haan als Internist und Opderbecke als Anästhesist angehörten. Diese letzte Empfehlung übernahm nun auch uneingeschränkt die ärztlichen Vorstellungen zur Struktur der Intensivmedizin in Abhängigkeit von der Krankenhausgröße. Hierzu heißt es:

„3. **Organisation der Intensivmedizin**
3.1. Die Organisation der Intensivmedizin richtet sich nach Struktur und Größe des Krankenhauses. Aus medizinischen, organisatorischen und wirtschaftlichen Gründen ist eine möglichst weitgehende räumliche Zentralisierung der Intensivmedizin anzustreben.
3.2. In Universitätskliniken und Großkrankenhäusern (ab 800 Betten) sind in der Regel
3.21 für die Intensivüberwachung fachgebundene Intensivüberwachungsstationen (Wachstationen) und
3.22 für die Intensivbehandlung interdisziplinäre Intensivbehandlungsstationen, und zwar jeweils fachbereichsgebunden
• für die operativen Fächer und
• für die konservativen Fächer, vorzusehen. Daneben können
3.23 für spezielle Aufgaben der Intensivbehandlung (z.B. Kardiologie, Hämodialyse, Entgiftung, Pädiatrie, Neurologie) fachgebundene Intensivbehandlungsstationen erforderlich sein.
3.3. In Krankenhäusern mit 300 bis 800 Betten sind in der Regel
3.31 für die operativen Fächer einerseits und
3.32 für die konservativen Fächer andererseits interdisziplinäre, fachbereichsgebundene Einheiten vorzusehen; in beiden Einheiten sind die Intensivüberwachung und die Intensivbehandlung organisatorisch und räumlich zusammenzufassen. Daneben können
3.33 für spezielle Aufgaben der Intensivbehandlung (z.B. Kardiologie, Hämodialyse, Entgiftung, Pädiatrie, Neurologie) fachgebundene Intensivbehandlungsstationen erforderlich sein.
3.4. In Krankenhäusern bis zu 300 Bet-

ten sind Intensivüberwachung und Intensivbehandlung in einer interdisziplinären Zentraleinheit für alle Fachbereiche und -gebiete organisatorisch und räumlich zusammenzufassen. Kleinere Krankenhäuser, in denen eine solche Zentraleinheit nicht zu realisieren ist, müssen darauf vorbereitet sein, neben einer Intensivüberwachung im Bedarfsfalle auch Maßnahmen der Intensivbehandlung durchführen zu können."

Zur ärztlichen Leitung wird u.a. ausgeführt:

„10.2 Für die ärztliche Leitung der Intensiveinheiten gilt im einzelnen folgendes:
10.21 Fachgebundene Intensiveinheiten sind Bestandteil der jeweiligen Fachabteilung/Klinik; sie unterstehen damit auch der ärztlichen Leitung dieser Abteilung/Klinik. Ärzte anderer Fachgebiete sind an der ärztlichen Behandlung im notwendigen Umfange zu beteiligen.
10.22 Interdisziplinäre Intensiveinheiten unterstehen
• als fachbereichsgebundene Einheiten der konservativen Fächer der ärztlichen Leitung des Internisten,
• als fachgebundene Einheiten der operativen Fächer der ärztlichen Leitung des Anästhesisten,
• als Zentraleinheiten in der Regel der ärztlichen Leitung des Anästhesisten, sonst eines anderen in der Intensivmedizin erfahrenen leitenden Arztes."

Die Fachärzte der einzelnen Abteilungen/Kliniken bleiben als behandelnde oder mitbehandelnde Ärzte für die Diagnostik und Therapie des Grundleidens zuständig. Sie werden im Rahmen ihres Fachgebietes an der ärztlichen Behandlung in der Intensiveinheit beteiligt."

Daneben nimmt die Empfehlung zur Definition, Bettenbedarf, Größe, Raumbedarf, technischer und apparativer Ausstattung sowie zum Personalbedarf Stellung.

Da von der DKG seitdem keine weitere Empfehlung zur Organisation der Intensivmedizin veröffentlicht worden ist, haben die in ihr zum Ausdruck gebrachten Grundsätze bis heute ihre maßgebliche Bedeutung für die deutschen Krankenhäuser behalten.

Die Notwendigkeit des gemeinsamen Auftretens von Anästhesisten und Internisten, um die ärztlichen Vorstellungen der DKG und anderen Instanzen gegenüber wirksam zur Geltung zu bringen, gab seit der Publikation der „Gemeinsamen Empfehlung" beider Fachgebiete Veranlassung zu regelmäßigen brieflichen und Gesprächskontakten zwischen der Kommission für Fragen der Intensivtherapie von DGAW und BDA und der Arbeitsgemeinschaft für internistische Intensivmedizin. Beispielhaft sei eine Besprechung am 13.5.1972 in München erwähnt, in der eine auf der DGAW-Vorstandssitzung am 12.5. verabschiedete gemeinsame Stellungnahme „Definition und Bedingungen von Intensivbe-

Tabelle 3
Anästhesiologisch geleitete Intensivstationen (Stand 1.1.1994; n=914) im Vergleich mit den Umfrageergebnissen von 1985 und 1989 [14]

	Krankenhausgröße (Betten)			
	bis zu 250	251–500	über 500	Gesamt
1985	185	294	166	645
in %	55	84	88	74
1989	228	299	175	702
in %	66	87	90	79
1994	255	348	209	812
in %	80	92	95	89

handlungseinheiten am Krankenhaus"
mit der Arbeitsgemeinschaft für internistische Intensivmedizin abgestimmt
und zur Publikation freigegeben wurde
[54]. Neben Personalbedarfsfragen bestand ein weiterer Gegenstand dieser
Kontakte in der Weiterentwicklung einer Konzeption für die Weiterbildung
von Intensivpflegekräften und ihre Abstimmung mit der DKG, die schließlich
in die DKG-Empfehlung vom 16.11.1976
„Muster für eine landesrechtliche Ordnung der Weiterbildung und Prüfung
zu Krankenschwestern, Krankenpflegern und Kinderkrankenschwestern in
der Intensivpflege" [70] einmündeten.
Maßgeblich beteiligt an dieser Entwicklung waren von anästhesiologischer
Seite F.W. Ahnefeld, Ulm, und W. Dick,
Mainz [1, 2, 8]. Einzelheiten hierzu werden in Folge 7 dieser Beitragsserie dargestellt.

Heute ist die strukturelle Entwicklung der Intensivmedizin an den Krankenhäusern weitgehend abgeschlossen.
Eine Umfrage aus dem Jahr 1994 ergab,
daß von 993 deutschen Krankenhäusern 915 über eine Intensivstation verfügen, von denen 812 (89%) unter anästhesiologischer Leitung standen [14]
(Tabelle 3). Aus heutiger Sicht erscheint
dies selbstverständlich; zur damaligen
Zeit war es noch eine Wunschvorstel-
lung!

Die Situation an den Universitäten

An den Universitätskliniken verlief die strukturelle Entwicklung der Intensivmedizin nicht so geradlinig. Einerseits war in Anbetracht der Größe dieser Kliniken die wirtschaftliche Notwendigkeit, zentrale interdisziplinäre Betteneinheiten einzurichten, nicht überall so zwingend wie an den Krankenhäusern. Andererseits fehlte es an einer übergeordneten Instanz, die wie die Deutsche Krankenhausgesellschaft (DKG) für die Krankenhäuser Richtlinien für die Organisation der Intensivmedizin vorgegeben hätte.

Zwar hatte der Deutsche Wissenschaftsrat in einer Verlautbarung vom 9.7.1976 „Empfehlungen zu Aufgaben, Organisation und Ausbau der medizinischen Forschungs- und Ausbildungsstätten" u.a. auch zu „Einrichtungen der Intensivpflege" Stellung genommen. Es fehlte den Ausführungen aber die klare Systematik hinsichtlich Definition, Aufgabenstellung und Struktur, die in den inzwischen publizierten Vereinbarungen der ärztlichen Fachverbände sowie in den Empfehlungen des Deutschen Städtetages und der DKG zum Ausdruck gekommen waren.

Zur Zuordnung von Intensivpflegeeinheiten heißt es in den Empfehlungen des Wissenschaftsrats u.a.:

„Die strukturelle Gliederung der Einrichtungen der Intensivmedizin sollte von den besonderen Erfordernissen der jeweiligen Spezialdisziplin ausgehen. Für die Innere Medizin sollte eine Trennung in eine kardiologische und in eine allgemein-internistische

P. Lawin[1] · H.W. Opderbecke[2] · [1] em. Direktor der Klinik und Poliklinik für Anästhesiologie und Operative Intensivmedizin der Westfälischen Wilhelms-Universität Münster · [2] ehem. Vorstand des Instituts für Anästhesiologie des Städtischen Klinikums Nürnberg

Folge 3: Strukturelle Entwicklung der operativen Intensivmedizin. Teil II*

Einheit erfolgen. Im operativen Bereich obliegt die Organisation der Intensivpflegeeinheiten dem Anästhesisten, während die Intensivpflegemaßnahmen selbst von dem zuständigen chirurgischen Fach verantwortlich durchgeführt werden müssen. Dabei hat der Anästhesist eine entscheidende Konsiliarfunktion bei allen Beatmungsproblemen. Für die Anästhesisten steht eine eigene Intensivpflegeeinheit für die Behandlung von Langzeitbeatmungsfällen zur Verfügung."

Daß dem Anästhesisten in der Intensivmedizin alleine nur eine Fachkompetenz für die Versorgung von „Langzeitbeatmungsfällen" zugewiesen wurde, entsprach Mitte 1976 schon längst nicht mehr der tatsächlichen Entwicklung dieser Disziplin.

Nicht nur wegen dieser rückständigen Haltung des Wissenschaftsrats dominierten an den Universitäten zunächst fachgebundene operative Einheiten. In Abhängigkeit von den örtlichen Verhältnissen und der Durchset-

zungsfähigkeit des Lehrstuhlinhabers für Anästhesiologie wurden früher oder später daneben auch interdisziplinäre operative Einheiten unter anästhesiologischer Leitung eingerichtet. Die Fakultäten sahen sich hierzu, nicht selten entgegen ihrer mehrheitlichen Auffassung, mehr oder weniger gezwungen, weil der Anästhesist ohne eine solche Betteneinheit sein Fach in Lehre und Forschung nicht mehr vollständig hätte vertreten können; ja selbst seine Berechtigung zur fachärztlichen Weiterbildung wäre infrage gestanden.

* Teil I siehe Anaesthesist (1999) 48: 97–107

Prof. Dr. med. Dr. h.c. P. Lawin
Hofbauerstraße 6, D-81247 München

Prof. Dr. med. H.W. Opderbecke
Keßlerplatz 10, D-90489 Nürnberg

Demgegenüber bildete die Situation an der Westfälischen Wilhelms-Universität Münster anfangs eher eine Ausnahme. Die dortige Entwicklung war eng mit der Person P. Lawins verbunden. Nachdem dieser im Jahr 1970 einen Ruf an die Johann-Wolgang-Goethe-Universität Frankfurt abgelehnt hatte, nicht zuletzt, weil die dortige Fakultät nicht bereit gewesen war, seinen Vorstellungen zur Struktur der operativen Intensivmedizin zu folgen, erhielt er 1975 einen zweiten Ruf, dieses Mal auf den neu geschaffenen Lehrstuhl für Anästhesiologie der Universität Münster. Den Intentionen Lawins entsprechend, wurde in den Berufungsverhandlungen von allen Instanzen, Dekanat, Rektorat, Verwaltung und Ministerium, das von der DKG für Großkrankenhäuser empfohlene Prinzip einer konsequenten organisatorischen Trennung von Intensivbehandlung und Intensivüberwachung akzeptiert. Mit der ausschließlichen Zuständigkeit für die operative Intensivbehandlung und der Zuweisung von Intensivbehandlungsbetten war, erstmals an einer deutschen Universität, die Bezeichnung „Klinik für Anästhesiologie und operative Intensivmedizin" verbunden.

Über die näheren Umstände dieser Benennung berichtete Lawin 1996 in einem Vortrag in Mainz:

„Während meiner Berufungsverhandlungen Ende 1975 in Münster fiel mir bei einem Gang durch das Gelände der Universitätskliniken ein Hinweisschild „Radiologische Klinik" auf. Mein Hinweis, das neu zu gründende „Institut für Anästhesie und Wiederbelebung" (so die Formulierung in der Ausschreibung des Lehrstuhls) werde im Gegensatz zur Radiologischen Klinik im Rahmen der vorgesehenen Intensivstation über eigene Betten verfügen und müßte dementsprechend in „Klinik" umbenannt werden, wurde von allen Instanzen akzeptiert. So kam es, daß am 1.6.1976 die erste „Klinik für Anästhesiologie und operative Intensivmedizin" an einer deutschen Universität ihren Betrieb aufnahm. Inzwischen hat sich diese Bezeichnung vielerorts durchgesetzt."

Im Einvernehmen mit dem chirurgischen Lehrstuhlinhaber Bünte wurde die Wachstation seiner Klinik in eine Intensivbehandlungsstation umgewandelt und die zugehörigen Betten mit den Planstellen und Geräten der neuen Klinik überschrieben. Aus dieser Kom-

petenzverteilung resultierte eine 19 Jahre lange, harmonische chirurgisch-anästhesiologische Kooperation.

Mit dem Bezug eines Neubaus kamen 1983 zwei weitere Intensivbehandlungsstationen hinzu, während die chirurgische Klinik über eine Intensivüberwachungseinheit verfügte. Als Ausdruck dieser strikten Arbeitsteilung erfolgte die Beschaffung von Beatmungsgeräten durch die Verwaltung ausschließlich zugunsten der Klinik für Anästhesiologie und operative Intensivmedizin. Deren Bezeichnung wurde 1984 im Hinblick auf die neu hinzugekommene ambulante Schmerztherapie um den Begriff „Poliklinik" erweitert. Bei der Emeritierung Lawins im Jahr 1995 verfügte seine Klinik über drei Intensivtherapiestationen mit insgesamt 25 Betten.

Am 1.8.1995 übergab P. Lawin die Klinik an seinen Nachfolger H. Van Aken aus Loewen (Belgien). Dank seiner erfolgreichen Berufungsverhandlungen mit Stellen- und Mittelzuweisungen konnte Van Aken die kleinere der drei Intensivstationen, die in unmittelbarer Op-Nähe liegt, in eine rund um die Uhr betriebene „Perioperative Anästhesiestation" (PAS) umwandeln und damit diese moderne Konzeption eines Zwischenglieds zwischen Aufwachraum und Intensivbehandlungsstation realisieren.

In einem zusammenfassenden Schlußwort des diesem Thema gewidmeten Supplements 2/1997 dieser Zeitschrift postulieren J. Groh, H. Van Aken und K. Peter die Einrichtung derartiger perioperativer Anästhesiestationen mit der folgenden Begründung:

„Das klassische Aufgabenspektrum des Aufwachraums hat durch die Veränderungen des Patientengutes und den medizinischen Fortschritt eine Erweiterung erfahren. Zur Vermeidung postoperativer Komplikationen ist häufig eine invasive Überwachung und Behandlung bis hin zur Nachbeatmung notwendig. Die Weichenstellung für die postoperative Schmerztherapie erfolgt ebenfalls im Aufwachraum. Aufgrund der knappen Kapazitäten in der Intensivüberwachung und -therapie muß er darüber hinaus eine Pufferfunktion übernehmen, d.h. vorübergehend die postoperative Betreuung der Patienten sicherstellen, bis ein Platz auf der Wach- oder Intensivstation zur Verfügung steht. Oft gelingt es, den Zustand des Patienten durch die postoperative Behandlung soweit zu verbessern, daß er auf eine

Normalpflegestation verlegt werden kann (Upgradefunktion). Diese Entwicklung ist jedoch häufig vor, während und selbst am Ende der Operation noch nicht sicher vorherzusagen, so daß die endgültige Entscheidung erst im Aufwachraum fallen kann (Stellwerkfunktion). Angesichts der erweiterten Aufgabenstellung ist heute mehr denn je in jedem operativen Krankenhaus ein Aufwachraum mit 24stündiger Betriebsbereitschaft notwendig. Darüber hinaus ist in zunehmendem Maße auch eine ärztliche Präsenz im Aufwachraum erforderlich, da immer häufiger dringliche therapeutische Entscheidungen gefällt werden müssen. Der historisch gewachsene und in der operativen Medizin fest etablierte „Aufwachraum" ist für eine solche multifunktionelle anästhesiologische Behandlungseinheit nicht mehr adäquat. Er sollte zukünftig durch einen sorgsam auszuwählenden neuen Terminus ersetzt werden, der das aktuelle Aufgabenspektrum treffender charakterisiert. Eine Möglichkeit wäre z.B. „Perioperative Anästhesiestation (PAS)"."

Ähnlich wie in Münster wurden auch an anderen Universitäten im Zusammenhang mit der Schaffung von Lehrstühlen für Anästhesiologie und deren Besetzung anästhesiologisch geleitete interdisziplinäre operative Intensivbehandlungseinheiten eingerichtet. Diese Entwicklung wird im folgenden anhand von vier Beispielen beschrieben, den Universitätskliniken Göttingen, Mannheim, Ulm und Würzburg. [1]

Göttingen

Im August 1958 wurde durch eine Initiative des damaligen Lehrstuhlinhabers für Chirurgie, Hellner, eine zentrale Unterbringung von Patienten mit Atemstörungen bei „Gehirnverletzten, Hirntumoren und kopfverletzten Scheintoten" eingerichtet. Daraus entwickelte sich im Rahmen eines Neubauvorhabens eine Beatmungsstation (10 Betten) und eine neurochirurgische Wachstation (8 Betten). Darüber hinaus entstand 1963 eine Wachstation für die Herz-Thorax-Chirurgie und eine anästhesiologische Wachstation (6 Betten), letztere für die Beatmungsfälle der gesamten chirurgi-

[1] Die Angaben beruhen auf persönlichen Mitteilungen der Professoren K. van Ackern (Mannheim), F.W. Ahnefeld (Ulm), D. Kettler (Göttingen) und K.-H. Weis (Würzburg), denen die Autoren hierfür an dieser Stelle danken.

33

schen Klinik, nachdem auf den im gleichen Jahr neugeschaffenen Lehrstuhl für Anästhesiologie J. Stoffregen berufen worden war.

Neben baulichen Mängeln und fehlender Geräte war die personelle Besetzung dieser Station zuerst völlig unzureichend. Zur Patientenüberwachung wurden Studenten eingesetzt; ein eigener Stationsarzt oder gar Oberarzt existierte nicht. Das Krankengut der Wachstation bestand nahezu ausschließlich aus Tetanuspatienten, deren Letalität damals noch sehr hoch war.

Die Qualität der Patientenversorgung konnte in den folgenden Jahren v.a. auch durch die steigende Assistentenzahl langsam verbessert werden. Doch erst Ende der 6oer Jahre gestalteten die damaligen Oberärzte H. Sonntag und J. Kontokollias die Station zu einer Intensiveinheit im heutigen Sinne um. Im Zusammenhang damit erfolgte ab 1969 die Weiterbildung von Krankenschwestern zu qualifizierten Intensivpflegekräften, um den Einsatz von Studenten entbehrlich zu machen. Anfang 1971 wurden ein ärztlicher 24-h-Dienst und ein stationseigenes Notfalllabor eingerichtet.

Nach dem Weggang von Stoffregen aus Göttingen wurde im Jahr 1975 D. Kettler auf den Lehrstuhl für Anästhesiologie berufen und gleichzeitig das Institut in ein „Zentrum für Anästhesiologie" umgewandelt. In der Folgezeit wurde die Intensivmedizin räumlich, personell und klinisch-wissenschaftlich erheblich ausgebaut. Ab 1986 übernahm H. Burchardi die Leitung der Abteilung III (Intensivmedizin) in dem nun umbenannten „Zentrum für Anästhesiologie, Rettungs- und Intensivmedizin".

Heute sind die vier klinischen Abteilungsleiter des Zentrums mehr oder weniger in der Intensivmedizin tätig: H. Burchardi auf der 12 Betten großen und D. Kettler auf der 8 Betten großen Intensivbehandlungsstation des Zentrums, H. Sonntag auf der Intensivstation der Herz-Thorax-Gefäß-Chirurgie und U. Braun auf der neurochirurgischen Intensivstation. Durch die enge räumliche Nähe und die Tätigkeit von zwei bis drei Anästhesisten im Schichtdienst auf den beiden letztgenannten Stationen ist es zu einer sehr engen interdisziplinären Zusammenarbeit auf intensivmedizinischem Gebiet im Universitätsklinikum Göttingen gekommen.

Mannheim

Im Dezember 1968 wurde Priv.-Doz. Dr. H. Lutz zum Chefarzt der neu gegründeten zentralen Abteilung für Anästhesiologie am damals noch städtischen Klinikum Mannheim gewählt. Das Klinikum verfügte seinerzeit über ca. 1900, heute über ca. 1500 Betten, davon 700 operative Betten.

1970 nahm die zentrale Anästhesie-Abteilung einen Aufwachraum und eine eigenständige Intensivbehandlungsstation (6 Betten) einschließlich der erforderlichen Laboreinrichtungen in Betrieb.

Im Jahr 1971 wurden die Mannheimer Kliniken in ein Universitätsklinikum umgewandelt (Fakultät für Klinische Medizin Mannheim der Universität Heidelberg). Lutz erhielt den Ruf auf den neu gegründeten Lehrstuhl für Anästhesiologie dieser Fakultät und wurde zum Direktor des Instituts für Anästhesiologie und Reanimation bestellt. Gleichzeitig wurde unter seiner Federführung mit der Planung und dem Bau (1973) eines neuen Operationszentrums und neuer Räume für das Anästhesie-Institut inklusive eines Aufwachraums und einer Intensivbehandlungsstation begonnen. Ende 1974 konnte der Neubau in Betrieb genommen werden. Seit dieser Zeit ist dem Institut für Anästhesiologie die gesamte operative Intensivbehandlung vertraglich zugeordnet. Die Bettenzahl der neuen Intensivbehandlungsstation war ursprünglich mit 24 projektiert und wurde später auf 18 reduziert.

1986 erfolgte eine Erweiterung des Operationstrakts um 7 Op-Säle und einen zweiten Aufwachraum mit 8 Überwachungsplätzen.

Nach dem Tod von H. Lutz erhielt im Juni 1989 K. van Ackern, bislang Lehrstuhlinhaber für Anästhesiologie an der Medizinischen Universität Lübeck, den Ruf auf das Mannheimer Ordinariat und wurde zum Direktor des Instituts bestellt, das nun die Bezeichnung „Institut für Anästhesiologie und Operative Intensivmedizin" erhielt. Die Zuständigkeit für die gesamte operative Intensivmedizin wurde vertraglich erneut bestätigt.

Im Januar 1994 erhielt das Institut im Rahmen eines Neubaus für Orthopädie und Unfallchirurgie eine zusätzliche Intensivüberwachungseinheit von 8 Betten.

Der alte, 1974 eingerichtete Aufwachraum wird seit seiner Renovierung im Jahr 1990 über 24 h betrieben, während der zweite aus dem Jahr 1986 stammende Aufwachraum um 16.00 Uhr schließt. Durch die 24stündige Laufzeit erhält der erste Aufwachraum zusätzlich die Funktion einer weiteren Überwachungsstation. Er hat sich in dieser Funktion als Puffer zwischen der Intensivbehandlungseinheit einerseits und den Normalstationen andererseits bewährt.

Heute verfügt das Institut für Anästhesiologie und operative Intensivmedizin des Universitätsklinikums Mannheim über eine Intensivbehandlungsstation mit 18 Betten und eine Intensivüberwachungseinheit mit 8 Betten. Darüber hinaus bestehen zwei Aufwachräume, von denen einer mit maximal 10 Überwachungsplätzen über 24 h betrieben wird und damit bedarfsweise die Funktion einer weiteren Überwachungseinheit für einen 24stündigen Patientenaufenthalt übernehmen kann.

Ulm

Der Aufbau eines Universitätsklinikums an der 1967 neu gegründeten Universität Ulm vollzog sich in einer einmaligen, schwer darzustellenden Konstruktion in engem Zusammenwirken zwischen dem Land Baden-Württemberg, der Stadt Ulm und der Bundeswehr, für die ein 600-Betten-Krankenhaus in Ulm geplant war.

1968 wurde F.W. Ahnefeld als ärztlicher Beauftragter für die Planungen des Bundeswehr-Krankenhauses gleichzeitig als Chefarzt für Anästhesiologie der Städt. Kliniken und zusätzlich von der Universität als Abteilungsleiter geführt und in die Fakultät aufgenommen.

1973 erfolgte die Berufung Ahnefelds auf den neugeschaffenen Lehrstuhl für Anästhesiologie. Er blieb in Personalunion Chefarzt und Abteilungsleiter der Stadt, da diese zunächst noch die Trägerschaft der Kliniken behielt. Bereits 1970 hatte die Stadt eine zentrale Anästhesie-Abteilung für das Gesamtklinikum eingerichtet und ihr die operative Intensivbehandlung zugeordnet. Die Intensivüberwachung für die Chirurgie blieb in der Zuständigkeit der drei vorhandenen chirurgischen Abteilungen. Von 1970 bis 1974 standen der Anästhesie-Abteilung 8 Intensivbehandlungsbetten zur Verfügung, die nach Umbaumaßnahmen auf 20 Betten aufgestockt wurden.

Auf Wunsch der Frauenklinik wurde 1970 eine kombinierte Einheit (Intensivüberwachung und -behandlung) mit 7 Betten durch die Anästhesie-Abteilung eingerichtet und mit eigenem Personal in eigener Verantwortung betrieben. In gleicher Weise wurde für die Urologische Klinik eine Intensiveinheit mit 8 Betten aufgebaut. Entsprechendes erfolgte für die HNO- und Augenklinik mit einer 5 Betten umfassenden kombinierten Intensiveinheit.

Damit ergab sich bei der Schaffung des Lehrstuhls für Anästhesiologie folgender Stand:

- eine Intensivbehandlungseinheit für die drei chirurgischen Abteilungen= 20 Betten,
- drei kombinierte Intensiveinheiten (Frauenklinik, Urologische Klinik, HNO/Augenklinik)=20 Betten.

Die 20 Betten der Intensivbehandlungseinheit werden seit 1980 im Landeskrankenhaus-Bedarfsplan als Betten der Anästhesiologie ausgewiesen; die Betten der übrigen drei Einheiten sind den jeweiligen operativen Kliniken zugeordnet.

Ab 1986 kam durch die Gründung der Herz-Chirurgie eine weitere fachgebundene Intensiveinheit hinzu, die bis 1997 ebenfalls von der Anästhesie betrieben wurde.

Im Jahr 1980 beauftragte das Ministerium für Wissenschaft und Kunst Baden-Württemberg Ahnefeld und den Kardiologen Just, Freiburg, Empfehlungen für den Bettenbedarf in der Intensivmedizin an den Standorten der Universitätskliniken Freiburg, Heidelberg, Tübingen und Ulm zu erarbeiten. Vorausgegangen waren entsprechende umfangreiche Erhebungen. Zugrunde gelegt wurden die in den Entschließungen der DGAW bzw. DGAI enthaltenen Definitionen und Zuordnungen. Durch Ministerialerlaß wurden die erarbeiteten Empfehlungen umgesetzt und auf dieser Basis im Laufe der folgenden Jahre fortgeschrieben.

Bei der Übergabe des Lehrstuhls für Anästhesiologie von F.W. Ahnefeld an seinen Nachfolger M. Georgieff 1992 verfügte die Ulmer Klinik für Anästhesiologie über 104 Ärzte für die Aufga-

benbereiche Anästhesie, Intensivmedizin, Notfallmedizin, Schmerztherapie und zwei experimentelle Sektionen; davon waren jeweils 24 Ärzte ausschließlich in der Intensivmedizin (in enger Kooperation mit den Notarztdiensten) eingesetzt.

Würzburg

Im Jahr 1966 wurde K.-H. Weis, als Privatdozent aus Mainz kommend, von dem damaligen Lehrstuhlinhaber für Chirurgie, W. Wachsmuth, mit dem Aufbau einer Anästhesie-Abteilung an seiner Chirurgischen Universitätsklinik Würzburg beauftragt.

Durch die erfolgreiche Behandlung (Kurarisierung und Beatmung) einer Reihe schwerer Tetanusfälle, deren Letalität auf 25 bis 20% gesenkt werden konnte, beeindruckt, veranlaßte Wachsmuth noch im gleichen Jahr die Einrichtung einer chirurgisch-anästhesiologischen Intensiveinheit mit 6 Betten und die Zuteilung von 8 Schwesternplanstellen. Anfänglich erfolgte die ärztliche Leitung der Station gemeinsam durch Weis und einen chirurgischen Oberarzt.

Im Dezember 1968 wurde Weis auf das neu geschaffene Extraordinariat für Anästhesiologie der Universität Würzburg berufen. In einem Privatvertrag übertrug Wachsmuth die Leitung der formal seiner Klinik zugehörigen Intensiveinheit Weis ad personam. Im Jahr 1969 wurde das Extraordinariat in einen ordentlichen Lehrstuhl für Anästhesiologie (dem ersten in Bayern) umgewandelt und im Zusammenhang damit die Betten der Intensiveinheit im Krankenhaus-Bedarfsplan dem Institut für Anästhesiologie zugeordnet. Zugleich wurde eine Intensivüberwachungseinheit für die Chirurgie geschaffen, so daß die anästhesiologische Einheit den Charakter einer Intensivbehandlungsstation (vorzugsweise für Beatmungsfälle) erhielt.

Mit dem Neubau eines Kopfklinikums 1970 erfolge in enger Zusammenarbeit mit dem Institut für Anästhesiologie die Einrichtung einer neurochirurgischen Intensiveinheit, auf der, insbesondere zur Betreuung von Beatmungsfällen, ständig eine Anästhesistin (Akademische Direktorin) tätig ist. Parallel dazu wurde auch eine fachgebundene HNO-Intensivstation geschaffen, die ebenfalls regelmäßig anästhesiologisch versorgt wird.

1983 konnte im Rahmen eines von Weis geplanten Bauvorhabens ein Neubau für die Intensivmedizin in Betrieb genommen werden für die Intensiveinheiten der Inneren Medizin, der Nephrologie und der Anästhesiologie. Die bisherige anästhesiologische Intensiveinheit wurde zu einer fachgebundenen chirurgischen Intensivüberwachungsstation umgewandelt. Die neue, 12 Betten große anästhesiologische Station stand nun bedarfsweise intensivbehandlungspflichtigen Patienten aller operativen Kliniken zur Verfügung.

Nach seiner Emeritierung übergab Weis am 30.11.1995 das Institut für Anästhesiologie der Universität Würzburg an seinen Nachfolger N. Roewer aus Hamburg.

Der Wissenschaftliche Arbeitskreis de Intensivmedizin München–Münster

Am 16.6.1980 wurde in München der „Wissenschaftliche Arbeitskreis Intensivmedizin des Instituts für Anästhesiologie der Ludwig-Maximilians-Universität München und der Klinik für Anästhesiologie und operative Intensivmedizin der Westfälischen Wilhelms-Universität Münster e.V." (Wissenschaftlicher Arbeitskreis Intensivmedizin München–Münster) gegründet. In der Gründungsversammlung wurden P. Lawin, Münster, und K. Peter, München, zu Vorsitzenden der Arbeitsgemeinschaft gewählt. Die Satzung des Vereins sieht als Aufgaben u.a. die Durchführung von Fortbildungsveranstaltungen über aktuelle Themen der Intensivmedizin und der Notfallmedizin vor sowie die Förderung des wissenschaftlichen Nachwuchses.

In der Folge sind bisher 19 Symposien im jährlichen Wechsel zwischen den Tagungsorten München und Münster unter Mitwirkung namhafter internationaler Intensivmediziner veranstaltet worden. Die Tagungen stießen auf lebhaftes Interesse, was sich alleine schon an der Zahl von jeweils mehr als 1000 Teilnehmern widerspiegelt.

Dank der Stiftung eines Preises in Höhe von DM 10000,– durch das Drägerwerk Lübeck konnte der Arbeitskreis auf seinen jährlichen Symposien regelmäßig herausragende wissenschaftliche Arbeiten auszeichnen.

Nach der Emeritierung von P. Lawin 1995 übernahm sein Nachfolger auf dem Münsteraner Lehrstuhl, H. Van Aken, auch den Vorsitz des Wissenschaftlichen Arbeitskreises Intensivmedizin und setzte gemeinsam mit K. Peter die Tradition der jährlichen Tagungen in München und Münster fort.

Verbandsstrukturen

Internationale Entwicklung

Anfang der 70er Jahre konstituierten sich in einer Reihe von Staaten Gesellschaften für Intensivmedizin, so in den USA eine „Society of Critical Care Medicine", in Großbritannien eine „Intensive Care Society" und in der Schweiz eine „Schweizerische Gesellschaft für Intensivmedizin". Briten und Amerikaner veranstalteten gemeinsam vom 24.–27.6.1974 in Londen den „First World Congress on Intensive Care". Von deutscher Seite nahmen u.a. R. Frey, Mainz, und K. Hutschenreuter, Homburg/Saar, daran teil. In London wurde beschlossen, einen 2. Weltkongreß im September 1977 in Paris durchzuführen und bis dahin die Gründung einer „World Federation of Societies for Intensive and Critical Care Medicine" vorzubereiten.

Auf der Sitzung des erweiterten Präsidiums der DGAW am 2.10.1974 in Erlangen unter dem Vorsitz von E. Rügheimer, Erlangen, DGAW-Präsident für 1973/74, berichteten Frey und Hutschenreuter über ihre Londoner Eindrücke. In der Diskussion wurde die Frage angesprochen, welche Gesellschaft in Zukunft die deutsche Intensivmedizin auf internationaler Ebene vertreten werde, ferner wurde auf die Folgen hingewiesen, sollte es auch in Deutschland zur Gründung einer Gesellschaft für Intensivmedizin kommen. Man war sich weitgehend einig, daß eine solche Gründung einen ersten Schritt in Richtung Verselbständigung der Intensivmedizin als eigenständiges Fachgebiet und zur Einführung eines „Facharztes für Intensivmedizin" in die Ärztliche Weiterbildungsordnung bedeuten könnte. Da die deutsche Weiterbildungsordnung als Bestandteil der Ärztlichen Berufsordnung nicht nur die Inhalte der Fachgebiete, sondern damit auch ihre Grenzen definiert und der Facharzt bei seiner Tätigkeit diese Grenzen grundsätzlich zu respektieren hat, würde eine solche Entwicklung in letzter Konsequenz dazu führen, daß die operativen und konservativen Mutterfächer die Zuständigkeit für die Intensivbehandlung ihrer Patienten an einen Facharzt für Intensivmedizin verlören. Für die Anästhesiologie hätte ein solcher Verlust besonders schwerwiegende Folgen.

Nationale Entwicklung

Vor diesem Hintergrund stellte P. Lawin mit Schreiben vom 22.7.1975 an den amtierenden DGAW-Präsidenten W. Henschel, Bremen, den offiziellen Antrag, innerhalb der DGAW eine „Arbeitsgemeinschaft für Intensivmedizin" zu gründen oder ersatzweise die DGAW in „Deutsche Gesellschaft für Anästhesie, Wiederbelebung und Intensivmedizin" umzubenennen. Sein Schreiben hatte folgenden Wortlaut:

„Sehr geehrter Herr Präsident!
Ich bitte höflich, folgenden Antrag als Tagesordnungspunkt auf die Tagesordnung der nächsten Präsidiumssitzung zu setzen:
Es wird beantragt, eine Arbeitsgemeinschaft für Intensivmedizin der Deutschen Gesellschaft für Anästhesie und Wiederbelebung zu gründen.
Die Aufgabe dieser Arbeitsgemeinschaft soll es sein, mehr als bisher die Interessen der intensivmedizinischen Belange im wissenschaftlichen Bereich und im Verkehr mit anderen Intensivmedizin-Gesellschaften, die im Ausland bereits existieren, zu vertreten.
Darüber hinaus wird gebeten, in der Präsidiumssitzung Überlegungen anzustellen, ob als Alternative die Deutsche Gesellschaft für Anästhesie und Wiederbelebung umbenannt und der Name um den Begriff „Intensivmedizin" erweitert werden soll.
gez. P. Lawin"

Auf den folgenden Präsidiumssitzungen der DGAW wurde der Antrag mehrfach erörtert. Auf der Sitzung am 20.11.1975 in Saarbrücken hatte Lawin Gelegenheit, sein Anliegen ausführlich zu begründen. In Anbetracht der internationalen Entwicklung hielt er es für dringend geboten, die enge Verbindung zwischen Anästhesiologie und Intensivmedizin auch nach außen hin deutlicher zum Ausdruck zu bringen.

Zwei Ereignisse gaben den Anstoß zu der nachfolgenden Entwicklung: Im September 1976 konstituierte sich die „Arbeitsgemeinschaft für internistische Intensivmedizin" als nunmehr unabhängige „Deutsche Gesellschaft für internistische Intensivmedizin" (DGII).

Im Rahmen eines am 2.10.1976 in Mainz veranstalteten interdisziplinären Dopamin-Symposiums lud R. Frey die Teilnehmer zu einer Versammlung ein mit dem Ziel der Gründung einer „Deutschen Gesellschaft für Intensivmedizin". Um die Interessen der DGAW zu vertreten, nahmen Henschel und Opderbecke an der Verammlung teil. Zu Beginn sprachen sich Frey als Anästhesist und H.-G. Lasch, Gießen, als Internist für die Gründung einer solchen Gesellschaft aus; andere Teilnehmer warnten vor übereilten Beschlüssen. In einer Erklärung namens der DGAW wandte sich Opderbecke mit Entschiedenheit gegen die Bestrebungen zur Gründung einer selbständigen Gesellschaft für Intensivmedizin. Die Veranstaltung wurde schließlich ohne Beschluß vertagt.

Bereits vor der Initiative von Frey hatte Opderbecke mit W. Nachtwey, Hamburg, dem neuen Schriftführer der DGII als Nachfolger von Haan, Kontakte aufgenommen. Man war sich rasch einig, daß in dieser Frage Interessengleichheit zwischen beiden Fachgebieten bestehe. Um den erkennbaren Tendenzen in beiden Lagern entgegenzutreten, müsse ein alternatives Konzept entwickelt werden, am besten in Form einer fachübergreifenden „Arbeitsgemeinschaft für Intensivmedizin" mit dem Charakter eines Dachverbandes.

Unter dem Eindruck dieser Entwicklung wurde auf der Sitzung des erweiterten Präsidium der DGAW am 7.10.1976 in Lübeck-Travemünde unter dem Vorsitz von W. Henschel, Präsident für 1975/76, der Grundsatzbeschluß gefaßt, die DGAW in „Deutsche Gesellschaft für Anästhesiologie und Intensivmedizin" (DGAI) umzubenennen mit der Maßgabe, die dazu erforderliche Satzungsänderung auf der Mitgliederversammlung im Herbst 1977 in Saarbrücken zur Abstimmung zu stellen.

Die Gründung der DIVI

Auf der gleichen Sitzung wurde beschlossen, mit der DGII offizielle Verhandlungen mit dem Ziel aufzunehmen, eine gemeinsame interdisziplinäre „Arbeitsgemeinschaft für Intensivmedizin" zu gründen, für die nur eine korporative Mitgliedschaft von mit der Intensivmedizin in Berührung stehenden wissenschaftlich-medizinischen Fachgesellschaften und fachärztlichen Berufsverbänden vorzusehen sei. W. Weißauer wurde um die Ausarbeitung eines entsprechenden Satzungsentwurfs gebeten.

Bereits am 4.12.1976 fand in Frankfurt ein erstes Gespräch mit Vertretern der DGII und – neu hinzutretend – der „Arbeitsgemeinschaft für Neonatologie und pädiatrische Intensivmedizin" statt. Teilnehmer von anästhesiologischer Seite waren Henschel, Lawin, Opderbecke, Weis und Weißauer. Als Gast nahm der österreichische Anästhesist H. Bergmann, Linz, teil, weil man anfangs hoffte, die österreichischen Kollegen an einer fachübergreifenden Arbeitsgemeinschaft beteiligen zu können. Diese entschlossen sich jedoch im weiteren Verlauf, in ihrem Land verbandspolitisch einen anderen Weg zu gehen.

Aufgrund der vorangegangenen Kontakte zwischen Nachtwey und Opderbecke wurde sehr schnell ein grundsätzlicher Konsens erzielt und bereits bei einem zweiten Treffen am 10.1.1977 die Gründung einer „Deutschen Interdisziplinären Vereinigung für Intensivmedizin" (DIVI) beschlossen. Dem Beschluß zugrundegelegt wurde der Satzungsentwurf von Weißauer, dem es gelungen war, die mit der vorgesehenen Verbandsstruktur verbundenen schwierigen vereinsrechtlichen Fragen zu lösen.

Die von Opderbecke moderierte Gründungsversammlung der DIVI fand am 29.1.1977 im Sheraton-Hotel, Frankfurt-Flughafen, statt. Anwesend waren die Anästhesisten P. Lawin, Münster, H.W. Opderbecke, Nürnberg, und K.-H. Weis, Würzburg, die Internisten H.-G. Lasch, Gießen, W. Nachtwey, Hamburg, K.D. Scheppokat, Gehrden, und H.P. Schuster, Mainz, sowie die Pädiater P. Emmrich, Mainz, P. Lemburg, Düsseldorf, und V.von Loewenich, Frankfurt. In das Präsidium wurden gewählt: Lasch (Präsident), Emmrich (Vizepräsident), Lawin (Generalsekretär), Opderbecke (Schriftführer) und Schuster (Kassenführer). Anschließend wurde die Gründung mit folgender Verlautbarung bekanntgegeben:

„Am 29. Januar 1977 wurde in Frankfurt von Vertretern der Deutschen Gesellschaft für Anästhesie und Wiederbelebung, der Deutschen Gesellschaft für internistische Intensivmedizin, der Arbeitsgemeinschaft für Neonatologie und pädiatrische Intensivmedizin sowie des Berufsverbandes Deutscher Anästhesisten und des Berufsverbandes Deutscher Internisten eine Deutsche Interdisziplinäre Vereinigung für Intensivmedizin (DIVI) gegründet.

Die Vereinigung dient der Förderung der Intensivmedizin in Wissenschaft und Praxis. Sie sieht ihre wesentlichen Aufgaben

- in der Vertiefung der Zusammenarbeit zwischen den wissenschaftlichen Gesellschaften und Verbänden, die sich mit Fragen der Intensivmedizin befassen,
- in der Vertretung der gemeinsamen Belange der Intensivmedizin gegenüber Behörden, ärztlichen Berufsvertretungen und dritten Stellen,
- in der Kommunikation mit wissenschaftlichen Vereinigungen im Ausland, die sich mit der Intensivmedizin in Wissenschaft und Praxis befassen,
- in der Beteiligung an internationalen Kongressen auf dem Gebiet der Intensivmedizin und in der Vertretung von Belangen der Intensivmedizin auf internationaler Ebene.

Die in ihr zusammengeschlossenen medizinisch-wissenschaftlichen Gesellschaften und fachärztlichen Berufsverbänden entsenden Vertreter, die als ordentliche Mitglieder der Vereinigung die satzungsgemäßen Aufgaben im Interesse ihrer Fachgesellschaften bzw. ihres Berufsverbands wahrnehmen. Die Vereinigung steht auch allen anderen medizinisch-wissenschftlichen Fachgesellschaften und fachärztlichen Berufsverbänden offen, die sich satzungsgemäß mit Fragen der Intensivmedizin befassen."

Rückblickend stellt sich die Gründung der DIVI als ein „Friedensschluß" der um Kompetenz in der Intensivmedizin ringenden wissenschaftlich-medizinischen Fachgesellschaften und fachärztlichen Berufsverbände dar.

Die Gründung der World Federation

Als erste Aktivität der DIVI nahmen Lasch und Lawin als offizielle deutsche Delegierte am 2. Weltkongreß für Intensivmedizin vom 19.–23.9.1978 in Paris teil. Auf diesem Kongreß erfolgte die bereits in London angekündigte Gründung einer „World Federation of Societies for Intensive and Critical Care Medicine". Die die Gründung begleitenden schwierigen und zum Teil kontroversen Diskussionen über Satzungsfragen konnten von Lawin maßgeblich beeinflußt werden. Dabei ging es insbesondere um das Problem, welche nationale Gesellschaft das Recht für sich in Anspruch nehmen könne, Mitglied und damit nationaler Vertreter im Weltbund zu werden. Für die deutsche Intensivmedizin war diese Frage mit der Gründung der DIVI geklärt.

In einem hier auszugsweise wiedergegebenen Bericht an den DGAW-Präsidenten K.-H. Weis vom 13.10.1977 schildert Lawin Einzelheiten dieser Verhandlungen:

„Die Sitzungen waren vorbereitet von Dr. Alan Gilston in seiner Funktion als Sekretär der Englischen Intensive Care Society. Zu bemerken ist, daß Gilston Anästhesist ist; seine Idee aber bei der World Federation ist, nur interdisziplinäre Gesellschaften für Intensivmedizin in den Weltbund zuzulassen, d.h. also nur Gesellschaften, die multidisziplinären Charakter haben, um ein Übergewicht an Anästhesie-Gesellschaften in der World Federation zu vermeiden.

Die 1. Sitzung fand am Montag, dem 19.9.1977 statt. In dieser 1. Sitzung beschlossen die Mitglieder des Steering Committees, in die World Federation nur Gesellschaften zuzulassen, die multidisziplinären Charakter haben, wofür wir Deutschen seit Gründung unserer Vereinigung alle Voraussetzungen zu bieten haben.

Am Dienstag, dem 20.9.1977 fand dann das erste Meeting of the Assembly Delegates statt. Hier waren nicht nur die nominierten Mitglieder des Steering Committees anwesend, sondern es war sozusagen eine offene Sitzung im größeren Rahmen aller Interessierten. Von deutscher Seite waren da: Professor Frey, Professor Lutz, Professor Peter, und natürlich Herr Lasch und ich. In dieser Sitzung wurde bös gestritten über den geplanten Charakter der World Federation. Insbesondere die Schweden Holmdahl und Norlander stellten fest, daß in ihrem Land, in Schweden, seit vielen Jahren nur die Anästhesisten verantwortlich für die Organisation und Durchführung der gesamten Intensivmedizin sind und daß es somit in Schweden niemals eine multidisziplinäre Gesellschaft für Intensivmedizin geben kann. Auch ein Jugoslawe vertrat mit besonderer Heftigkeit diesen Standpunkt. Die Vorstellung, in die World Federation nur multidisziplinäre Gesellschaften eintreten zu lassen, fiel damit in sich zusammen. Die Schweden erklärten kategorisch, sie würden nicht in die World Federation eintreten.

Die 3. Sitzung fand am Donnerstag, dem 22.9.1977 statt. Hier kam das Steering Committee alleine zum 2. Male zusammen in etwas gedrückter Stimmung. Ruhe in diese Atmosphäre brachte der amerikanische Schwede Ake Grenvik aus Pittsburgh, der ein Programm ausgearbeitet hatte, über das nun das Steering Committee beraten sollte. Diese Vorschläge wurden dann in vernünftiger Weise diskutiert und größtenteils angenommen.

Um den Assembly Delegates genügend Zeit zum Nachdenken über die neuen Vorschläge zu geben, wurde dann am Donnerstagnachmittag erneut eine Emergency Assembly Delegates einberufen, also eine Notfallsitzung der Delegierten. Dies war nun also die 4. Sitzung. Erneut kamen alle Punkte zur Diskussion und zur Abstimmung. Auf der Basis der Vorschläge von Grenvik wurde schließlich um 17.55 Uhr die Gründung der World Federation of Societies for Intensive/Critical Care Medicine vollzogen. Anwesend waren Delegierte aus 28 Ländern. Für Deutschland unterschrieben in Vertretung von Professor Lasch Professor Schuster aus Mainz und ich.

Am Freitag, dem 23.9.1977 fand dann die 5. und letzte Sitzung statt. Die am Donnerstag, dem 22.9.1977 in der Emergency-Sitzung gefaßten Beschlüsse wurden erneut zur Diskussion gestellt und darüber abgestimmt. Es wurde erklärt, daß die wichtigste Aufgabe der World Federation die Kommunikation der verschiedenen an der Intensivmedizin interessierten Gesellschaften sein wird. Einige Mitglieder formulierten, daß es notwendig sei, daß eine Gesellschaft, die in den Weltbund eintreten will, an der Intensivmedizin interessiert sei. Dem habe ich lebhaft widersprochen. Es muß klargestellt werden, daß nur Gesellschaften in die World Federation aufgenommen werden, die mit ihren Mitgliedern Intensivmedizin in der Tat betreiben. Dieser Vorschlag von mir wurde fast einstimmig akzeptiert. Damit ist gewährleistet, daß auch die Skandinavische Anästhesie-Gesellschaft z.B. oder auch die Jugoslawische in den Weltbund aufgenommen werden können, d.h. auch die DGAW. Nur halte ich es für dringend erforderlich, daß die DGAW sich umbenennt in Deutsche Gesellschaft für Anästhesiologie und Intensivmedizin."

Von nicht geringerer Bedeutung waren in den folgenden Jahren die innerdeutschen Aktivitäten der DIVI, v.a. gegenüber der Bundesärztekammer (BÄK), der Arbeitsgemeinschaft Wissenschaftlicher Medizinischer Fachgesellschaften (AWMF) und der Deutschen Krankenhausgesellschaften (DKG). Themen dieser Aktivitäten waren u.a. der Inhalt der ärztlichen Weiterbildung in der Intensivmedizin, die Weiterbildung in der Intensivpflege, der Bettenbedarf und die Personalbesetzung von Intensiveinheiten. Eine ausführliche Darstellung der Entwicklung der DIVI ist einer gesonderten Folge dieser Beitragsreihe gewidmet.

Die Umbenennung der DGAW

Zur Vorbereitung der DGAW-Mitgliederversammlung im September 1977 in Saarbrücken erfolgte auf der Sitzung des Erweiterten Präsidiums am 7.5.1977 in Erlangen unter dem Vorsitz von K.-H. Weis, Würzburg, Präsident für 1977/78, die bereits vorbereitete offizielle Beschlußfassung zur Umbenennung der DGAW in „Deutsche Gesellschaft für Anästhesiologie und Intensivmedizin" (DGAI). Die damit verbundene Satzungsänderung sah zugleich eine entsprechende Erweiterung der Ziele der Gesellschaft vor. § 2 der Satzung erhielt den folgenden Wortlaut:

„Die Gesellschaft bezweckt, Ärzte zu gemeinsamer Arbeit am Ausbau und Fortschritt der Anästhesiologie, Intensivmedizin und Notfallmedizin zu vereinen und auf diesen Gebieten die bestmögliche Versorgung der Bevölkerung sicherzustellen."

Der Antrag des Präsidiums auf Satzungsänderung wurde auf der DGAW-Mitgliederversammlung am 19.11.1977 in Saarbrücken mit der erforderlichen $^2/_3$-Mehrheit verabschiedet und die Umbenennung mit Eintrag in das zuständige Vereinsregister Heidelberg rechtskräftig.

Kontroverse zwischen den Fachgebieten Anästhesiologie und Innere Medizin

Die Umbenennung der DGAW gab den Anlaß für eine erste Belastungsprobe der DIVI. Im Frühjahr 1979 richteten die Präsidenten der Deutschen Gesellschaft für Innere Medizin, W. Gerok, Freiburg, des Berufsverbands Deutscher Internisten, E. Schüller, Wiesbaden, und der Deutschen Gesellschaft für internistische Intensivmedizin, K.-D. Grosser, Krefeld, ein Schreiben an den DGAI-Präsidenten für 1977/78, Weis. Darin hies es u.a.:

„Im Zuge der Entwicklung in der Intensivmedizin in den letzten Jahren haben sich in zahlreichen Krankenhäusern Schwierigkeiten bei der Abgrenzung der Aufgaben zwischen Anästhesisten und Internisten ergeben. Die Probleme wurden nicht zuletzt durch die Umbenennung Ihrer Fachgesellschaft aktualisiert, die bedauerlicherweise neue Mißverständnisse bei Ärzten und in besonderem Maße bei Krankenhausträgern und Verwaltungsgremien hat aufkommen lassen. Klinisch tätige Internisten waren insbesondere davon betroffen, daß die Umbenennung erfolgte, nachdem in interdisziplinären Gesprächen Übereinkunft erzielt war, daß kein einzelnes Fachgebiet die Intensivmedizin als Ganzes vertreten kann."

Die Umbenennung gab zwar den Anstoß zu dieser Demarche, die eigentlichen Ursachen lagen aber tiefer. In der „Gemeinsamen Vereinbarung" beider Fachgebiete aus dem Jahr 1970 [59] war man davon ausgegangen, daß in Krankenhäusern mit mehr als 300 Betten in der Regel zwei getrennte Intensiveinheiten, eine operative und eine konservative, eingerichtet würden. Auch die letzten „Richtlinien" der DKG hatten, wie erwähnt, dieses Konzept übernommen [69]. Gleichwohl hatten zwischenzeitlich viele Krankenhäuser diese Grenze aus wirtschaftlichen Gründen höher angesetzt, so daß die Zusammenarbeit zwischen Internisten und Anästhesisten auf einer gemeinsamen, vom Anästhesisten geleiteten Intensiveinheit nicht mehr nur die Ausnahme war. Dabei ergab sich, daß das vereinbarte Konzept der Verteilung der ärztlichen Zuständigkeit und Verantwortung für die Überwachung und Aufrechterhaltung der vitalen Funktionen einerseits und für die Behandlung des Grundleidens andererseits bei internen Krankheitsbildern schwieriger zu realisieren war als bei operativen Fällen. Die Internisten beklagten, daß diese Arbeitsteilung auf vielen gemeinsamen Betteneinheiten nicht reibungslos funktioniere und sich der Internist nicht selten von der Versorgung seiner Patienten ausgeschlossen fühle.

Auf den Sitzungen des Engeren und des Erweiterten Präsidiums der DGAI am 16.3.1979 in Sprendlingen unter dem Vorsitz des Präsidenten für 1979/80, E. Rügheimer, wurde das Schreiben der Internisten eingehend erörtert. Man war sich einig, das bisherige gute Einvernehmen der beiden Fachgebiete, das u.a. zur Gründung der DIVI geführt hatte, nicht aufs Spiel zu setzen und Verhandlungen mit dem Ziel eines Interessenausgleichs aufzunehmen. Zugleich wurde Weißauer gebeten, nach geeigneten Formulierungen zu einer Modifizierung der „Gemeinsamen Vereinbarung" zu suchen, um den Bedenken der Internisten entgegenzukommen.

Nach einem Vorgespräch am Rande der DIVI-Mitgliederversammlung am 23.2.1979 in Düsseldorf unter der Moderation des um einen Ausgleich bemühten Präsidenten Lasch fand die eigentliche Verhandlung am 4./5.5.1979 in Sprendlingen in einer beiderseits kooperativen Atmosphäre statt. Von internistischer Seite waren beteiligt: U. Gessler, Nürnberg, K.D. Grosser, Krefeld, W. Nachtwey, Hamburg, und L. Pippig, Gütersloh, von anästhesiologischer Seite Opderbecke, Rügheimer, Weis und Weißauer. Es wurde ein Konsens darüber erzielt, die „Gemeinsame Vereinbarung" auf der Basis der von Weißauer vorgeschlagenen Formulierungen zu modifizieren und insbesondere den Abschnitt „Ärztliche Kompetenz und Verantwortung" neu zu fassen. Man einigte sich auf folgenden Wortlaut:

„Für die Zusammenarbeit von Internist und Anästhesist gilt der Grundsatz: Die Zuordnung der Patienten in den jeweiligen ärztlichen Versorgungsbereich richtet sich in Krankenhäusern aller Größenordnungen nach dem Grundleiden. Der Internist ist zuständig für die Diagnostik und Therapie der Patienten mit primär internistischen Grundleiden einschließlich der vital bedrohenden Verläufe und Komplikationen, der Anästhesist gemeinsam mit dem zuständigen Vertreter des operativen Faches für die Diagnostik und Therapie der Patienten mit primär operativen Grundleiden einschließlich der vital bedrohten Verläufe und Komplikationen. Eine kollegiale Zusammenarbeit zwischen Anästhesisten und Internisten ist unerläßlich. Dabei gelten die Prinzipien konsiliarärztlicher Tätigkeit.

Auf gemeinsamen konservativ-operativen Intensiveinheiten unterstehen die ärztlichen und nichtärztlichen Mitarbeiter den fachlichen Weisungen des Fachvertreters, der für die Behandlung des Patienten zuständig ist. Die beiden beteiligten Fachvertreter einigen sich über gemeinsame Richtlinien für die Intensivpflege. Ohne Rücksicht darauf, wer die organisatorische Leitung der konservativ-operativen Intensiveinheit inne hat, einigen sich die beiden Fachvertreter über die wesentlichen organisatorischen Fragen."

Der Wortlaut der neuen Vereinbarung wurde von den Präsidien der DGAI und des BDA auf ihren Sitzungen am 22.11.1979 in Saarbrücken gebilligt und anschließend publiziert [61].
Mit der Beilegung dieser Kontroverse war die ärztliche Rollenverteilung in der Intensivmedizin weitgehend abgeschlossen. Die nachfolgenden berufspolitischen Aktivitäten gingen von nun an im wesentlichen von der DIVI aus.

Ihre Stärke war es, die ärztlichen Interessen gebündelt vertreten zu können, da sie legitimiert war, im Namen aller mit intensivmedizinischen Fragen befaßten Fachgesellschaften und Berufsverbänden aufzutreten.

Fakultative Weiterbildung „Spezielle Intensivmedizin"

Einen endgültigen Schlußstein der strukturellen Entwicklung der Intensivmedizin in Deutschland setzte schließlich die Muster-Weiterbildungsordnung der BÄK, die im Mai 1992 auf dem Deutschen Ärztetag in Köln verabschiedet worden war [37]. In ihr wurde als gänzlich neues Element eine über die Standardweiterbildung hinausgehende „Fakultative Weiterbildung" eingeführt, darunter auch eine Fakultative Weiterbildung in „Spezieller Intensivmedizin". Die Möglichkeit einer solchen weitergehenden intensivmedizinischen Weiterbildung erhielten die folgenden Fachgebiete: Anästhesiologie, Chirurgie, Herzchirurgie, Innere Medizin, Kinderchirurgie, Kinderheilkunde, Neurochirurgie, Neurologie und Plastische Chirurgie.

Als Konsequenz gibt es nunmehr eine „spezielle chirurgische, herzchirurgische, neurochirurgische usw. Intensivmedizin". Semantisch ist diese Bezeichnung nicht ganz glücklich gewählt, denn es gibt selbstverständlich keine spezielle chirurgische, herzchirurgische oder neurochirurgische Methodik der Intensivbehandlung, sondern nur die Intensivbehandlung chirurgischer, herzchirurgischer oder neurochirurgischer Patienten. Auch der Begriff „Spezielle anästhesiologische Intensivmedizin" wäre besser durch „Spezielle operative Intensivmedizin" ersetzt worden. Wichtiger als dieser formale Einwand ist die Feststellung, daß zu jedem dieser aufgeführten Fachgebiete nun auch eine „spezielle" Intensivmedizin gehört, andererseits jeder dieser Fachärzte auch im Rahmen der Intensivmedizin an seine Fachgebietsgrenzen gebunden ist. Alleine der Anästhesist kann aufgrund des Charakters seines Fachgebiets im Rahmen der operativen Intensivmedizin fachübergreifend tätig werden, allerdings gemäß der Definition seines Fachgebiets nur „...in Zusammenarbeit mit den für das Grundleiden zuständigen Ärzten".

Schlußbemerkungen

Mit dieser neuen Weiterbildungsordnung als Bestandteil der Ärztlichen Berufsordnung ist der interdisziplinäre Charakter der Intensivmedizin endgültig festgeschrieben und allen Tendenzen einer Verselbständigung eine Absage erteilt worden. Auch die Rolle des Anästhesisten innerhalb der Intensivmedizin hat damit ihre definitive Bestimmung erfahren.

Allerdings gibt es auch kritische Stimmen gegenüber dieser Entwicklung, die dazu geführt hat, daß in Deutschland im Gegensatz zu anderen Ländern kein selbständiges Fachgebiet Intensivmedizin und keine eigenständigen Lehrstühle für Intensivmedizin existieren. Die Kritiker sehen, vielleicht nicht zu Unrecht, darin die Gründe für die ihrer Ansicht nach zu geringe wissenschaftliche Repräsentanz der deutschen Intensivmedizin im internationalen Schrifttum und auf internationalen Tagungen. Vielleicht mag die Bindung der Intensivmedizin an ihr jeweiliges Mutterfach gelegentlich tatsächlich dazu führen, daß der wissenschaftlich orientierte Fachvertreter sich intensivmedizinischen Aufgaben als einem Teilaspekt seiner Disziplin nur mit geteilter Aufmerksamkeit widmen kann. Stellt man aber andererseits eine qualifizierte Versorgung der breiten Bevölkerung in den Vordergrund der Betrachtung, so muß bezweifelt werden, ob am Krankenhaus durchschnittlicher Größe eine ausschließlich intensivtherapeutische Tätigkeit als Basis für einen Chefarzt für Intensivmedizin ausreichend wäre, ganz abgesehen von der Notwendigkeit der durchgehenden fachärztlichen Versorgung der Intensiveinheit an sieben Tagen in der Woche rund um die Uhr. Hier zeigen sich die organisatorischen Vorteile einer Verknüpfung der Intensivmedizin mit den am Krankenhaus vorgegebenen fachärztlichen Strukturen. Hinzu kommen die positiven Aspekte einer engen interdisziplinären Zusammenarbeit in der operativen Intensivmedizin, die die Vertreter der beteiligten operativen Fachgebiete und der Anästhesiologie regelmäßig am Krankenbett zusammenführt.

Wer die strukturelle Entwicklung der Intensivmedizin in der Bundesrepublik Deutschland in den vergangenen 35 Jahren beurteilen und mit der internationalen Situation – auch mit den Verhältnissen der ehemaligen DDR – vergleichen will, muß die Besonderheiten unserer ärztlichen Selbstverwaltung berücksichtigen. Die deutschen wissenschaftlich-medizinischen Fachgesellschaften und fachärztlichen Berufsverbände haben lediglich die Rechtsstellung eines „Eingetragenen Vereins" (e.V.). Sie können den eigentlichen ärztlichen Selbstverwaltungsorganen, den Landesärztekammern als Körperschaften des öffentlichen Rechts und ihrem Zusammenschluß, der Bundesärztekammer, nur beratend gegenübertreten.

Bestimmend für die ärztlichen Strukturen – Fachgebietsdefinitionen und Fachgebietsgrenzen – sind allein die Landesärztekammern und ihre Aufsichtsbehörden, die zuständigen Länderministerien.

Ähnliches gilt für die Krankenhausstrukturen. Auf sie besitzt die Deutsche Krankenhausgesellschaft einen maßgeblichen Einfluß. Sie ist aber ebenfalls keine Körperschaft des öffentlichen Rechts und kann ihren Mitgliedern, den Krankenhausträgern und ihren Verbänden gegenüber nur Empfehlungen aussprechen.

Vor diesem Hintergrund müssen die von uns geschilderten berufspolitischen Bemühungen und Zielsetzungen gesehen werden. Die Autoren wissen, daß die Mehrzahl der praktisch tätigen Ärzte, auch der intensivmedizinisch tätigen Kollegen, der Berufspolitik ihrer Fachverbände im allgemeinen nur ein mäßiges Interesse entgegenbringt. Man sollte aber bedenken, daß beste wissenschaftliche Erkenntnisse und klinische Erfahrungen nur dann ohne größere „Reibungsverluste" dem Patienten zugute gebracht werden können, wenn ein Optimum an organisatorischen und strukturellen Voraussetzungen gegeben ist. Insofern beeinflußt neben vielen anderen Faktoren auch eine sachgerechte, zielorientierte Berufspolitik die Qualität der intensivmedizinischen Patientenversorgung.

Aus diesem Grunde glauben wir, als Zeitzeugen auf den in diesem Beitrag geschilderten kleinen Teilaspekt der neueren Medizingeschichte mit einer gewissen Befriedigung zurückblicken zu können.

Literatur

1. Ahnefeld FW (1976) **Das Problem der Schwesternweiterbildung.** Anästh Inform 17:107
2. Ahnefeld FW, Dick W (1972) **Das Berufsbild von Anästhesie- und Intensivtherapie – Schwestern bzw. -Pflegern.** Anästh Inform 13:201
3. Alter H (1969) **Intensivpflegestationen im mittleren Krankenhäusern.** Münch Med Wochenschr 111:954
4. Bauer Ä (1968) **Fünfzehn Jahre postoperative Überwachung und Intensivbehandlung.** Anaesthesist 17:65
5. Berkel HA (1967) **Aufgaben und Tätigkeit der Anästhesie-Abteilung an einem mittleren Krankenhaus.** Krankenhausarzt 40:74
6. Bräutigam KH (1967) **Stellenplan einer Anästhesie-Abteilung.** Krankenhausarzt 40:138
7. Bräutigam KH (1993) **40 Jahre „Facharzt für Anästhesie".** Anästh Intensivmed 34:259
8. Dick W, Ahnefeld FW (1977) **Kommentar zur Weiterbildungsempfehlung der DKG.** Anästh Intensivmed 18:89
9. Eichhorn S (1967) **Organisation von Intensivbehandlung, Intensivüberwachung und Intensivpflege.** Krankenhausarzt 40:321
10. Eigler FW, Schildberg FW (1969) **Einrichtung und Organisation einer chirurgischen Wachstation.** Chirurg 40:162
11. Franke H, Opderbecke HW (1959) **Die Bedeutung einer „Wachstation" in der Überwachung und Behandlung Frischoperierter.** Chirurg 30:487
12. Fuchsig P, Brücke P, Kucher R, Steinbereithner K (1966) **Intensivbehandlungs-Station.** Münch Med Wochenschr 108:2473
13. Fuchsig P, Mayrhofer O (1965) **Die Intensivpflegestation – ein modernes Forum interdisziplinärer Zusammenarbeit.** Wien Klin Wochenschr 49:961
14. Götz E, Hack G, Sorgatz H, van Eimeren W, Wulff A (1995) **Umfrage zur Situation der Anästhesiologie in Deutschland.** Anästh Intensivmed 36:218
15. Haid B (1967) **Planung eines Institutes für Anästhesiologie an einer Universität.** Krankenhausarzt 40:140
16. Holmdahl MH, Duvernoy W (1967) **Intensivbehandlung in Schweden.** Krankenhausarzt 40:131
17. Horatz K (1969) **Einrichtung und Betrieb einer Anästhesieabteilung mit Wachstation und Intensivpflegeeinheit.** Krankenhausumschau 38:630
18. Kirschner M (1930) **Zum Neubau der Chirurgischen Universitätsklinik Tübingen.** Chirurg 2:54
19. Körner M (1967) **Die Anästhesie-Abteilung in einem 1000-Betten-Krankenhaus.** Krankenhausarzt 40:77
20. Kucher R (1965) **Funktion und Einrichtung einer Intensivbehandlungsstation – Krankengut und Ergebnisse.** Wien Klin Wochenschr 49:969
21. Kügler J, Horatz K (1967) **Zwei Jahre Intensivbehandlung an der Anästhesieabteilung.** Anästh Praxis 2:53
22. Lawin P (1964) **Neu-Organisation einer Anaesthesie-Abteilung mit Wachstation in einem alten Krankenhaus.** Krankenhausarzt 37:32
23. Lawin P (1966) **Organisationsformen der Intensivpflege im Krankenhaus.** Medizinalmarkt 14:412
24. Lawin P (1967) **Intensivbehandlung im Großkrankenhaus.** Krankenhausarzt 40:116
25. Lawin P (1978) **Die Entwicklung der Intensivmedizin.** Anästh Intensivmed 19:418
26. Lawin P, Opderbecke HW (1971, 1975, 1981, 1989, 1994) **Die Organisation der Intensivbehandlung.** In: Lawin P (Hrsg) Praxis der Intensivbehandlung, 2.–6. Aufl. Thieme, Stuttgart New York
27. Lehmann Ch (1967) **Die Intensivbehandlungs-Einheit: Ausstattung, Organisation und Erfahrungen.** Krankenhausarzt 40:124
28. Mayrhofer O (1971) **Definition, Funktion und Bedeutung der Intensivmedizin.** In: Frey R, Hügin W, Mayrhofer O (Hrsg) Lehrbuch der Anästhesiologie und Wiederbelebung. Springer, Berlin Heidelberg New York
29. Meisner H, Struck E, Sebening F (1966) **Sechsjährige Erfahrungen auf einer Intensivbehandlungs-Station.** Münch Med Wochenschr 108:2479
30. Menzel H (Hrsg) (1982) **Personalbedarfsermittlung für Intensivbehandlungsstationen.** Perimed, Erlangen
31. Mürtz R (1967) **Intensivbehandlung und Reanimation aus der Sicht des Internisten.** Krankenhausarzt 40:334
32. Nachtrab H (1968) **Anästhesiedienst und Stellung des Anästhesisten in Hamburg.** Z Prakt Anäsh 3:353
33. Nolte H, Ahnefeld FW (1967) **Die organisatorischen, personellen und materiellen Voraussetzungen zur modernen Wiederbelebung im Krankenhaus.** Krankenhausarzt 40:144
34. Opderbecke HW (Hrsg) (1969) **Planung, Organisation und Einrichtung von Intensivbehandlungseinheiten am Krankenhaus.** Anaesthesiologie und Wiederbelebung, Bd 33, Springer, Berlin Heidelberg New York
35. Opderbecke HW (1969) **Die Organisation der Intensivmedizin im Krankenhaus.** Krankenhaus 61:304
36. Opderbecke HW (1976) **Die Anhaltszahlen der DKG.** Anästh Inform 17:424
37. Opderbecke HW (1992) **Die neue Weiterbildungsordnung.** Anästh Intensivmedizin 33:364
38. Opderbecke HW, Pohl O (1961) **Planung und Gestaltung einer „Wachstation" für Frischoperierte.** Krankenhaus 53:70
39. Opderbecke HW, Weißauer W (Hrsg) (1983) **Entschließungen – Empfehlungen – Vereinbarungen.** Perimed, Erlangen

40. Opderbecke HW, Sorgatz H (1993) **Leistungs-einschränkung in der Intensivmedizin als gesundheitspolitisches Konzept.** Anästh Intensivmed 34:285

41. Pichlmaier H, Jabour A, Besirsky HW, Kanz E, Linke K, Altmeyer E, Edel HH, Müller R (1968) **Intensivbehandlung nach Organverpflanzung unter aseptischen Bedingungen.** Bruns' Beitr Klin Chir 216:122

42. Poulsen H (1965) **Abteilung für intensive Therapie – Aufgabe, Einrichtung und Funktion.** Anaesthesist 14:9

43. Poulsen H (1967) **Allgemeine Problematik der Intensivbehandlung.** In: Just OH, Stoeckel H (Hrsg) Die Ateminsuffizienz und ihre klinische Behandlung. Thieme, Stuttgart New York

44. Rügheimer E (Hrsg) (1982) **Aufwachraum – Aufwachphase. Eine anästhesiologische Aufgabe.** Klinische Anästhesiologie und Intensivtherapie, Bd 24. Springer, Berlin Heidelberg New York

45. Satter P, Dudziak R (1971) **Frischoperiertenstation und Intensivpflege.** Barth, München

46. Schülke K, Ungeheuer E, Pflüger H (1968) **Intensivpflege in der chirurgischen Klinik.** Fortschr Med 86:338

47. Vogel W, Wiemers K (1967) **Aufgabe und Funktion eines Institutes für Anästhesiologie mit Beatmungszentrale und Betreuung einer chirurgischen Wachstation.** Krankenhausarzt 40:134

48. Wählin Ä, Westermark L, van der Vliet A (1972) **Intensivpflege und Intensivtherapie.** In: Neuhaus GA (Hrsg) Springer, Berlin Heidelberg New York

49. Weise G (1967) **Aufgaben und Erfahrungen einer Anästhesie-Abteilung an einem 340-Betten-Krankenhaus.** Krankenhausarzt 40:70

50. Weißauer W (1970) **Zu den Vereinbarungen zwischen den Fachgebieten Chirurgie und Anästhesie über die Aufgabenabgrenzung und die Zusammenarbeit in der Intensivmedizin.** Anästh Inform 11:168

51. Wiemers K (1966) **Allgemeine Gesichtspunkte, Organisation und Aufbau von Intensivbehandlungsstationen.** In: Horatz K, Frey R (Hrsg) Probleme der Intensivbehandlung. Anaesthesiologie und Wiederbelebung, Bd 17. Springer, Berlin Heidelberg New York

52. Wiemers K (1986) **Anästhesist und Intensivtherapie.** Anästh Intensivmed 27:166

53. Zindler M (1967) **Intensivbehandlungseinheit, Wachstation und Aufwachraum.** Krankenhausarzt 40:330

Empfehlungen, Stellungnahmen, Vereinbarungen

54. Arbeitsgemeinschaft für internistische Intensivmedizin und Deutsche Gesellschaft für Anästhesie und Wiederbelebung (1972) Definition und Bedingungen von Intensivbehandlungseinheiten am Krankenhaus. Anästh Inform 13:305. Anaesthesist 22:546

55. Berufsverband der Deutschen Urologen, Berufsverband Deutscher Anästhesisten (1972) Vereinbarung zwischen den Fachgebieten Urologie und Anästhesie über die Aufgabenabgrenzung und die Zusammenarbeit im operativen Bereich und in der Intensivmedizin. Anästh Inform 13:219

56. Berufsverband Deutscher Anästhesisten, Berufsverband der Ärzte für Orthopädie (1984) Vereinbarung über die Zusammenarbeit bei der operativen Patientenversorgung. Anästh Intensivmed 25:464

57. Deutsche Gesellschaft für Anästhesie und Deutsche Gesellschaft für Chirurgie (1965) Richtlinien für die Stellung des leitenden Anästhesisten. Anaesthesist 14:31

58. Deutsche Gesellschaft für Anästhesie und Wiederbelebung (1967) Stellungnahme zur Organisation von Aufwachraum, Wachstation und Intensivbehandlung am Krankenhaus. Anaesthesist 16:282

59. Deutsche Gesellschaft für Anästhesie und Wiederbelebung, Deutsche Gesellschaft für Innere Medizin, Arbeitsgemeinschaft für internistische Intensivmedizin, Berufsverband Deutscher Anästhesisten, Berufsverband Deutscher Internisten (1970) Gemeinsame Empfehlung zur Organisation der Intensivmedizin am Krankenhaus. Anaesthesist 19:265, Krankenhausumschau 39:696

60. Deutsche Gesellschaft für Anästhesie und Wiederbelebung, Deutsche Gesellschaft für Hals-, Nasen-, Ohrenheilkunde, Kopf- und Halschirurgie, Berufsverband Deutscher Anästhesisten, Berufsverband Deutscher Hals-, Nasen-, Ohrenärzte (1976) Vereinbarung über die Zusammenarbeit in der HNO-Heilkunde. Anästh Inform 17:354

61. Deutsche Gesellschaft für Anästhesiologie und Intensivmedizin, Deutsche Gesellschaft für Innere Medizin, Deutsche Gesellschaft für internistische Intensivmedizin, Berufsverband Deutscher Anästhesisten, Berufsverband Deutscher Internisten (1980) Gemeinsame Empfehlung für die Fachgebiete Anästhesiologie und Innere Medizin zur Organisation der Intensivmedizin am Krankenhaus. Anaesthesist 29:395, Anästh Intensivmed 21:166

62. Deutsche Gesellschaft für Anästhesiologie und Intensivmedizin, Berufsverband Deutscher Anästhesisten, Deutsche Gesellschaft für Gynäkologie und Geburtshilfe, Berufsverband der Frauenärzte (1988) Vereinbarung über die Zusammenarbeit in der operativen Gynäkologie und in der Geburtshilfe. Anästh Intensivmed 29:143

63. Deutsche Gesellschaft für Chirurgie, Deutsche Gesellschaft für Anästhesie und Wiederbelebung, Berufsverband der Deutschen Chirurgen, Berufsverband Deutscher Anästhesisten (1970) Vereinbarungen zwischen den Fachgebieten Chirurgie und Anästhesie über die Aufgabenabgrenzung und die Zusammenarbeit in der Intensivmedizin. Anästh Inform 11:167

64. Deutsche Gesellschaft für Neurochirurgie, Deutsche Gesellschaft für Anästhesie und Wiederbelebung (1971) Empfehlungen zur Organisation der Anästhesie im Rahmen der Neurochirurgie. Anästh Inform 12:34

65. Deutsche Interdisziplinäre Vereinigung für Intensivmedizin (1979) Stellungnahme zur Besetzung von Intensiveinheiten mit Pflegepersonal. Anaesthesist 28:416

66. Deutsche Krankenhausgesellschaft (1969) Anhaltszahlen für die Besetzung der Krankenhäuser mit Pflegekräften. Krankenhaus 61:420

67. Deutsche Krankenhausgesellschaft (1970) Empfehlung zur Organisation der Intensivmedizin in Krankenhäusern. Anästh Inform 12:3

68. Deutsche Krankenhausgesellschaft (1972) Empfehlung zur Organisation der Intensivmedizin in den Krankenhäusern. Krankenhaus 64:339. Anästh Inform 13:223

69. Deutsche Krankenhausgesellschaft (1974) Richtlinien für die Organisation der Intensivmedizin in den Krankenhäusern. Krankenhaus 66:457, Anästh Inform 16:29

70. Deutsche Krankenhausgesellschaft (1976) Muster für eine landesrechtliche Ordnung der Weiterbildung und Prüfung zu Krankenschwestern, Krankenpflegern und Kinderkrankenschwestern in der Intensivpflege. Krankenhaus 68:439, Anästh Inform 18:96

71. Deutsches Krankenhausinstitut Düsseldorf, Institut für Krankenhausbau der Techn. Universität Berlin, Deutsche Gesellschaft für Anästhesiologie und Intensivmedizin (1982) Grundsätze für die Organisation und Einrichtung von Aufwacheinheiten in Krankenhäusern. Anaesthesist 31:632, Anästh Intensivmed 23:373

72. Deutscher Städtetag (1972) Empfehlungen für die Einrichtung und den Betrieb von Intensivstationen. Anästh Inform 14:285

Die Entwicklung der Intensivmedizin vollzog sich im Osten Deutschlands im wesentlichen ähnlich wie im Westen. Die Notwendigkeit zum Aufbau von Intensivstationen bestand in beiden Teilen Deutschlands v.a. darin, daß aus medizinischer, v.a. aber auch aus organisatorischer Sicht eine Zentralisation der Behandlung von lebensbedrohlich Erkrankten und Verletzten dringend erforderlich war. In dem dabei ablaufenden Entwicklungsprozeß der Intensivmedizin gab es neben vielen Gemeinsamkeiten jedoch auch einige Unterschiede, denen vielfältige Ursachen zugrunde lagen, auf die im einzelnen näher eingegangen wird.

G. Benad[1] · W. Röse[2]
[1] Klinik und Poliklinik für Anaesthesiologie und Intensivtherapie der Medizinischen Fakultät der Universität Rostock
[2] Universitätsklinik für Anaesthesiologie und Intensivtherapie der Medizinischen Fakultät der Otto-von-Guericke-Universität Magdeburg

Folge 4: Strukturelle Entwicklung der Intensivmedizin in der ehemaligen DDR

Operative Wachstationen – Vorläufer von Intensivtherapieeinrichtungen

In beiden Teilen Deutschlands bestand – genau wie im internationalen Rahmen – zunächst die Tendenz zu einer Konzentration von Patienten nach großen operativen Eingriffen und nach schweren Unfällen, die mit lebensbedrohlichen Komplikationen einhergingen. Dies führte zur Bildung von sog. „Wachstationen" innerhalb von operativen Einrichtungen, in Sonderheit in Chirurgischen Kliniken.

An der Medizinischen Fakultät der Universität Rostock wurde beispielsweise eine solche „Wachstation" der Chirurgischen Klinik bereits im Jahre 1958 unter dem Direktorat von Prof. Dr. W. Schmitt eingerichtet. Als ein Chirurg, der sich wissenschaftlich ganz besonders mit allgemeinchirurgischen Problemen befaßte, erkannte W. Schmitt schon sehr früh die Vorteile einer solchen Zentralisation von Frischoperierten. Nicht nur aus rein personellen Gründen übertrug er die Funktion eines Stationsarztes jeweils für 1 Jahr an eine der Anästhesistinnen, die an der ebenfalls 1958 auf seine Initiative hin gegründeten Anästhesieabteilung der Chirurgischen Klinik ihre Weiterbildung zur Fachärztin für Anästhesiologie zunächst unter der Leitung von Oberarzt Dr. H. Blume und ab 1.8.1963 unter der Leitung von Oberarzt Dr. G. Benad absolvierten.

Die damalige Wachstation der Chirurgischen Klinik hatte 20 Betten, die in drei 2-Bett-, einem 3-Bett-, einem 5-Bett- und einem 6-Bettzimmer untergebracht waren. Einer Doktorarbeit von K. Jahncke [20] aus dieser Zeit ist zu entnehmen, daß die apparativ-technische Ausstattung dieser Station noch recht bescheiden war. Sie verfügte über 12 Sauerstoffinhalationsgeräte mit sauerstoffbetriebener Absaugvorrichtung, einen Poliomaten der Fa. Dräger, Lübeck und zwei automatische Beatmungsgeräte der Fa. VEB Medizintechnik, Leipzig. In besonderen Fällen wurden später auch die beiden Engström-Respiratoren 200, über die die Anästhesieabteilung der Chirurgischen Klinik ab 1965 verfügte, zur Durchführung von Dauerbeatmungen zeitweise mit herangezogen.

Während in den ersten beiden Jahren nach Inbetriebnahme der Wachstation maximal 154, fast ausschließlich

Prof. Dr. G. Benad, FRCA
Klinik und Poliklinik für Anaesthesiologie und Intensivtherapie der Medizinischen Fakultät der Universität Rostock, Schillingallee 35, Postfach 10 08 88, D-18055 Rostock

chirurgische Patienten behandelt wurden, stieg die Patientenzahl im Laufe der Zeit rasch an, und es kam darüber hinaus nach und nach auch zu einer zunehmenden interdisziplinären Nutzung dieser Station. So wurden neben rein chirurgischen Kranken später auch Patienten mit Tetanus, nach Suizidversuch und gynäkologische bzw. geburtshilfliche Patientinnen behandelt, bei denen eine respiratorische Insuffizienz die Durchführung einer länger dauernden Beatmungstherapie erforderlich machte. In den ersten 10 Jahren ihres Bestehens wurden auf dieser Station insgesamt 10 216 Intensivpatienten interdisziplinär behandelt [20].

1967 stand der Wachstation der Chirurgischen Klinik folgendes Personal zur Verfügung: 1 Stationsarzt (Arzt in Weiterbildung zum Facharzt für Anästhesiologie), 12 Krankenschwestern, 2 Krankenpfleger und 18 pflegerische Hilfskräfte, die als „Extrawachen" auf dieser Station arbeiteten [20].

Diese am Beispiel der Chirurgischen Klinik der Universität Rostock geschilderte Entwicklung der Intensivmedizin vollzog sich im Osten Deutschlands nahezu an allen anderen Universitätskliniken, aber auch an den Bezirkskrankenhäusern und größeren Stadtkrankenhäusern in ähnlicher Weise. Häufig ging die Entwicklung wie in Rostock von einer Zentralisation chirurgischer Patienten aus, die bei lebensbedrohlichen Erkrankungen schon präoperativ, aber v.a. nach großen Eingriffen in der unmittelbaren postoperativen Periode auf einer solchen Wachstation zusammengefaßt wurden.

Reanimationszentrum Berlin-Buch

Erste „Interdisziplinäre Intensivtherapiestation" in der DDR

In einzelnen Fällen waren es aber auch Patienten mit primär nicht-chirurgischen Erkrankungen, die in zentralen, primär bereits interdisziplinär orientierten intensivmedizinischen Einrichtungen behandelt wurden. Ganz allgemein kann festgestellt werden, daß solche *Interdisziplinären Intensivtherapiestationen* als Bestandteile von selbständigen und damit von Chirurgischen Kliniken unabhängigen Anästhesieabteilungen im Bereich von Einrichtungen des territorialen Gesundheitswesens, d.h. an großen Stadt- und Bezirkskrankenhäusern, viel früher entstanden als an Universitätskliniken.

Am Städtischen Krankenhaus Berlin-Buch wurde schon 1956 eine selbständige Anästhesieabteilung gegründet, zu deren Leitendem Arzt Dr. U. Strahl ernannt wurde. Unter seiner Leitung erfolgte bereits zwei Jahre später, im Herbst 1958, die Gründung einer interdisziplinär orientierten intensivmedizinischen Einrichtung, des sog. „Reanimationszentrums", das die erste Einrichtung dieser Art an einer Anästhesieabteilung in Ostdeutschland war [30].

Interessant ist in diesem Zusammenhang, daß 1958 auch im Westen Deutschlands die Einrichtung einer der ersten „Interdisziplinären Intensivstationen" an der 1954 von Dr. Ch. Lehmann gegründeten und von ihr zunächst als Oberärztin, ab 1963 als Leitende Ärztin und von 1966 an als Chefärztin geleiteten selbständigen Anästhesieabteilung des Städtischen Krankenhauses München rechts der Isar erfolgte [19].

Das Reanimationszentrum in Berlin-Buch wurde als eine echte interdisziplinäre intensivmedizinische Einrichtung später in das aus der selbständigen Anästhesieabteilung des Städtischen Krankenhauses Berlin-Buch hervorgegangene I. Institut für Anaesthesiologie und Reanimation integriert, das von Chefarzt Dr. U. Strahl geleitet wurde.

Bereits aus der Bezeichnung „Reanimationszentrum" – gelegentlich findet man auch die Bezeichnung „Beatmungszentrum" – wird deutlich, daß es sich bei dieser intensivmedizinischen Einrichtung nicht um eine Station handelte, auf der die postoperative intensivmedizinische Überwachung und Behandlung im Vordergrund standen, sondern daß es eine interdisziplinäre Einrichtung war, in der Patienten mit schweren respiratorischen Störungen, die primär unterschiedlichen Fachrichtungen zugeordnet waren, zentralisiert wurden und denen in diesem Zentrum eine intensivmedizinische Behandlung zuteil wurde, in der eine prolongierte, oft über mehrere Monate, ja sogar Jahre fortgesetzte Beatmung eine führende Rolle spielte.

Diese interdisziplinäre intensivmedizinische Einrichtung war damals der zentrale Anlaufpunkt in Ost-Berlin für Intoxikationen mit Schlafmitteln, Kohlenmonoxid und Opiaten, Poliomyelitispatienten sowie Kranke mit Status asthmaticus, Myasthenia gravis, Polyradiculitis und Tetanus.

U. Strahl verdanken wir auch die wesentlichen Impulse, die schon in der Zeit der Poliomyelitisepidemien im Osten Deutschlands in den späten 50er Jahren zur Abkehr von der Eisernen Lunge und zur Hinwendung zu einer Überdruckbeatmung über einen endotrachealen Katheter bzw. ein Tracheostoma führten. Seine Aktivitäten und Verdienste auf dem Gebiet der Beatmungstherapie als Kurzzeit-, Langzeit- und Dauerbeatmung wurden auch international anerkannt. Besondere Beachtung fand eine über 17 Jahre ununterbrochen fortgesetzte kontrollierte Beatmung einer Poliomyelitispatientin [16,17].

Bereits wenige Monate nach der Eröffnung dieses Reanimationszentrums berichtete U. Strahl [28] am 8. Juni 1959 auf einer Sitzung der Berliner Chirurgischen Gesellschaft, „...daß die Behandlung von schweren Vergiftungen, Atemlähmungen verschiedenster Genese, postoperative Störungen des Gasaustausches und schweren Unfällen am zweckmäßigsten in Reanimationszentren durchgeführt wird". U. Strahl [28] hob in diesem Bericht hervor, daß entscheidend für eine solche Zentralisierung „die Erfahrungen und die Routine des ärztlichen und mittleren medizinischen Personals sind, die nur an einem großen Krankengut gewonnen werden können".

Er wies aber auch auf einen anderen Gesichtspunkt hin, der für die Entwicklung der Intensivmedizin im Osten Deutschlands von ganz besonderer Bedeutung war, nämlich den wirtschaftlichen Aspekt. U. Strahl [28] betonte bereits 1959, daß „auch wirtschaftliche Gesichtspunkte" zu einer Zentralisation der Behandlung von Intensivpatienten zwingen, „da die sehr kostspielige instrumentelle und apparative Ausstattung nur durch Konzentrierung in wenigen Behandlungszentren sinnvoll ausgenützt werden kann".

Das Reanimationszentrum Berlin-Buch verfügte über 20 Betten, eine zentrale Sauerstoffanlage, automatische Beatmungsgeräte unterschiedlicher Konstruktion, ein fahrbares Röntgengerät und ein Laboratorium, in dem u.a. auch Untersuchungen über den Gasaustausch durchgeführt werden konnten.

Dem Reanimationszentrum war von Anfang an ein „großzügig ausgestatteter Schnellhilfewagen" zugeordnet, in dem eine erste Versorgung von Verletzten und auch eine sachgemäße Beatmung atemgelähmter Patienten möglich war, so daß „Transportschwierigkeiten, die sich aus der peripheren Lage des Reanimationszentrums ergeben" [28], gelöst werden konnten.

10 Jahre nach der Inbetriebnahme machte U. Strahl [29] 1968 deutlich, daß die 1958 erfolgte Gründung dieses Reanimationszentrums damals von einigen Fachvertretern auch mit einer gewissen Skepsis verfolgt wurde. In diesem Zusammenhang schrieb er, daß 1958, „wohl nur wenige davon überzeugt waren, daß sich diese in der DDR erste Intensivtherapie-Abteilung, die sich bald für die Entwicklung der gesamten Dringlichen Medizinischen Hilfe in der DDR und darüber hinaus in den sozialistischen Ländern als richtunggebend erweisen sollte, über ihre primäre Aufgabe eines „Auffanglagers" für schwerste Formen der Poliomyelitis hinaus bewähren sollte" [29].

Die Bedeutung dieses Reanimationszentrums ging allein schon daraus hervor, daß in den ersten 10 Jahren seines Bestehens 5700 Patienten mit lebensbedrohlichen Erkrankungen, Bewußtlosigkeit und Ateminsuffizienz behandelt wurden, wobei die Letalität von Schlafmittelintoxikationen in Ostberlin von 7% auf 2% gesenkt werden konnte.

„Die Behandlung von über 1100 Leuchtgasvergiftungen schuf die Voraussetzungen dafür, daß wir bei der Therapie des Lungenödems und bei der Behandlung von Krampfzuständen, wie beim Status epilepticus, bei der postpartalen Eklampsie und beim Tetanus in größerem Maßstab neue, erfolgversprechende Behandlungsmethoden anwenden konnten" [29].

U. Strahl [29] hob in seinem Bericht auch die erfolgreiche Behandlung von Patienten mit schwersten Formen des Botulismus hervor, die einer wochenlangen künstlichen Beatmung bedurften.

Auch heute noch kann man U. Strahls Feststellung uneingeschränkt zustimmen, daß in der Intensivtherapie „nur durch eine echte, rückhaltlose und von Prestigedenken freie Zusammenarbeit mit den Vertretern anderer Fachgebiete Spitzenleistungen zu erzielen sind" [29].

Von Einzellösungen zu interdisziplinärem intensivmedizinischem Gesamtkonzept

Beispiel – Entwicklung der Intensivmedizin im Bezirk Rostock

Diese von Ostberlin ausgehende Entwicklung der Intensivmedizin vollzog sich danach auch in den anderen Bezirken Ostdeutschlands in ähnlicher Weise. Dabei ist der Versuch führender ostdeutscher Anästhesisten unübersehbar, aus intensivmedizinischen Insellösungen, wie in Berlin-Buch, verallgemeinerungsfähige landesweite intensivmedizinische Betreuungskonzepte zu entwerfen. Der am 1. November 1960 gegründete und von Prof. Dr. med. habil. L. Barth, Berlin-Buch, geleitete „Zentrale Arbeitskreis Anaesthesiologie und Anaesthesietechnik", der beim Forschungsamt der DDR angebunden war, hatte bereits in seinem Gründungsentwurf vom Dezember 1959 als eine von 5 Arbeitsgruppen die „Arbeitsgruppe für Rettungs- und Wiederbelebungswesen, Reanimationszentren" vorgesehen und vorgeschlagen, sie personell mit U. Strahl, Berlin-Buch, K.H. Martin, Halle/Saale, L. Wilken, Magdeburg und G. Endres, Erfurt zu besetzen.

Der „Zentrale Arbeitskreis Anaesthesiologie und Anaesthesietechnik" mahnte 1964 in einem Papier „Zur perspektivischen Entwicklung der Anaesthesiologie und ihre Bedeutung für die operativen Disziplinen der Medizin" [34] an:

„Der zentralen Anaesthesie-Abteilung ist eine, dem Umfang und den Aufgaben entsprechende Bettenstation in Form einer Intensivpflegeeinheit oder eines Reanimationszentrums anzuschließen. Auf dieser Station sind lebensbedrohliche Fälle, die einer vorwiegend anaesthesiologischen Betreuung bedürfen (Vergiftungen, Atemlähmungen, Schockzustände und dgl.) unterzubringen. Sie muß Tag und Nacht ärztlich betreut werden und eine hinreichende (überdurchschnittliche) Schwesternbesetzung haben. Die apparative Ausstattung muß automatische Beatmungsgeräte, O_2- und Vakuumarmaturen, Herzdefibrillatoren und Herzschrittmacher, Atmungs- und Kreislaufüberwachungseinrichtungen und ein kleines Laboratorium umfassen".

Am Beispiel des ehemaligen „Bezirks Rostock" soll die Entwicklung der Intensivtherapie im nördlichsten Bezirk der damaligen DDR etwas ausführlicher geschildert werden.

1965 wurde unter der Leitung von Chefärztin Dr. W. Weicker [32, 33] am damaligen Bezirkskrankenhaus Rostock-Südstadt eine Zentrale Anaesthesieabteilung gegründet, an der neben den Funktionsbereichen „Narkosewesen" und „Dringliche Medizinische Hilfe" schon am 24. Februar 1969 ein dritter Funktionsbereich „Intensivtherapie" eingerichtet wurde. Er umfaßte eine anästhesiologisch geleitete, interdisziplinäre Intensivtherapiestation mit 12 Betten, auf der in einem Zeitraum von $3\frac{1}{2}$ Jahren 1250 Patienten interdisziplinär behandelt wurden. Darunter waren u.a. 416 Kranke nach chirurgischen Eingriffen, 244 internistische Patienten, 141 Vergiftungen, 133 Schädel-Hirn-Verletzte, 72 Patienten mit sonstigen schweren Verletzungen, 51 gynäkologische Patientinnen (vorwiegend mit septischen Aborten und Eklampsie), 6 Verbrennungen und 3 Tetanuspatienten.

Das Vorhandensein dieser leistungsfähigen „Interdisziplinären Intensivtherapiestation" war die Voraussetzung für die Umbenennung der Zentralen Anaesthesieabteilung in eine „Klinik für Anaesthesiologie und Intensivmedizin", die im Jahre 1983 erfolgte. Nach ihrem Eintritt in den Ruhestand übergab Chefärztin Dr. W. Weicker 1990 die Leitung dieser Klinik an Chefarzt Prof. Dr. med. habil. B. Freitag.

An den beiden anderen Bezirkskrankenhäusern des damaligen „Bezirks Rostock" vollzog sich die Entwicklung ein paar Jahre später in ähnlicher Weise.

Am Bezirkskrankenhaus Wismar wurde unter der Leitung von Chefärztin Dr. A. Tamme 1964 eine selbständige Anästhesieabteilung gegründet, in die 1974 auch eine „Interdisziplinäre Intensivtherapiestation" integriert wurde, so daß daraufhin im gleichen Jahr eine Umbenennung der Anästhesieabteilung in „Klinik für Anaesthesiologie und Intensivtherapie" erfolgte, die Chefärztin Dr. A. Tamme bis 1997 geleitet hat und deren Leitung 1998 Chefärztin Prof. Dr. med. habil. T. Rosolski übernahm.

Die selbständige Anästhesieabteilung des Bezirkskrankenhauses Stralsund wurde 1967 unter der Leitung von Chefarzt Dr. Schmerso gegründet. An dieser Anästhesieabteilung wurde 1972 ebenfalls eine „Interdisziplinäre Intensivtherapiestation" geschaffen, was zur Umbenennung der Anästhesieabteilung in „Klinik für Anaesthesiologie und Intensivtherapie" führte, die seitdem unter der Leitung von Chefärztin Dr. G. Huyoff steht.

Im Vergleich zur Entwicklung der Intensivtherapie an den Bezirks- und Stadtkrankenhäusern, die damals als sog. „Einrichtungen des territorialen Gesundheitswesens" dem Gesundheitsministerium unterstellt waren, vollzog sich die Etablierung der Intensivtherapie, in Sonderheit als interdisziplinäre Form an den Anästhesieabteilungen der Bereiche Medizin der Universitäten (Berlin, Halle-Wittenberg, Greifswald, Jena, Leipzig und Rostock) bzw. der Medizinischen Akademien (Dresden, Erfurt und Magdeburg), also im Zuständigkeitsbereich des Ministeriums für Hoch- und Fachschulwesen, viel langsamer.

Als Beispiel für die Entwicklung der Intensivtherapie an den Hochschulen Ostdeutschlands, die eng mit der Etablierung des Fachgebiets Anästhesiologie an den Universitätskliniken verbunden war, soll die Situation im damaligen „Bezirk Rostock" an den Universitäten in Rostock und Greifswald geschildert werden.

Aus der 1958 gegründeten Anästhesieabteilung der Chirurgischen Universitätsklinik Rostock entwickelte sich durch eine Ausdehnung der anästhesiologischen Versorgung auf die anderen operativen Kliniken die „Anaesthesie-Abteilung des Bereiches Medizin der Universität Rostock", die am 1. September 1969 gegründet und von einem, den anderen Direktoren der operativen und konservativen Kliniken und der Institute gleichgestellten Direktor (Doz. Dr. sc. med. G. Benad) geleitet wurde, der 1972 auf den ersten Lehrstuhl für Anaesthesiologie an der Universität Rockstock berufen wurde.

Der mit der Zentralisation verbundene größere Personalbedarf an Anästhesisten und die strukturelle Trennung der Anästhesieabteilung von der Chirurgischen Klinik ließ eine Besetzung der Stationsarztfunktion der Chirurgischen Wachstation durch einen Anästhesisten damals nicht mehr zu, so daß nach der Bildung der Anästhesieabteilung des Bereichs Medizin der Universität Rockstock die Funktion des Stationsarztes auf einen Chirurgen über-

ging. Insbesondere die Behandlung von Patienten mit respiratorischer Insuffizienz, die einer prolongierten Beatmung bedurften, erfolge aber auch weiterhin gemeinsam durch Chirurgen und Anästhesisten, die nunmehr auf konsiliarischer Basis auf der Chirurgischen Wachstation tätig waren.

Als durch eine schrittweise Erweiterung des inzwischen geschaffenen Stellenplans der Anästhesieabteilung des Bereichs Medizin der Prozeß der Zentralisierung der anästhesiologischen Versorgung abgeschlossen war, wurde der Aufbau einer eigenen, anästhesiologischen geleiteten „Interdisziplinären Intensivtherapie-Station" an der „Anästhesieabteilung des Bereichs Medizin der Universität Rostock" in Angriff genommen.

Gegen dieses Vorhaben gab es zunächst einige Vorbehalte, insbesondere von seiten des Direktors der Chirurgischen Klinik, Prof. Dr. W. Schmitt, und des Direktors der Klinik für Innere Medizin, Prof. Dr. M. Gülzow, an dessen Klinik inzwischen eine „Koronare Wacheinheit" eingerichtet worden war. Die Chirurgische Wachstation und die Koronare Wacheinheit waren aber nicht in der Lage, die durch die weitere Entwicklung der hochspezialisierten Versorgung, insbesondere der Kardiochirurgie mit extrakorporaler Zirkulation, ständig steigende Zahl von Intensivpatienten der verschiedenen Kliniken der Medizinischen Fakultät aufzunehmen, so daß eine Erweiterung der intensivmedizinischen Behandlungskapazität in einem interdisziplinären Rahmen dringend geboten war.

Besonders hilfreich war in dieser Situation der Besuch des dänischen Anästhesisten Prof. Dr. Henning Poulsen (Aarhus), der im November 1972 für einige Tage als Gastprofessor an der „Anästhesieabteilung des Bereichs Medizin der Universität Rockstock" weilte. Mit H. Poulsen, der in seiner Funktion als Sekretär der „Weltföderation der Anästhesiegesellschaften" hohes Ansehen genoß und infolge seiner langjährigen Erfahrungen mit einer anästhesiologisch geleiteten, interdisziplinär ausgerichteten Intensivtherapiestation als ein international anerkannter Experte auf dem Gebiet der Intensivtherapie galt, gelang es, auf einer Sitzung aller Klinikdirektoren der Medizinischen Fakultät der Universität Rostock die Vorbehalte

der Chirurgen und Internisten gegen die Errichtung einer anästhesiologisch geleiteten „Interdisziplinären Intensivtherapiestation" endgültig auszuräumen. Es sollte die Hauptaufgabe einer solchen Station sein, Patienten verschiedener Fachrichtungen zu behandeln, bei denen eine Beatmungstherapie im Vordergrund steht, für deren Durchführung der Anäsethesist infolge seiner langjährigen Erfahrungen mit der Narkosebeatmung die besten Voraussetzungen mitbringt.

Wir wurden in unserem Vorhaben von den Direktoren der Kliniken unterstützt, die keine eigene intensivmedizinische Behandlungseinheit besaßen und damit zunehmend Schwierigkeiten hatten, ihre Intensivpatienten optimal zu behandeln. Infolge der äußerst angespannten finanziellen Situation bestand damals gar keine Möglichkeit, an jeder Klinik fachspezifische Intensivstationen einzurichten, so daß die Orientierung auf eine „Interdisziplinäre Intensivtherapiestation" in einem besonderen Maß auch ökonomisch begründet war. Dies traf nicht nur für das Rostocker Universitätsklinikum zu, sondern diese Situation war geradezu typisch für alle medizinischen Einrichtungen im Osten Deutschlands.

Schließlich konnte 1978 mit dem Aufbau einer „Interdisziplinären Intensivtherapie-Einheit" zunächst mit 2 und später 4 Betten an der „Anästhesieabteilung des Bereichs Medizin der Universität Rostock" begonnen werden, die 1981 nach Schaffung der baulichen Voraussetzungen zur Eröffnung einer 8 und später 11 Betten umfassenden „Interdisziplinären Intensivtherapiestation" geführt hat, die neben dem Arbeitsbereich „Klinische Anaesthesiologie" den Arbeitsbereich „Interdisziplinäre Intensivtherapie" bildet, in dem Anästhesisten seither mit den verschiedenen Vertretern operativer und konservativer Kliniken gemeinsam interdisziplinär intensivtherapeutisch tätig sind.

Mit der Einrichtung dieser „Interdisziplinären Intensivtherapiestation" waren 1981 auch die Voraussetzungen für die Umbenennung der „Anästhesieabteilung des Bereiches Medizin" in eine „Klinik für Anaesthesiologie und Intensivtherapie" an der Universität Rostock erfüllt.

An der Schwester-Universität Greifswald vollzog sich die Entwicklung ähnlich. Hier war 1957 unter der Leitung von Oberarzt Dr. M. Schädlich eine Anästhesieabteilung der Chirurgischen Klinik gegründet worden, die nach Schädlichs Wechsel zur Chirurgischen Klinik der Charité der Humboldt-Universität zu Berlin 1963–1967 von Oberarzt Dr. Klimpel, von 1967–1970 von Oberarzt Dr. Hrdlica und von 1970–1971 von Oberarzt Dr. Kasper geleitet wurde. Unter der Leitung von Chefarzt Dr. sc. med. Ritzow erfolgte 1971 die Bildung einer „Zentralen Anaesthesie-Abteilung des Bereiches Medizin", die nach seinem Ausscheiden 1974–1977 kommissarisch von Oberarzt Dr. Kasper geleitet wurde. 1977 erfolgte die Berufung von Prof. Dr. sc. med. K. Borchert auf den ersten Lehrstuhl für Anästhesiologie an der Universität Greifswald. 1981 wurde die „Zentrale Anästhesieabteilung des Bereichs Medizin" in den Status einer „Klinik für Anaesthesiologie und und Intensivtherapie" der Universität Greifswald überführt, an der 1983 eine „Interdisziplinäre Intensivtherapie-Station" von Prof. Borchert eingerichtet wurde. Nach seinem Ausscheiden wurde 1992 Prof. Dr. med. M. Wendt von der Universität Münster auf den Greifswalder Lehrstuhl berufen und übernahm das Direktorat der Klinik und Poliklinik für Anästhesiologie und Intensivtherapie.

Die am Beispiel der Universitäten Rostock und Greifswald geschilderte Umwandlung des Status von Zentralen Anästhesieabteilungen zu Kliniken für Anästhesiologie und Intensivtherapie mit einer Interdisziplinären Intensivtherapiestation vollzog sich Anfang der 80er Jahre in ähnlicher Weise auch an allen anderen Universitäten und Medizinischen Akademien Ostdeutschlands.

Einflußnahme staatlicher Stellen auf die weitere Entwicklung der Intensivtherapie

Nachdem sich durch die Initiativen zahlreicher Anästhesisten Ostdeutschlands die ersten „Interdisziplinären Intensivtherapie-Stationen" an einigen zentralen Anästhesie-Einrichtungen gebildet hatten, griff nunmehr auch das Ministerium für Gesundheitswesen in den Entwicklungsprozeß der Intensivtherapie im Osten Deutschlands ein und erließ am 5. Mai 1969 *Empfehlungen für die Planung der Intensivtherapie"* [13].

Nach diesen Empfehlungen wurde für den Perspektivplanzeitraum 1971–1975 im Gesundheitswesen der weitere Ausbau der Dringlichen Medizinischen Hilfe und der Intensivtherapie als eine Schwerpunktaufgabe festgelegt [13]. Zur Gewährleistung einer einheitlichen Entwicklung wurden von der schon seit Mitte der 60er Jahre bestehenden Problemkommission „Dringliche Medizinische Hilfe und Intensivtherapie", die unter der Leitung des Internisten Prof. Dr. K. Scheidler, Berlin-Friedrichshain stand, Definitionen und Kennziffern für die Intensivmedizin erarbeitet. Die gegebenen Hinweise zur Planung der Intensivtherapie waren als „eine Orientierung für die schrittweise Realisierung der gestellten Aufgabe unter Berücksichtigung der personellen, finanziellen und materiellen Möglichkeiten der einzelnen Territorien" [13] aufzufassen. Den Bezirksärzten fiel in diesem Planungsprozeß die Aufgabe zu, „die Standorte festzulegen" und die „Grundsätze der Struktur- und Netzplanung sowie die spezifischen und prognostischen Belange des jeweiligen Territoriums zu berücksichtigen" [13].

Die Bezirksärzte wurden dabei von den sog. „Beratenden Ärzten für Anaesthesiologie" unterstützt, deren Bezeichnung im Laufe der Zeit in „Beratende Ärzte für Anaesthesiologie und Intensivtherapie" verändert wurde. Unter Berücksichtigung der Belange unseres Fachgebiets übten sie auf den weiteren Entwicklungsprozeß der interdisziplinären Intensivtherapie schon frühzeitig einen positiven Einfluß aus.

In den „Empfehlungen für die Planung in der Intensivtherapie" [13] aus dem Jahre 1969 wurde eine Klassifikation in drei Stufen vorgenommen:

1. Intensivtherapie-Stationen bzw. -Abteilungen,
2. Wachstationen und
3. Stationen der Pflegestufe I.

Als *„Intensivtherapiestationen bzw. -abteilungen"* wurden „Spezialbereiche mit optimalen Behandlungsmöglichkeiten für Schwerstkranke aller Fachdisziplinen, bei denen die Vitalfunktionen in lebensbedrohlicher Weise gestört oder unmittelbar gefährdet sind", definiert [13]. Durch den Hinweis auf *„Schwerstkranke aller Fachdisziplinen"* wird die primäre Orientierung auf eine *interdisziplinäre*

Intensivtherapie von vornherein deutlich, wodurch die weitere Entwicklung dieses Bereichs im Osten Deutschlands wesentlich geprägt wurde.

Ein weiteres Charakteristikum einer solchen Intensivtherapiestation bzw. -abteilung bestand darin, daß die Aufnahme und Behandlungsbereitschaft zu jeder Tages- und Nachtzeit durch die Aktionsfähigkeit aller diagnostichen und therapeutischen Bereiche gesichert sowie eine konsiliarische Unterstützung durch die Hauptfachbereiche gegeben sein mußte [13].

Intensivtherapiestationen bzw. -abteilungen sollten entsprechend den territorialen Besonderheiten an Krankenhäusern mit mindestens 500 Betten eingerichtet werden, denen in jedem Fall eine „Dringliche Medizinische Hilfe" angeschlossen sein mußte. Eine Intensivtherapiestation bzw. -abteilung sollte mindestens 12 und maximal 20 Betten haben, wobei als Berechnungsgrundlage die Relation von 0,1 Bett auf 1000 Einwohner zugrunde gelegt wurde [13].

Die „Empfehlungen für die Planung in der Intensivtherapie" [13] orientierten für Intensivtherapiestationen bzw. -abteilungen auf folgende personelle Besetzung:

- 1 VBE Arzt (VBE=Vollbeschäftigteneinheit) auf 2 Betten,
- 4 VBE Schwestern auf 2 Betten,
- 5 VBE Medizinisch-technische Assistenten (Labor)
- 4 VBE Medizinisch-Technische Assistenten (Röntgen) sowie
- eigene technische Kräfte (Medizin-Mechaniker, Ingenieur usw.) für eine Station bzw. Abteilung.

Unter dem Begriff *„Wachstation"* bzw. *„Intensivbeobachtungsstation"* wurden unterschiedliche Aufgabenbereiche erfaßt, die alle dadurch gekennzeichnet waren, daß in ihnen Kranke mit lebensbedrohlicher Gefährdung vitaler Funktionen aus dem Bereich des Krankenhauses konzentriert über 24 h durchgehend ärztlich und pflegerisch betreut wurden. Diesen Krankenhäusern war keine „Dringliche Medizinische Hilfe" angeschlossen, so daß in der Regel keine ständige Aufnahmebereitschaft über 24 Stunden bestand [13].

Ale Beispiele für solche Wach- bzw. Intensivbeobachtungsstationen, die im

Durchschnitt über 16 Betten verfügen sollten, wurden genannt:

- Chirurgische Wachstationen hochspezialisierter Kliniken (Herz-, Gefäß- und Neurochirurgie u.a.),
- Chirurgische Wachstationen in großen Krankenhäusern, wenn die Bettenzahl der Intensivtherapieabteilungen nicht ausreicht,
- Wachstationen in Krankenhäusern unter 500 Betten und
- Internistische Wachstationen (z.B. Herzinfarktabteilungen) [13].

Für diese Wachstationen bzw. Intensivbeobachtungsstationen wurde auf folgende personelle Besetzung orientiert:

- 1 VBE Arzt auf 4 Betten,
- 3 VBE Schwestern auf 4 Betten.

In den „Empfehlungen für die Planung in der Intensivtherapie" [13] wurden auch noch detaillierte Hinweise zur *Ausrüstung mit Überwachungs- und Therapiegeräten sowie Geräten für die Sofort-Labor-Diagnostik* gegeben, die ausschließlich von ostdeutschen volkseigenen Betrieben (VEB) oder von Firmen des sog. „Sozialistischen Auslandes" hergestellt waren.

Es darf aber nicht unerwähnt bleiben, daß Ende der 60er Jahre die Ausrüstung ostdeutscher Intensivtherapiestationen bzw. -abteilungen sowohl in qualitativer als auch in quantitativer Hinsicht derjenigen von vergleichbaren westdeutschen Intensivtherapiestationen deutlich unterlegen war. Um so bemerkenswerter sind daher die Behandlungsergebnisse, die auch im Osten Deutschlands unter diesen weitaus schwierigeren Bedingungen auf intensivmedizinischem Gebiet durch einen hohen persönlichen Einsatz von Ärzten, Schwestern und Pflegern erzielt wurden.

Im Verlauf der weiteren Entwicklung bestand das Hauptproblem einer auf der Höhe der Zeit befindlichen Intensivmedizin weniger in strukturellen Fragen, sondern weit mehr in der ungenügenden personellen und materiell-technischen Ausstattung vorhandener interdisziplinärer Intensivtherapiestationen. Diese Situation veranlaßte das Ministerium für Gesundheitswesen allerdings erst 1987, eine „Problemkommission für Anaesthe-

siologie und Intensivtherapie" einzusetzen, die von W. Röse, Magdeburg geleitet wurde und der K. Borchert, Greifswald, I. Hörning, Cottbus, M. Lüder, Berlin-Buch, H. Franke, Bergen als Anästhesisten und der Internist L. Engelmann, Leipzig, angehörten. In enger Zusammenarbeit mit der Fachgesellschaft erarbeitete diese Kommission eine „Fachgebietskonzeption Anaesthesiologie und Intensivtherapie", in der u.a. unmißverständlich auf bestehende Defizite in der Intensivmedizin hingewiesen wurde.

Bedeutung der anästhesiologischen Fachgesellschaft für die Entwicklung der Intensivmedizin

Unbeschadet dieser staatlichen Vorgaben beschäftigte sich die 1964 zunächst als „Sektion Anaesthesiologie" der „Deutschen Gesellschaft für Klinische Medizin" gegründete und 1967 erstmalig in „Gesellschaft für Anaesthesiologie und Reanimation der DDR" umbenannte anästhesiologische Fachgesellschaft auf ihren ab 1966 in zweijährigen Abständen durchgeführten Kongressen mit der Bezeichnung „anaesthesia", auf Arbeitstagungen zwischen den Kongressen und in ihren verschiedenen Arbeitsgruppen und Arbeitsgemeinschaften sehr gründlich mit der weiteren Entwicklung der „Interdisziplinären Intensivtherapie".

Auf dem 3. Kongreß der „Gesellschaft für Anaesthesiologie und Reanimation der DDR", „anaesthesia '70", war eines der Rahmenthemen der Intensivtherapie gewidmet, zu dem u.a. H. Hache, Dresden, U. Strahl, Berlin-Buch, W. Weicker, Rostock sowie als Gäste P. Lawin, Hamburg und H. Opderbecke, Nürnberg referierten [12].

Auf dem 4. Kongreß „anaesthesia '72", der in Zusammenarbeit mit den „Anaesthesiegesellschaften der sozialistischen Länder" zugleich das „V. Symposium Internationale Anaesthesiologiae" darstellte, wurde in einem Beitrag der aus den Anästhesieabteilungen der Universitäten Berlin, Halle-Wittenberg und Rostock sowie der Medizinischen Akademie Magdeburg das Berufsbild des Anästhesiologen als Hochschullehrer skizziert (G. Baust, G. Benad, W. Röse und M. Schädlich [6]). Dazu wurde u.a. ausgeführt:

„Die Aufgaben im Rahmen der medizinischen Betreuung erstrecken sich dabei nicht nur auf die schrittweise Übernahme aller Allgemeinanästhesien in den verschiedenen Kliniken, sondern sie sind auch eng mit dem Aufbau von Intensivtherapiestationen verbunden, die sich nach und nach an allen medizinischen Hochschulbereichen als Bestandteil der Anästhesie-Abteilungen herausbilden. Analog zur Zentralisation der anästhesiologischen Versorgung in den Operationssälen werden die bereits vorhandenen oder in der nächsten Zeit an den Bereichen Medizin und den Medizinischen Akademien einzurichtenden Intensivtherapiestationen der Anästhesie-Abteilungen zu einer Konzentration von Patienten mit akuten, lebensbedrohlichen Erkrankungen führen. So wie die Intensivtherapie als stationäre Form der Dringlichen Medizinischen Hilfe einen untrennbaren Bestandteil des anästhesiologischen Berufsbildes an den Hochschuleinrichtungen auf dem Sektor der medizinischen Betreuung darstellt, trifft das überwiegend auch für die außerklinische Dringliche Medizinische Hilfe, die man als ambulante Form der Intensivtherapie ansehen muß, zu".

Die unter der Leitung von Prof. Dr. med. habil. M. Lüder, Berlin-Buch, stehende „Arbeitsgemeinschaft Forschung und Technik" gab am 23.2.1973 folgende Empfehlungen für die apparative Grundausstattung von Intensivtherapiestationen heraus [24]:

Überwachungsgeräte

je Bett:
- EKG,
- Pulsfrequenz,
- Temperatur,
- Blutdruck, indirekt (manuell),

je 4 Betten:
- Blutdruck, indirekt (automatisch).

Ferner sollten jeder Station zur Verfügung stehen:
- 2 Einkanal-EKG-Geräte, batteriebetrieben
- 1 Vierkanal-EEG-Gerät und
- 1 Röntgengerät, fahrbar.

Bei der Ausstattung orientierte die „Arbeitsgemeinschaft für Forschung und Technik" auf neuzeitliche Geräte, die nach dem Baukastenprinzip aufgebaut sind und schrittweise Vervollständigungen, Kombinationen oder Erweiterungen zulassen. Bettseitige Überwachungseinheiten sollten gegenüber zentralen Einheiten bevorzugt angeschafft werden [24].

Sofort-Labor-Diagnostik

Das Sofort-Labor muß in der Lage sein, folgende Untersuchungen bzw. Bestimmungen auszuführen:

- Hämoglobingehalt,
- Hämatokrit,
- Elektrolyte,
- Blutzucker,
- Säure-Basen-Status und
- pO2 im Blut.

Alle weiteren labordiagnostischen Untersuchungen sollten von der in der jeweiligen Einrichtung bestehenden Laborkapazität ausgeführt werden können [24].

Therapiegeräte

- Zentrale Sauerstoffanlage mit Wandarmaturen je Bett,
- 1 automatisches Beatmungsgerät für Erwachsene (druck-, volumen- oder frequenzgesteuert) mit Atemluftanfeuchter, Medikamentenvernebler und
- 1 Beatmungsmonitor je 2 Betten,
- 1 automatisches Beatmungsgerät für Säuglinge bzw. Kleinstkinder (druck-, volumen- oder frequenzgesteuert) mit Atemluftanfeuchter und Beatmungsmonitor,
- 1 Ultraschallaerosolgerät je 4 Betten,
- 1 Notfallbronchoskop,
- 1 Beutelbeatmungsgerät je 2 Betten,
- 1 Dauerdrainagesauger je 2 Betten,
- 1 Sauerstoffzelt je 6 Betten,
- 1 DC-Defibrillator,
- 2 Herzschrittmacher (batterie- und netzbetrieben) mit Sonden zur transvenösen intrakardialen Stimulation,
- 1 Narkosegerät mit 2 Kreissystemen,
- 1 Bettwaage,
- 1 fahrbares O2-Therapiegerät,
- Bestecke für Thorakotomie, Tracheotomie, Venae und Arteriae Sectiones, verschiedene Punktionsbestecke (Subclavia-, Pleura-Lumbalpunktion),
- Luftbrücken (Guedel- und Wendl-Tuben),
- Tuben zur oro- und nasotrachealen Intubation,
- Tracheotomietuben,
- Sauerstoffinsufflationssonden,
- Absaugkatheter,
- Magenschläuche und -sonden, Säuglingsernährungssonden,

- Miller-Abbot., Sengstaken- und Blakemore-Sonden,
- Infusions- und Transfusionssysteme, Y-Verbindungsstücke,
- Schlauchmaterialien verschiedener Stärken zur Herstellung von Schlauchverbindungen,
- 1 Laryngoskop für Kinder und Erwachsene je 4 Betten und
- 1 Säuglingslaryngoskop.

Sonstiges

Daneben enthielt diese Richtlinie der „Arbeitsgemeinschaft Forschung und Technik" [24] auch
- Empfehlungen für die apparative Ausstattung von Operationseinheiten für den Bereich Anästhesiologie,
- Empfehlungen für die Ausstattung von Arztnotkoffern in einer Standardausrüstung A und
- einer Erweiterung der Standardausrüstung A für Ärzte mit spezialisierten Kenntnissen und Fähigkeiten in der Dringlichen Medizinischen Hilfe (DMH).

Im Gegensatz zu der in diesem Beitrag nicht aufgeführten Zusammenstellung der apparativen Ausrüstung gemäß den „Empfehlungen für die Planung in der Intensivtherapie" [13] des Ministeriums für Gesundheitswesen aus dem Jahre 1969 wird deutlich, daß von der „Arbeitsgemeinschaft Forschung Technik" ein Ausrüstungskatalog zusammmengestellt worden war, der sehr viel detaillierter war und darüber hinaus Gerätecharakteristika enthielt, die es dem Erfahrenen unschwer zu erkennen gestatteten, welche Geräte sich aus dem „NSW" (nicht sozialistisches Währungsgebiet) dahinter verbargen, ohne daß firmenspezifische Gerätebezeichnungen benutzt wurden.

Durch die zwar zahlenmäßig begrenzte Anschaffung solcher Geräte aus dem „NSW" erhöhte sich die Qualität der intensivtherapeutischen Versorgung in einigen Intensivtherapiestationen bzw. Intensivtherapieabteilungen beträchtlich.

Auf der *3. Arbeitstagung der „Gesellschaft für Anaesthesiologie und Reanimation der DDR", die vom 11.–14. Oktober 1973 im Ostseebad Kühlungsborn unter der Präsidentschaft von Prof. Dr. sc. med. G. Benad, Rostock* abgehalten wurde, berichteten u.a. auch die Vorsit-

zenden der verschiedenen Arbeitsgemeinschaften und Arbeitsgruppen über ihre Arbeitsgebiete.

Der Vorsitzende der *„Arbeitsgemeinschaft Intensivmedizin", Prof. Dr. sc. med. G. Baust, Halle/Saale* [5] führte u.a. aus, daß sich die „Arbeitsgemeinschaft Intensivmedizin" die Aufgabe gestellt hatte, die „Empfehlungen für die Planung in der Intensivtherapie" [13] des Ministeriums für Gesundheitswesen zu überarbeiten und dabei besonders folgende Aspekte zu berücksichtigen, die auszugsweise wiedergegeben werden:

Die „Arbeitsgemeinschaft Intensivmedizin" ist der Meinung, daß die „Interdisziplinäre Intensivmedizin" die höchste Organisationsform darstellt, weil sie eine Konzentration der Patienten der verschiedensten Fachgebiete ermöglicht und auf diese Weise die Vertreter unterschiedlicher Fachgebiete bei Patienten mit lebensbedrohlichen Erkrankungen zu einer gemeinsamen Behandlung zusammenführt. Ferner wird hervorgehoben, daß „Interdisziplinäre Intensivtherapie-Stationen" durch die Möglichkeit des rationellen Einsatzes hochwertiger elektronischer Geräte, die dadurch optimal ausgelastet werden können, auch deutliche ökonomische Vorteile bieten [5].

Die „Arbeitsgemeinschaft Intensivmedizin" wies außerdem darauf hin, daß „Interdisziplinäre Intensivtherapiestationen" zur Entwicklung eines erfahrenen und spezialisierten Stammpersonals beitragen und die Ausbildung von Studenten und die Weiterbildung von Ärzten im Fachgebiet Anaesthesiologie/Intensivmedizin begünstigen und daß diese „Interdisziplinären Intensivtherapiestationen", an die eine Einrichtung der „Dringlichen Medizinischen Hilfe" (DMH) angebunden wird, die als „Ambulante Intensivmedizin" bezeichnet wird, eine lückenlose Behandlungskette von Schwerkranken schafft. Einrichtungen der „Interdisziplinären Intensivmedizin" sind Bestandteile von Kliniken für Anästhesiologie. Der Anästhesist ist aufgrund seiner Erfahrungen, seiner interdisziplinären Arbeit, seiner Fähigkeit, vital gestörte Funktionen wiederherzustellen und im Rahmen seiner Tätigkeit, pathophysiologische Zustände, wie zeitweilige Ausschaltung der Herzfunktion bei apparativer Unterstützung des

Kreislaufs, Herbeiführung eines Atemstillstands bei Durchführung einer künstlichen Beatmung und eine gezielte Beeinflussung des Stoffwechsels durch Hypothermie zu induzieren, „am ehesten zur Leitung von Interdisziplinären Intensivmedizin-Einrichtungen berufen" [5].

Abschließend wurde in der Stellungnahme der „Arbeitsgemeinschaft Intensivmedizin" hervorgehoben, daß „das Behandlungsprinzip auf der gleichberechtigten, eigenverantwortlichen Zusammenarbeit der verschiedensten Fachdisziplinen nach kollektiver Beratung beruht" [5].

Die Entwicklung der Intensivmedizin beschäftigte aber auch die „Arbeitsgruppe Dokumentation", deren Vorsitzender damals Oberarzt Dr. sc. med. D. Olthoff, Berlin [25] war. Er berichtete auf der 3. Arbeitstagung der „Gesellschaft für Anaesthesiologie und Reanimation der DDR", daß nach der Erarbeitung einheitlicher Vordrucke mit der Möglichkeit der anschließenden maschinellen bzw. elektronischen Datenverarbeitung für die Arbeitsbereiche Anästhesie auf der Arbeitstagung der „Arbeitsgruppe Dokumentation", die in der Zeit vom 30.10.–2.11.1972 in Teupitz stattfand, Grundvorstellungen über die Dokumentation in der Intensivtherapie erarbeitet wurden, die neben einer Überwachungskurve ein spezielles Intensivtherapiekrankenblatt mit dem Dateninhalt von zwei Maschinenlochkarten vorsahen, um die Voraussetzungen für eine maschinelle Auswertung zu schaffen. Diese Bemühungen waren aber nicht durchzusetzen, da das DDR-einheitliche allgemeine Krankenblatt bis zum Auslaufen 1975 nicht ergänzt oder verändert werden durfte.

Auf der 3. Arbeitstagung der „Gesellschaft für Anaesthesiologie und Reanimation der DDR" berichtete der Vorsitzende der „Arbeitsgemeinschaft Forschung und Technik", Prof. Dr. med. habil. M. Lüder, Berlin [23], daß dieser Arbeitsgemeinschaft 1974 erstmalig die Gelegenheit gegeben werde, in der „Importkontrollgruppe des Ministeriums für Gesundheitswesen" beratend mitzuarbeiten und dabei sachkundige Urteile über die „Notwendigkeit der Anschaffung der angeforderten Importerzeugnisse für einzelne Gesundheitseinrichtungen unter Beachtung der bereits vorhandenen Ausstattun-

gen in den Bezirken" abzugeben [23]. Der Arbeitsgemeinschaft „Forschung und Technik" kam ferner während ihrer beratenden Mitwirkung in der „Importkontrollgruppe des Ministeriums für Gesundheitswesen" die Aufgabe zu, die „vorliegenden Importbegründungen unter dem Gesichtspunkt der größtmöglichen Effektivität für die Betreuung der Bevölkerung in den Bezirken" sachkundig zu prüfen und Festlegungen zu treffen, welches die „zweckmäßigsten Erzeugnisse für die Lösungen der gestellten Aufgaben" sind [23].

Der auf der Grundlage des Mitspracherechts der „Arbeitsgemeinschaft Forschung und Technik" erfolgende, aber zahlenmäßig durch die finanziellen Beschränkungen sehr begrenzte Import von hochleistungsfähigen Überwachungs- und Therapiegeräten führte an einigen Intensivtherapieabteilungen zu einer spürbaren Verbesserung der Qualität der intensivmedizinischen Versorgung.

Dies traf seit Mitte der 70er Jahre in zunehmendem Maße v.a. auf die Interdisziplinäre Intensivtherapiestation des „Regierungskrankenhauses" zu. Aber auch die Interdisziplinären Intensivtherapiestationen der konfessionellen Krankenhäuser, wie z.B. das St. Hedwigs Krankenhaus in Berlin, zeichneten sich schon frühzeitig durch eine qualitativ hochwertige apparative Ausstattung aus, die die Folge einer, von der staatlichen Planwirtschaft unabhängigen Beschaffung mit Hilfe ihrer westlichen Schwesterkirchen war. Die Intensivtherapiestationen dieser konfessionellen Krankenhäuser waren häufig eher und besser ausgerüstet als die Intensivstationen der Universitäts- und Akademiekliniken für Anaesthesiologie und Intensivtherapie sowie die „Interdisziplinären Intensivtherapiestationen" der Bezirks- und der größeren Stadtkrankenhäuser, die ihren Ausrüstungsstand häufig langsamer und erst später schrittweise verbessern konnten.

Studentische Ausbildung

Wie bereits der Stellungnahme der „Arbeitsgemeinschaft Intensivmedizin" zu entnehmen war, wurde auch großer Wert auf die Einbindung der Intensivmedizin in den Ausbildungsprozeß der

Medizin- und Zahnmedizinstudenten gelegt.

Der Vorsitzende der „Arbeitsgruppe Studentische Erziehung und Ausbildung", Prof. Dr. sc. med. W. Röse, Magdeburg [26] berichtete dazu auf der 3. Arbeitstagung der „Gesellschaft für Anaesthesiologie und Reanimation der DDR", daß das im Mai 1973 von der „Arbeitsgruppe Studentische Erziehung und Ausbildung" erarbeitete Ausbildungsprogramm für Medizin- und Zahnmedizinstudenten von Prof. Dr. sc. med. M. Schädlich, Berlin, vor dem Wissenschaftlichen Beirat des Ministeriums für das Hoch- und Fachschulwesen erfolgreich verteidigt werden konnte. Dieses Ausbildungsprogramm schloß Vorlesungen, Seminare und Praktika in Anaesthesiologie, Intensivtherapie und Notfallmedizin ein, die mit einem Haupttestat abgeschlossen wurden, dessen Note unter der Bezeichnung „Anaesthesiologie" Bestandteil des medizinischen und zahnmedizinischen Staatsexamens wurde.

Dies war zweifellos der größte Erfolg, den die ostdeutschen Anästhesisten im Prozeß der akademischen Anerkennung des Fachgebiets Anaesthesiologie errungen haben. Die Aufnahme von *obligatorischen Lehrveranstaltungen über Anaesthesiologie, Notfallmedizin und Intensivtherapie in die Studienpläne von Medizin- und Zahnmedizinstudenten und die Erhebung des Fachgebiets Anaesthesiologie zu einem Prüfungsfach mit einer Endnote, die in den Staatsexamenszeugnissen ausgewiesen wurde, war der wichtigste Schritt zur akademischen Anerkennung des Fachgebiets Anaesthesiologie in Ost-Deutschland.*

Die Grundlage für die anästhesiologische und intensivtherapeutische Ausbildung der Studenten bildete das von G. Benad, Rostock und M. Schädlich, Berlin [9] verfaßte und 1977 erstmalig erschienene und in 3 weiteren Auflagen herausgebrachte Lehrbuch, „Grundriß der Anaesthesiologie". Es bestand zu knapp $1/3$ seines Umfanges aus Kapiteln der Intensivmedizin.

Notfallmedizinische Aspekte wurden den Studenten durch das Lehrbuch „Grundlagen der Ersten Hilfe" von W. Wehner, Leipzig und M. Schädlich, Berlin [31] vermittelt, das 1972 erstmalig und in 2 weiteren Auflagen erschien.

Gemeinsamkeiten und Unterschiede in der Entwicklung der Intensivtherapie in Ost- und Westdeutschland

Im Prinzip vollzog sich die Entwicklung der Intensivtherapie in Ost- und Westdeutschland in vielen Punkten ähnlich, so daß viele Gemeinsamkeiten festzustellen sind. So war in beiden Regionen in gleicher Weise die Notwendigkeit einer Zentralisierung von Kranken mit lebensbedrohlichen Erkrankungen früh erkannt worden. Sie begann in Ost- und Westdeutschland in gleicher Weise mit einer Zusammenführung von operativen Patienten mit lebensbedrohlichen Behandlungsverläufen, die teilweise schon präoperativ eingeleitet, v.a. aber in der postoperativen Phase fortgeführt wurde. Sehr bald wurde dabei deutlich, daß eine solche intensivmedizinische Betreuung nicht nur für chirurgische Patienten, sondern auch für Kranke anderer operativer Fachrichtungen und auch für Patienten konservativer Fachgebiete zu einer deutlichen Verbesserung des Behandlungserfolgs führte.

Facharztweiterbildung

Während sich in Westdeutschland neben interdisziplinären schon sehr bald fachspezifische intensivmedizinische Einrichtungen entwickelten, war im Osten Deutschlands die intensivmedizinische Entwicklung von vornherein mehr interdisziplinär orientiert, und diese Form wurde im wesentlichen von Anästhesisten weiter entwickelt. Dies führte u.a. dazu, daß es aufgrund der großen Geschlossenheit des Auftretens der Direktoren der Universitätskliniken für Anästhesiologie und Intensivtherapie, der „Beratenden Ärzte für Anaesthesiologie und Intensivtherapie", der Chefärzte von Kliniken für Anästhesiologie und Intensivtherapie an den Bezirks- und Stadtkrankenhäusern sowie der medizinisch-wissenschaftlichen Fachgesellschaft, die seit 1980 den Namen „Gesellschaft für Anaesthesiologie und Intensivtherapie der DDR" trug, gelang, die Bezeichnung des am 16. April 1956 im Osten Deutschlands eingeführten „Facharztes für Anaesthesiologie" [1] *mit Wirkung vom 15. April 1986 in „Facharzt für Anaesthesiologie und Intensivtherapie" zu ändern* [3].

Gleichzeitig erhöhte sich der intensivmedizinische Anteil der Weiterbildungszeit von zunächst 6 Monaten [2, 7] auf 12 Monate mit dem Hinweis, daß in der Perspektive die Weiterbildungszeit auf dem Gebiet der Intensivtherapie auf 18 Monate zu erhöhen sei [35].

Damit lag der intensivmedizinische Anteil der Weiterbildungszeit zum „Facharzt für Anaesthesiologie und Intensivtherapie" im Osten früher über dem im Westen Deutschlands üblichen intensivmedizinischen Anteil an der Weiterbildungszeit zum „Facharzt für Anaesthesiologie".

In dem 1988 veröffentlichten Bildungsprogramm für den „Facharzt für Anaesthesiologie und Intensivtherapie" fand sich unter der Überschrift „Bildungszeit" u.a. folgende Formulierung:

"Als Mitarbeiter von Kliniken (Abteilungen) für Anaesthesiologie und Intensivtherapie und von ausgewählten Polikliniken werden die Fachärzte für Anaesthesiologie und Intensivtherapie in den Funktionsbereichen Anaesthesie, Intensivtherapie und im System der Schnellen Medizinischen Hilfe tätig" [35].

Diese drei Funktionsbereiche erinnern sehr an die von W. Weicker [33] bereits 23 Jahre zuvor bei der 1965 unter ihrer Leitung am damaligen Bezirkskrankenhaus Rostock-Südstadt gegründeten „Zentralen Anaesthesie-Abteilung" verwirklichte Struktur mit den drei Funktionsbereichen „Narkosewesen", „Dringliche Medizinische Hilfe" und „Intensivtherapie".

Fachkrankenschwesternausbildung

Parallel zur Entwicklung des Fachgebiets Anaesthesiologie und seinen Bereichen Anaesthesie, Intensivtherapie, Notfallmedizin und dem später hinzugekommenen Bereich der Schmerztherapie vollzog sich die Herausbildung des Berufsbilds der „Fachkrankenschwester bzw. des Fachkrankenpflegers für Anaesthesiologie und Intensivtherapie", das in Ostdeutschland im Jahre 1968 eingeführt wurde [18]. Die Erlangung dieser zusätzlichen Qualifikation setzte eine zweijährige theoretische und praktische Ausbildung von Krankenschwestern bzw. Krankenpflegern voraus.

Diesen Fachkrankenschwestern bzw. Fachkrankenpflegern wurde wie

auch den medizinischen Assistenten die Möglichkeit zum Eintritt in die damalige „Gesellschaft für Anaesthesiologie und Reanimation der DDR" als „Außerordentliche Mitglieder" gegeben, wovon sie zunächst nur recht zögernd Gebrauch machten. 1978 gehörten dieser Gesellschaft nur 14 „Außerordentliche Mitglieder" an. Ihre Zahl stieg jedoch ständig weiter an und erreichte im Oktober 1989 die stattliche Anzahl von 883 „Außerordentlichen Mitgliedern". Das große Interesse der Fachkrankenschwestern bzw. Fachkrankenpfleger an der anästhesiologischen Fachgesellschaft wurde v.a. auch dadurch geweckt, daß seit 1974 parallel zu den DDR-Anästhesiekongressen Schwesternkongresse durchgeführt wurden [11] und daß am 7.12.1978 eine „Arbeitsgemeinschaft Fachkrankenschwestern/Fachkrankenpfleger für Anaesthesiologie und Intensivtherapie und Medizinische Assistenten" innerhalb der „Gesellschaft für Anaesthesiologie und Reanimation der DDR" gegründet wurde, die bis 1990 insgesamt 31 eigene Schwesternkongresse, darunter auch 3 Bilaterale Schwesternkongresse zwischen der DDR und der ehemaligen CSSR sowie Arbeitstagungen auf Bezirksebene durchführte [15]. Durch die Kooption einer „Fachkrankenschwester für Anaesthesiologie und Intensivtherapie" aus dem Leitungsgremium der „Arbeitsgemeinschaft Fachkrankenschwestern bzw. Fachkrankenpfleger für Anaesthesiologie und Intensivtherapie und Medizinische Assistenten" in den engeren Vorstand der „Gesellschaft für Anaesthesiologie und Reanimation der DDR" und die Unterstützung durch die Fachgesellschaft bei der Erarbeitung von Rahmenfunktionsplänen für „Leitende Fachkrankenschwestern/Fachkrankenpfleger für Anaesthesiologie und Intensivtherapie" sowie bei der Erarbeitung von Ausbildungsprogrammen für Krankenschwestern/Krankenpfleger sowie für Fachkrankenschwestern/Fachkrankenpfleger im Fachgebiet Anaesthesiologie und Intensivtherapie [15] und durch die Herausgabe eines Lehrbuchs „Anästhesie und Intensivtherapie" von K. Borchert, Greifswald und H. Hache, Dresden [10] wurde ein besonders enger Kontakt zwischen den Anästhesisten und dem mit ihnen eng zusammenarbeitenden Pflegepersonal hergestellt, der sich für den Aufbau der „Interdisziplinären Intensivtherapie" in der ehemaligen DDR als äußerst günstig erwies.

Fachzeitschrift und Lehrbücher

Die Einbeziehung der Intensivtherapie in die Aufgabengebiete des Anästhesisten wurde auch bei der im Jahre 1976 gegründeten ostdeutschen Anästhesiezeitschrift deutlich sichtbar, für die in Anlehnung an den damaligen Namen der „Gesellschaft für Anaesthesiologie und Reanimation der DDR" die Bezeichnung *Anaesthesiologie und Reanimation* gewählt wurde. Als Untertitel fand sich aber bereits der Zusatz *„Zeitschrift für Anaesthesie, Intensivtherapie und Dringliche Medizinische Hilfe"*. Später wurde diesen drei Bereichen noch die *„Schmerztherapie"* als weiterer Untertitel hinzufügt. *Sie existiert noch heute und ist seit 1991 ein Organ der Deutschen „Gesellschaft für Anästhesiologie und Intensivmedizin".*

Neben dem national wie international anerkannten Lehrbuch von L. Barth und M. Meyer „Moderne Narkose – Theorie und Praxis der Routineverfahren" [4], das 1960 erstmalig erschien und von vielen ost- und westdeutschen Anästhesisten dieser Zeit als Lehrbuch zur Facharztweiterbildung sehr geschätzt wurde, stand seit 1986 den Facharztkandidaten Ostdeutschlands das von den Anästhesisten G. Baust, Halle/S. und K. Borchert, Greifswald herausgegebene Lehrbuch „Interdisziplinäre Intensivtherapie" [8] zur Verfügung, das mit einer multidisziplinären Autorenschaft dem Anliegen des Titels voll gerecht werden konnte. Das von den drei Internisten H. Köhler, D. Schneider und L. Engelmann bereits 1982 herausgegebene Werk „Intensivmedizin – Innere Medizin und Grenzgebiete" [21] wandte sich dagegen vorwiegend an die Vertreter der Inneren Medizin.

Von der „Sektion Anaesthesiologie" zur „Gesellschaft für Anaesthesiologie und Intensivtherapie der DDR"

Ein Hinweis auf die identischen Bemühungen der Anästhesisten in Ost- und Westdeutschland, die Intensivtherapie auch als einen Bestandteil ihres Fachgebiets im Namen ihrer Fachgesellschaften darzulegen, war auch die in beiden Teilen Deutschlands in gleicher Weise vollzogene Einbeziehung der Begriffe „Reanimation", „Wiederbelebung", „Intensivtherapie" bzw. „Intensivmedizin" in den Namen der beiden Fachgesellschaften.

Die Entwicklung der anästhesiologischen Fachgesellschaft war in Ostdeutschland durch folgende Etappen gekennzeichnet:

Auf Anregung des Ministeriums für Gesundheitswesen der DDR beschloß der „Zentrale Arbeitskreis Anaesthesiologie und Anaesthesietechnik" beim Forschungsrat der DDR auf seiner Sitzung am 25.10.1963 die Gründung einer wissenschaftlichen Gesellschaft für das Fachgebiet Anaesthesiologie, deren Aufnahme als „Sektion Anaesthesiologie" in die „Deutsche Gesellschaft für Klinische Medizin" beantragt wurde. Die Gründungsversammlung der „Sektion Anaesthesiologie" fand am 7.3.1964 in Berlin unter der Leitung von Prof. Dr. med. habil. L. Barth, Berlin-Buch unter Anwesenheit des Präsidenten der „Deutschen Gesellschaft für Anaesthesie" Prof. Dr. K. Wiemers, Freiburg/Br. und der Schriftführerin der DGA, Dr. Ch. Lehmann, München statt, die über die Gründungsversammlung der „Sektion Anaesthesiologie" einen ausführlichen Bericht publizierte [22].

In den engeren Vorstand wurden von den nahezu 100 ostdeutschen Anästhesisten gewählt: Prof. Dr. med. habil. L. Barth, Berlin-Buch (83 Stimmen), Priv.-Doz. Dr. med. habil. M. Meyer, Berlin-Buch (59 Stimmen), Dr. Lisa Wilken, Magdeburg (50 Stimmen), Dr. U. Strahl, Berlin-Buch (44 Stimmen), und Doz. Dr. med. habil. Endres, Jena (40 Stimmen). Die restlichen 9 Kandidaten, auf die eine geringere Stimmenzahl entfiel, bildeten den erweiterten Vorstand: Dr. G. Benad, Rostock, Dr. W. Bucklitsch, Berlin-Friedrichshain, Dr. G. Gmyrek, Leipzig, Dr. H. Hartmann, Leipzig, Dr. L. Klimpel, Greifswald, Dr. K.-H. Martin, Halle/S., Dr. F. Poppelbaum, Berlin-Buch, Dr. M. Schädlich, Berlin und Dr. R. Schmerso, Stralsund. Obwohl Prof. Dr. med. habil. L. Barth, Berlin-Buch die meisten Stimmen erhalten hatte, wurde danach aus dem Kreis der Mitglieder des engeren Vorstands Priv.-Doz. Dr. med. habil. M. Meyer, Berlin-Buch zum Präsidenten der „Sektion Anaesthesiologie" ernannt.

Im Juli 1967 wurde die „Sektion Anaesthesiologie" in „Gesellschaft für Anaesthesiologie und Reanimation der DDR" umbenannt [11], wodurch von vornherein deutlich wurde, daß sich diese Fachgesellschaft nicht nur mit anästhesiologischen Problemen, sondern auch mit den Fragen der Reanimation identifizierte. Noch deutlicher wurde dies, als am 1. Januar 1981 eine abermalige Umbenennung in „Gesellschaft für Anaesthesiologie und Intensivtherapie der DDR" erfolgte [11].

Die Gründung einer eigenen anästhesiologischen Fachgesellschaft in der DDR, in deren Folge die ehemaligen ostdeutschen Mitglieder der „Deutschen Gesellschaft für Anästhesie" schließlich doch zum Austritt aus dieser Gesellschaft gezwungen wurden, obwohl im Bericht der Gründungsversammlung noch zu lesen war: „Die Mitgliedschaft in der „Deutschen Gesellschaft für Anaesthesie" wird durch den Beitritt zur „Sektion Anaesthesiologie" nicht berührt" [22], war wie die gleichzeitig erfolgende Gründung aller anderen ostdeutschen medizinischen Fachgesellschaften einerseits das Resultat der auf eine definitive Teilung Deutschlands hinauslaufenden Politik der DDR und wurde deshalb von der großen Mehrheit der ostdeutschen Anästhesisten zutiefst bedauert. Andererseits blieb infolge der endgültigen Isolierung Ostdeutschhlands durch den Bau der Mauer in Berlin 1961 den ostdeutschen Ärzten der verschiedenen Fachrichtungen gar keine andere Wahl, als sich rein fachlich in entsprechenden Gesellschaften zu organisieren und mit deren Hilfe für die Entwicklung des jeweiligen Fachgebiets unter den erschwerten politischen und ökonomischen Bedingungen zu versuchen, das Bestmögliche für jedes einzelne Fachgebiet zu erreichen.

Daß dies nicht immer leicht war, können eigentlich nur diejenigen so richtig verstehen, die an diesem Prozeß selbst unmittelbar teilgenommen haben. Dankbar erinnern sich viele ostdeutsche Anästhesisten in diesem Zusammenhang der materiellen und ideellen Hilfe, die sie in den zurückliegenden Jahren von ihren Fachkollegen aus Westdeutschland und den anderen sog. „kapitalistischen Ländern" erhalten haben, die sich auch positiv auf die Entwicklung der Intensivmedizin in Ostdeutschland ausgewirkt hat. Dies wurde auch nach der Wende auf der Veranstaltung zur Auflösung der „Gesellschaft für Anaesthesiologie und Intensivtherapie der DDR", für die sich inzwischen unter Weglassen des Zusatzes „der DDR" die Abkürzung „GAIT" eingebürgert hatte, am 23.10.1990 in Gera noch einmal besonders deutlich. An dieser Veranstaltung nahmen auch zahlreiche westdeutsche Anästhesisten und Präsidiumsmitglieder der „Deutschen Gesellschaft für Anästhesiologie und Intensivmedizin" teil, in die die ostdeutschen Anästhesisten nunmehr übernommen wurden.

Der interdisziplinäre Charakter der Intensivmedizin in der DDR

Je intensiver man sich mit der unterschiedlichen Entwicklung der Intensivmedizin in Ost- und Westdeutschland beschäftigt, desto mehr kommt man zu der Auffassung, daß die Entwicklung einer mehr auf Interdisziplinarität unter anästhesiologischer Leitung ausgerichteten Intensivmedizin Ostdeutschlands zu einem großen Teil auch die Folge der in diesem Teil Deutschlands wesentlich eingeschränkteren materiellen Möglichkeiten war.

Wie groß der finanzielle Druck war, unter dem wir im Osten die Intensivmedizin entwickeln mußten, soll durch folgenden Hinweis verdeutlicht werden. Auf der 29. Arbeitstagung der Anästhesisten des damaligen „Bezirkes Rostock", die am 2./3. November 1989 im Ostseebad Kühlungsborn unter der Leitung von Prof. Dr. G. Benad, Rostock, stattfand, konnte das erste und für diese ganze Region *einzige Pulsoxymeter* demonstriert werden, das der Rostocker Klinik für Anaesthesiologie und Intensivtherapie von Prof. Dr. Kenneth Sugioka (North Carolina State University/USA) im Sommer 1989 als Gastgeschenk übergeben worden war.

Unter diesen besonderen Bedingungen bestand auch finanziell ein viel größerer Zwang zur Zentralisation von Intensivpatienten auf einer „Interdisziplinären Intensivtherapie-Station".

Die positiven Veränderungen, die sich an den Kliniken Ostdeutschlands nach der „Wende" v.a. auf apparativtechnischem Gebiet durch eine Verbesserung der allgemeinen ökonomischen Situation vollzogen haben, waren die Voraussetzungen dafür, daß sich nicht nur die intensivmedizinische Behandlungskapazität wesentlich erhöht hat, sondern daß darüber hinaus auch die

Qualität der Intensivtherapie entscheidend verbessert werden konnte.

Dies vollzog sich in allen Bereichen und führte zu einer Weiterentwicklung der „Interdisziplinären Intensivtherapiestation" an den Kliniken für Anästhesiologie und Intensivtherapie der Universitäten und großen Krankenhäuser und zur Entwicklung von weiteren, nunmehr zunehmend fachspezifischen intensivmedizinischen Einrichtungen.

Am Universitätsklinikum Rostock bestehen heute neben der zur Klinik und Poliklinik für Anästhesiologie und Intensivtherapie gehörenden „Interdisziplinären Intensivtherapie-Station" und der immer noch existierenden „Coronaren Wacheinheit" der Klinik für Innere Medizin außerdem noch eine „Chirurgische Intensivstation", eine „Urologische Intensivstation" eine „Internistische Intensivstation", eine „Neurologische Intensivstation", eine „Neonatologische Intensivstation" und eine „Pädiatrische Intensivstation", und jede dieser Stationen weist eine hohe Bettenauslastung auf.

Fachspezifische Intensivstationen in diesem Sinne gab es zu DDR-Zeiten nur ganz vereinzelt. Es soll in diesem Zusammenhang nur an die Intensivtherapieabteilung der Medizinischen Klinik der Universität Jena (Leiter: Doz. Dr. med. habil. G. Felsch) und an die Kinderintensivtherapieabteilung (Chefärztin: Dr. med. I. Schneider) des II. Instituts für Anaesthesiologie (Chefarzt Prof. Dr. med. habil. H.F. Poppelbaum) erinnert werden [27].

Trotz der inzwischen auch im Osten Deutschlands eingetretenen Entwicklung zahlreicher fachspezifischer Intensivstationen werden dem Charakter der Intensivmedizin entsprechend die auf einer solchen Station behandelten lebensbedrohlichen Erkrankungen niemals nur ein Fachgebiet betreffen, sondern stets auch die Bereitschaft zur interdisziplinären Zusammenarbeit geradezu herausfordern. Die Ärzte und Schwestern des Fachgebiets Anaesthesiologie, das wie kein anderes Fach von interdisziplinärer Zusammenarbeit in besonderer Weise geprägt ist, werden auch in Zukunft zu einer solchen vertrauensvollen, kollegialen und engen interdisziplinären Zusammenarbeit überall bereit sein, die sich seit mehr als 40 Jahren sowohl in Ost- als auch in Westdeutschland in allen Operationssälen bewährt hat.

Literatur

1. **Anordnung über die Ausbildung und staatliche Anerkennung der Fachärzte vom 16. April 1956.** Gesetzblatt der DDR Teil I: Nr. 42, 348–352
2. **Anordnung Nr. 1 über die Weiterbildung der Ärzte und Zahnärzte – Facharzt/ Fachzahnarztordnung vom 23. Mai 1974.** Gesetzblatt der DDR Teil I: Nr. 30, 289–299
3. **Anordnung Nr. 2 über die Weiterbildung der Ärzte und Zahnärzte Facharzt-/ Fachzahnarztordnung vom 15. April 1986.** Gesetzblatt der DDR Teil I: Nr. 16, 262–263
4. Barth L, Meyer M (1960, 1964) **Moderne Narkose – Theorie und Praxis der Routineverfahren.** 1. Auflage 1960, 2. Auflage 1964. VEB Verlag Gustav Fischer, Jena
5. Baust G (1974) **Bericht der Arbeitsgemeinschaft „Intensivmedizin" vom 12.10.1973 gehalten auf der 3. Arbeitstagung der Gesellschaft für Anaesthesiologie und Reanimation der DDR, 11.–14. Oktober 1973, Ostseebad Kühlungsborn.** Mitteilungs- und Informationsblatt der Gesellschaft für Anaesthesiologie und Reanimation der DDR, I/74:11–13
6. Baust G, Benad G, Röse W, Schädlich M (1972) **Das Berufsbild des Anaesthesiologen als Hochschullehrer.** In: Danzmann E (Hrsg) Berichte V. Symposium Internationale Anaesthesiologiae, Dresden 4.–8. Juni 1972. Eigenverlag 2:1187–1197
7. Baust G, Bluhm H, Brähne I, Bunge H-J, Bunge J, Hirschfeld E, Martin K-H (1976) **Einige Aspekte der Weiterbildung zum Facharzt für Anaesthesiologie.** Anaesthesiol Reanimat 1:195–201
8. Baust G, Borchert K (1986) **Interdisziplinäre Intensivtherapie.** VEB Verlag Volk und Gesundheit, Berlin
9. Benad G, Schädlich M (1977, 1980, 1987, 1989) **Grundriß der Anaesthesiologie.** 1. Auflage 1977, 2. Auflage 1980, 3. Auflage 1987, 4. Auflage 1989, VEB Verlag Volk und Gesundheit, Berlin
10. Borchert K, Hache H (1986) **Anästhesie und Intensivtherapie – Ein Leitfaden für Fachschwestern und Fachpfleger.** VEB Verlag Volk und Gesundheit, Berlin
11. Bucklitsch W (1984) **Die Entwicklung der „Gesellschaft für Anaesthesiologie und Intensivtherapie der DDR" – Eine Bilanz zum zwanzigjährigen Bestehen.** Anaesthesiol Reanimat 9:67–74
12. Danzmann E (1970) **Berichte „anaesthesia '70", 3. Anaesthesiekongreß der Gesellschaft für Anaesthesiologie und Reanimation der DDR, Berlin 7.–10. September, Bd 1 und 2**
13. **Empfehlungen für die Planung in der Intensivtherapie vom 5. Mai 1969.** (1969) Verfügungen und Mitteilungen des Ministeriums für Gesundheitswesen Nr. 12, 63–65

14. **Fachgebietskonzeption „Anaesthesiologie und Intensivtherapie" der Problemkommission „Anaesthesiologie und Intensivtherapie" beim Ministerium für Gesundheitswesen der DDR vom April 1988**

15. Grübner W (1990) Vorsitzender der Arbeitsgemeinschaft Fachschwestern/Fachpfleger für Anaesthesiologie und Intensivtherapie und Medizinische Assistenten. **Rundbrief an die außerordentlichen Mitglieder der Gesellschaft für Anaesthesiologie und Intensivtherapie der DDR (GAIT) vom 21.9.1990**

16. Hoffmann D, Benad G (1982) **OMR Dr. med. Ulrich Strahl zum 60. Geburtstag.** Anaesthesiol Reanimat 7:190–191

17. Hoffmann D, Strahl U (1976) **Die Stellung der Dauerbeatmung in der Intensivtherapie.** Anaesthesiol Reanimat 1:77–81

18. Hörning I (1983) **Zum gegenwärtigen Stand der Intensivtherapie in der DDR.** Anaesthesiol Reanimat 8:131–136

19. Hutschenreuter K (1987) **Laudatio: Charlotte Lehmann zum 65. Geburtstag.** Anästhesiol Intensivmed 28:101–102

20. Jahncke K (1969) **10 Jahre Wachstation.** Promotionsarbeit, Medizinische Fakultät der Universität Rostock

21. Köhler H, Schneider D, Engelmann L (1982) **Intensivmedizin – Innere Medizin und Grenzgebiete.** Barth, Leipzig

22. Lehmann Ch (1964) **Bericht über die Gründungsversammlung der „Sektion Anaesthesiologie" der Deutschen Gesellschaft für Klinische Medizin am 7. März 1964 in Berlin.** Anaesthesist 13:395–396

23. Lüder M (1974) **Bericht der Arbeitsgemeinschaft „Forschung und Technik" vom 13.10.1973 gehalten auf der 3. Arbeitstagung der Gesellschaft für Anaesthesiologie und Reanimation der DDR, 11.–14. Oktober 1973, Ostseebad Kühlungsborn.** Mitteilungs- und Informationsblatt der Gesellschaft für Anaesthesiologie und Reanimation der DDR I/74:22–25

24. **Mitteilungen der Arbeitsgemeinschaft „Forschung und Technik": Empfehlungen für die apparative Grundausstattung von Intensivtherapie-Stationen vom 23.2.1973** (1976). Mitteilungs- und Informationsblatt der Gesellschaft für Anaesthesiologie und Reanimation der DDR I/76:26–32

25. Olthoff D (1974) **Bericht der Arbeitsgruppe „Dokumentation" vom 13.10.1973 gehalten auf der 3. Arbeitstagung der Gesellschaft für Anaesthesiologie und Reanimation der DDR, 11.–14. Oktober 1973, Ostseebad Kühlungsborn.** Mitteilungs- und Informationsblatt der Gesellschaft für Anaesthesiologie und Reanimation der DDR I/74:16–18

26. Röse W (1974) **Bericht der Arbeitsgruppe „Studentische Erziehung und Ausbildung" vom 13.10.1973 gehalten auf der 3. Arbeitstagung der Gesellschaft für Anaesthesiologie und Reanimation der DDR, 11.–14. Oktober 1973, Ostseebad Kühlungsborn.** Mitteilungs- und Informationsblatt der Gesellschaft für Anaesthesiologie und Reanimation der DDR I/74:25–26

27. Schneider I, Radvanyi R, Gdanietz K (1970) **Zwei Jahre Kinderintensivtherapiestation im Klinikum Buch Bericht „anaesthesia '70", 3. Anaesthesiekongreß der Gesellschaft für Anaesthesiologie und Reanimation der DDR, 7.–10. September 1970, Berlin** 1:155–166

28. Strahl U (1959) **Erste Erfahrungen im Reanimationszentrum in Berlin-Buch, Städtisches Krankenhaus (Autoreferat).** Deutsches Gesundheitswesen 14:2307

29. Strahl U (1968) **10 Jahre Reanimationszentrum.** Betriebszeitung des Klinikums Berlin-Buch

30. Strahl U (1979) **Die Entwicklung der Anaesthesiologie in der Deutschen Demokratischen Republik.** Anaesthesiol Reanimat 4:131–134

31. Wehner W, Schädlich M (1972, 1975, 1978) **Grundlagen der Ersten Hilfe.** 1. Auflage 1972, 2. Auflage 1957, 3. Auflage 1978. VEB Verlag Volk und Gesundheit, Berlin

32. Weicker W (1972) **Drei Jahre interdisziplinäre Intensivtherapie am Bezirkskrankenhaus Rostock-Südstadt,** Vortrag gehalten auf der 7. Arbeitstagung der Anaesthesisten des Bezirkes Rostock am 11.11.1972, Berichterstatter: Rieger C, Greifswald. Mitteilungs- und Informationsblatt der Gesellschaft für Anaesthesiologie und Reanimation der DDR, I/73:6–9

33. Weicker W, Henschel H, König A, Utke G (1976) **Zehn Jahre Zentrale Anaesthesie-Abteilung am Bezirkskrankenhaus Rostock-Südstadt.** Anaesthesiol Reanimat 1:147–152

34. Zentraler Arbeitskreis „Anaesthesiologie und Anaesthesietechnik": **„Zur perspektivischen Entwicklung der Anaesthesiologie und ihre Bedeutung für die operativen Disziplinen der Medizin vom April 1964"**

35. **Zur Facharztweiterbildung** (1988) Anaesthesiol Reanimat 13:245–252

Die Situation der Kinderheilkunde vor dem Beginn intensivmedizinischer Behandlung (vor 1965)

In der damaligen Bundesrepublik Deutschland war der Begriff „Intensivpflege" bis etwa 1965 kaum bekannt und noch weniger gebräuchlich. Obwohl die Poliomyelitis-Epidemien nach dem Krieg (1947 bis ca. 1954) in mancher großen Klinik zur Einrichtung von Beatmungsstationen geführt hatten, war der Gedanke, eine Funktionsstation für schwerkranke und lebensgefährdete Patienten einzurichten, um so organisatorisch, medizinisch und technisch wirksamer arbeiten zu können, in der Kinderheilkunde außerordentlich unpopulär [16].

Vorausgegangen waren Jahre, in denen sich das Gesicht der Kinderheilkunde drastisch wandelte. Man hatte inzwischen gelernt, daß die schweren lebensbedrohlichen Infektionskrankheiten mit Impfprogrammen praktisch zu diminuieren waren – das letzte Beispiel war die Poliomyelitis in den 50er Jahren. Die Antibiotika machten die Behandlung bakterieller Infektionen um so viel leichter, daß z.B. die Säuglingspneumonien kaum mehr im Krankenhaus, sondern ebenso gut im Elternhaus zu behandeln waren. Es kamen weniger Patienten in die Kinderklinik.

Zugleich verloren die schweren Ernährungsstörungen des Säuglings und Kleinkindes an Schrecken, nur noch wenige „Säuglingstoxikosen" erreichten das Krankenhaus, wo sie jedoch bis heute nichts von ihrer Behandlungsproblematik eingebüßt haben.

P. Lemburg

Zentrum für Kinderheilkunde, Neonatologie und pädiatrische Intensivmedizin, Medizinische Einrichtungen der Heinrich-Heine-Universität Düsseldorf

Folge 5: Strukturelle Entwicklung der pädiatrischen Intensivmedizin

Trotz aller Fortschritte in der allgemeinen Pädiatrie war die Versorgung von schwerkranken Kindern im Krankenhaus organisatorisch-pflegerisch, medizinisch und technisch ein Problem geblieben.

Ein Beispiel dafür ist die Sauerstoffbehandlung bei Hypoxie, die v.a. für Früh- und Neugeborene etwa 15 Jahre vorher zum „Fibroplasie-Desaster" geführt hatte. Zwar hatte man sauerstoffmangelbedingte Hirnschäden nach der Geburt an Zahl verringern können, dafür jedoch mit der Erblindung vieler vormals frühgeborener Kinder bezahlt. Die Reaktion auf diese Katastrophe war, daß man die Anwendung von Sauerstoff bei respiratorisch insuffizienten Früh- und Neugeborenen kategorisch auf 40 Vol.-% in der Einatmungsluft begrenzte. Das hatte wiederum zur Folge, daß sich bei einer nicht unbeträchtlichen Zahl postnatal hypoxischer Kinder später wieder Sauerstoffmangelschäden einstellten.

Das Kinderkrankenhaus von 1965 hatte meistens zwei- bis dreimal so vie-le Patienten wie heute. Es war nach Altersgruppen in Säuglings-, Kleinkinder- und Kinderstationen unterteilt. Weiterhin wurde zwischen Normal- und Infektionsstationen unterschieden. Die stationäre rangierte vor der ambulanten Versorgung. Besondere Frühgeborenenstationen führten aufgrund der strengen Hygienevorschriften oftmals ein abgeschieden-elitäres Dasein. Funktionsabteilungen wie eine Kardiologie o.a. gab es zu diesem Zeitpunkt noch nicht. Die Ausbildung zum Kinderarzt war damals „universal", jeder mußte am Ende seiner Weiterbildung zum Facharzt nach 4 Jahren „alles" können, von der Neonatologie bis zur Endokrinologie, von der Diätetik bis hin zu den gerade erst das Interesse weckenden Stoffwechselkrankheiten, von der Neurolo-

Prof. Dr. P. Lemburg
Neonatologie und pädiatrische Intensivmedizin, Zentrum für Kinderheilkunde, Medizinische Einrichtungen der Heinrich-Heine-Universität, Moorenstraße 5, D-40225 Düsseldorf

gie des Säuglings bis zu der des Jugendlichen. Und hautärztlich war der normale Kinderarzt ebenfalls beschlagen.

Von Bedeutung war damals auch, daß in vielen Krankenhäusern die Kinder mit den Erwachsenen zusammen behandelt wurden. Nur langsam setzte sich die Maxime durch, daß „das Kind kein kleiner Erwachsener ist".

Die Stellung des pflegerischen Personals im Kinderkrankenhaus, damals natürlich nur Schwestern, ist von jeher durch starken Einfluß auf das Tagesgeschehen gekennzeichnet. Die Stationsschwester verfügte i.a. über weitaus mehr Informationen zum Zustand eines Kindes, insbesondere bei der Säuglingspflege, als der Stationsarzt. Die Schwestern erlebten ihren Beruf v.a. als mütterliche Ersatzperson während der Krankheit des Kindes und erlebten wesentliche berufliche Genugtuung, wenn sie das Kind geheilt seiner Mutter zurückgeben konnten. Bei der Entlassung spielte der Arzt gegenüber den Eltern eine weitaus geringere Rolle als die Schwestern.

Anfänge der „Intensivpflege" in der BRD nach 1965

Parallel zum Entstehen von spezialisierten „Wach-" und postoperativen „Spezial-" oder „Intensivstationen" in den operativen Fächern gelangte der Gedanke der „Intensivpflege" in besonderen Einheiten auch in die Kinderheilkunde. In diesen Jahren war es noch üblich, während der ärztlichen Ausbildung zwei Jahre als Medizinalassistent in der Inneren Medizin, Chirurgie und Frauenheilkunde zu arbeiten. Dabei gelangte so mancher in den Sog des aufregend interessanten und spannenden Intensivstationsablaufs. Manche blieben dabei, viele waren froh, rasch wieder davon loszukommen. Auf diese Weise wurde auch die Idee der „Intensivpflege" in die Kinderheilkunde hineingetragen. Einige wenige junge Ärztinnen und Ärzte brachten neue, zunächst fachfremde Anregungen diagnostischer, therapeutischer und organisatorischer Art in die Kinderheilkunde hinein, die, wenn sie gefördert wurden, sich als außerordentlich fruchtbar erwiesen.

Vor 1967 suchte man in der renommierten „Monatsschrift für Kinderheilkunde" das Stichwort „Intensivpflege" vergebens. Erst 1968 im 116. Band berichten M. Neidhardt und B.K. Jüngst zum ersten Mal davon, daß in Mainz seit 1965 eine neugeschaffene Intensivpflegestation (IPS) für „alle Zustände mit bestehender oder drohender vitaler Gefährdung des Kranken" arbeitet [30]. Das war durchaus etwas anderes als die bekannten spezialisierten Frühgeborenenstationen oder Einheiten für die Vergiftungsbehandlung. Ähnlich wie in Zürich war hier unter der Klinikleitung von U. Köttgen eine Intensivpflegestation mit 16 Betten für Kinder aller Altersgruppen entstanden, wo überwiegend Patienten mit respiratorischen Problemen als Hauptkennzeichen zusammengefaßt wurden, auch die betroffenen Früh- und Neugeborenen. Das sog. „Frühgeborenen-Haus" blieb daneben als Spezialstation bestehen. Als Indikation für die pädiatrische Intensivpflege benannte man in Mainz zentralnervöse, hämodynamische, respiratorische und metabolische Störungen mit vitaler Gefährdung und die postoperative Versorgung. Die Station war das Resultat energischer Bleibeverhandlungen in Mainz, als Prof. Köttgen 1965 einen Ruf auf den Lehrstuhl nach Freiburg ablehnte (persönl. Mitteilung P. Emmrich 1998). Mit der frühen Intensivpflege in Mainz sind untrennbar die Namen von P. Emmrich, M. Neidhardt [16, 30] und B.K. Jüngst sowie die der Stationsschwester M. Adelhardt verbunden.

Aus dem unmittelbaren klinischen Bedarf heraus entwickelte sich in Düsseldorf von 1967 an eine Intensivpflegestation, die sich nur kurzzeitig ausschließlich auf die Probleme von Früh- und Neugeborenenerkrankungen spezialisierte. Sie zog unter der Leitung des Autors schließlich alle Kinder v.a. aus dem chirurgischen Umfeld der postoperativen Behandlung an sich und erfuhr außerordentliche Unterstützung durch die Kinder- und Kardiochirurgen sowie die Anästhesiologie. Schon sehr bald reichte die kleine Station auch für den internen Bereich nicht mehr aus, und 1968 wurde eine neue 12-Betten-Station mit technisch modernster Einrichtung in Betrieb genommen [24]. Jetzt waren schließlich alle vital bedrohten oder erkrankten Kinder der Klinik, etwa 5% aller Patienten, in einer interdisziplinären Intensivstation zusammengefaßt.

Für von Harnack, den Ordinarius für Kinderheilkunde in Düsseldorf, war v.a. die integrierende Wirkung der Intensivpflege besonders im Hinblick auf die Ausbildung der Assistenten von großer Bedeutung. Anders als den damals aufkommenden „Organ-Subspezialitäten" der Pädiatrie wie Kinderkardiologie, -neurologie und -psychiatrie, welche nach seiner Ansicht eine eher abgrenzende, aufsprengende Wirkung auf das Fach Kinderheilkunde hätten, sei die Intensivpflege, durch ihre „Methodik" gekennzeichnet, eine mehr zusammenfassende, integrierende Subspezialität [14].

Mit dem Entstehen der Intensivpflege in Düsseldorf ist v.a. der Name des Autors dieses Beitrags und der von E.-A. Stemmann verbunden. Beide haben in zäher Arbeit zum Gelingen des Konzepts beigetragen. Anregungen hatte sich der Autor aus englischen Kliniken und aus Zürich geholt.

Ganz anders als in Mainz und Düsseldorf begann die Intensivpflege in Frankfurt. Zunächst wurde von 1969 an immer wieder einmal hier und dort in der Klinik „Intensivpflege" betrieben (pers. Mitteilung von Löwenich 1998). Von Löwenich übernahm dann nach einer Ausbildung bei Prodhom in Lausanne die Neugeborenenversorgung in Frankfurt.

Die damals unbefriedigende Situation oft erfolgloser intensiver Behandlung bei Früh- und Neugeborenen führte Hövels, der Ordinatius für Kinderheilkunde in Frankfurt, schon 1965 darauf zurück, daß der Pädiater immer „zu spät" kam. Die Sterblichkeit lag in den ersten Lebensstunden. Die therapeutische Lücke zwischen Frauen- und Kinderklinik mit Hilfe der Intensivpflege „zu jeder Zeit und an Ort und Stelle" zu überbrücken, schien das geeignete Konzept für eine erfolgreiche Intervention zu sein (persönl. Mitteilung von Löwenich 1998).

Schon 1969 veröffentlichten von Löwenich und Berg die Planung und Organisation ihrer „Intensivbehandlungseinheit für Neugeborene", angesiedelt in der Universitäts-Frauenklinik Frankfurt [28]. Die Station nahm unter der Leitung von von Löwenich am 1. März 1972 ihren Betrieb auf und wurde organisatorisch mit der Stelle eines Professors für Neonatologie 1973 selbständig und unabhängig. In der Kinderklinik verblieb eine allgemeine pädiatrische Intensivpflegestation.

Neben von Löwenich hat sich besonders sein Kollege H. Koch Verdienste um das erfolgreiche Entstehen der Intensivpflege in Frankfurt erworben.

In rascher Folge etablierten sich Ende der 6oer und Anfang der 7oer Jahre eine Reihe von Intensivpflegestationen, nicht alle können hier genannt werden. Stellvertretend für viele andere sollen hier München, Berlin, Ulm, Gießen und Münster erwähnt werden. Nicht nur die Universitätskliniken waren es, die sich der neuen Subspezialität zuwandten, auch in großen kommunalen Krankenhäusern entstanden Einheiten, z.B. in Köln.

In vielen Fällen beschränkten sich die Stationen von vornherein auf die Intensivbehandlung bei Neugeborenen, während die Versorgung älterer Kinder wie bisher dezentral oder auch in der Anästhesie vorgenommen wurde. In einzelnen Kinderkliniken mit kinderchirurgischen Abteilungen wurde die Intensivbehandlung in interdisziplinären Einheiten eingerichtet (z.B. Bremen), andere trennten die chirurgische von der internen Disziplin (z.B. Köln). Im Extremfall konnte das zum Nebeneinander von drei Einheiten in einem Kinderkrankenhaus führen.

Die Abtrennung der neonatologischen Intensivbehandlung von der allgemeinen pädiatrischen zeichnete sich schon früh, anfangs der 7oer Jahre ab. Einer der Protagonisten war dabei Mentzel aus Tübingen, der die Patientenklientel seiner Station strikt auf sog. „inborn"-Neugeborene der eigenen Frauenklinik zu beschränken suchte, indem er die Verlegung von Müttern mit drohender Frühgeburt als häufigstem Risikofall in das Zentrum Universitäts-Frauenklinik und neonatologische Intensivstation von Tübingen forcierte. Das Konzept des sog. „Transports in utero" oder die „Regionalisierung von Risikogeburten" erwies sich v.a. im Hinblick auf die Sterblichkeitssenkung bei den sehr kleinen Frühgeborenen unter 1500 g Geburtsgewicht später als sehr erfolgreich. Es war aber zunächst über die 7oer Jahre hin nur in Tübingen realisiert und damals noch nicht allgemein [29].

Resultate der ersten Jahre Intensivbehandlung (1965–1971)

Keineswegs wurde die neue Subspezialität „Intensivpflege" in der Kinderheilkunde allgemein begrüßt, im Gegenteil, es gab erhebliche Akzeptanzprobleme. Das lag nicht zuletzt daran, daß hier an vielen Stellen mit althergebrachten Tabus der Kinderheilkunde gebrochen wurde. Eine Station ohne altersbezogene Trennung der Patienten, freier Zutritt von Eltern zum Besuch ihrer schwerkranken Kinder, aufwendige therapeutische Verfahren, wie sie in der Pädiatrie bis dahin allgemein nur selten angewendet wurden, durch Verlegung unterbrochene Beziehung zwischen Pflegepersonal und Patient und viele andere liebe alte Gewohnheiten wurden an dieser Stelle aufgehoben und zeigten sich weniger wichtig, als sie bisher angesehen wurden. Die Kinderklinik mußte sich mit der Intensivpflegestation arrangieren, ein langsamer, nicht einfacher Anpassungsprozeß.

U. Köttgen beschreibt die Situation 1970 in der Einleitung zum 1. Symposion über pädiatrische Intensivpflege in Mainz sehr zutreffend [16]:

„Seit einigen Jahren breitet sich in der Medizin zunehmend der Begriff der Intensivpflege als einer Besonderheit aus. Einschlägige Abteilungen werden eingerichtet, die gelegentlich ein gewisses Sonderleben zu führen scheinen, ja man kann sich manchmal des Eindruckes nicht erwehren, als würde das Vorhandensein einer solchen Station als ein gewisses Status-Symbol empfunden, auf das man nicht verzichten könne. Hier erscheint also Selbstkritik am Platze, um nicht nur einer Modeströmung zu folgen, um so mehr als in unserem Bereich diese Abgrenzung durchaus nicht von allen Kinderkliniken für richtig gehalten wird. Haben wir etwa früher unsere Kranken nicht „intensiv" behandelt, sind vielleicht neue Krankheiten aufgetreten wie vor 2 Jahrzehnten, die schwere bulbäre Poliomyelitis mit dem Zwang zur Einrichtung von Beatmungsstationen? Offenbar nicht! Wohl aber können wir sagen, daß sich unser diagnostisch überwachender und therapeutischer Einsatz außerordentlich verdichtet hat, wenn es heißt, krisenhafte Situationen einer existentiellen Bedrohung zu überwinden. Die Aufgaben sind vielfältig, sie können darin bestehen, eine Vita minima so genau zu kontrollieren, daß das Aussetzen lebenswichtiger Funktionen sofort registriert, in anderen Fällen ausgefallene Organfunktionen, besonders die Atmung, künstlich ersetzt und gesteuert werden oder

schließlich abnorm starke Krankheitssymptome, z.B. schwerste Konvulsionen, durch eine Relaxierung unterdrückt werden. Zweierlei ist in solchen Lagen erforderlich: Eine aufwendige apparative Ausstattung, die weder aus Kostengründen auf allen Stationen vorhanden sein noch schnell an das Bett des Notfallkranken transportiert werden kann sowie besonders große Erfahrungen in der Überwindung solcher Zustände, die man unmöglich gleichermaßen von allen Assistenten als noch Lernenden erwarten kann. Man sollte nicht übersehen, daß der Erfolg in vielen Fällen davon abhängt, daß der Einsatz der richtigen Mittel reflektorisch ohne langes Nachdenken, geschweige denn Konsultation anderer mit völliger Sicherheit auch in der technischen Durchführung erfolgt. Das ist fraglos nur möglich bei regelmäßiger Übung, wozu die übliche Krankenstation keine Gelegenheit gibt.

Wenn also auch primär die Einrichtung der einer Intensivpflege gewidmeten Wachstationen besonders in Chirurgischen Kliniken sinnvoll war, zumal sich hier ein spezielles Arbeitsfeld der Anästhesisten befand, scheint doch ebenso im internistischen Bereich und damit auch in größeren Kinderkliniken eine solche Konzentration zweckmäßig. Diese Überlegung hat sich uns in nun gerade fünfjähriger praktischer Übung täglich bestätigt.

Natürlich ist es unvermeidlich, daß mit dieser Entwicklung wieder eine Spezialisierung verbunden ist, eine Tatsache, die immer von neuem die Gefahr der Dissoziierung in einer Klinik bedenken lassen sollte. Diese Überlegung gilt vielleicht an dieser Stelle verstärkt, weil hier eine Abteilung nun noch zusätzlich zu den Organspezialitäten, ja vielleicht gelegentlich in Konkurrenz mit ihnen, sie übergreifend, in Entstehung begriffen ist. Es ist keine Frage, daß hier Konfliktstoff gegeben sein kann, wenn Kranke in den bedrohlichsten Versagungszuständen sei es des Herzens, der Nieren oder postoperativ bei Tumoren eben dem sonstigen Spezialisten entzogen auf eine andere Station verlegt werden. Hier zeigt sich, wie wesentlich es ist, dieser keinesfalls ein Eigenleben zuzubilligen, sondern sogar mehr als in den anderen Abteilungen für eine intensive Integration zu sorgen. Es schließt dies ein, daß auf der Intensivstation jeder Arzt im Rahmen einer allgemeinen Visite nicht nur seine früheren Patienten sehen, sondern auch besondere Behandlungsvorschläge machen könnte und sollte. Eine solche regelmäßige und allen Interessierten zugängliche Visite, wie wir sie täglich durchführen, schließt auch die Möglichkeit ein, daß jeder Arzt von den Erlebnissen und Erfahrungen dieser Station Nutzen ziehen kann, auch wenn er nicht auf ihr hauptamtlich arbeitet."

Köttgen faßt hier zusammen, was noch lange Jahre Schwerpunkt vieler Proble-

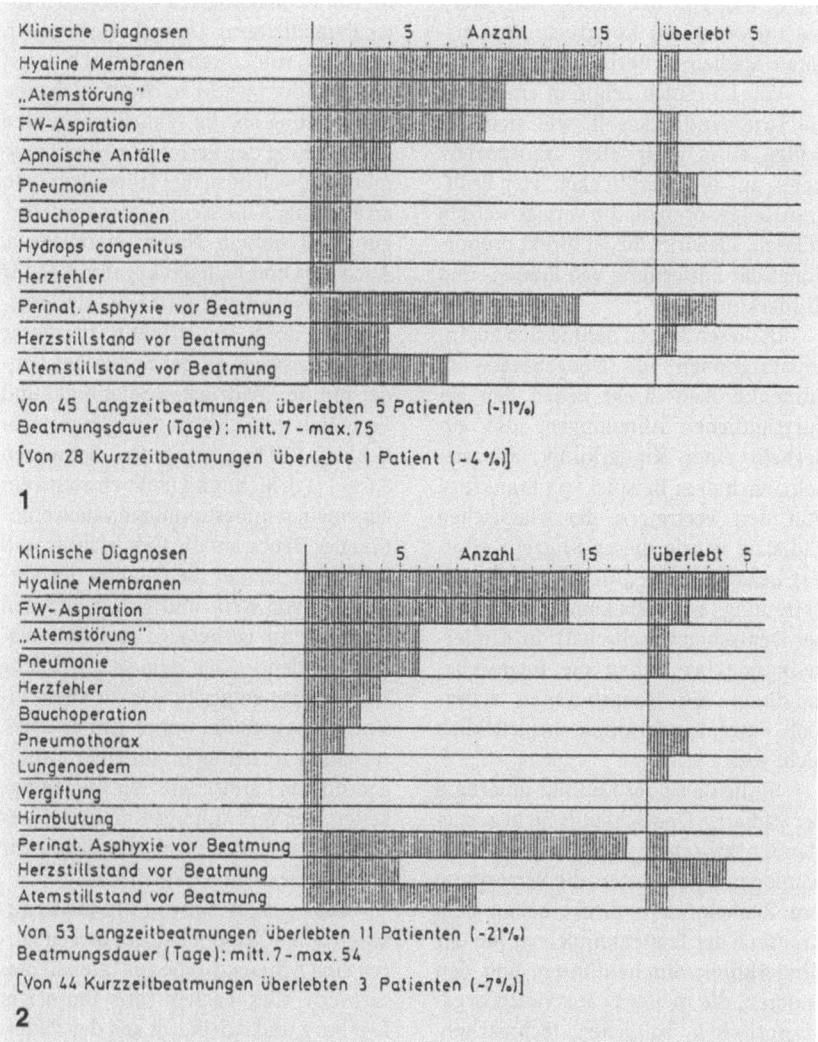

Abb. 1 u. 2 ▲ Originaltabellen der Behandlungsergebnisse mit künstlicher Beatmung bis 1970 bei Frühgeborenen (Abb. 1) **und Neugeborenen** (Abb. 2) **aus der Arbeit von Stemmann und Lemburg 1971 [34]**

ne nur kleine Schar von jungen Kinderärzten. Einige Namen wurden schon genannt. Sie verfügten meistens über zusätzliche Kenntnisse in anderen Fachdisziplinen und hatten mit der „klassischen Pädiatrie ihre eigenen Schwierigkeiten" (Zitat v. von Löwenich, persönl. Mitteilung 1998). Der Umgang mit medizintechnischen Apparaturen, der üblichen Pädiatrie eher fremd, war ihnen durchaus vertraut. Es gab unter ihnen ausgesprochen technisch begabte und vorgebildete Ärzte, die hier in der Intensivpflege ein Arbeitsfeld im Dienste des Kindes vorfanden, das ihrer Neigung entgegenkam. Namen sind hier V.O. Lang aus München-Schwabing, K. Heller aus Münster und der Autor selbst, um nur einige zu nennen. Von ihnen gingen viele Anregungen und Impulse an die medizin-technische Industrie aus, die später den Patienten in der Therapie zugute kommen sollten.

Enttäuschend waren im Anfang besonders bei der Neugeborenen-Intensivpflege die Resultate der künstlichen Beatmung [34]. Hier wirkte sich aus, daß die Risikokinder mangelhaft im Kreißsaal erstbehandelt, verspätet und in schlechtem Zustand medizin-technisch unterversorgt in die Intensivstation kamen. Die große Zahl von Hirnblutungen und schweren Pneumonien im Sektionsgut belegen, daß intensivmedizinische Betreuung hier kaum Chancen hatte. Die unzureichende Organisation der unmittelbar postnatalen Betreuung von Früh- und Neugeborenen hatte fatale Folgen (Abb. 1, 2).

Hinzu kam eine für das Neugeborene nur wenig geeignete technische Ausstattung an Beatmungsgeräten. Die zu dieser Zeit am meisten verwendeten Geräte in Deutschland waren für Erwachsene entwickelte Geräte wie z.B. der druckgesteuerte Bird- und Bennett-Respirator, der Engström-Respirator und andere.

Die guten Erfolge in der intensivmedizinischen Betreuung älterer Kinder machten die unzureichenden Resultate bei Neu- und Frühgeborenen nicht wett. Dementsprechend verhielt sich die pädiatrische Öffentlichkeit dem neuen Fach gegenüber eher reserviert bis hin zur offenen Ablehnung.

me bleiben sollte. Durch die sich immer mehr abzeichnende Spaltung der pädiatrischen Intensivmedizin in eine für Neugeborene und eine solche für ältere Kinder haben zahlreiche Kliniken Konflikte vermieden, indem sie sich überwiegend der neonatologischen Intensivpflege zuwandten. Hier hatte man es nur mit der Frauenheilkunde zu tun, das Pflegepersonal empfand die Versorgung von Früh- und Neugeborenen als weniger belastend verglichen mit der von älteren Kindern bis hin zum Jugendlichen.

Die allgemeine Pädiatrie als typisches Konsiliarfach benötigte für die pädiatrische Intensivpflege von Anfang an eine enge Zusammenarbeit mit der Chirurgie, Anästhesie, Inneren Medizin, Neurochirurgie und anderen Spezi-

alfächern mehr. Diese Abhängigkeiten schreckten oft ab, das Gebiet der Intensivmedizin beim älteren Kind konsequent weiterzuentwickeln. Abgesehen davon machen die Neu- und Frühgeborenen den größten Bedarfsanteil an Pflegeaufwand in der Kinderklinik aus. Diese Entwicklung hat sich bis heute fortgesetzt. Deshalb gibt es bis heute nicht viele konsequent auch auf die intensivmedizinische Versorgung von älteren Kindern mit ihren speziellen Problemen (Schädelhirn- und Polytrauma, Entgiftungsbehandlung, chirurgische und neurochirurgische postoperative Behandlung, Verbrennungstherapie u.a.m.) hin ausgerichtete Intensivbehandlungsstationen.

Träger dieser ersten Anfänge von Intensivmedizin in der Pädiatrie war ei-

Pädiatrische Intensivmedizin in den Jahren 1971 bis 1980

Das Jahrzehnt von 1971 bis 1980 war durch einige herausragende Entwicklungen gekennzeichnet. Das waren die Einrichtung von Neugeborenen-Notarzt-Systemen zum Überbrücken der Lücke zwischen Frauenklinik und Neugeborenen-Intensivstation, die Anpassung der Respiratorkonstruktion an die Physiologie von Neugeborenen und kleinen Kindern, die CPAP-Methode der Atmungsunterstützung und die Einrichtung von Kursen für die Weiterbildung der Kinderkrankenschwester nach dem „Muster einer landesrechtlichen Ordnung zur Weiterbildung und Prüfung von Krankenschwestern, Krankenpflegern und Kinderkrankenschwestern in der Intensivpflege" vom 16. November 1976 der Deutschen Krankenhausgesellschaft (DKG).

Die beklagenswerten Ergebnisse der Neugeborenen-Intensivbehandlung setzten ungeahnte Kräfte für die Lösung dieses Problems bei den unmittelbar damit befaßten Pädiatern frei. Schon 1971 wurde in Berlin ein Krankenwagen so umgebaut, daß darin während des Transports eines gefährdeten Neu- oder Frühgeborenen eine Intensivbehandlung begonnen und aufrechterhalten werden konnte. Leider wurde dort die Entwicklung durch einen schweren Unfall des Wagens 1973 für einige Zeit unterbrochen [11]. Zu gleicher Zeit entstand in Düsseldorf ein Notarztsystem für Neugeborene, das konsequent den Beginn der Intensivbehandlung durch erfahrenes ärztliches und pflegerisches Personal in den Kreißsaal einer von der Kinderklinik entfernten geburtshilflichen Abteilung vorverlegte und einen sicheren Verlegungstransport gewährleistete [21, 25]. Es war organisatorisch eingebettet in das allgemeine Notarztsystem der Stadt. Beide Problemlösungen hatten als Vorbild amerikanische Systeme, wie sie z.B. von Ferrara während der 66th Ross Conference on Pediatric Research 1974 vorgestellt wurden [10].

Sofort verbesserten sich die Ergebnisse der Intensivbehandlung von Neugeborenen drastisch, auch wenn sie nicht direkt an einem Zentrum für Perinatalmedizin geboren wurden. Daß solche Erfolge rasch publik wurden, besorgte nicht zuletzt ihre Veröffentli-chung während der damals sehr stark beachteten neuen Kongresse für perinatale Medizin in Berlin.

Von Löwenich zeigte in einer Studie 1978 eindrucksvoll, wie sich das Fehlen eines geeigneten Transportsystems auf die Sterblichkeit von Früh- und Neugeborenen, die verlegt werden müssen, auswirkt. Sie ist direkt proportional der Entfernung von Frauen- und Kinderklinik [9].

In diesen Jahren bahnte sich an, Intensivstationen für Neugeborene in Frauenkliniken direkt neben den geburtshilflichen Abteilungen, also außerhalb einer Kinderklinik, anzusiedeln, nach dem Beispiel von Frankfurt. Von den Vertretern der klassischen Pädiatrie wurde dieses Konzept erbittert bekämpft. Die „Richtlinien für die Betreuung von Risikoneugeborenen" der Deutschen Gesellschaft für Kinderheilkunde [33] sahen die Intensivbehandlung von Neugeborenen außerhalb einer Kinderklinik ausdrücklich nicht vor.

Bis heute ist der Konflikt innerhalb der Pädiatrie Deutschlands nicht ausgestanden zwischen jenen, die als Neonatologen befürworten, die Versorgung von Risikokindern direkt neben dem Kreißsaal der Frauenklinik fern von der Kinderklinik durchzuführen, und den anderen, die meistens aus vielen organisatorischen, baulichen, technischen, personellen und nicht zuletzt finanziellen Gründen gezwungen sind, in der Kinderklinik zu bleiben. An solchen Kliniken sind meistens gut funktionierende Neugeborenennotarztdienste etabliert.

Von seiten der Geburtshilfe wurde eine solche Verlagerung eines Arbeitsbereichs der Kinderheilkunde auch nicht gefordert, man ging von der Versorgung gesunder Neugeborener aus und sprach lediglich davon (Richtlinien für die Organisation der geburtshilflich-gynäkologischen Versorgung in Krankenhäusern. Empfehlung der Deutschen Krankenhausgesellschaft vom 24.10.1978), daß im „Rahmen des Möglichen" Adaptationsstörungen oder „soweit möglich" in Schwerpunktkrankenhäusern oder Abteilungen der Maximalversorgung „kranke Neugeborene" betreut werden sollten [6].

Diese strukturelle Situation blieb in den folgenden Jahren weiterhin nicht undiskutiert. 1979 setzten sich eine Rei-he von neonatologisch orientierten Intensivmedizinern (Riegel, Hohenauer, Lemburg, von Löwenich) kritisch damit auseinander [31]. Es zeichnete sich eine Entwicklung ab, die schließlich in eine Neuordnung der Perinatalmedizin ausmündete, welche in den Jahren von 1980 an allmählich die Neugeborenenversorgung auf hohem Niveau stabilisierte. Auch die Öffentlichkeit begann, sich für diesen Zweig der Medizin zu interessieren, lag doch Deutschland zu dieser Zeit keineswegs an der Spitze der Länder mit der niedrigsten Säuglings- und Perinatalsterblichkeit (Säuglingssterblichkeit BRD 1975: 19,7‰, Schweden 8,6‰) [17]. Mehr und mehr entstand ein allgemeiner unbestimmbarer, auch emotionaler Druck auf die Geburtshilfe und die Pädiatrie, hier die Qualität der Versorgung von Neu- und Frühgeborenen drastisch zu verbessern. Solchen Plänen standen jedoch damals erhebliche Hindernisse entgegen, die vor allem historisch begründet waren, galt es doch, Abschied zu nehmen von einer „wohlgeordneten Landschaft" der Zuständigkeiten, der Verbindungen und v.a. eines Denkens in der Art von „das haben wir doch immer schon so gemacht".

Fast unbemerkt von der medizinischen Öffentlichkeit hatte in diesen Jahren eine Arbeitsgruppe aus Intensivmedizinern aller Fächer (mit Emmrich, Lemburg und Adelhardt aus der Pädiatrie) bei der DKG zusammen mit Vertreterinnen der Pflegeberufe sich der Weiterbildung des Pflegepersonals angenommen. Sie stellte im November 1976 eine Weiterbildungsordnung vor, die allenthalben die Einrichtung von Weiterbildungsstätten zur Folge hatte und sich bis in die Mitte der 90er Jahre bewährt hat. Der Einfluß, welcher von dieser erheblich verbesserten und nunmehr geordneten Weiterbildung der Schwestern und Pfleger in der pädiatrischen Intensivmedizin ausging und immer noch besteht, kann nicht hoch genug eingeschätzt werden. Nicht zuletzt durch diesen Bildungsfortschritt konnte auch die Intensivbehandlung des älteren Kindes an der Kinderklinik allgemein gesichert werden und ging nicht an die Anästhesie verloren.

Ein steter Stein des Anstoßes war die Besetzung von Intensivpflegestationen mit ärztlichem und pflegerischem Personal. Anhaltszahlen der DKG von 1969 waren bisher fortgeschrieben worden und erwiesen sich auch 1980 als unzureichend. Personalbedarfsermittlungen wurden angestellt, auch die Pädiatrie entwickelte eigene Vorstellungen, es kam aber zu keiner Einigung zwischen der DKG und den Kostenträgern, so daß alles so unzureichend blieb, wie es war. Ich erinnere mich noch gut an die zahllosen Sitzungen in der Krankenhausgesellschaft, an die mühsame Kleinarbeit der Bedarfsermittlungen und die Enttäuschung über das ausbleibende Ergebnis.

Aus viel späterer Sicht heraus war die Mühe jedoch trotzdem nicht vergeblich. Wenn heute (1999) für einen beatmeten Patienten die Anhaltszahl von 3 Pflegekräften zugrunde gelegt wird, dann ist das nicht zuletzt auch ein Erfolg dieser zähen Verhandlungen von 1978 bis 1980/81.

Neonatologie und pädiatrische Intensivmedizin von 1981 bis heute

In den Jahren von 1970 bis etwa 1980 etablierte sich mehr oder weniger vollkommen eine Richtung mehr neonatologisch ausgerichteter Intensivmedizin zusammen mit einer allgemein orientierten „pädiatrischen Neonatologie" neben der vom Patientenaufkommen her wesentlich weniger umfangreichen, in vielen Fällen aber erheblich medizinisch, organisatorisch und technisch aufwendigeren pädiatrischen Intensivmedizin für das ältere Kind.

Die Verhandlungsinhalte des 9. Symposions über pädiatrische Intensivmedizin in Bonn markieren diese Entwicklung deutlich [18]. Sie repräsentieren nahezu ausschließlich neonatologische Themen und zeigen den Stolz einer neuen jungen Fachrichtung, deren zähe bisherige Arbeit sich erfolgreich zu zeigen beginnt. Von 74 Vorträgen sind nur noch 4 allgemeinen Themen der pädiatrischen Intensivmedizin gewidmet. Man mag diese Entwicklung bedauern, sie war jedoch unausweichlich. Ein Grund dafür war natürlich, daß die Neonatologie ein freies neues Betätigungsfeld ohne wesentliche hierarchische Hindernisse im Kinderkrankenhaus darstellte, für junge Kinderärzte attraktiv. Zum anderen erwies sich immer wieder die pädiatrische Intensivmedizin, also jene für das ältere Kind, als eine in jeder Hinsicht mühsa-

mere Aufgabe für einen jungen Pädiater. Neben der ständigen Auseinandersetzung mit älteren Kollegen im eigenen Haus kam natürlich die weitaus häufigere Inanspruchnahme von außerhalb der Pädiatrie liegenden Diensten hinzu, z.B. der Inneren Medizin mit der Dialyse, der Chirurgie, Neuro- und Kinderchirurgie und vieler anderer mehr. Wäre dieser Sachverhalt in der Neonatologie der gleiche, hätte es keine Entwicklung von neonatologischen Stationen mit Intensivbehandlung in der Frauenheilkunde geben können.

Dieser Entwicklung ist die Kinderkardiologie, ein Schwerpunkt in der Pädiatrie, nicht gefolgt. Es existieren heute eine Reihe von überwiegend kardiologisch orientierten Intensivstationen, v.a. natürlich in Herzzentren, die die Intensivbehandlung von Neugeborenen und älteren Kindern von vornherein zusammengefaßt betreiben und das sowohl als internistische Intensivmedizin als auch mit postoperativer Versorgung der Kinder (München, Berlin, Bad Oeynhausen u.a.).

Die Ablösung der Neonatologie von der allgemeinen pädiatrischen Intensivmedizin hat also keine eindeutigen medizinischen Gründe. Sie ist Folge einer veränderten Einstellung gegenüber dem Neu- und Frühgeborenen in der Gesellschaft. Diese begann schon Anfang der 60er Jahre, wirkte sich aber erst 15–20 Jahre später aus.

Ausdruck dieser Entwicklung ist die heute selbstverständliche Regionalisierung der Risiko-Geburtshilfe, welche 1986 in einer Empfehlung der Deutschen Gesellschaft für Perinatale Medizin gefordert wurde [4]. Ihr folgte 1989 eine Empfehlung zur Struktur von Perinatalzentren [3]. Damit wurden Standards für die zukünftige Entwicklung auch der neonatologischen Intensivmedizin und mittelbar auch für die der Pädiatrie festgeschrieben. In diesen Jahren ordnete sich die pädiatrisch-intensivmedizinische Landschaft zu jener, die wir heute vor uns haben.

Die Neugeborenenversorgung geht zwei Wege: Sie wird in Perinatalzentren mit Maximalversorgung für Risikofälle in gemeinsamer Arbeit von Frauenheilkunde und Neonatologie/Pädiatrie in Stationen der Frauenklinik vorgenommen, steht aber hinsichtlich der ärztlichen Kompetenz in der Verantwortung

eines Neonatologen. Die andere Version sieht eine Erstversorgung des Früh- oder Neugeborenen durch die Neonatologie vor und danach im Falle eines kranken oder gefährdeten Kindes die Übernahme in die Intensiv- oder Spezialstation der Kinderklinik. Letztere kann auch räumlich getrennt sein von der Frauenklinik. Auch hier ist ärztliche Betreuung in neonatologischer Verantwortung.

Nicht nur Perinatalzentren mit Maximalversorgung, sondern auch Schwerpunkt-Krankenhäuser können neonatologische Intensivmedizin betreiben, allerdings fehlen hier eine Reihe in den Zentren vorhandener zusätzlicher Dienste wie z.B. Kinderkardiologie oder -neurologie u.a.m..

Die Zuordnung der neonatologischen Versorgung zu einem Verbund mit der Geburtshilfe im Rahmen der Perinatalmedizin löste heftige Gegenreaktionen in der allgemeinen Pädiatrie aus. 1987 wetterte Schaub, Kiel, anläßlich des 12. Symposiums über Pädiatrische Intensivmedizin in Kiel [32]:

„Pädiatrische Intensivstationen sind ein nicht mehr wegzudenkender Bestandteil einer großen überregionalen Kinderklinik. Sie binden zwar einen großen Teil des Personals, haben aber entscheidend zur Senkung der Sterblichkeit im Kindesalter beigetragen. Wegen der beängstigend zunehmenden Spezialisierung in unserem Fach müssen pädiatrische Intensivstationen heute interdisziplinär betrieben werden. Nur so kommt auch die wichtigste Person in dieser Einheit, das intensivkranke Kind in den Genuß der Spezialisierung. Alle zentripetalen Strukturtendenzen schaden dem Kind, das ja – als Beispiel – nicht nur eine Fehlbildung hat, die operiert wurde, sondern auch eine Sepsis mit intravasaler Gerinnung oder eine Hirnblutung entwickeln kann.

Im Dezember 1985 wurde auf dem Perinatologiekongreß in Berlin von führenden deutschen Geburtshelfern die Forderung erhoben, mehr neonatologische Intensiveinheiten in großen geburtshilflichen Kliniken zu etablieren. Man muß diese Forderung ernst nehmen und sie genau analysieren. Man muß sich allerdings auch kritisch fragen, warum sie mancherorts erhoben wird und mancherorts nicht. Der Drang und der Wunsch nach Änderung des Bestehenden tritt in der Regel dort in Erscheinung, wo man unzufrieden ist. Ich muß immer und überall erstklassige ärztliche und organisatorische Arbeit leisten und geleistet haben. Ich werde den Verdacht nicht los, daß gerade die Geburtshelfer eine eigene Neonatologie in ihrem Haus haben wollen, die mit uns

Kinderärzten unzufrieden sind bzw. die ihre durch den Rückgang der Geburten frei gewordenen Räume nutzen wollen.

Ich persönlich meine, daß die Einrichtung von neonatologischen Intensiveinheiten in Frauenkliniken ein unrealistischer und nicht gangbarer Weg ist. Das schließt nicht aus, daß unter besonderen Bedingungen Modellvorhaben wie in Zürich, München und Frankfurt durchgeführt werden, um neue Organisationsformen zu erproben und zu bewerten. Die Realität ist, daß in der BRD die mittlere Geburtenzahl pro geburtshilfliche Klinik 355 ist. Damit müssen wir leben, und das wird sich auch in den nächsten 10 Jahren nicht ändern, da die Politiker, gleich welcher Couleur, nicht zu bewegen sind, kleine geburtshilfliche Abteilungen zu schließen.

Daß dies nach wie vor unser erklärtes Ziel ist, müssen wir immer wieder betonen. Ebenso die Forderung, Risikoschwangerschaften in großen geburtshilflichen Kliniken zu konzentrieren. Aber es ist unrealistisch zu glauben, kleine bis mittelgroße geburtshilfliche Kliniken hätten keine Risikogeburten. Solche Risiko-, Neugeborene und Frühgeborene müssen auch versorgt werden. Dies ist nur durch eine neonatologische Intensiveinheit einer Kinderklinik mit einem mobilen Neugeborenen-Intensivdienst möglich. Daß diese Intensiveinheit in einer Kinderklinik auch aus anderen Gründen unverzichtbar ist, brauche ich hier nicht auszuführen. Allerdings rentieren sich personell und apparativ maximal ausgestattete Intensivstationen in einer Kinderklinik aus fachlichen und ökonomischen Gründen erst ab einer Patientenzahl von 10 pro Tag.

Sie muß in einem mittelgroßen universitären oder kommunalen Klinikum mit etwa 1500 Betten selbstverständlich fachlich und organisatorisch in der Lage sein, die dazugehörende Frauenklinik neonatologisch zu versorgen. Eine zweite neonatologische Intensivstation in einer Frauenklinik einzurichten, ist in der Regel ökonomisch nicht vertretbar. Wer dies fordert, muß bei steigenden Kosten im Gesundheitswesen auch Wege der Finanzierung aufzeigen. Für den 24 h-Dienst einer neonatologischen Intensiveinheit sind nach arbeitsrechtlichen Prämissen mindestens 5,6 Arztstellen notwendig. Bei dem bekannten Patienten-/Arztschlüssel von 2:1 entspricht dies 10–11 belegten Betten, will man die Ärzte dort sinnvoll beschäftigen. Dies wiederum hat bei mehr als 50% beatmeten Kindern und einem Patienten-/Schwesternschlüssel von 1:3 bis 1:4 30 bis 40 Schwesternstellen zur Folge. Zusammen mit dem Reinigungspersonal errechnen sich hieraus allein 3 Mill. DM an Personalkosten pro Jahr. Hinzu kommen nochmal etwa 1/2 Mill. Mark für Monitore, Beatmungsgeräte, Inkubatoren, die zwar nicht immer benutzt, aber doch vorgehalten werden müssen. Darüber hinaus erinnere ich daran, daß die logistische Versorgung einer

pädiatrischen Intensivstation mit speziell ausgebildetem pflegerischem, technischem und ärztlichem Personal, mit Labor, Röntgen, Sonographie, EKG und EEG idealerweise und am besten durch eine Kinderklinik erfolgt.

Ich möchte meine Vorstellungen zu diesen auch in der Deutsch-Österreichischen Gesellschaft für Neonatologie und Pädiatrische Intensivmedizin diskutierten Fragen zusammenfassen: Während der Geburtshelfer die Schwangere während der Schwangerschaft betreut, müssen Geburtshelfer und Kinderarzt gemeinsam die Schwangere bzw. Mutter und Kind vor, während und nach der Geburt versorgen. Das „gesunde" Neugeborene bleibt in der Frauenklinik. Das intensivkranke Neugeborene und insbesondere das Frühgeborene muß in die Intensiveinheit einer Kinderklinik, die idealerweise direkt nebenan liegt, verlegt werden. Hier dauert die Behandlung manchmal Wochen und schließt die Betreuung der Mutter, die längst aus der Frauenklinik entlassen ist, mit ein. Die pädiatrische Intensivmedizin ist zum schwierigsten Gebiet in unserem Fach geworden."

Es war dies die letzte offizielle Gegenstimme aus der allgemeinen Pädiatrie gegen eine Entwicklung, die nicht aufzuhalten war. Die intensivmedizinische Betreuung des Neugeborenen entwickelte sich zu einem erfolgreichen Zweig der Pädiatrie, fachlich angesiedelt im „Zwischenfach" der Perinatalmedizin.

In Nordrhein-Westfalen wurden von 1988 an Perinatalzentren eingerichtet, offiziell die ersten in der damaligen Bundesrepublik. Zahlreiche sog. Schwerpunktkliniken ergänzen die Versorgung. Die Geburtshilfe folgte dem Trend zur Regionalisierung der Risikogeburten in Zentren mit zunehmenden Zahlen von Verlegung mit hohem Risiko als „Transport in utero" für das Kind. Insgesamt ist für die Neonatologie/Pädiatrie und die Frauenheilkunde die Risikoneugeborenenversorgung einfacher geworden. Die Zahlen, erhoben durch sog. Qualitätsstudien der Ärztekammern in den einzelnen Ländern und an anderer Stelle, geben der Entwicklung recht. Die perinatale Sterblichkeit erreichte in der Bundesrepublik mit 6,5‰ 1997 einen Tiefpunkt (NRW 7‰). Damit ist Deutschland bis heute an die Spitze in der Gesundheitsversorgung seiner Bevölkerung unter den europäischen Ländern aufgerückt.

Vor der beeindruckenden Entwicklung der neonatologischen Intensivme-

dizin nimmt sich die der pädiatrischen eher bescheiden aus. Jedoch geben die Symposiumsbände und die Kongreßberichte nur unzureichend wieder, wie wichtig eine sichere intensivmedizinische Versorgung älterer Kinder im Kinderkrankenhaus inzwischen geworden war.

Eine Reihe großer Kinderkliniken in Deutschland haben die Neugeborenen-Intensivbehandlung von Anfang an von der älterer Kinder strikt getrennt (s. oben). Das ist allerdings hinsichtlich der Personalplanung und der Betriebskosten ein aufwendiges Verfahren. Kombinierte Stationen stellen einen Kompromiß dar, der v.a. bei der immer wieder stark wechselnden Belegung einer Intensivstation effizienter arbeiten kann. Manche kleinere Kinderklinik hat sich allein der Neu- und Frühgeborenenintensivmedizin zugewandt und verlegt ältere Kinder bei Bedarf an Krankenhäuser der Maximalversorgung. Diese Entwicklung ist über die letzten 20 Jahre zu beobachten gewesen.

Von den Konsiliarfächern wird heute mehr als vor etlichen Jahren bedauert, daß die Erfahrung in der pädiatrischen intensivmedizinischen Behandlung älterer Kinder abgenommen hat. Besonders die präklinische Notfallversorgung leidet darunter, aber auch die postoperative Therapie. Die Häufigkeit von Einsätzen für Kinder in einem Notarztdienst schwankt zwischen etwa 1–4%. Das Training eines Nichtpädiaters in deren Bewältigung ist daher zwangsläufig eher gering, am allgemeinen Notarztdienst beteiligen sich jedoch die Kinderärzte Deutschlands praktisch gar nicht. Hier findet sich eine oft beklagte Lücke in der Gesundheitsversorgung, die einige Zentren mit der Einführung sog. pädiatrischer Notarztdienste zu schließen versucht haben (z.B. München und Düsseldorf u.a.). Das Beispiel hat aber keine Schule gemacht.

Für die pädiatrische Intensivmedizin gab es allerdings in den Jahren von etwa 1985 an Impulse, sich weiterer, ganz anders gelagerter Probleme als der klassischen Art anzunehmen, nämlich auch die intensivmedizinische Versorgung von Patienten der Transplantationsmedizin und der Onkologie sowie der Hämatologie sicherzustellen. Die Entwicklung ist bis heute noch nicht abzusehen, und wissenschaftliche Mitteilungen gibt es erst aus der allerletzten Zeit.

Die Entwicklung der beruflichen Situation des ärztlichen und pflegerischen Personals in pädiatrischen Intensivstationen

Das „Muster einer landesrechtlichen Ordnung zur Weiterbildung und Prüfung von Krankenschwestern, Krankenpflegern und Kinderkrankenschwestern in Anästhesiologie und Intensivpflege" der DKG von 1976 erlaubte dem Pflegepersonal einer Intensivstation auch in der Pädiatrie die Qualifikation zur Fachkraft. Die Weiterbildungsordnung hatte bis 1995 Gültigkeit und wurde dann vorwiegend aus politischen Gründen zuerst in Niedersachsen und dann in Nordrhein-Westfalen durch eine neue abgelöst, die weniger dem medizinischen Ausbildungsbedarf als einer Qualifikation zum „Durchstieg" in eine akademische Laufbahn dienen sollte [20].

Für das ärztliche Personal war durch die Änderung der ärztlichen Weiterbildungsordnung 1992 bis 1994 mit der Einführung des neuen Schwerpunktfachs „Neonatologie" und der sog. fakultativen Weiterbildung in „Spezieller Pädiatrischer Intensivmedizin" in die Pädiatrie ein gewisser Schlußstrich unter die strukturelle Entwicklung der Intensivmedizin in diesem Fach gezogen worden [35]. Vorausgegangen waren jahrelange, z.T. erbittert ausgetragene Auseinandersetzungen über die Form einer berufspolitischen Integration der Intensivmedizin in die Pädiatrie, ablesbar aus dem Schriftwechsel und Gesprächen, die der Autor selbst in dieser Zeit mit Vertretern des Mutterfachs geführt hat. Besonders Pohlandt (Ulm) und Obladen (Berlin) haben an dieser Stelle erfolgreich für das Fach Intensivmedizin in der Pädiatrie gekämpft. Die Situation wurde dadurch kompliziert, daß die auf die Neonatologie mit ihrer Intensivbehandlung spezialisierten Kollegen aus der ehemaligen DDR mit ihrer Schwerpunktbezeichnung in das westdeutsche System integriert werden mußten.

Leider hatte die berufspolitische Trennung der neonatologischen und pädiatrischen Intensivmedizin zur Folge, daß es bis heute eine weit größere

Zahl von Anerkennungen für den Schwerpunkt „Neonatologie" als für die „Spezielle Pädiatrische Intensivmedizin" gegeben hat. Weiterbildungsstätten werden bisher nur zögernd von den Landesärztekammern und Länderministerien anerkannt. Der Andrang zu den Weiterbildungsplätzen ist groß und eher zunehmend.

Intensivmedizin in Neonatologie und Pädiatrie stellt einen nicht unerheblichen allgemeinen und finanziellen Aufwand eines Krankenhauses dar. Meistens sind solche Einrichtungen die größten Funktionsabteilungen im Hause. Ihre fachmännische Leitung ist deshalb von großer, nicht nur medizinischer Bedeutung. Dieser Situation wird bis heute durch die Anerkennung von entsprechenden Leitungspositionen ganz allgemein noch nicht Rechnung getragen.

Die Deutsche Gesellschaft für Neonatologie und Pädiatrische Intensivmedizin

Obwohl schon drei Symposien von 1970 an stattgefunden hatten und man sich schon 1971 darüber einig war (Jüngst, Emmrich, Toussaint aus Mainz, Palm und Heller aus Münster, Lemburg und Stemmann aus Düsseldorf), daß man sich zum Erfahrungsaustausch und zur Vertretung allgemeiner Interessen zusammenfinden sollte, kam es erst 1976 zu Gesprächen über die Gründung einer „Arbeitsgemeinschaft für Neonatologie und pädiatrische Intensivmedizin" und zur Entwicklung einer Satzung. Die konstituierende Sitzung fand dann am 12.2.1977 in Mainz statt, in der laut Protokoll u.a. folgendes abgehandelt wurde:

„TOP 4. Die vorgelegte Satzung der AG wurde Satz für Satz geprüft und mit zahlreichen Änderungen einstimmig verabschiedet.

TOP 5. Die Mitgliederzahl beträgt 8. Als Geschäftsführender Vorstand wurde einstimmig beschlossen:

1. Vorsitzender:	Emmrich
2. Vorsitzender:	Lemburg
Schriftführer:	Pohlandt
Schatzmeister:	von Loewenich
Vertreter der Schwesternschaft:	
	Adelhardt"

Weiterhin wurden als Vertreter der Kinderanästhesie Leske aus Siegen, der

Kinderchirurgie Höppner aus München und als Vertreter der Schweiz Dangel aus Zürich vorgeschlagen.

Zur konstituierenden Sitzung waren anwesend: Adelhardt und Emmrich aus Mainz, Lemburg aus Düsseldorf, von Loewenich aus Frankfurt, Pohlandt aus Ulm und Truckenbrodt aus Erlangen.

Schon ein Jahr später wurde die Arbeitsgemeinschaft in „Deutsche Gesellschaft für ....." umbenannt. Die Aufgaben dieser Deutschen Gesellschaft sahen die Gründungsmitglieder damals

„in einer Vertiefung der Zusammenarbeit zwischen den wissenschaftlichen Fachverbänden und Gesellschaften, die sich mit den Fragen der Neonatologie und pädiatrischen Intensivmedizin befassen,

in der Vertretung der gemeinsamen Belange der Neonatologie und pädiatrischen Intensivmedizin gegenüber Behörden, ärztlichen Berufsvertretungen und dritten Stellen,

in der Kommunikation mit wissenschaftlichen Vereinigungen im Ausland, die sich mit der Neonatologie und der pädiatrischen Intensivmedizin in Wissenschaft und Praxis befassen,

in der Vertretung von Belangen der Neonatologie und pädiatrischen Intensivmedizin auf internationaler Ebene,

und in der Förderung der Fort- und Weiterbildung auf den Gebieten der Neonatologie und pädiatrischen Intensivmedizin."

Diese Präambel der Satzung gilt bis heute unverändert.

Die neue Gesellschaft gewann rasch an Mitgliedern, auch aus Österreich. Am 4.6.1982 wurde daher ihre Bezeichnung in „Deutsch-Österreichische Gesellschaft ...." (DÖGNPI) geändert, damit sich die österreichischen Kollegen in ihrem Lande genügend repräsentiert sehen konnten. Eine in der Gesellschaft bedeutsame Vertretung der Schweizer ist leider nie zustande gekommen.

1997 änderte man aus verschiedenen Gründen, v.a. aber solchen der Vereinfachung, den Titel wieder zurück in „Deutsche Gesellschaft für ...". Die Gesellschaft verfügte 1994 über 714 Mitglieder.

Von der Gesellschaft und ihren Vertretern sind viele Angelegenheiten mitunter sehr offensiv und selbstbewußt vertreten worden, – manchmal nicht zur Freude der Fachgesellschaft der Kinderheilkunde. So wurden Vorstands- und Kommissionsmitglieder in

Verzeichnis der Referenten

Arndt, Th., Dr. med.,
Städt. Kinderabteilung der Universitätsklinik Frankfurt

Bender, S. W., Dr. med.,
Universitätskinderklinik Frankfurt

Dick, W., Dr. med.,
Institut für Anaesthesiologie der
Universität Mainz

Emmrich, P., Dr. med.,
Universitätskinderklinik, Mainz

Fassl, H., Dr. med.,
Institut f. Statistik und Dokumentation
der Univ.-Klinik Mainz

Fenner, A., Priv.-Doz.,
Kinderklinik der Medizinischen Akademie Lübeck

Flamm, U., Dr. med.,
Universitäts-Kinderklinik München

Fricke, G., Dr. med.,
Universitäts-Kinderklinik Würzburg

Graser, F., Prof. Dr.,
Städt. Kinderklinik Wiesbaden

Gravenhorst, H., Dr. med.,
Universitäts-Kinderklinik Frankfurt

Herzovi, F., Dr. med.,
Constanza/Rumänien

Jüngst, B.-K., Dr. med.,
Universitäts-Kinderklinik Mainz

Kassabian, H., Dr. med.,
Universitäts-Kinderklinik Mainz

Kischkat, H., Cand. med.,
Universitäts-Kinderklinik Gießen

Ströder, J., Prof. Dr.,
Universitäts-Kinderklinik Würzburg

v. Stockhausen, H. B., Dr. med.,
Kinderklinik der Medizinischen Akademie Lübeck

Toussaint, W., Priv.-Doz.,
Universitäts-Kinderklinik Mainz

Koch, H., Dr. med.,
Universitäts-Kinderklinik Frankfurt

Köttgen, U., Prof. Dr.,
Universitäts-Kinderklinik Mainz

Lang, V. O., Dr. med.,
Kinderkrankenhaus München-Schwabing

Lemburg, P., Dr. med.,
Universitäts-Kinderklinik Düsseldorf

Lernet, P., Dr. med.,
Städt. Kinderabteilung der Universitätsklinik Frankfurt

v. Loewenich, V., Dr. med.,
Universitäts-Kinderklinik Frankfurt

Mantel, K., Dr. med.,
Universitäts-Kinderklinik München

Mietens, C., Priv.-Doz.,
Universitäts-Kinderklinik Würzburg

Palitzsch, D., Dr. med.,
Kinderklinik St. Elisabeth, Neuburg/
Donau

Palm, D. G., Priv.-Doz.,
Universitäts-Kinderklinik
Münster/Westfalen

Savran, S., Dr. med.,
Städt. Kinderklinik Wiesbaden

Schöber, J. G., Dr. med.,
Universitäts-Kinderklinik München

Schweder, N., Dr. med.,
Städtische Krankenanstalten
Kinderklinik Bremen

Stemmann, E. A., Dr. med.,
Universitäts-Kinderklinik Düsseldorf

Wagner, H. J., Dr. med.,
Universitäts-Kinderklinik Gießen

Weber, H., Dr. med.,
Universitäts-Kinderklinik Würzburg

Zickgraf, Th., Dr. med.,
Universitäts-Kinderklinik München

Abb. 3 ◀ Originalverzeichnis der Referenten des 1. Symposions über pädiatrische Intensivmedizin 1970 in Mainz [16]

vielen Bereichen aktiv, die sonst nicht oder nur unzureichend von Seiten der allgemeinen Pädiatrie vertreten wurden. Das betrifft u.a. die Beteiligung an der Neuordnung der Weiterbildung zuerst des pflegerischen (1976) und später des ärztlichen Personals (1994) (s. oben).

Die Gesellschaft ist Gründungsmitglied der „Deutschen interdisziplinären Vereinigung für Intensiv- und Notfallmedizin" (DIVI), der sie seit 1978 zusammen mit dem Berufsverband der Kinderärzte Deutschlands angehört und ist im Vorstand vertreten zuerst durch Emmrich und heute durch Lemburg.

24 Symposien über Neonatologie und pädiatrische Intensivmedizin sind seit 1970 durchgeführt worden. Die schon historische Liste der Vortragenden des 1. Symposions 1970 in Mainz ist in Abb. 3 gezeigt. Die Symposien werden an jährlich wechselnden Orten veranstaltet und schließen die Beteiligung des Pflegepersonals ein.

Vor allem in der Zusammenarbeit mit der Geburtshilfe und Perinatalmedizin wurde wirksame Arbeit geleistet. Eine Reihe von gemeinsamen Empfehlungen stellten die Versorgung von Früh- und Neugeborenen auf einen beispielhaften Standard (s. oben).

1989 stellte die Gesellschaft als Äquivalent zum Fachkundenachweis „Rettungsdienst" der DIVI [5], an dem auch Vertreter der Gesellschaft mitgewirkt haben, ein eigenes Qualifikationsprotokoll mit den „Empfehlungen zur Qualifikation als Neugeborenennotarzt" vor [7] (Abb. 4).

Die Gesellschaft verleiht anläßlich ihrer Jahrestagung seit einigen Jahren einen mit 10.000 DM dotierten Wissenschaftspreis.

In zahlreichen übergreifenden nationalen und internationalen Vereinigungen (AWMF, ESPIC u.a.) ist die Gesellschaft durch ihre Mitglieder vertreten.

Höhen und Tiefen in der Entwicklung der pädiatrischen Intensivmedizin Deutschlands

Die besondere Eigenart des Faches pädiatrische Intensivmedizin ist eine zutiefst praktisch-therapeutische Orientierung, eine Tatsache, die ihren Vertretern von Anfang an immer wieder vorwurfsvoll von anderen Fachvertretern vorgehalten wird. Es nimmt deshalb nicht wunder, daß sich eine besondere wissenschaftliche Ausrichtung über die Zeit nicht ausnehmen läßt, sieht man einmal davon ab, daß echte Grundlagenforschung innerhalb dieses Spezialfachs praktisch nicht geleistet werden kann. Wenn überhaupt, dann handelt es sich um die Möglichkeit klinischer und anwendungsorientierter, wissenschaftlich gestützter Forschung, deren Bedeutung aber in Deutschland schon immer unterschätzt wurde und deren mangelhafte Förderung im Gegensatz zur Grundlagenforschung nicht nur in der Medizin seit langem beklagt wird.

Besondere Höhepunkte sind nahezu jedes Jahr die wissenschaftlichen Tagungen, deren Themen über die Jahre getreu dem allgemeinen Fortschritt in diesem Bereich folgend die gleichen Inhalte aufweisen, wie sie auf allen anderen internationalen wissenschaftlichen Kongressen auch angetroffen werden. Auf diese Weise hat die pädiatrische Intensivmedizin zwar niemals den Anschluß an die internationale Entwicklung verloren, war aber niemals Vorreiter. Das mag man beklagen, negativ ausgewirkt hat es sich jedoch nicht.

Läßt man einmal außer acht, daß Grundlagenforschung nur wenig und ohne besonders herausragende Ergebnisse seit Beginn pädiatrischer Intensivmedizin betrieben wurde, so läßt sich auf anderen Gebieten durchaus einiges anführen, das Erwähnung verdient.

Die ursprünglich im internationalen Vergleich rückständige Situation der Neugeborenenversorgung ist nicht nur u.a. durch die Einführung von Vorsorgeuntersuchungen in der Schwangerschaft durch die Geburtshilfe, sondern auch durch das aktive praktische Engagement der Kinderärzte, damals noch nicht Neonatologen, in der Perinatalphase mit Hilfe einer „vorgeschobenenen" Intensivpflege entschei-

Deutsch-österreichische Gesellschaft für
Neonatologie und pädiatrische Intensivmedizin

Empfehlungen zur Qualifikation als Neugeborenennotarzt

NOTFALLMEDIZIN 15 (1989), 68

1. Die regelmäßige Tätigkeit als Neugeborenennotarzt sollte im Rahmen einer mindestens halbjährigen klinischen Tätigkeit im Bereich der neonatologischen Intensivpflege begonnen werden. Während dieser praktischen Tätigkeit auf der Neugeborenenintensivstation sollten vor Beginn der Neugeborenennotarzteinsätze folgende typisch intensivmedizinische Eingriffe geübt und nachgewiesen werden:
a) Legen von periphervenösen Zugängen beim Neugeborenen (mindestens 10)
b) Legen eines Nabelvenenkatheters
c) Intubation beim Neugeborenen oder jungen Säugling (mindestens 5)
d) Maskenbeatmung und Beutelbeatmung über den Tubus
e) Tracheales Absaugen und Absaugen von Mund- und Rachenhöhle
f) Herzmassage (eventuell Übungen an einer Puppe)

Sobald diese praktischen Handgriffe erlernt sind, kann der Kollege am Neugeborenennotarzteinsätzen teilnehmen, wobei die ersten zehn Einsätze unter der Aufsicht eines erfahrenen Neonatologen durchgeführt werden sollten.

2. Als theoretisches Rüstzeug sollte im Rahmen der Ausbildung zum Neugeborenennotarzt ein Seminar besucht werden, auf welchem die wesentlichen Punkte für den Qualifikationsnachweis „Neugeborenennotarztdienst" abgehandelt werden. Hierzu gehören beispielsweise: Notfallausrüstung im Kreißsaal, Reanimation des Neugeborenen, Wärmehaushalt des Neugeborenen, Schocktherapie, Medikamente und Infusionstherapie bei Risikoneugeborenen, Erstversorgung bei angeborenen Mißbildungen der Lunge, der Atemwege, des Herzens und des Gastrointestinaltraktes.

3. Nach der mindestens halbjährigen Tätigkeit auf der Neugeborenenintensivstation kann der Qualifikationsnachweis „Neugeborenennotarzt" erworben werden. Voraussetzungen sind:

a) Punkte I. a)–f)
b) zehn selbständige und zehn unter Anleitung durchgeführte Neugeborenennotarzteinsätze
c) die Teilnahme an einem Seminar „Neugeborenennotarztdienst"
d) die mindestens halbjährige Arbeit auf einer Neugeborenenintensivstation.

4. Als Übergangsbestimmung konnten Mitglieder der DÖGNPI, welche länger als zwei Jahre im Bereich der Neugeborenenintensivpflege aktiv gearbeitet haben und hierbei regelmäßig am Neugeborenennotarztdienst teilgenommen haben, den Qualifikationsnachweis direkt vom Vorsitzenden der Gesellschaft ausgestellt bekommen. Diese Übergangsbestimmung endete am 31. Dezember 1989.
Der Qualifikationsnachweis wird vom leitenden Arzt der jeweiligen Neugeborenenintensivstation ausgestellt.

Kommission Rettungswesen der DÖGNPI e. V.
Prof. Dr. P. Lemburg
Prof. Dr. J. G. Schöber

Abb. 4 ▲ Erste Veröffentlichung der Qualifikation zum Neugeborenen-Notarzt 1989 [7]

---

dend verbessert worden. Man erkannte bald, daß der unzureichende therapeutische Erfolg nicht zuletzt Folge der zwischen Kinderklinik und geburtshilflicher Abteilung klaffenden therapeutischen Lücke war. Wenn zahlreiche Kinderintensivstationen sich zunächst auf ein „Abholen" kranker Neugeborener aus entfernten geburtshilflichen Abteilungen beschränkten, so wurde durch die Einführung der Neugeborenen-Notarztdienste mit besonders entwickelter Technologie (Transport-Inkubator und -Respirator, Monitoring u.a.m.) die Erstvorsorgung der Kinder im Kreißsaal entscheidend verbessert. Es handelte sich dabei also ausdrücklich nicht nur um ein „Abholen", also nur um einen Transport, sondern um eine situationsgerechte, pathophysiologisch und medizinisch angepaßte Behandlung, die dem Kinde vor Ort zuteil werden konnte und die auf dem Verlegungstransport fortgeführt werden konnte. Auf diese Weise verlor übrigens v.a. die während dieser Phase nahezu immer zu beobachtende Hypothermie der thermolabilen Kinder ihren Schrecken.

Daß mit solcher „erster Hilfe" die Entwicklung von Zentren für die perinatalmedizinische Versorgung verzögert worden wäre, wie einige Vertreter der „reinen Lehre" der Neonatologie immer wieder behaupten, vermag ich nicht zu sehen. Entscheidend ist, daß die Perinatalsterblichkeit in den Jahren der Blüte solcher „Feuerwehrdienste" am stärksten gesenkt werden konnte. Unbestritten ist jedoch auch, daß die Überführung von Fällen mit vor der Geburt bekanntem Risiko in Zentren perinatalmedizinischer Maximalversorgung eine wesentlich bessere Lösung des Problems ist, vermeidet man doch auf diese Weise aufwendige Intensivmedizin unter suboptimalen Bedingungen. Auf der anderen Seite blieb die eigentlich von geburtshilflicher Seite ganz allgemein immer angestrebte Senkung der Frühgeborenenrate von etwa

7% der Lebendgeborenen leider trotz aller Bemühungen aus.

Parallel dazu entstand durch eine intensive Zusammenarbeit intensivmedizinischer Spezialisten mit der medizin-technischen Industrie eine beeindruckende Anpassung notwendiger Therapiegeräte an die besondere Physiologie und Pathophysiologie kleiner und kleinster Kinder. Die Beatmungsmethodik wurde entscheidend verbessert durch die Einführung positiv endexspiratorischen Drucks, sowohl bei Spontanatmung [13] als auch bei Beatmung, die Beatmungsfrequenzen wurden gegenüber der sonst bei den Geräten für Erwachsenen nur sehr niedrigen möglichen Maximalfrequenz deutlich erhöht bis hin zur Oszillation und die Konditionierung des Atemgases optimiert. Es entstanden Inkubatoren, die den besonderen thermischen Bedürfnissen auch der kleinen Frühgeborenen unter 1500 g Geburtsgewicht entsprechen konnten. Parenterale Ernährung, intravenöse Zugänge mit dem feinsten Material, Infektionsprophylaxe und Behandlung, kurz, es war ein ganzer Strauß methodischer Schwierigkeiten, denen sich die neonatologische Intensivmedizin stellen mußte und die auch in Deutschland gut beherrscht wurden. Ein Anzeichen für die internationale Geltung deutscher Technik für die Intensivmedizin und damit anwendungsorientierter Forschung dürfte sein, daß internationale Normen (z.B. für Inkubatoren und Transportinkubatoren, Wärmestrahler und Phototherapiegeräte u.a.m.) weltweit und in Europa ganz wesentlich auf deutsche Normungsentwicklungen zurückgehen [8].

Die entscheidende Phase für die größten Erfolge pädiatrischer Intensivmedizin für Neu- und Frühgeborene in Deutschland fand in einer Zeit von etwa 1975 bis 1990 statt, in der es weder Perinatalzentren noch den auch standespolitisch anerkannten Neonatologen und Intensivmediziner gab. Flankierende epidemiologische Untersuchungen durch sog. Studien (Perinatal- und Neonatalstudien) konnten zwar Auskunft geben über die sinkende Sterblichkeit von Neu- und Frühgeborenen, verändert haben sie in dieser Zeit nur wenig [1]. Es handelte sich bei diesen Untersuchungen auch nicht um Leistungen der Intensivmedizin. Die Veränderungen der Perinatalsterblichkeit heute spielen

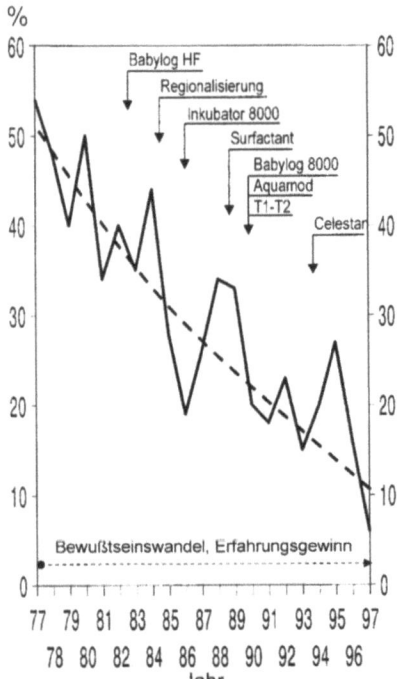

%

Babylog HF
Regionalisierung
Inkubator 8000
Surfactant
Babylog 8000
Aquamod
T1-T2
Celestan

Bewußtseinswandel, Erfahrungsgewinn

77 79 81 83 85 87 89 91 93 95 97
78 80 82 84 86 88 90 92 94 96
Jahr

Abb. 5 ▲ Ergebnisse der Behandlung kleinster Frühgeborener (≤1500 g)von 1977 bis 1997 der Neonatologie und pädiatrischen Intensivmedizin in Düsseldorf. Die Senkung der Sterblichkeit bis zur vollendeten 4. Lebenswoche ist ein Erfolg aller beispielhaft mit dem Zeitpunkt ihrer Einführung gekennzeichneten therapeutischen Maßnahmen, nicht einzelner allein. Wesentlich ist Erfahrungsgewinn und Bewußtseinswandel in der Betreuung

sich im Bereich der kleinsten, an der Grenze der Lebensfähigkeit geborenen Kinder ab. Es handelt sich um den größten Aufwand sowohl technischer und organisatorischer als auch medizinischer Art für eine nur sehr, sehr kleine Klientel (<0,8% aller Lebendgeborenen). Ob das Überleben von Frühgeborenen aus der 22. oder 23. Schwangerschaftswoche mit erheblichen Einschränkungen der Lebensqualität als ein Höhepunkt neonatologischer Intensivmedizin angesehen werden kann, soll dahingestellt bleiben. Eher dürfte es sich um mehr oder weniger gelungene, unbeabsichtigte und mit bestem Willen vorgenommene „medizinische Experimente" handeln.

Die Senkung der Sterblichkeit für die „Kleinsten aller Kleinen" (Abb. 5) ist unbeeinflußt von Einzelentwicklungen organisatorischer, medizinischer oder technischer Art erfolgt, erst das Zusammenwirken aller Verbesserungen methodischer Art und eine veränderte Bewußtseinshaltung der Beteiligten ihnen

gegenüber auf der Seite der Öffentlichkeit, der Geburtshilfe und der Kinderheilkunde hat zu diesen Erfolgen geführt.

Mit Erstaunen hat die medizinische Öffentlichkeit deshalb auf eine Entwicklung reagiert, die von Wien (Marcowicz 1988) ausging und die die Welt der pädiatrischen Intensivmedizin in zwei Lager spaltete. Hier wurde in einem zunächst völlig unbemerkt entstandenen „Auslaßversuch" probiert, ohne die Methoden der bisher geübten Intensivmedizin beim Neugeborenen auszukommen, selbst wenn es nach damaligen Maßstäben dringend derselben bedurft hätte. Beatmung wurde z.B. für zu invasiv und aggressiv gehalten, mit Hilfe von aktiver Zuwendung zum Kind, der sog. „sanften Pflege", sollten die postnatalen Gefahren für ein anpassungs- oder frühgeborenes Kind bewältigt werden.

Die tieferen Gründe für dieses Verhalten lagen u.a. wahrscheinlich in einem ganz allgemein in der Bevölkerung aufkeimenden Mißtrauen gegenüber den sog. „Erfolgen" der Medizin, besonders in der Behandlung von Früh- und Neugeborenen. Unterstützt wurde es durch unbestimmte neoromantische und antitechnische Strömungen und die damals entstehende emanzipatorische Selbstbesinnung des vorwiegend weiblichen Pflegepersonals in diesem Bereich der Medizin. Die Wirkungen auf die Intensivmedizin waren tiefgreifend und nicht nur positiv. Die neonatologische Intensivmedizin geriet in eine Orientierungskrise. Die Vertreter der bisherigen Entwicklung mußten sich fragen, ob alles, was sie bisher geleistet hatten, eine Fehlentwicklung war. Sie fühlten sich an den Pranger gestellt. Was wurde endgültig aus diesem Vorgang, den das internationale medizinische Ausland mit einigem Erstaunen über die Gefühlsaufwallung der Deutschen beobachtete?

Das Geschehen endete in einer Katastrophe, die Jurisprudenz stoppte diesen „Versuch". Inzwischen ist die Zeit darüber hinweggegangen, „sanfte Pflege" gibt es natürlich immer noch wie davor auch, aber eingebettet in alle Möglichkeiten neonatologischer Intensivmedizin.

Große Hoffnungen wurden in die Anwendung von lungenbelüftungsstabilisierendem Surfactant [12] gesetzt.

Die Instabilität der unreifen Lunge und ihre Empfindlichkeit gegenüber allen mechanischen Einwirkungen wie z.B. durch eine Beatmung ist eines der Hauptprobleme neonatologischer Intensivmedizin. Aber ebenso wie die Einführung von Organersatzmethoden, hier z.B. der extrakorporalen Membranoxigenierung als Lungenersatz, nur kleine Fortschritte brachte, war der Erfolg der Anwendung künstlichen Surfactants auf kleine Schritte vorwärts begrenzt. Das gilt ebenso für die Methoden optimierter Wärmetherapie wie offene und geschlossene Inkubatorbehandlung und Thermomonitoring. Es zeigte sich deutlich, daß an dieser Grenze für die Überlebensfähigkeit von Kindern nur sehr allmähliche und sich spät zeigende Fortschritte erzielbar waren.

Die deutsche pädiatrische Intensivmedizin hat von den Fortschritten im Bereich der Neonatologie immer auch profitiert. Sie war selten besonders innovativ, hat aber auch keinen Grund, sich vor der internationalen Entwicklung zu verstecken.

Literatur

1. Bernsau U, Haussmann D, Kerstan J, Natzschka J (1987) **Eignen sich regionale Perinatal- und Neonatalerhebungen zur Qualitätssicherung?** In: Schröder H (Hrsg) Pädiatrische Intensivmedizin VIII, INA, Bd 60. Thieme, Stuttgart New York
2. Deutsche Gesellschaft für Perinatale Medizin (1989) **Betreuung von kranken und gefährdeten Neugeborenen** (1985). Sonderheft. Perinatal Med 2:33–34
3. Deutsche Gesellschaft für Perinatale Medizin (1989) **Empfehlungen der Deutschen Gesellschaft für Perinatale Medizin zur Struktur von Perinatal-Zentren** (1989). Perinatal Med 1:2–4
4. Deutsche Gesellschaft für Perinatale Medizin (1989) **Organisation der Risikogeburtshilfe.** Sonderheft. Perinatal Med 1:37
5. Deutsche Interdisziplinäre Vereinigung für Intensivmedizin (DIVI), Sektion Rettungswesen (1984) **Zur Qualifikation des Arztes im Rettungsdienst.** Anästh Intensivmed 25:282–283
6. Deutsche Krankenhausgesellschaft (1978) **Richtlinien für die Organisation der geburtshilflich-gynäkologischen Versorgung in Krankenhäusern.** Empfehlung der Deutschen Krankenhausgesellschaft vom 24.Okt.1978. Krankenhaus 12:479–480

7. Deutsch-Österreichische Gesellschaft für Neonatologie und Pädiatrische Intensivmedizin (1989) **Empfehlungen zur Qualifikation als Neugeborenen-Notarzt.** Notfallmedizin 15:68

8. DIN Deutsches Institut für Normung e.V. und VDE Verband Deutscher Elektrotechniker e.V.: **Medizinische elektrische Geräte: Teil 2: Besondere Festlegungen für die Sicherheit von Säuglingsinkubatoren.** DIN/EN 60601–2–19 IEC 60601–2–19:1990+A1:1996
   - ebenso: ...von Transportinkubatoren. DIN/EN 60601–2–20 IEC 60601–2–20 + A1:1996
   - ebenso: ... von Säuglingswärmestrahlern – Änderung 1. DIN/EN 60601–2–21/A1:1996 ICE 60601–2–21/A1:1996 Beuth, Berlin (1998)

9. Eyring E, Loewenich V v (1981) **Statistisch-epidemiologische Untersuchung über die negativen Auswirkungen des Fehlens eines Neugeborenen-Transportsystems.** In: Lemburg P (Hrsg) Pädiatrische Intensivmedizin II. Thieme, Stuttgart New York

10. Ferrara AC, Cohen SN (1974) **City infant transport system.** In: Sunshine PH (ed) Regionalization of perinatal care, 66th Ross Conference on Pediatric Research. Ross Lab Columbus, Ohio

11. Frank HD, Ballowitz H, Schachinger H (1973) **Ambulance with intensive care facilities for the transport of infants at risk.** J Perinat Med 1:125

12. Fujiwara T, Maeta H, Chida S, Morita T, Watabe Y, Abe T (1980) **Artificial surfactant therapy in hyaline membrane disease.** Lancet I:55–59

13. Gregory AG, Kitterman JA, Phibbs RH, Tooley WH, Hamilton WK (1971) **Treatment of the idiopathic respiratory distress syndrome with continuous positive airway pressure.** New Engl J Med 284:1333

14. Harnack GA von (1973) Begrüßung. In: Lemburg P (Hrsg) **Pädiatrische Intensivpflege.** Bericht über das 2. Symposion vom 2. u. 3. April 1971 in Düsseldorf. Enke, Stuttgart

15. Huch A, Huch R (1977) **Physiologische und methodische Grundlagen der transkutanen PO$_2$ und PCO$_2$-Messungen.** In: Emmrich P (Hrsg) Pädiatrische Intensivmedizin, Symposion Mainz, Oktober 1975. INA, Bd 3. Thieme, Stuttgart New York

16. Köttgen U (1971) **Intensivpflegeabteilungen in Kinderkliniken.** In: Köttgen U, Jüngst BK, Toussaint W, Emmrich P (Hrsg) Bericht über das 1. Symposion vom 17. und 18. April 1970 in Mainz. Enke, Stuttgart

17. Korporal J, Zink A (1978) **Epidemiologie der Säuglingssterblichkeit.** In: Merker HJ, Neubert D, Bedürftig A (Hrsg) Herausgegeben im Rahmen der Sfb 29-Publikationen von Georg Thieme Verlag, Stuttgart New York

18. Kowalewski S (Hrsg) (1984) **Pädiatrische Intensivmedizin VI,** Symposion in Bonn, 9.–10. Juni 1983. INA, Bd 47. Thieme, Stuttgart New York

19. Lachmann B (ed) (1988) **Surfactant replacement therapy.** Proc Int Symp Rotterdam/The Netherlands, November 14.–15. 1987. Springer, Berlin Heidelberg New York

20. Land NRW, 11.4.1995: Weiterbildungs- und Prüfungsordnung zu Fachkrankenschwester/ -pfleger, Fachkinderkrankenschwester und -pfleger der Intensivpflege und Anästhesiologie. Gesetz- u. Verordnungsblatt für das Land NRW 49:305 (28.4.1995)

21. Lemburg P (1976) **Der Transport von Neugeborenen.** Z Geburtsh Perinat 180:375–387

22. Lemburg P (1980) **Künstliche Beatmung beim Neugeborenen und Kleinkind.** Anaesthesiologie und Intensivmedizin, Bd 128. Springer, Berlin Heidelberg New York

23. Lemburg P (1987) **Qualitätsanforderungen an die Neugeborenenversorgung – erste Erfahrungen mit einer Qualitätsstudie.** In: Schröder H (Hrsg) Pädiatrische Intensivmedizin VIII, INA, Bd 60. Thieme, Stuttgart New York

24. Lemburg P, Harnack GA v (1970) **Aufgaben und Arbeitsweise der pädiatrischen Intensivpflegestation.** Monatsschr Kinderheilkd 118:305–307

25. Lemburg P, Renner K, Volberg B (1974) **Praktische Vorschläge zum Transportproblem von vital gefährdeten Früh- und Neugeborenen.** In: von Dudenhausen JW, Saling E (Hrsg) Perinatale Medizin V. Thieme, Stuttgart New York

26. Lemburg P, Sprock I, Bretschneider A, Storm W, Göbel U (1979) **Therapy in intoxications with halogenated hydro carbons.** Veterin Human Toxicol 21:37–40

27. Lemburg P, Sprock I, Fischer H (1990) **Personalbedarfsberechnungen in Intensivbehandlungsstationen – Utopie und Realität.** Monatsschr Kinderheilkd 138:355–357

28. Loewenich B v, Berg D (1969) **Planung und Organisation einer interdisziplinären Intensivbehandlungseinheit für Neugeborene.** In: Opderbecke HW (Hrsg) Planung, Organisation und Einrichtung von Intensivbehandlungseinheiten am Krankenhaus. Springer, Berlin Heidelberg New York

29. Mentzel H (1982) **Erstversorgung im Kreißsaal und auf der Neugeborenen-Intensivstation.** Ergebnisse bei sehr unreifen Frühgeborenen in Tübingen. In: Huch A, Huch R (Hrsg) Klinisches Management des kleinen Frühgeborenen (<1500 g). Geburtshilfliche und neonatologische Aspekte. Internationales Symposium in Zürich 1982. Thieme, Stuttgart New York

30. Neidhard M, Jüngst BK (1968) **Intensivpflegeeinheiten im Kinderkrankenhaus.** Monatsschr Kinderheilkd 116:364–366

31. Riegel K, Hohenauer L, Lemburg P, Loewenich V v (1979) **Intensivmedizin für Neugeborene.** Schriftliche Umfrage. Monatsschr Kinderheilkd 127:1–13

32. Schaub J (1987) Vorwort IX–XI. In: Schröder H (Hrsg) **Pädiatrische Intensivmedizin VIII.** INA, Bd 60. Thieme, Stuttgart New York

33. Schäfer KH (1975) Von der Deutschen Gesellschaft für Kinderheilkunde beschlossene Richtlinien für die Betreuung von Risikoneugeborenen. Forderungen der Deutschen Gesellschaft für Kinderheilkunde zur Intensivpflege im Bereich der Pädiatrie. Monatsschr Kinderheilkd 123:41–44

34. Stemmann EA, Lemburg P (1981) **Möglichkeiten der Langzeitbeatmung bei Kindern.** Monatsschr Kinderheilkd 119:371–374

35. Weiterbildungsordnung der Ärztekammer Nordrhein (1994). Dezember 1994. Rhein Ärzteblatt 48:1–71

Die strukturelle Entwicklung der Intensivmedizin in Deutschland spiegelt sich auch in den verschiedenen Stadien der Facharzt- bzw. Weiterbildungsordnung wider. Diese Stadien sind gekennzeichnet durch eine zunehmende Spezialisierung der Medizin als Folge ihrer Fortschritte und durch die gleichzeitigen Bemühungen, gleichwohl an der Einheit des Arztberufs festzuhalten. In diesem Verlauf wurde die Weiterbildungsordnung schließlich zu einem Ordnungsinstrument, das nicht nur der Regulierung der ärztlichen Weiterbildung dient, sondern auch der Festlegung von Fachgebietsgrenzen mit der Verpflichtung für den Facharzt, sich in der Regel nur innerhalb dieser Grenzen zu betätigen.

Dieser Grundsatz stellt die Wurzel der ungeachtet mancher Interessengegensätze einheitlichen Bemühungen der betroffenen Disziplinen dar, die Bildung eines eigenständigen Fachgebiets Intensivmedizin zu verhindern, vielmehr die intensivmedizinischen Weiterbildungsinhalte in die Inhalte der Weiterbildung der einzelnen Diszplinen zu integrieren und so die Verbindung einer fachgebundenen Intensivmedizin zu ihren Mutterfächern aufrechtzuerhalten.

Von der Facharztordnung 1924 zur Weiterbildungsordnung 1968

Die erste Facharztordnung wurde 1924 vom Deutschen Ärztetag in Bremen verabschiedet. Selbstverständlich war damals der Begriff „Intensivmedizin" noch völlig unbekannt. Die mit einer

P. Knuth · H.W. Opderbecke

Folge 6: Die Entwicklung der ärztlichen Weiterbildung in der Intensivmedizin

Spezialisierung innerhalb des Arztberufs einhergehenden Gefahren wurden schon damals erkannt und ausführlich diskutiert. Bereits diese sog. „Bremer Richtlinie" enthielt den Grundsatz, daß sich der Facharzt auf sein Spezialgebiet zu beschränken habe, und daß das Führen einer Doppelbezeichnung nur ausnahmsweise gestattet sei [8].

Im Rahmen der „Reichsärzteordnung" des Jahres 1935 wurde 1937 eine neue Berufs- und Facharztordnung erlassen, die sich inhaltlich weitgehend an die „Bremer Richtlinie" anlehnte. Um eine zu weit gehende Spezialisierung zu vermeiden, wurden erstmalig Zusatzbezeichnungen eingeführt: Naturheilverfahren, Homöopathie und Tropenkrankheiten.

In den ersten Nachkriegsjahren ergaben sich hinsichtlich der Weiterbildung zunächst keine wesentlichen Änderungen. Es blieb vorerst bei den Gebieten der Berufs- und Facharztordnung von 1937: Augenkrankheiten, Chirurgie, Frauenkrankheiten und Geburtshilfe, HNO-Krankheiten, Haut-

und Geschlechtskrankheiten, Innere Medizin, Kinderkrankheiten, Krankheiten der Harnwege, Lungenkrankheiten, Nerven- und Geisteskrankheiten, Orthopädie, Röntgenologie und Strahlenheilkunde sowie Zahn-Mund-Kiefer-Krankheiten. 1949 wurden als weitere Zusatzbezeichnungen die Begriffe Badearzt und Psychotherapeut aufgenommen. 1953 erfolgte die Einführung des Facharztes für Anästhesie, 1956 des Facharztes für Neurochirurgie und des Facharztes für Laboratoriumsmedizin.

Charakteristisch war bis zu diesem Zeitpunkt, daß die Facharztordnung für die einzelnen Gebiete lediglich Mindest-Weiterbildungszeiten vorschrieb. Gebietsdefinitionen und Ausführungen

Prof. Dr. med. P. Knuth
Ärztlicher Geschäftsführer,
Berufsverband Deutscher Internisten,
Schöne Aussicht 5, D-65193 Wiesbaden

Prof. Dr. med. H.W. Opderbecke
Keßlerplatz 10, D-90489 Nürnberg

zum Inhalt der Weiterbildung fehlten bis dahin. So hieß es z.B. für den Facharzt für Anästhesie:

„Weiterbildungszeit: 4 Jahre
1 Jahr Tätigkeit auf dem Gebiet der Chirurgie,
2 Jahre Tätigkeit auf dem Gebiet der Anästhesie,
1/2 Jahr Tätigkeit auf dem Gebiet der Pharmakologie oder Physiologie, 1/2 Jahr Tätigkeit auf dem Gebiet der inneren Krankheiten."

Diese einfache Systematik änderte sich grundlegend, als im Jahr 1957 H.J. Sewering, München, den Vorsitz der „Konferenz der Facharztausschußvorsitzenden der Landesärztekammern", der späteren „Ständigen Konferenz Ärztliche Weiterbildung" der Bundesärztekammer (BÄK) übernahm. In seiner dynamischen, um nicht zu sagen, autoritären Art setzte er eine grundlegende Erweiterung der „Weiterbildungsordnung" (WO), wie sie fortan hieß, durch. Dieses neue, 1968 auf dem 71. Deutschen Ärztetag in Wiesbaden verabschiedete Konzept enthielt neben den Mindestzeiten für die Weiterbildung nun auch Gebietsdefinitionen und Kurzfassungen des Inhalts der Weiterbildung. In einem Anhang „Richtlinien zum Inhalt der Weiterbildung" wurden die Inhalte detailliert aufgeführt. Damit waren die Voraussetzungen geschaffen, daß die neuen Bestimmungen nicht nur die Weiterbildung regulierten, sondern auch die Fachgebietsgrenzen festlegten. Erstmalig erfolgte die Einführung von „Teilgebieten", in der Chirurgie die Kinder- und die Unfallchirurgie, in der Inneren Medizin die Gastroenterologie, die Kardiologie und die Lungen- und Bronchialheilkunde [7].

Mit der detaillierten Auflistung des Inhalts der Weiterbildung konnte nunmehr das Postulat, die Fachgebietsgrenzen nicht zu überschreiten, konsequent realisiert werden.

Leistungen, die in den „Richtlinien zum Inhalt der Weiterbildung" nicht aufgeführt sind, galten von nun an als fachfremd und konnten z.B. vom niedergelassenen Arzt nicht abgerechnet werden. So wurde auch dem Anästhesisten von der BÄK unter Hinweis auf die WO die Zuständigkeit für die Narkosevoruntersuchung bestritten, was zu langwierigen Kontroversen führte [6,9].

Dieses Prinzip belastete in den folgenden Jahren eine einvernehmliche Fortschreibung der Weiterbildungsin-

halte und ihre laufende Anpassung an den medizinischen Fortschritt und führte in manchen Bereichen zu Konkurrenzsituationen in den Grenzgebieten einiger Disziplinen sowie zu der Tendenz einer unangemessenen Ausweitung der Inhalte ohne ausreichende Differenzierung des Wesentlichen vom Unwesentlichen.

Der Stellenwert der Intensivmedizin in der Weiterbildung

Eine solche Konkurrenzsituation hätte sich zweifellos auch für die Intensivmedizin ergeben, wenn diese als ein selbständiges Gebiet in die WO aufgenommen worden wäre. Statt dessen hatten sich, zeitlich parallel zu der hier geschilderten Entwicklung, die an der Intensivmedizin interessierten wissenschaftlich-medizinischen Fachgesellschaften und ärztlichen Berufsverbände über Grundsätze der Zusammenarbeit und Arbeitsteilung in der Intensivmedizin weitgehend geeinigt, wie in Folge 3 dieser Beitragsserie ausführlich dargestellt wurde [3]. Infolgedessen ergab sich im Hinblick auf die intensivmedizinischen Weiterbildungsinhalte keine ins Gewicht fallende Rivalität der davon berührten Disziplinen. Eine ausgleichende Rolle spielte in diesem Zusammenhang in der Folgezeit auch die 1977 gegründete Deutsche Interdisziplinäre Vereinigung für Intensivmedizin (DIVI) als Zusammenschluß der die Intensivmedizin repräsentierenden ärztlichen Fachgesellschaften und Berufsverbände.

In der WO von 1968 taucht erstmals der Begriff „Intensivtherapie" auf, und zwar in der Definition des Fachgebiets Anästhesie, wie damals noch die Bezeichnung lautete. Die Definition hatte den folgenden Wortlaut:

„Das Fachgebiet Anästhesie umfaßt die allgemeine und lokale Anästhesie einschließlich deren Vor- und Nachbehandlung, die Aufrechterhaltung der vitalen Funktionen während operativer Eingriffe, die Wiederbelebung und die Intensivtherapie in Zusammenarbeit mit den für das Grundleiden zuständigen Fachärzten."

Dieser Wortlaut war das Ergebnis eines ausgedehnten Briefwechsels zwischen dem damaligen Präsidenten der Deutschen Gesellschaft für Anästhesie und Wiederbelebung (DGAW), Opderbecke,

und dem Vorsitzenden der Ständigen Konferenz Ärztliche Weiterbildung der BÄK, Sewering, der schließlich zu dieser alle Beteiligten zufriedenstellenden Kompromißformulierung geführt hatte [4]. Der einschränkende Zusatz „... in Zusammenarbeit mit den für das Grundleiden zuständigen Fachärzten" sollte zum Ausdruck bringen, daß die Zuständigkeit des Anästhesisten für die Intensivmedizin nur in den Grenzen seines Fachgebiets gegeben ist.

Auch in den Richtlinien über den Inhalt der Weiterbildung der WO 1968 wurde erstmals der Begriff „Intensivbehandlung" verwendet. Im Inhalt der Weiterbildung in der Anästhesie heißt es u.a.:

„1. Vermittlung und Erwerb eingehender Kenntnisse und Erfahrungen
....
1.5 in der Dauerbeatmung mit maschinellen Respiratoren unter Beurteilung von Analysen der Blutgase und des Säure-Basen-Haushaltes und den damit verbundenen Problemen der Intensivbehandlung,
........."

In Analogie hierzu enthalten die Richtlinien über den Inhalt der Weiterbildung in der Inneren Medizin den folgenden Passus:

„1. Vermittlung und Erwerb eingehender Kenntnisse und Erfahrungen in der
....
1.22 Schockbekämpfung; Intensivpflege einschließlich der künstlichen Beatmung, der Defibrillation und der Behandlung mit dem Schrittmacher
........."

Darüber hinaus waren in der Weiterbildungszeit des Internisten als Soll-Vorschrift „6 Monate Tätigkeit in der Intensivpflege" enthalten. Für die Anästhesie hieß es dagegen nur:

„Weiterbildungszeit: 4 Jahre
Anrechnungsfähig ist bis zu 6 Monaten die Tätigkeit in einem der folgenden Gebiete: Chirurgie, Innere Medizin, Pharmakologie, Physiologie, Lungenfunktionsdiagnostik oder Blutgruppenserologie."

In der Folgezeit versuchte die (1977 umbenannte) Deutsche Gesellschaft für Anästhesiologie und Intensivmedizin (DGAI) in einer „Empfehlung zur Erteilung einer Weiterbildungsermächtigung" Zeitvorgaben für die erforderliche intensivmedizinische Tätigkeit im Rahmen der anästhesiologischen Weiterbildung einzuführen. 1979 veröffentlichte die BÄK erstmalig „Richtlinien über die Ermächtigung zur Weiterbildung" [10]. Für die bettenführenden Gebiete wurden „Bettenrichtzahlen" als Mindestvoraussetzung angegeben. Für die übrigen Disziplinen hieß es:

„Bei der Ermächtigung leitender Ärzte in den Gebieten Anästhesie, Arbeitsmedizin, Laboratoriumsmedizin, Nuklearmedizin, Pathologie, Radiologie und Rechtsmedizin sind die Aufgabenstellung und Struktur der Weiterbildungsstätte sowie die Richtlinien über den Inhalt der Weiterbildung zu berücksichtigen."

Diese vage Formulierung veranlaßte die DGAI, eine frühere „Empfehlung zur Erteilung einer Weiterbildungsermächtigung" zu aktualisieren [11]. In der neuen Fassung heißt es mit Bezug auf die Intensivmedizin u.a.:

„Die Ermächtigung zur Weiterbildung kann erhalten
....
4. für 4 Jahre der leitende Arzt einer Zentralen Anästhesie-Abteilung an einem Krankenhaus, der außer einer allgemeinchirurgischen Abteilung mehr als zwei weitere operative Fächer (im Sinne der Weiterbildungsordnung) als selbständige, zur Weiterbildung ermächtigte Fachabteilungen mit insgesamt mindestens 300 operativen Betten und darüber hinaus eine operative Intensiveinheit von mindestens 6 Betten oder eine interdisziplinäre konservativ-operative Intensiveinheit von mindestens 8 Betten anästhesiologisch versorgt.
Dabei muß gewährleistet sein,
....
2. daß der in Weiterbildung stehende Arzt insgesamt 6 Monate – davon mindestens 3 Monate ganztägig – auf einer unter Ziffer 3 und 4 genannten Intensiveinheit unter Anleitung und Aufsicht tätig ist."

Die Formulierung „... 6 Monate – davon mindestens 3 Monate ganztägig –", weist auf die Schwierigkeit hin, im Rahmen einer insgesamt nur 4-jährigen Weiterbildungszeit eine 6-monatige ganztägige intensivmedizinische Tätigkeit zu realisieren.

Um diesen zeitlichen Engpaß zu beseitigen, hatte die DGAW bereits mit einem Schreiben vom 11.10.1974 bei der BÄK eine Verlängerung der Weiterbildungszeit von 4 auf 5 Jahre beantragt. Der Antrag wurde wie folgt begründet:

„Der Wissensstand des Fachgebietes hat sich in einer Weise erweitert, daß die erforderlichen Kenntnisse und Erfahrungen in einem Zeitraum von nur 4 Jahren nicht mehr vollständig vermittelt werden können. Die Erweiterung betrifft vor allem die Notfallmedizin und die Intensivtherapie. Durch die fortschreitende Entwicklung des Rettungswesens und durch die interdisziplinäre Organisation der Intensivmedizin am Krankenhaus sind dem Anästhesisten neben seiner Tätigkeit im Operationssaal schwerpunktmäßig zwei weitere umfassende Aufgabenbereiche zugefallen, die über die reine Anästhesietätigkeit weit hinausgehen. Daher muß in Zukunft bei der fachärztlichen Weiterbildung vermehrtes Gewicht auch auf die Vermittlung von Kenntnissen und Erfahrungen auf dem Gebiet der Notfall- und Intensivmedizin gelegt werden.
Auch im europäischen Rahmen ergeben sich durch den Beitritt Großbritanniens und Dänemarks zur Europäischen Gemeinschaft neue Maßstäbe, die eine Verlängerung der Weiterbildungszeit im Fachgebiet Anästhesiologie begründen."

Mit Schreiben vom 3.12.1975 erhielt die DGAW hierauf von der BÄK ohne Angabe von Gründen einen ablehnenden Bescheid. In einem Schreiben der BÄK vom 18.5.1976 heißt es hierzu ergänzend:

„In Beantwortung Ihrer Anfrage vom 12.5.1976 teile ich Ihnen mit, daß der Deutsche Ärztetag in der vergangenen Woche die Weiterbildungszeit im Gebiet Anästhesiologie auf vier Jahre festgelegt hat, d.h. sie wurde gegenüber dem Stand von 1968 nicht verändert.
In den EG-Richtlinien für Ärzte dagegen ist als Mindestweiterbildungszeit drei Jahre verankert.
Mit freundlichen Grüßen
gez. Dr. Brauer"

Auch in den folgenden Jahren wurde von Seiten der DGAI insbesondere im Hinblick auf die komplexen Anforderungen der Intensivmedizin der Antrag auf Verlängerung der Weiterbildungszeit auf 5 Jahre mehrfach wiederholt, ohne bei der BÄK bzw. der Ständigen Konferenz Ärztliche Weiterbildung auf eine positive Resonanz zu stoßen. Das Anliegen wurde schließlich erst im Rahmen der 1992 vom Deutschen Ärztetag in Köln beschlossenen WO realisiert.

Die Unmöglichkeit, innerhalb der 4-jährigen Weiterbildungszeit eine wenigstens 6-monatige ganztägige intensivmedizinische Tätigkeit zu gewährleisten, veranlaßte die DGAI 1984, eine „Empfehlung zur Weiterbildungsdauer in der Anästhesiologie" zu publizieren [12]. In ihr wird u.a. ausgeführt:

„Das Präsidium der DGAI nimmt diese Entwicklung zum Anlaß, die zur Weiterbildung ermächtigen Anästhesisten im Einklang mit dem Schreiben des Vorsitzenden der Ständigen Konferenz Ärztliche Weiterbildung darauf hinzuweisen, daß es sich bei der in der Weiterbildungsordnung vorgesehenen 4-jährigen Weiterbildungszeit um eine Mindestzeit handelt, die nicht unterschritten, bedarfsweise jedoch überschritten werden kann.
Das Präsidium empfiehlt den zur Weiterbildung ermächtigten Anästhesisten, unter Berücksichtigung ihrer speziellen Verhältnisse zu prüfen, ob das Ziel der Weiterbildung an ihrer Weiterbildungsstätte in 4 Jahren erreichbar ist. Mit Rücksicht auf die zu stellenden erhöhten Anforderungen dürfte dies in aller Regel nicht mehr möglich sein. In diesem Falle legt das Präsidium den für die Weiterbildung verantwortlichen Anästhesisten nahe, der Weiterbildung von vornherein eine 5-jährige Zeitspanne zugrunde zu legen. Das setzt allerdings voraus, neu eintretende Kollegen zu Beginn ihrer Weiterbildung darüber zu informieren, daß die gegebenen Verhältnisse ein Überschreiten der Mindestzeit um 1 Jahr erfordern."

Ungeachtet der Vergeblichkeit, eine Verlängerung der Mindest-Weiterbildungszeit zu erreichen, stellte der DGAI-Präsident für 1987/1988, K. Peter, München, mit Schreiben vom 8.1.1987 den Antrag, in die zeitliche Vorgabe zur Weiterbildung in der Anästhesiologie den Passus „... und eine 6-monatige Tätigkeit auf einer Intensiveinheit" einzufügen, um damit eine Angleichung an die Regelung für die Innere Medizin zu erreichen.

Erfreulicherweise wurde diese Anregung vom 90. Deutschen Ärztetag in Karlsruhe aufgegriffen. In der beschlossenen Fassung wird die Weiterbildungszeit für die Anästhesiologie nunmehr wie folgt definiert:

„4 Jahre an einer Weiterbildungsstätte gemäß § 6 Abs. 1.
Mindestens 3 Jahre im operativen Bereich und 6 Monate in der Intensivmedizin."

Für die Chirurgie lautet der entsprechende Passus:

„6 Jahre an einer Weiterbildungsstätte gemäß § 6 Abs. 1.
Mindestens 5 Jahre im Stationsdienst einschließlich einer 6-monatigen Tätigkeit in einer operativen Intensiveinheit."

Für die Innere Medizin heißt es analog:

„6 Jahre an einer Weiterbildungsstätte gemäß § 6 Abs. 1
Mindestens 4 Jahre im Stationsdienst einschließlich einer 6-monatigen Tätigkeit in der Intensivmedizin."

Damit war erstmalig für die Gebiete Anästhesiologie, Chirurgie und Innere Medizin eine 6-monatige intensivmedizinische Pflichtweiterbildung festgeschrieben worden. Der Unterschied zwischen der Anästhesiologie einerseits und der Chirurgie und der Inneren Medizin andererseits bestand allerdings darin, daß für die beiden letztgenannten Gebiete im Gegensatz zur Anästhesiologie die Möglichkeit gegeben war, intensivmedizinische Zeiten ohne das Erfordernis der zugelassenen Weiterbildungsstätte und des ermächtigten Weiterbilders zu absolvieren.

Freiwilliger Qualifikationsnachweis versus ergänzende Weiterbildung

Die mittlerweile eingetretenen Fortschritte der Intensivmedizin führten in den davon berührten Fachgebieten zu der Erkenntnis, daß innerhalb eines halben Jahres wohl einige Grundkenntnisse und -erfahrungen vermittelt und erworben werden konnten, nicht aber die erforderliche Qualifikation, um auf einer Intensivbehandlungsstation eigenverantwortlich tätig zu sein oder etwa diese ärztlich zu leiten. Hinzu kam, daß nicht alle in Weiterbildung stehenden Ärzte an dem Erwerb vertiefter intensivmedizinischer Kenntnisse und Erfahrungen interessiert waren, insbesondere diejenigen nicht, deren Berufsziel die Niederlassung war. Die bisherige Systematik der WO gestattete aber keine entsprechende Differenzierung. Die einzige Möglichkeit, die Weiterbildung zu intensivieren, wäre die Einordnung der Intensivmedizin als „Teilgebiet" gewesen. Dieser Weg kam aber nicht in Betracht, weil nach § 18 Abs. 1 WO ein Arzt, der eine Teilgebietsbezeichnung führt, „... im wesentlichen nur in diesem Teilgebiet tätig werden" darf. Diese Vorschrift hätte ihn somit von seinem Mutterfach entfernt.

Bemühungen, dieses Problem zu lösen, führten zu Überlegungen, außerhalb des Rahmens der WO einen sog. „Freiwilligen Qualifikationsnachweis"

durch die wissenschaftlich-medizinischen Fachgesellschaften einzuführen. Am weitesten in dieser Richtung gingen die Bestrebungen der Internisten. Im Jahr 1989 stellte die Deutsche Gesellschaft für Internistische Intensivmedizin ein Modell „Qualifikationsnachweis für Internistische Intensivmedizin" vor [13]. Grundlage waren eine 2-jährige intensivmedizinische Tätigkeit (ein Jahr während der internistischen Weiterbildung, ein weiteres Jahr nach erfolgreichem Abschluß der Weiterbildung) und eine abschließende Prüfung vor einer von der Gesellschaft eingesetzten Kommission.

Zuvor hatten analoge Bestrebungen zu einer entsprechenden Initiative der Schweizerischen Gesellschaft für Intensivmedizin geführt [16]. 1990 folgte schließlich die Österreichische Gesellschaft für Internistische und Allgemeine Intensivmedizin mit einem „Diplom für Internistische Intensivmedizin" [15].

Verständlicherweise führte diese Entwicklung auch innerhalb der DGAI und der DIVI zu entsprechenden Überlegungen. So kam es zwischen der DGAI und der Deutschen Gesellschaft für Chirurgie zu Gesprächen mit dem Ziel, die Vorstellungen über einen Freiwilligen Qualifikationsnachweis in der operativen Intensivmedizin aufeinander abzustimmen.

Parallel dazu stellte die DGAI im Einvernehmen mit der DIVI in einem Schreiben vom 27.9.1990 an den Vorsitzenden der Ständigen Konferenz Ärztliche Weiterbildung der BÄK den Antrag auf Einführung einer 2-jährigen „Ergänzenden Weiterbildung Anästhesiologische Intensivmedizin" in die WO. Dem Antrag war eine eingehende Begründung beigefügt sowie eine detaillierte Aufstellung über den projektierten Inhalt der Weiterbildung.

Daraufhin kam es zu zwei Anhörungsterminen am 18.10. und 19.12.1990 in München vor der Ständigen Konferenz Ärztliche Weiterbildung unter dem Vorsitz von H.J. Sewering. Teilnehmer waren Vertreter der in der DIVI zusammengeschlossenen Fachgesellschaften und Berufsverbände, darunter die Anästhesisten K. Fischer, H.W. Opderbecke, K. Peter und K. Zinganell. Die DIVI-Vertreter sprachen sich einmütig für die Einführung einer „Ergänzenden Weiterbildung Spezielle Intensivmedi-

zin" aus. Zuvor hatten die Fachgebiete innerhalb der DIVI Kataloge über den Inhalt der Weiterbildung erarbeitet und aufeinander abgestimmt [14].

In der abschließenden Sitzung am 21.12.1990 brachte Sewering seine definitiv ablehnende Haltung gegenüber der Einführung einer „Ergänzenden Weiterbildung" zum Ausdruck. Er verwies auf die alternative Möglichkeit eines „Freiwilligen Qualifikationsnachweises" durch die Fachgesellschaften oder die DIVI, der allerdings für die Ärztekammern als Körperschaften des öffentlichen Rechtes keine Verbindlichkeit erhalten könne.

Durch personelle Veränderungen innerhalb der BÄK im folgenden Jahr gewann die Entwicklung eine völlig neue Richtung, wodurch sich weitere Bemühungen um einen Freiwilligen Qualifikationsnachweis erübrigten.

Fakultative Weiterbildung „Spezielle Intensivmedizin"

Im Zuge einer Umstrukturierung des BÄK-Vorstands wurde auch der Ausschuß „Ärztliche Weiterbildung" personell verändert, der sich am 19.6.1991 unter dem Vorsitz von J.D. Hoppe, Vizepräsident der BÄK, neu konstituierte [2]. Durch diese Konstellation, die einem Generationswechsel entsprach, ergaben sich auch im Hinblick auf die Intensivmedizin und die Einführung einer „Ergänzenden Weiterbildung" neue Impulse.

Ziel der Arbeit des neuen Ausschusses war neben einer Harmonisierung der ärztlichen Weiterbildung in den alten und neuen Bundesländern eine grundlegende Novellierung der WO in ihrer Fassung von 1987, die für die Tagesordnung des kommenden 95. Deutschen Ärztetages 1992 in Köln vorgesehen war.

Bei den vorbereitenden Verhandlungen sorgten der Ausschußvorsitzende Hoppe sowie der zuständige Geschäftsführende Arzt der BÄK, P. Knuth, für ein Höchstmaß an Transparenz und für enge Kontake mit den betroffenen Fachgesellschaften und Berufsverbänden [5]. Bezeichnend für die Intensität dieser Beratungen und Anhörungen war die Tatsache, daß dem Deutschen Ärztetag im Mai 1992 schließlich die 8. Korrekturfassung des Entwurfs zur Beschlußfassung vorgelegt wurde.

Die vom 95. Deutschen Ärztetag in Köln verabschiedete WO enthält eine Reihe neuer Elemente und wesentlicher Veränderungen:

- Durch die Umwandlung einiger bisheriger Teilgebiete erhöht sich die Gesamtzahl der selbständigen Gebiete auf 41.
- Die Teilgebiete im Rahmen der Chirurgie und der Inneren Medizin werden durch „Schwerpunkte" ersetzt.
- Für bestimmte Untersuchungs- und Behandlungsmethoden wird der Begriff „Fachkunde" geschaffen.
- In einigen Bereichen wird für über die Standardweiterbildung hinausgehende Kenntnisse und Erfahrungen eine „Fakultative Weiterbildung" eingeführt, so auch in der Intensivmedizin.

Diese Fakultative Weiterbildung „Spezielle Intensivmedizin" steht nach § 3 WO den folgenden Disziplinen offen: Anästhesiologie, Chirurgie, Herzchirurgie, Innere Medizin, Kinderchirurgie, Kinderheilkunde, Neurochirurgie, Neurologie sowie Plastische Chirurgie.

Für die Anästhesiologie beinhaltet die neue WO darüber hinaus eine Ergänzung der Gebietsdefinition und eine Verlängerung der Weiterbildungszeit auf 5 Jahre, womit ein seit 1974 verfolgtes Anliegen des Fachgebietes endlich erfüllt wurde. Die entsprechenden Bestimmungen lauten:

2. Anästhesiologie

Definition: Die Anästhesiologie umfaßt die allgemeine und lokale Anästhesie einschließlich deren Vor- und Nachbehandlung, die Aufrechterhaltung der vitalen Funktionen während operativer Eingriffe, die Wiederbelebung sowie die Intensivmedizin und die Schmerztherapie in Zusammenarbeit mit den für das Grundleiden zuständigen Ärzten.

Weiterbildungszeit: 5 Jahre an einer Weiterbildungsstätte gem. § 8 Abs. 1, davon 1 Jahr in der nichtspeziellen anästhesiologischen Intensivmedizin. 4 Jahre im operativen Bereich.

Angerechnet werden können auf die 4-jährige Weiterbildung im operativen Bereich bis zu 1 Jahr Weiterbildung in der Chirurgie oder Herzchirurgie oder Inneren Medizin oder Kinderchirurgie oder Klinischen Pharmakologie und Toxikologie oder Physiologie oder Transfusionsmedizin.

Angerechnet werden können auf das 1 Jahr in der nichtspeziellen anästhesiologischen Intensivmedizin ½ Jahr in der Intensivmedizin in der Chirurgie oder Herzchirur-

gie oder Inneren Medizin oder Kinderchirurgie oder Kinderheilkunde oder Neurochirurgie. 1 Jahr Weiterbildung kann bei einem niedergelassenen Arzt abgeleistet werden.

Inhalt und Ziel der Weiterbildung: Vermittlung, Erwerb und Nachweis eingehender Kenntnisse, Erfahrungen und Fertigkeiten in der Durchführung von Narkosen unter Berücksichtigung sämtlicher einschlägiger Verfahren bei Eingriffen in allen operativen Gebieten, in den Verfahren der Lokal- und Leitungsanästhesie, den Maßnahmen zur Herz-Lungen-Wiederbelebung und zur Schockbehandlung, der Dauerbeatmung mit Respiratoren, sowie der Transfusions- und Infusionstherapie, der Einleitung weiterer diagnostischer und therapeutischer Maßnahmen und in den theoretischen und medizinischen Grundlagen des Gebietes.

Vermittlung und Erwerb von Kenntnissen über Röntgendiagnostik der Thoraxorgane, sowie die Vergiftungsbehandlung, die Tracheotomie und notfallmäßige Schrittmacheranwendung.

2.B.1 Fakultative Weiterbildung in Spezieller Anästhesiologischer Intensivmedizin

Definition: Die Spezielle Anästhesiologische Intensivmedizin umfaßt in Zusammenarbeit mit den für das Grundleiden zuständigen Ärzten die Intensivüberwachung und Intensivbehandlung von Patienten, deren Vitalfunktionen oder Organfunktionen in lebensbedrohlicher Weise gestört sind und durch intensivtherapeutische Verfahren unterstützt oder aufrechterhalten werden müssen.

Weiterbildungszeit: 2 Jahre an einer Weiterbildungsstätte gem. § 8 Abs. 1.

1 Jahr der Weiterbildung in der Speziellen Anästhesiologischen Intensivmedizin muß zusätzlich zur Gebietsweiterbildung abgeleistet werden.

Angerechnet werden können 12 Monate Intensivmedizin während der Weiterbildung in Anästhesiologie.

Inhalt und Ziel der Weiterbildung: Vermittlung, Erwerb und Nachweis spezieller Kenntnisse, Erfahrungen und Fertigkeiten, welche über die im Gebiet aufgeführten Inhalte hinausgehen, in den theoretischen Grundlagen und der praktischen Durchführung der Intensivüberwachung und Intensivbehandlung des Gebietes einschließlich der Beatmungsverfahren, Ernährungsregimes und spezieller intensivmedizinischer Verfahren des Gebietes."

Die detaillierten Inhalte der Fakultativen Weiterbildung „Spezielle Intensivmedizin" der einzelnen Gebiete basieren auf einem von der DIVI unter Fe-

derführung von H. Burchardi, Göttingen, erarbeiteten „Grundkatalog" [1].

Mit der WO 1992 ist die Stellung der Intensivmedizin innerhalb des Spektrums der selbständigen Gebiete definitiv festgeschrieben worden. Trotz ihres im Grundsatz interdisziplinären Charakters und ihrer weitgehend einheitlichen Methodik besteht nunmehr eine feste fachliche Zuordnung zu den jeweiligen Mutterdisziplinen. Man kann unterschiedlicher Auffassung darüber sein, ob die von der neuen WO eingeführten Bezeichnungen glücklich gewählt sind. Begriffe wie Spezielle Anästhesiologische, Chirurgische, Herzchirurgische oder Neurochirurgische Intensivmedizin klingen zumindest ungewohnt; sie entsprechen aber der grundsätzlichen Systematik der WO, die nicht nur gebietsbezogene Inhalte festlegt, sondern damit auch Fachgebietsgrenzen bestimmt. Aus diesem Grund konnte die aus der strukturellen Entwicklung entstandene Differenzierung zwischen operativer und konservativer Intensivmedizin in der WO keinen Niederschlag finden.

Wichtiger als diese semantische Frage ist die sich aus der fachlichen Zuordnung ergebende Klärung der ärztlichen Zuständigkeit und Kompetenz. Da die Fakultative Weiterbildung „Spezielle Intensivmedizin" strikt gebietsbezogen definiert wird, hat der jeweilige Facharzt auch in diesem Bereich die Grenzen seines Gebiets zu beachten. Alleine der Anästhesist kann im Rahmen der Speziellen Anästhesiologischen Intensivmedizin umfassend tätig werden, allerdings mit der bisher schon geltenden Einschränkung „... in Zusammenarbeit mit den für das Grundleiden zuständigen Ärzten".

Schlußbemerkung

Die WO 1992 stellt einen Abschluß der strukturellen Entwicklung der Intensivmedizin in Deutschland dar. Sie ergänzt insoweit die interdisziplinären Vereinbarungen und Empfehlungen zur Arbeitsteilung und Zusammenarbeit in der Intensivmedizin und zu den organisatorischen Strukturen an den Krankenhäusern und Universitätskliniken. Darüber hinaus bietet sie dem intensivmedizinisch tätigen Arzt den Rahmen für den Erwerb der erforderlichen Kenntnisse und Erfahrungen und die

Möglichkeit, diese Qualifikation auch formal nachzuweisen. Nicht zuletzt dient sie damit mittelbar der Qualität der intensivmedizinischen Patientenversorgung.

Literatur

1. Burchardi H (1994) **Die neue Weiterbildungsordnung stimuliert die interdisziplinäre Kooperation.** Anästh Intensivmed 35:357–358
2. Hoppe JD (1991) **Leitlinien einer Reform der ärztlichen Weiterbildung.** Dtsch Ärztebl 88:C-2138–2139
3. Lawin P, Opderbecke HW (1999) **Die strukturelle Entwicklung der operativen Intensivmedizin.** Anaesthesist 48:97–107 und 173–182
4. Opderbecke HW (1968) **Zur neuen Weiterbildungsordnung.** Informationen DGAW/BDA Nr. 4:15–30
5. Opderbecke HW (1992) **Die neue Weiterbildungsordnung.** Anästh Intensivmed 33:364–367
6. Opderbecke HW, Weißauer W (1987) **Die Pflicht des Anästhesisten zur Voruntersuchung und die Fachgebietsgrenzen.** Anästh Intensivmed 28:382–386
7. Sewering HJ (1968) **Die Weiterbildungsordnung.** Dtsch Ärztebl 65:1445–1477
8. Sewering HJ (1987) **Von der „Bremer Richtlinie" zur Weiterbildungsordnung.** Dtsch Ärztebl 84:B-1595–1602
9. Weißauer W (1988) **Fachgebietsgrenzen der Anästhesiologie bei Laborleistungen.** Anästh Intensivmed 29:257–261

Verlautbarungen

10. Bundesärztekammer (1979) Richtlinien über die Ermächtigung zur Weiterbildung. Dtsch Ärztebl 76:113–114
11. Deutsche Gesellschaft für Anästhesiologie und Intensivmedizin (1979) Empfehlungen zur Erteilung einer Weiterbildungsermächtigung. Anästh Intensivmed 20:XXIX–XXX
12. Deutsche Gesellschaft für Anästhesiologie und Intensivmedizin (1984) Empfehlung zur Weiterbildungsdauer in der Anästhesiologie. Anästh Intensivmed 25:441
13. Deutsche Gesellschaft für Internistische Intensivmedizin (1989) Qualifikationsnachweis für Internistische Intensivmedizin. Intensivmed 26:334–337 u. 27:499–503
14. Deutsche Interdisziplinäre Vereinigung für Intensivmedizin (1989) Empfehlungen zum Inhalt der Weiterbildung in der Intensivmedizin im Rahmen der Gebiets- und Teilgebiets-Weiterbildung. Anästh Intensivmed 29:224–225
15. Österreichische Gesellschaft für Internistische und Allgemeine Intensivmedizin (1990) Diplom für Internistische Intensivmedizin. Intensivmed 27:445–450
16. Schweizerische Gesellschaft für Intensivmedizin (1986) Ausbildung von Ärzten in Intensivmedizin Fähigkeitsnachweis in Intensivmedizin. Mitteilungen der Deutschen und Österreichischen Gesellschaft für Internistische Intensivmedizin Nr. 3/1986; Intensivmed 23, Heft 4

Seit Beginn der Entwicklung der Intensivmedizin, d.h. mit der Einrichtung erster Wach- bzw. Intensivstationen, Ende der 50er und Anfang der 60er Jahre erhielt auch das Aufgabenspektrum des dort tätigen Pflegepersonals eine neue Dimension. Dabei ist zu berücksichtigen, daß in den Anfangszeiten noch keine Rede von einer ständigen ärztlichen Präsenz auf diesen Betteneinheiten sein konnte, so daß alleine schon aus diesem Grund den Pflegekräften eine erhöhte Verantwortung für die Überwachung der vital gefährdeten Patienten zufiel. Darüber hinaus war damals die technische Ausstattung noch minimal, insbesondere gab es kein apparatives Monitoring im heutigen Sinne; die Überwachung erfolgte nahezu ausschließlich visuell und durch mehr oder weniger engmaschige manuelle Puls- und Blutdruckkontrollen als Basis für das Führen von Tagesverlaufskurven anstelle der bis dahin üblichen „Fieberkurven".

Daraus folgt, daß auf der Intensivstation die Überwachung der vitalen Funktionen zum Bestandteil der Grundpflege wurde. Aber auch die Behandlungspflege erfuhr durch zahlreiche neue Elemente eine bedeutende Erweiterung: Überwachung und technische Durchführung der Infusionstherapie, Beatmungsinhalation, Bronchialtoilette intubierter bzw. tracheotomierter Patienten, Umgang mit Saugdrainagen bei Thorakotomierten, ggf. Überwachung und Bedienung eines Respirators u.a. Zur Begegnung von Zwischenfällen mußte sich das Intensivpflegepersonal darüber hinaus mit den Grundsätzen und der Technik moderner Wiederbelebungsverfahren vertraut machen.

F. W. Ahnefeld · H. W. Opderbecke

Folge 7: Die Entwicklung der Weiterbildung in der Intensivpflege

Weil diese neuen Elemente der Intensivpflege damals wie heute nicht zum Inhalt der normalen Krankenpflegeausbildung gehörten, mußten die erforderlichen Kenntnisse und Praktiken gesondert vermittelt werden. Zu diesem Zweck wurden in einer zunehmenden Anzahl von Krankenhäusern unterschiedlich gestaltete Kurse für Intensivpflegekräfte eingerichtet. Da einheitliche Vorstellungen über die Grundsätze solcher Kurse und eine übergeordnete Koordination fehlten, entstand die Gefahr eines ungeordneten „Wildwuchses".

Die erste Entschließung

Aus diesem Grund griff im Frühjahr 1967 das Präsidium der Deutschen Gesellschaft für Anästhesie und Wiederbelebung (DGAW) das Thema auf und setzte eine Kommission mit dem Ziel ein, Empfehlungen für eine einheitliche „Zusatzausbildung" zu entwickeln. Hierbei sollten die folgenden Prinzipien zugrunde gelegt werden:

- Der berufsbegleitende Charakter der Lehrgänge;

- eine koordinierte Zusatzausbildung für die Bereiche Anästhesie und Intensivpflege in einem Lehrgang;
- ein ausgewogenes Verhältnis zwischen praktischer Tätigkeit unter Anleitung und theoretischem Unterricht.

Diese Leitlinien blieben auch in der Folgezeit für alle weiteren Weiterbildungsempfehlungen maßgeblich.

Die Kommission, bestehend aus Ch. Lehmann, München, K. Horatz, Hamburg, P. Lawin, Hamburg, und K. Wiemers, Freiburg (federführend), erarbeitete nach Fühlungnahme mit der Arbeitsgemeinschaft Deutscher Schwesternverbände und dem Agnes-Karll-Verband den Entwurf einer Entschließung, der auf der DGAW-Präsidiumssitzung am 18.04.1968 in München verabschiedet wurde [18].

Die Veröffentlichung erfolgte ungeachtet der Tatsache, daß es bis dahin

Prof. Dr. med. H. W. Opderbecke
Keßlerplatz 10, D-90489 Nürnberg

Prof. Dr. F. W. Ahnefeld
Klinikum der Universität Ulm, Steinhövelstraße 9, D-89075 Ulm

nicht gelungen war, mit den genannten Pflegeverbänden einen Konsens über die generellen Prinzipien einer pflegerischen Weiterbildung herbeizuführen. Während die DGAW eine Weiterbildung in Analogie zur ärztlichen Weiterbildung favorisierte, befürworteten die Pflegeverbände Vollzeit-Lehrgänge mit eher schulischem Charakter.

Diese erste DGAW-Entschließung empfiehlt als Rahmen der Weiterbildung eine mindestens einjährige praktische Tätigkeit an einer Anästhesieabteilung mit einer theoretischen Unterweisung von insgesamt 100 Unterrichtsstunden, denen ein detaillierter Stoffkatalog zugrunde gelegt wird. In der Präambel der Entschließung wird u.a. ausgeführt:

„Auf dem Gebiet der Anästhesie und Wiederbelebung haben Schwestern und Pfleger in einem Ausmaß wie in keinem anderen Fachgebiet Patienten zu betreuen, die sich in einem Zustand der Bewußtlosigkeit, aber auch in schweren und schwersten Störungen der vitalen Funktionen befinden. Diese Patienten bedürfen einer speziellen Überwachung und Pflege, die gründliche theoretische Kenntnisse und praktische Erfahrungen erfordert.

Wegen des Umfangs des Stoffes können Schwestern und Pflegern diese Kenntnisse und Erfahrungen nicht in Kursen oder Kurzlehrgängen vermittelt werden. Sie benötigen eine systematische Ausbildung während eines längeren Zeitraumes in Ausbildungsstätten, die sich dieser Aufgabe planmäßig unterziehen.

Dabei erscheint es von der Sache her zweckmäßig, die Ausbildung als Helfer in der Anästhesie mit der für die Intensivpflege zu verbinden. Die Erfahrungen, die Schwestern und Pfleger als Helfer des Anästhesisten im Operationssaal gewinnen, stellen eine ausgezeichnete Vorbildung und Ergänzung für die Pflegetätigkeit auf einer vom Fachanästhesisten betreuten Intensivbehandlungseinheit dar, die Patienten mehrerer Fachgebiete offensteht. Die vielseitige Ausbildung in einer solchen Tätigkeit bietet die Gewähr dafür, daß Schwestern und Pfleger sich schnell auch in die Aufgaben einer fachgebundenen Intensivpflege einarbeiten können."

Wenn auch Rahmen und Inhalt der Stellungnahme aus heutiger Sicht unzureichend erscheinen mögen, so ist doch ihre damalige Bedeutung kaum zu überschätzen. Die DGAW hat mit dieser Verlautbarung erstmalig Grundsätze für eine berufsbegleitende Weiterbildung der Pflegeberufe in Analogie zur ärztlichen

Weiterbildung entwickelt und damit den Anstoß zu einer Vielfalt von Initiativen gegeben, an der sich in den folgenden Jahren zahlreiche andere ärztliche und Pflegeverbände, die Deutsche Krankenhausgesellschaft (DKG), die ÖTV und nicht zuletzt auch die Arbeitsgemeinschaft der Leitenden Medizinalbeamten der Länder und eine Reihe zuständiger Landesministerien auf die eine oder andere Weise beteiligt haben. Darüber hinaus führten die DGAW-Vorschläge dazu, auch für andere Bereiche pflegerische Weiterbildungsmodelle zu konzipieren, z.B. für den Operationsdienst und die Psychiatrie.

Als unmittelbare Folge dieser ersten Weiterbildungs-Empfehlung ergaben sich zwei Erkenntnisse:

1. Es zeigte sich bald, daß eine einjährige Lehrgangsdauer mit nur 100 Unterrichtsstunden zu kurz bemessen war und eine zweijährige berufsbegleitende Weiterbildung mit einem erweiterten Unterrichtsplan erforderlich erschien.
2. Die weitere Entwicklung ergab ferner, daß die Empfehlung einer einzelnen ärztlichen Fachgesellschaft eine zu geringe Verbindlichkeit und Resonanz besaß, um den befürchteten „Wildwuchs" zahlreicher unterschiedlicher Lehrgangskonzepte zu vermeiden, es vielmehr erforderlich war, einen möglichst breiten Konsens mit anderen Verbänden und staatlichen Stellen herzustellen.

Nachfolgende Empfehlungen

Aus diesem Grund sah sich die DGAW veranlaßt, bereits in ihrer Präsidiumssitzung am 02.09.1969 in Saarbrücken das Thema wieder aufzugreifen. Es wurde erneut eine Kommission eingesetzt (F.W. Ahnefeld, Ulm (federführend), Ch. Lehmann, München, H. Pflüger, Frankfurt, und K. Wiemers, Freiburg) mit der Aufgabe, die Entschließung von 1968 zu einer generellen Rahmenempfehlung weiterzuentwickeln. Das Ziel sollte sein, hierdurch einer staatlichen Anerkennung auf Länderebene näher zu kommen.

Bereits in der folgenden Präsidiumssitzung am 02.04.1970 in München konnte Ahnefeld berichten, daß es gelungen sei, mit dem Vertreter der Arbeitsgemeinschaft für internistische In-

tensivmedizin (AGII), W. Nachtwey, Hamburg, ein grundsätzliches Einvernehmen über ein gemeinsames Weiterbildungskonzept herzustellen. Ferner berichtete Ahnefeld über erfolgversprechende Verhandlungen mit der ÖTV mit dem Ziel einer höheren tariflichen Einstufung von Fachpflegekräften [14].

Auf der Präsidiumssitzung am 05.11.1970 in Nürnberg stellte Ahnefeld den Entwurf von „Empfehlungen für die Weiterbildung zur Fachschwester oder zum Fachpfleger für Anästhesie und Intensivpflege" zur Diskussion, die auf der nachfolgenden Mitgliederversammlung verabschiedet wurden. Eine Veröffentlichung wurde zunächst zurückgestellt, um den ins Auge gefaßten Verhandlungen mit der Arbeitsgemeinschaft der Leitenden Medizinalbeamten der Länder und mit der DKG nicht vorzugreifen. Mit beiden Gesprächspartnern hatte Ahnefeld bereits Kontakte aufgenommen.

In dieser Situation veröffentlichte die DKG überraschend und ohne vorherige Fühlungnahme im Heft 6/1971 ihrer Verbandszeitschrift „Das Krankenhaus" mit Datum vom 25.05.1971 eine Empfehlung „Weiterbildung zu Fachkrankenschwestern/Fachkrankenpflegern/Fachkinderkrankenschwestern" [21].

Die Empfehlung sah drei Weiterbildungsgänge vor:

a) zur Fachkrankenschwester/zum Fachkrankenpfleger für den Operationsdienst;
b) zur Fachkrankenschwester/zum Fachkrankenpfleger für den Anästhesiedienst und die Intensivpflege;
c) zur Fachkrankenschwester/zum Fachkrankenpfleger in der Psychiatrie.

Für alle Bereiche wurde einheitlich eine Weiterbildungsdauer von einem Jahr festgelegt. Für die Weiterbildung in Anästhesie und Intensivpflege waren 44 Wochen praktische Tätigkeit und insgesamt 320 theoretische Unterrichtsstunden nach einem gegliederten Stoffkatalog vorgesehen.

Es lag auf der Hand, daß mit dieser zeitlichen und inhaltlichen Überfrachtung des theoretischen Teils das Konzept nicht als berufsbegleitender Lehrgang durchgeführt werden konnte und seine Realisierung nahezu unüberwindbare personelle und finanzielle Schwierigkeiten aufwerfen würde [2].

Das DGAW-Präsidium entschloß sich daraufhin, seine in Nürnberg verabschiedete Empfehlung unverzüglich zu publizieren [19]. Die AGII schloß sich diesem Vorgehen an und veröffentlichte die Rahmenempfehlung mit einem Vorwort von W. Nachtwey in ihrem Mitteilungsblatt Nr. 3/1972 (Intensivmed 9 (1972) Heft 6).

Die Rahmenempfehlung sah im Gegensatz zum DKG-Konzept alternativ zu einer einjährigen Vollzeit-Weiterbildung eine zweijährige berufsbegleitende Weiterbildung zur Fachschwester/zum Fachpfleger für Anästhesie und Intensivpflege bzw. für Innere Medizin und Intensivpflege vor. Das erste Jahr war als allgemeiner Abschnitt vorgesehen, der im Rahmen eines Lehrgangs gemeinsam für die Weiterbildung in Anästhesie und Intensivpflege sowie Innere Medizin und Intensivpflege absolviert werden konnte. Das zweite Jahr war der (getrennten) speziellen fachlichen Weiterbildung gewidmet. Für den theoretischen Stoffkatalog waren insgesamt 240 Unterrichtsstunden eingeplant. Ferner enthielt die Empfehlung Anforderungen an die zukünftigen Weiterbildungsstätten.

In der Präambel und einer Anlage wurde die Notwendigkeit einer qualifizierten Weiterbildung in der Intensivpflege begründet und auf die bisherigen Bemühungen der DGAW, insbesondere um eine staatliche Anerkennung der Weiterbildung durch die zuständigen Instanzen der einzelnen Bundesländer mit dem Ziel einer bundeseinheitlichen Regelung, hingewiesen.

Namens der DGAW beanstandete Ahnefeld in einem ausführlichen Schreiben mit Datum vom 05.07.1971 an die DKG deren überraschenden Alleingang und verwies auf die dringende Notwendigkeit gemeinsamer Bestrebungen, die Weiterbildung von Intensivpflegekräften bundeseinheitlich zu institutionalisieren.

Daraufhin kam es zu einer Aussprache zwischen dem Hauptgeschäftsführer der DKG, Prof. Müller, und Ahnefeld, in der die DKG erklärte, bei ihrer Empfehlung handele es sich lediglich um eine Diskussionsgrundlage; um zu einer endgültigen Lösung zu kommen, werde die DKG demnächst Verhandlungen mit der DGAW und anderen Fachverbänden aufnehmen. Allerdings sollte es noch bis zum Februar 1976 dauern, bis diese Verhandlungen schließlich zustande kamen.

Im weiteren Verlauf bemühte sich Ahnefeld als Federführender der zuständigen DGAW-Kommission auf der Grundlage der inzwischen publizierten DGAW-Empfehlung um weitere Kontakte mit der Arbeitsgemeinschaft der Leitenden Medizinalbeamten der Länder und einigen zuständigen Landesministerien. Hier ist insbesondere das Ministerium für Soziales, Gesundheit und Sport Rheinland-Pfalz zu nennen. Der Leiter der Gesundheitsabteilung dieses Ministeriums, Prof. Vogel, zeigte sich besonders aufgeschlossen und stellte eine entsprechende Initiative seines Ministeriums in Aussicht. Letztlich aber beschränkte sich das Ministerium nur darauf, die Abschluß-Diplome der in Rheinland-Pfalz nach der DGAW-Empfehlung durchgeführten Weiterbildungslehrgänge staatlich anzuerkennen.

Die Verhandlungen mit den staatlichen Instanzen gestalteten sich nicht zuletzt deswegen so langwierig und schwierig, weil diese aus nachvollziehbaren Gründen nicht bereit waren, alleine für die Intensivpflege eine offizielle Regelung einzuführen, vielmehr als ersten Schritt eine bundeseinheitliche Rahmengesetzgebung für den gesamten Komplex einer institutionalisierten Weiterbildung der Pflegeberufe im Auge hatten.

In der Zwischenzeit erarbeitete die DGAW-Kommission auf der Basis der Rahmenempfehlung von 1972 im Einvernehmen mit der AGII „Richtlinien über die Weiterbildung zur Fachschwester/zum Fachpfleger", die vom DGAW-Präsidium auf seiner Sitzung am 23.11.1972 in Hamburg verabschiedet wurden. Mit ihrer Veröffentlichung [20] wurden die DGAW-Mitglieder aufgefordert, ab 01.01.1974 Weiterbildungslehrgänge nur noch nach diesen neuen Richtlinien durchzuführen.

Alleinige Grundlage war nunmehr ein zweijähriger berufsbegleitender Lehrgang mit 240 Stunden theoretischem Unterricht, 640 Stunden Praktischen Unterweisungen und einem Praktikum von 75 Wochen. Die Richtlinien enthielten einen detaillierten Stoffkatalog sowie ausführliche Prüfungsbestimmungen. Die Zahl der Unterrichtsstunden und Praktischen Unterweisungen wurde u.a. auch durch die Bestimmungen des Arbeitsförderungsgesetzes vorgegeben, die zur Voraussetzung einer finanziellen Förderung der Lehrgänge eine Mindestanzahl von Unterrichtsveranstaltungen vorschrieb [17].

Das Muster einer landesrechtlichen Ordnung der DKG

Am 01.07.1974 kam es in Düsseldorf zu einem ersten Gespräch zwischen der DKG, vertreten durch H.W. Müller und J. Lauterbacher, und der DGAW, vertreten durch F.W. Ahnefeld und W. Dick, Ulm, sowie M. Halmágyi, Mainz. In dem vom DKG-Geschäftsführer Lauterbacher festgehaltenen Gesprächsprotokoll heißt es u.a.:

„Die Gesprächspartner verabreden:
• daß die DKG die Zielvorstellungen zur Weiterbildung, die DGAW die Übergangsregelungen für die Weiterbildung in der Anästhesie und Intensivmedizin als Entwürfe für gemeinsame Empfehlungen der Verbände konzipieren;
• daß beide Gesellschaften in Gesprächen mit den für das Aus- und Weiterbildungsrecht zuständigen Stellen (Bund und vor allem Länder) die erarbeiteten und noch einmal abgestimmten Konzeptionen mit dem Ziel der Übernahme durch den Gesetzgeber und der Beteiligung der Gesprächspartner an den Vorbereitungen zur Gesetzgebung vortragen;
• daß in Gesprächen mit den Tarifpartnern deren Unterstützung erwirkt wird;
• daß in Gesprächen mit der Bundesanstalt für Arbeit die allgemeine Förderungsfähigkeit von Lehrgängen nach Maßgabe der Übergangsregelungen erwirkt wird."

Trotz dieser Absichtserklärung dauerte es noch bis zum Frühjahr 1976, ehe die DKG substantielle Verhandlungen mit den davon berührten Verbänden aufnahm.

Zu deren Vorbereitung wurde von der DGAW eine Arbeitsgruppe gebildet, bestehend aus Ahnefeld, Dick und Halmágyi, mit der Aufgabe, detaillierte Lehrpläne zu erarbeiten und zu veröffentlichen [3, 4].

Im September 1975 verabschiedete die Arbeitsgemeinschaft der Leitenden Medizinalbeamten der Länder eine „Rahmenordnung der Länder für eine Weiterbildung in den verschiedenen Fachrichtungen der Krankenpflege". Vorgesehen waren Weiterbildungsgänge in Anästhesie und Intensivmedizin, im Operationsdienst, für die Psychiatrie und für die Gemeindekrankenpflege [1].

Nach mehrfachen mündlichen und brieflichen Anmahnungen unter Hinweis auf die Dringlichkeit der Materie, insbesondere nach einem gemeinsamen ausführlichen, an den Hauptgeschäftsführer der DKG H.W. Müller gerichteten Schreiben von Ahnefeld namens der DGAW und Nachtwey namens der AGII begannen schließlich am 19.02.1976 die seit langem angekündigten Verhandlungen in Düsseldorf unter der Gesprächsleitung des DKG-Geschäftsführers Lauterbacher. Beteiligt waren die DGAW (vertreten durch Ahnefeld und Dick), die AGII, die Deutsche Gesellschaft für Sozialpädiatrie (später umbenannt in Deutsche Gesellschaft für Neonatologie und pädiatrische Intensivmedizin), die (1975 gegründete) Deutsche Gesellschaft für Fachkrankenpflege und eine Vertreterin des niedersächsischen Sozialministeriums. Grundlagen der Verhandlungen waren die oben erwähnte „Rahmenordnung der Länder", die gemeinsamen Weiterbildungs-Richtlinien der DGAW und der AGII sowie die inzwischen publizierten Lehrpläne der DGAW-Arbeitsgruppe.

Aufgrund dieser Vorarbeiten konnten die Verhandlungen nach überraschend kurzer Zeit bereits am 24.06.1976 mit einem Konsens über den Entwurf einer Empfehlung „Muster für eine landesrechtliche Ordnung der Weiterbildung und Prüfung zu Krankenschwestern, Krankenpflegern und Kinderkrankenschwestern in der Intensivpflege" zu einem erfolgreichen Abschluß gebracht werden.

Am 20.10.1976 fand eine abschließende Besprechung unter Hinzuziehung der Pflegeverbände statt. Diese befürworteten zwar das Ziel einer staatlichen Anerkennung der Lehrgänge und der Weiterbildungsstätten, wandten sich aber mit Entschiedenheit gegen eine staatliche Anerkennung der Abschluß-Diplome und gegen die vorgesehene Bezeichnung „Fachschwester" bzw. „Fachpfleger". Nach ihrer Auffassung würde beides zu einer Diskriminierung nicht weitergebildeter Pflegekräfte führen. Die DKG erklärte sich darauf bereit, auf die Bezeichnung „Fachschwester" bzw. „Fachpfleger" zu verzichten, lehnte aber weitere Zugeständnisse ab.

Die Empfehlung wurde in dem vereinbarten Wortlaut mit der erwähnten Einschränkung vom DKG-Vorstand am 16.11.1976 verabschiedet und noch im

gleichen Jahr veröffentlicht [22]. In einem begleitendem Rundschreiben gab der Hauptgeschäftsführer der DKG dazu die folgende Erklärung ab:

„Angesichts der sehr weit gefaßten „Rahmenordnung der Länder für die Weiterbildung in den verschiedenen Fachgebieten der Krankenpflege", mit der die Arbeitsgemeinschaft der Leitenden Medizinalbeamten der Länder alternativ entweder einjährige (Vollzeit-) oder zweijährige (berufsbegleitende) Weiterbildungs-Lehrgänge staatlich regeln lassen will, befürchtet die Deutsche Krankenhausgesellschaft bundesweit uneinheitliche Rechtsverhältnisse und Bedingungen für die künftige fachspezifische Qualifizierung der Krankenpflegepersonen und, daraus folgend, ein „Qualifizierungsgefälle" zwischen den in verschiedenen Bundesländern weitergebildeten Pflegekräften. Sie hat deshalb beschlossen, Muster landesrechtlicher Weiterbildungsordnungen für die Bereiche Intensivpflege, Psychiatrie, Gemeindekrankenpflege sowie für die Funktionsgebiete Operationsdienst und Stationsleitung zu empfehlen und sie der Gesundheitsministerkonzerenz mit der Bitte um (politische) Beschlußfassung der Minister selbst vorzulegen. Dieses Vorgehen ist mit Vertretern der Gesundheitsministerkonferenz abgestimmt.

Die Deutsche Krankenhausgesellschaft hat nunmehr unter Weiterentwicklung ihrer Empfehlung vom 25. Mai 1971 aufgrund gemeinsamer Beratungen mit der Deutschen Gesellschaft für Anästhesie und Wiederbelebung, der Deutschen Gesellschaft für Internistische Intensivmedizin, der Deutschen Gesellschaft für Sozialpädiatrie und der Deutschen Gesellschaft für Fachkrankenpflege ein „Muster für eine landesrechtliche Ordnung der Weiterbildung und Prüfung zu Krankenschwestern, Krankenpflegern und Kinderkrankenschwestern in der Intensivpflege" erarbeitet und empfohlen. Die Empfehlung, die am 16. November 1976 vom Vorstand der Deutschen Krankenhausgesellschaft verabschiedet wurde, ist als Anlage diesem Schreiben beigefügt. Sie ist den für die Planung und Regelung der pflegerischen Bildungsgänge zuständigen Ministerien und Ministerkonferenzen zugeleitet worden.

Die Veröffentlichung der neuen DKG-Empfehlung erfolgt in der Dezember-Ausgabe der Zeitschrift DAS KRANKENHAUS. Ich wäre Ihnen dankbar, wenn Sie die Empfehlung unterstützen und in Ihren Mitteilungen bzw. Zeitschriften auf ihre Veröffentlichungen aufmerksam machten, ggf. die Empfehlung sogar ebenfalls veröffentlichten."

Ein Nachdruck der DKG-Empfehlung in der Zeitschrift „Anästhesiologische Informationen" erfolgte in Heft 2/1977 zusammen mit einem Kommentar von W. Dick und F.W. Ahnefeld [7].

In Analogie zur DGAW-Empfehlung von 1974 liegt auch der DKG-Empfehlung ein zweijähriger berufsbegleitender Lehrgang an einer anerkannten Weiterbildungsstätte zugrunde. Es werden drei Schwerpunktbereiche unterschieden:

a) Anästhesie und Intensivmedizin,
b) Innere Medizin und Intensivmedizin,
c) Pädiatrie und Intensivmedizin.

Die Lehrgänge umfassen 240 theoretische Unterrichtsstunden und 480 Stunden praktischen Unterricht und Praxisgespräche sowie die praktische Weiterbildung an obligatorischen und fakultativen Einsatzplätzen. Das erste Jahr ist allgemeinen Themen gewidmet und kann für alle Schwerpunktbereiche gemeinsam durchgeführt werden; im zweiten Lehrgangsjahr werden schwerpunktabhängig spezielle Inhalte vermittelt. Die Empfehlung definiert die Voraussetzungen für die Anerkennung von Weiterbildungsstätten; u.a. wird ein im Krankenhaus tätiger Facharzt als ärztlicher Leiter der Weiterbildung und eine Krankenpflegekraft mit didaktischer und pädagogischer Vorbildung als hauptamtlicher pflegerischer Leiter der Weiterbildung gefordert. Schließlich enthält die Empfehlung Bestimmungen über die Zulassung zur Teilnahme an einem Lehrgang, eine Prüfungsordnung sowie abschließende Übergangsbestimmungen.

Nach Verabschiedung und Veröffentlichung der Empfehlung setzte die DKG eine Weiterbildungs-Kommission ein mit der Aufgabe, Grundsätze für die Anerkennung von Weiterbildungsstätten zu entwickeln und die DKG bei deren Anerkennung zu beraten. Für die DGAW beteiligte sich Dick an dieser Kommissionsarbeit.

Als Ergebnis der Arbeit veröffentlichte die DKG „Grundsätze und Verfahren zur Durchführung der Empfehlung der DKG vom 16.11.1976" [23]. In ihr heißt es u.a.:

„Solange in einem Bundesland eine landesrechtliche Ordnung für die drei in der Empfehlung vom 16. November 1976 genannten Schwerpunktbereiche nicht besteht, wird die Deutsche Krankenhausgesellschaft die Anerkennung der Weiterbildungsstätten und der weitergebildeten Pflegekräfte nach Maßgabe der Empfehlung vom 16. November 1976 vornehmen."

Tabelle 1
Weiterbildungsregelungen „Intensivpflege" in den Bundesländern bis 1989 [8]

Bundesländer	Landesrechtlich geregelt	Nach welchen Regelungen erfolgt die Weiterbildung?	Anmerkungen
Bayern, Bremen, Nordrhein-Westfalen, Rheinland-Pfalz, Schleswig-Holstein	Nein	DKG-Muster für eine landesrechtliche Ordnung der Weiterbildung und Prüfung zu Krankenschwestern, Krankenpflegern und Kinderkrankenschwestern in der Intensivpflege vom 16.11.1976	Die Anerkennung der Weiterbildungsstätte und der erfolgreich abgeschlossenen Weiterbildung erfolgt durch die DKG.
Baden-Württemberg	Erlaß vom 04.02.1980 (gilt für alle nichtärztliche Berufe des Gesundheitswesens)	DKG-Muster für eine landesrechtliche Ordnung der Weiterbildung und Prüfung zu Krankenschwestern, Krankenpflegern und Kinderkrankenschwestern in der Intensivpflege vom 16.11.1976	Nach dem Erlaß werden nur Weiterbildungsstätten und der Prüfungsausschuß staatlich anerkannt.
Saarland	Erlaß vom 30.04.1982 (gilt nur für Intensivpflege)	DKG-Muster für eine landesrechtliche Ordnung der Weiterbildung und Prüfung zu Krankenschwestern, Krankenpflegern und Kinderkrankenschwestern in der Intensivpflege vom 16.11.1976	Staatliche Anerkennung der Weiterbildungsstätte; es wird auch die Erlaubnis zur Führung der Berufsbezeichnung erteilt.
Niedersachsen	Erlaß des Sozialministers vom 17.03.1977 zuletzt geändert am 03.02.1981 (Intensivpflege)	Das DKG-Muster wurde weitestgehend übernommen	Es wird auch die Erlaubnis zur Führung der Berufsbezeichnung erteilt.
Hessen	Erlaß des Sozialministers vom 16.01.1981 (Intensivpflege)	Das DKG-Muster wurde weitestgehend übernommen	Die Anerkennung der Weiterbildungsstätten erfolgt durch die Behörde. Es wird auch die Erlaubnis zur Führung der Berufsbezeichnung erteilt.
Hamburg	Erlaß der Gesundheitsbehörde vom 21.05.1982 (Anästhesie und Intensivpflege); als zuständige Stelle nach § 84 Berufsbildungsgesetz (BBiG)	Eigene Regelungen	Es wird lediglich die erfolgreiche Teilnahme an der „Fortbildung" – z.B. zur Fachkrankenschwester in … bestätigt.
Berlin	Gesetz über die Weiterbildung in den Medizinalfachberufen vom 09.02.1979 (mit Ermächtigungsnorm zum Erlaß von Weiterbildungs- und Prüfungsordnungen; für den Bereich „Intensivmedizin und Anästhesie" vom 15.01.1985)	Eigene Regelungen, zum Teil in Anlehnung an jene im DKG-Muster	Es wird auch die staatliche Anerkennung zur Führung der Weiterbildungsbezeichnung erteilt, z.B. „Staatlich anerkannter Krankenpfleger für …"

Die Verlautbarung enthält ferner die Voraussetzungen für die Anerkennung von Weiterbildungsstätten in Abhängigkeit von den drei Schwerpunktbereichen sowie Einzelheiten der entsprechenden Modalitäten.

Im Jahr 1992 gab die DKG bekannt, daß sie aufgrund eines Vorstandsbeschlusses vom 19.11.1991 abweichend von dieser Regelung ab sofort auf die Prüfung und Anerkennung der Abschlußzeugnisse von Lehrgangsteilnehmern verzichtet, und die Entgegennahme und Prüfung von Anträgen zur Anerkennung einer Weiterbildungsstätte von den jeweiligen Landeskrankenhausgesellschaften übernommen werde [24].

Im November 1977 widmete der Berufsverband Deutscher Anästhesisten seine Jahrestagung in Saarbrücken der pflegerischen Weiterbildung und der Umsetzung der DKG-Empfehlung. Die Hauptreferate zu diesem Thema wurden anschließend publiziert [5, 9, 11, 12]. Auf dem Zentraleuropäischen Anästhesiekongreß im September 1981 in Berlin berichtete W. Dick über den aktuellen Stand und die bisherigen Erfahrungen in der praktischen Anwendung der DKG-Empfehlung [6].

Im Jahr 1989 veröffentlichte G. Golombek, der zuständige Geschäftsführer in der DKG, einen 10-jährigen Erfahrungsbericht [8]. Er gibt zunächst einen Überblick über die Entwicklung in denjenigen Bundesländern, in denen inzwischen eine staatliche Regelung der intensivpflegerischen Weiterbildung erfolgt ist (Tabelle 1). Für die übrigen Bundesländer hatte die DKG in der Berichtzeit über 1000 Anträge von Krankenhäusern auf Anerkennung als Weiterbildungsstätte entgegengenommen und bearbeitet. 638 Weiterbildungsstätten wurden anerkannt, davon 380 für den Schwerpunktbereich Anästhesie und Intensivmedizin, 192 für den Schwerpunktbereich Innere Medizin und Intensivmedizin und 66 für den Schwerpunktbereich Pädiatrie und Intensivmedizin. Golombek schätzt, daß zu diesem Zeitpunkt mehr als 5000 Krankenpflegepersonen einen zweijährigen Weiterbildungslehrgang an einer dieser anerkannten Weiterbildungsstätten erfolgreich abgeschlossen haben.

Mit ihrer Empfehlung vom 16. November 1976 und der nachfolgenden Umsetzung durch die Prüfung und Anerkennung von Weiterbildungsstätten und der Abschlußdiplome der Lehrgangsteilnehmer hat sich die DKG kaum hoch genug einschätzbare Verdienste um eine bundeseinheitliche Weiterbildung in der Intensivpflege auf qualitativ hohem Niveau erworben. Das gilt umso mehr, als dieses aufwendige Engagement nicht zum Kernbereich ihrer Verbandsaufgaben gehört.

Staatliche Weiterbildungsordnungen der Länder

Anfang der 90er Jahre griff eine Reihe derjenigen Bundesländer, die bisher die pflegerische Weiterbildung noch nicht geregelt hatte, die Thematik auf und verabschiedete Rahmengesetze, die es den zuständigen Ministerien gestatteten, für bestimmte Bereiche, so auch für die Intensivpflege, auf dem Verordnungsweg Weiterbildungsordnungen zu erlassen.

Diese Bestrebungen fielen mit Tendenzen von Seiten der Pflegeeverbände zusammen, die stationäre Krankenpflege zu einer eigenständigen, von ärztlichen Einflüssen gänzlich unabhängigen Berufstätigkeit zu deklarieren und von der medizinischen Patientenver-

sorgung hinsichtlich Kompetenz und Verantwortung abzugrenzen. Das ärztlicherseits vertretene Gegenargument, die stationäre medizinische Patientenversorgung sei eine Einheit und beinhalte untrennbar sowohl die Pflege als auch die Behandlung, blieb unbeachtet [13, 15, 16]. Gerade in der Intensivmedizin ist es evident, daß zwischen Intensivpflege und Intensivbehandlung keine Grenzlinie gezogen werden kann, vielmehr beide Aufgabenfelder fließend ineinander übergehen und eine partnerschaftliche Kooperation erfordern.

Von gesundheitspolitischer Seite wurden die pflegerischen Intentionen in der Erwartung unterstützt, dem Berufsbild der Krankenschwester und des Krankenpflegers ein höheres Ansehen zu verschaffen und es von dem ominösen Begriff der „ärztlichen Hilfskraft" zu befreien. Mit diesen Vorstellungen erschien es unvereinbar, weiterhin eine ärztliche Einflußnahme auf die pflegerische Weiterbildung oder gar eine ärztliche Leitung pflegerischer Weiterbildungsstätten zu akzeptieren. Das wirkte sich auch auf die Zusammensetzung und die Arbeit der Beratergremien zur Vorbereitung der geplanten Weiterbildungsordnungen in den Ministerien aus.

P. Lemburg (als Vertreter der Deutschen Gesellschaft für Neonatologie und pädiatrische Intensivmedizin) und H.W. Opderbecke (als Vertreter der Deutschen Gesellschaft für Anästhesiologie und Intensivmedizin) haben über diese Situation am Beispiel des Landes Nordrhein-Westfalen (NRW) berichtet [10]. Es war schon mit Schwierigkeiten verbunden, als ärztliche Repräsentanten überhaupt Zugang zu der vom Arbeitsministerium NRW eingesetzten Arbeitsgruppe zu finden. Der Versuch, ärztlicherseits Einfluß auf die Beratungen im Sinne einer praxisorientierten, patientenbezogenen Weiterbildung zu nehmen, scheiterte weitgehend an der ganz anderen Zielsetzung des Ministeriums und der in der Arbeitsgruppe vertretenen Pflegeverbände, die in der Weiterbildungsordnung eher ein berufs- und bildungspolitisches Instrument sahen. So sollte nach diesen Vorstellungen eine erfolgreich abgeschlossene Weiterbildung u.a. auch als Zugangsvoraussetzung für ein Fachhochschulstudium dienen.

Nach dieser Zielsetzung orientierte sich auch die Konzeption der Lehrpläne,

die eine zeitliche und inhaltliche stärkere Gewichtung des theoretischen Unterrichts vorsahen, zwangsläufig zu Lasten des praktischen Teils der Weiterbildung. Als die ärztlichen Vertreter feststellen mußten, daß ihnen in diesen grundsätzlichen Fragen keinerlei Einfluß auf die Beratungen eingeräumt werden sollte, verzichteten sie schließlich auf eine weitere Mitarbeit in der Arbeitsgruppe, um später nicht mit dem Beratungsergebnis identifziert zu werden.

Die „Weiterbildungs- und Prüfungsordnung zu Fachkrankenschwestern, -pflegern, Fachkinderkrankenschwestern und -pflegern in der Intensivpflege und Anästhesie" des Landes NRW in ihrer endgültigen Fassung vom 11.04.1995 (Gesetz- und Verordnungsblatt NRW Nr. 33/1995) unterscheidet sich von der DKG-Empfehlung vom 16.11.1976 u.a. in folgenden Punkten:

- Es gibt nur noch einen Weiterbildungsgang „Intensivpflege und Anästhesie". Das Prinzip von Schwerpunktbereichen (Anästhesie, Innere Medizin und Pädiatrie) wird aufgegeben.
- Neben der pflegerischen Leitung der Weiterbildungsstätte ist eine ärztliche Leitung nicht mehr vorgesehen.
- Alternativ zu zweijährigen berufsbegleitenden Lehrgängen können Vollzeit-Lehrgänge durchgeführt werden. Ein Lehrgang umfaßt neben der praktischen Tätigkeit mindestens 720 Unterrichtsstunden, davon 500 Stunden theoretischer und 220 praktischer Unterricht.
- Im Stoffplan des theoretischen Unterrichts sind alleine 100 Stunden der Thematik „Wahrnehmung, Kommunikation sowie Methodik des Lernens, Lernpsychologie und -techniken und Prinzipien wissenschaftlichen Arbeitens sowie berufliches Selbstverständnis" vorbehalten und 30 Stunden den „Alternativen Methoden der Intensivpflege, wie z.B. Massagetechniken: Lymphdrainagetechniken, Shiatzu/Akkupressur, Reflexzonenmassage, Aromatherapie, Feldenkrais-Methode, Psycho-physische Atemtherapie nach Middendorf/Atempädagogik" gewidmet.

Demgegenüber stehen z.B. für die „Fachlichen Grundlagen der Pflege in der Anästhesie" nur 40 Stunden zur Verfügung.

Zuvor schon waren in den Ländern Niedersachsen und Bremen staatliche Weiterbildungsordnungen in Kraft gesetzt worden. Niedersachsen hatte bereits unmittelbar nach Veröffentlichung der DKG-Empfehlung vom 16.11.1976 am 17.03.1977 eine „Weiterbildungs- und Prüfungsordnung für Fachkrankenschwestern, Fachkrankenpfleger und Fachkinderkrankenschwestern in der Intensivpflege" erlassen (Niedersächsisches Ministerialblatt Nr. 14/1977), die weitgehend mit der DKG-Empfehlung übereinstimmte (zweijährige Lehrgänge, drei Schwerpunktbereiche, 240 Stunden theoretischer und 480 Stunden praktischer Unterricht und Praxisgespräche, ärztliche und pflegerische Leitung der Weiterbildungsstätten).

Die neue niedersächsische Weiterbildungsordnung vom 30.07.1993 (Niedersächsisches Ministerialblatt Nr. 25/1993) sieht dagegen nur noch zwei Bereiche vor, operative und internistische Intensivpflege und Anästhesie einerseits und pädiatrische Intensivpflege und Anästhesie andererseits. Innerhalb des zweijährigen Lehrgangs sind 720 Unterrichtsstunden vorgeschrieben. Die Weiterbildungsstätte kann von einer pflegerischen Lehrkraft alleine oder „gemeinsam mit einer an der Weiterbildung verantwortlich beteiligten Ärztin oder einem an der Weiterbildung verantwortlich beteiligten Arzt geleitet" werden.

In Bremen sieht die „Weiterbildungs- und Prüfungsverordnung für Krankenschwestern, Krankenpfleger, Kinderkrankenschwestern und Kinderkrankenpfleger in Intensivpflege und Anästhesie" vom 27.08.1992 (Gesetzblatt der Freien Hansestadt Bremen Nr. 44/1992) nur einen Weiterbildungsgang vor. Die Weiterbildung kann in einem Vollzeit-Lehrgang (1 Jahr) oder einem berufsbegleitenden Lehrgang (2 Jahre) absolviert werden. Der theoretische und praktische Unterricht umfaßt 800 Stunden (320 Stunden Theorie, 480 Stunden Praxis). Eine ärztliche Beteiligung an der Leitung der Weiterbildungsstätten ist nicht vorgesehen.

In jüngster Zeit sind in weiteren Bundesländern, z.B. in Hamburg und in Schleswig-Holstein, Weiterbildungsverordnungen erlassen worden. Im Saarland wird eine solche Verordnung z.Zt. vorbereitet. Es würde den Rahmen dieses Beitrags sprengen, die aktuelle Situation in jedem der 16 Bundesländer darzustellen und die unterschiedlichen Details der Regelungen im einzelnen aufzuführen.

Allen diesen aufgeführten Beispielen staatlicher Weiterbildungsordnungen ist folgendes gemeinsam:

- Eine gesonderte Weiterbildung in operativer und internistischer Intensivpflege ist nicht mehr vorgesehen. Von Seiten der Pflegeverbände wird argumentiert, daß die gemeinsame Weiterbildung in beiden Bereichen die Verwendungsfähigkeit der Krankenpflegepersonen erweitert. Unberücksichtigt bleibt dabei, daß die Untergliederung in drei Schwerpunktbereiche entsprechend der DKG-Empfehlung von 1976 bereits eine Kompromißlösung darstellt angesichts von Forderungen nach einer weitergehenden Spezialisierung (Fachschwester/Fachpfleger für Nephrologie, für Kardiologie u.a.). Da sämtliche Lehrgangsteilnehmer auch eine Weiterbildung im Anästhesiedienst durchlaufen müssen, kommt dieser Bereich in der theoretischen wie auch in der praktischen Weiterbildung zwangsläufig für diejenigen zu kurz, die als Ziel ihrer Weiterbildung eine Tätigkeit als Anästhesieschwester bzw. Anästhesiepfleger anstreben.
- Es besteht eine Übergewichtung des theoretischen Teils der Weiterbildung zu Ungunsten der patientenbezogenen praktischen Weiterbildung. Wenn die in den Verordnungen enthaltenen Stoffkataloge keine Fiktion bleiben sollen, erhöhen sich hierdurch die quantitativen und qualitativen Anforderungen an das Unterrichtspersonal erheblich, mit der Folge, daß nur noch große Krankenhäuser in der Lage und bereit sein werden, sich als Weiterbildungsstätte zur Verfügung zu stellen. Dabei ist zu bedenken, daß die Weiterbildung von Pflegekräften eine freiwillige Aufgabe der Krankenhäuser darstellt und daß das Interesse, sich einer solchen zusätzlichen Aufgabe zu widmen, mit nachlassendem Pflegepersonalmangel abnehmen wird.
- Ärzte sind am praktischen Teil der Weiterbildung nicht mehr und am theoretischen Teil nur noch insoweit beteiligt, als der Unterrichtsgegen-

stand zwingend eine ärztliche Mitwirkung erforderte.
- Ein weiterer gravierender Nachteil besteht darin, daß durch die an sich begrüßenswerte Initiative der Länder das von der DKG nahezu 20 Jahre lang aufrechterhaltene Prinzip einer weitgehend bundeseinheitlichen Regelung mangels einer länderübergreifenden Koordination aufgegeben wurde.
- Am meisten aber ist die veränderte Zielsetzung der intensivpflegerischen Weiterbildung zu bedauern. Im Mittelpunkt der Bestrebungen stehen nunmehr berufs- und bildungspolitische Intentionen. Damit treten die Belange einer an der Praxis orientierten, qualifizierten Patientenversorgung in den Hintergrund.

Die DKG-Empfehlung von 1998

Offenbar um ihre Empfehlung von 1976 der geschilderten Entwicklung anzupassen, publizierte die DKG im September und Oktober 1998 eine neue „Empfehlung zur Weiterbildung für Krankenpflegepersonen in der Intensivpflege" [25]. Der Empfehlung ist die folgende Präambel vorangestellt:

„Die DKG hat am 11. Mai 1998 in ihrer 196. Vorstandssitzung das nachstehende „Muster für eine landesrechtliche Ordnung der Weiterbildung und Prüfung zu Krankenschwestern, Krankenpflegern, Kinderkrankenschwestern und Kinderkrankenpflegern in der Intensivpflege" als Empfehlung verabschiedet. Sie hat zugleich beschlossen, daß – solange in einem Bundesland eine landesrechtliche Regelung der Weiterbildung im Sinne der Empfehlung nicht besteht – die DKG die Anerkennung der Weiterbildungsstätte nach Maßgabe der Empfehlung vornimmt. Das Inkrafttreten der Empfehlung und den Beginn der Übergangsfrist in § 23 der Empfehlung wurde auf den 1. Oktober 1998 festgesetzt. Die DKG wird im Bedarfsfall zu Anerkennungsanträgen Sachverständige anhören.

Mit der modifizierten DKG-Weiterbildungsempfehlung wird künftig lediglich eine Differenzierung zwischen den beiden Schwerpunktbereichen „Intensivpflege und Anästhesie" sowie „Pädiatrische Intensivpflege" vorgenommen. Der bisherige Schwerpunkt „Innere Medizin und Intensivmedizin" entfällt, da die frühere Unterteilung der fachspezifischen Weiterbildungen im Rahmen der Intensivpflege (Anästhesie und Intensivmedizin sowie Innere Medizin und Intensivmedizin) mit den heutigen Anforderungen der fächerübergreifenden Versorgung schwerstkranker Intensivpatienten und ihrer komplexen Krankheitsbilder nicht mehr übereinstimmt. Dies kommt vor allem auch dadurch zum Ausdruck, daß der überwiegende Teil der Intensiveinheiten in den Krankenhäusern interdisziplinäre Strukturen aufweist und keine so deutliche Trennung zwischen der operativen und der konservativen Intensivpflege mehr vorgenommen wird. Aus den genannten Gründen ergeben sich für die Lehrfächer und Übungsbereiche die im folgenden dargestellten Inhalte."

Dem Trend der Zeit folgend, wurden die hiervon berührten ärztlichen Fachverbände von der Absicht der DKG, ihre Empfehlung von 1976 zu novellieren, zuvor nicht informiert oder konsultiert.

Vergleicht man die neue Empfehlung mit den vorliegenden staatlichen Weiterbildungsordnungen, so stellt man fest, daß die DKG sich weitgehend den vorherrschenden Tendenzen angepaßt hat, wenn auch einige Elemente der alten Empfehlung erhalten geblieben sind:

- Die Weiterbildung erfolgt in zweijährigen berufsbegleitenden Lehrgängen.
- Wie in der Präambel bereits zum Ausdruck gebracht, sind nur noch zwei Schwerpunktbereiche vorgesehen.
- Die Leitung einer Weiterbildungsstätte kann entweder von einer Fachpflegekraft alleine oder gemeinsam mit einer Ärztin oder einem Arzt eines intensivmedizinischen Fachgebiets wahrgenommen werden.
- Eine Differenzierung zwischen theoretischem und praktischem Unterricht wird nicht mehr vorgenommen. Insgesamt sind 720 Stunden Unterricht vorgeschrieben.
- Der Stoffkatalog für den Unterricht ist im Vergleich etwa zur Weiterbildungsordnung NRW wesentlich praxisbezogener. Auch die Anästhesie wird angemessener berücksichtigt (140 Stunden).

Insgesamt gesehen, beinhaltet auch die DKG-Empfehlung eine Überbewertung der theoretischen Weiterbildung. Es erscheint paradox, daß ausgerechnet die DKG eine Fehlentwicklung befürwortet, die die an der Weiterbildung beteiligten Krankenhäuser mit höheren Personalkosten und Ausfallzeiten erheblich belastet. Man gewinnt den Eindruck, daß es eher „politische" als sachliche Gründe waren, die Empfehlung den staatlichen Weiterbildungsordnungen anzupassen. „Politische" Entscheidungen entziehen sich aber oft rationalen Erwägungen.

Ärztlicherseits ist es zu bedauern, daß die DKG mit der neuen Empfehlung ihre viele Jahre geübte konstruktive Zusammenarbeit mit den die Intensivmedizin repräsentierenden Fachgesellschaften abrupt beendet hat. Das ist vor allem für diejenigen Ärzte enttäuschend, die sich in der Vergangenheit mit großem Engagement der Entwicklung und Förderung der Weiterbildung in der Intensivpflege gewidmet haben. Hierzu gehören insbesondere F.W. Ahnefeld und W. Dick, Ulm sowie M. Halmágyi, Mainz. Dieser Arbeitskreis hat gemeinsam mit der Leitenden Anästhesieschwester Therese Valerius, Mainz, im Springer-Verlag eine der pflegerischen Fort- und Weiterbildung gewidmeten Schriftenreihe herausgegeben und in Zusammenarbeit mit H. Bergmann, Linz, und H. Nolte, Minden, zahlreiche Fortbildungsveranstaltungen für Anästhesie und Intensivpflege durchgeführt. Zu erwähnen sind ferner die regelmäßigen Aachener Tagungen, die von G. Kalff und seinem Leitenden Anästhesiepfleger F.-G. Müller veranstaltet worden sind.

Die Weiterbildungsempfehlung der DKG von 1998 bedeutet eine Zäsur. Mit ihr wird definitiv das ursprüngliche Konzept, die pflegerische Weiterbildung in Analogie zur bewährten ärztlichen Weiterbildung zu gestalten, zugunsten schulisch ausgerichteter Lehrgänge aufgegeben.

Schlußbemerkung

Seit den ersten Empfehlungen zur Weiterbildung von Krankenschwestern und Krankenpflegern in der Intensivpflege war es das Ziel aller Bestrebungen, dieser Weiterbildung eine staatliche Anerkennung zu verschaffen. Mit der Weiterbildungsempfehlung der DKG vom 16.11.1976 gelang es durch die sachorientierte Zusammenarbeit der DKG mit den fachlich zuständigen ärztlichen Fachverbänden auch ohne staatliche Anerkennung eine weitgehend bundeseinheitliche, effektive Weiterbildung auf hohem Niveau zu realisieren, eine Regelung, die nahezu 20 Jahre Bestand hatte.

Es liegt eine gewisse Tragik darin, daß mit den angestrebten staatlichen Weiterbildungsordnungen das Prinzip einer bundeseinheitlichen Weiterbildung verlassen wurde und darüber hinaus berufs- und bildungspolitische Elemente in den Vordergrund getreten sind. Die dieser Tendenz zugrunde liegenden Vorstellungen von einer von der Intensivmedizin abgrenzbaren eigenständigen Intensivpflege kann nur als völlig sachfremd bezeichnet werden. Die Intensivmedizin umfaßt vielmehr auch die Intensivpflege; sie erfordert eine besonders enge interdisziplinäre Kooperation sowohl zwischen den beteiligten Ärzten untereinander als auch zwischen diesen Ärzten und den Intensivpflegekräften.

Die jüngste Entwicklung der intensivpflegerischen Weiterbildung vernachlässigt diesen unverzichtbaren Grundsatz und führt darüber hinaus zu einer Übergewichtung theoretischer Lerninhalte zuungunsten praxisorientierter, patientenbezogener Unterweisungen. Aus ärztlicher Sicht handelt es sich dabei um eine bedauerliche Fehlentwicklung, die den laufend steigenden Anforderungen an eine qualifizierte intensivmedizinische Patientenversorgung nicht gerecht wird.

Literatur

1. Ahnefeld FW (1976) **Das Problem der Schwesternweiterbildung.** Anästh Intensivmed 17:107–112
2. Ahnefeld FW, Dick W (1972) **Das Berufsbild von Anästhesie- und Intensivtherapie-Schwestern bzw. -Pflegern.** Anästh Inform 13:201–204
3. Ahnefeld FW, Dick W, Halmágyi M (1975) **Zur Entwicklung einer Weiterbildungsordnung zur Fachschwester/zum Fachpfleger für Anästhesie und Intensivmedizin – Lehrplan für den theoretischen Unterricht Narkose und Leitungsanästhesie – Lehrplan für den theoretischen Unterricht Intensivmedizin und Wiederbelebung.** Anästh Intensivmed 16:60–65
4. Ahnefeld FW, Dick W, Halmágyi M, Valerius Th (Hrsg) (1975) **Weiterbildung I – Richtlinien, Lehrplan, Organisation.** Springer, Berlin Heidelberg New York
5. Dick W (1978) **Gemeinsame Weiterbildung der Disziplinen mit intensiv-medizinischen Versorgungsaufgaben – Schwerpunkt Anästhesie und Intensivmedizin.** Anästh Intensivmed 19:194–200
6. Dick W (1983) **Weiterbildung Fachkrankenpflege Anästhesie und operative Intensivmedizin.** Anästh Intensivmed 24:110–115

7. Dick W, Ahnefeld FW (1977) **Kommentar zur Weiterbildungsempfehlung der DKG.** Anästh Intensivmed 18:89–95

8. Golombek G (1989) **Seit 10 Jahren einheitliche Fachweiterbildung Intensivpflege.** Anästh Intensivmed 30:231–238

9. Lauterbacher J (1978) **Weiterbildung in der Krankenpflege (Anästhesie und Intensivmedizin) – Grundsätze und Empfehlungen der Deutschen Krankenhausgesellschaft.** Anästh Intensivmed 19:183–187

10. Lemburg P, Opderbecke HW (1994) **Die Weiterbildung von Pflegekräften in der Intensivmedizin – Rückblick und Ausblick.** Anästh Intensivmed 35:40–44

11. Nachtwey W (1978) **Die Weiterbildung des Pflegepersonals von Intensiveinheiten.** Anästh Intensivmed 19:188–193

12. Opderbecke HW (1978) **Die Anerkennung von Weiterbildungsstätten.** Anästh Intensivmed 19:203–204

13. Opderbecke HW (1996) **Arzt und Krankenpflege: Konfliktfelder und Kompetenzen.** MedR 14:542–545

14. Rörig K (1971) **Vorschläge für Form, Ausbildungsmodus und Inhalt der tarifvertraglich vereinbarten Sonderausbildung für Krankenpflegekräfte in Einheiten der Intensivmedizin.** Krankenhaus 63:61–64

15. Steffen E (1996) **Arzt und Krankenpflege: Konfliktfelder und Kompetenzen.** MedR 14:265–266

16. Ulsenheimer K (1997) **Neue Wege zur Organisation der Verantwortungsbereiche ärztlicher und pflegerischer Tätigkeit.** Krankenhaus 89:22–26

Die Gründung

17. Bundesanstalt für Arbeit (1971) **Anordnung über die individuelle Förderung der beruflichen Fortbildung und Umschulung vom 9. September 1971.** Amtl. Nachrichten der Bundesanstalt für Arbeit 19:Nr. 11

18. Deutsche Gesellschaft für Anästhesie und Wiederbelebung (1969) **Stellungnahme zur Ausbildung von Schwestern und Pflegern für den Anaesthesiedienst und die Intensivpflege.** Anaesthesist 18:229–231

19. Deutsche Gesellschaft für Anästhesie und Wiederbelebung (1971) **Empfehlungen für die Weiterbildung zur Fachschwester oder zum Fachpfleger für Anästhesie und Intensivpflege.** Anästh Inform 12:251–257

20. Deutsche Gesellschaft für Anästhesie und Wiederbelebung (1973) **Entschließung über die Weiterbildung von Fachschwestern und Fachpflegern.** Anästh Inform 14:28–33

21. Deutsche Krankenhausgesellschaft (1971) **Weiterbildung zu Fachkrankenschwestern/Fachkrankenpflegern/Fachkinderkrankenschwestern.** Krankenhaus 63:269–272

22. Deutsche Krankenhausgesellschaft (1976) **Muster für eine landesrechtliche Ordnung der Weiterbildung und Prüfung zu Krankenschwestern, Krankenpflegern und Kinderkrankenschwestern in der Intensivpflege – Empfehlung vom 16. November 1976.** Krankenhaus 68:439–446

23. Deutsche Krankenhausgesellschaft (1978) **Grundsätze und Verfahren zur Durchführung der Empfehlung der Deutschen Krankenhausgesellschaft vom 16. November 1976.** Anästh Inform 19:205–207

24. Deutsche Krankenhausgesellschaft (1992) **Anerkennung von Weiterbildungsstätten und Weiterbildungszeugnissen – Änderung des Verfahrens bei den DKG-Weiterbildungsempfehlungen für die Bereiche Intensivpflege, Operationsdienst, Psychiatrie und Gemeindekrankenpflege.** Krankenhaus 84:133–134

25. Deutsche Krankenhausgesellschaft (1998) **DKG-Empfehlung zur Weiterbildung für Krankenpflegepersonen in der Intensivpflege.** Krankenhaus 90:537–543 und 608–617

Die Gründung

Am 19.1.1977 trafen im Sheraton-Hotel Frankfurt-Flughafen Vertreter der Deutschen Gesellschaft für Anästhesie und Wiederbelebung, der Deutschen Gesellschaft für Internistische Intensivmedizin und der Arbeitsgemeinschaft für Neonatologie und pädiatrische Intensivmedizin zusammen, um die „Deutsche Interdisziplinäre Vereinigung für Intensivmedizin" (DIVI) zu gründen. Die im Vorfeld der Gründungsversammlung geführten vorbereitenden Gespräche und Verhandlungen sind in Folge 3, Teil II dieser Beitragsserie dargestellt worden [3].

Die o.a. ärztlichen Verbände hatten bereits enge und vertrauensvolle Gesprächskontakte entwickelt, als es darum ging, zusammen mit der Deutschen Krankenhausgesellschaft (DKG) ein bundeseinheitliches Konzept für die Weiterbildung in der Intensivpflege zu erarbeiten. Der Erfolg dieser Verhandlungen bestärkte die beteiligten Anästhesisten, Internisten und Pädiater in der Absicht, eine interdisziplinäre Arbeitsgemeinschaft als Dachverband zu gründen, um in Zukunft ärztlicherseits die Belange der Intensivmedizin auch bei anderen Gelegenheiten geschlossen vertreten zu können.

Der Gründung eines solchen Dachverbands standen jedoch juristische Schwierigkeiten entgegen, da das deutsche Vereinsrecht für einen rechtsfähigen „eingetragenen Verein" (e.V.) nur die Mitgliedschaft natürlicher Personen vorsieht, im geplanten Dachverband aber nur ärztliche Verbände mit

P. Lawin · H.W. Opderbecke

Folge 8: Gründung und Entwicklung der Deutschen Interdisziplinären Vereinigung für Intensiv- und Notfallmedizin (DIVI)

intensivmedizinischer Aufgabenstellung vertreten sein sollten.

Um diese Schwierigkeit zu lösen, wurde von H.W. Opderbecke, Nürnberg, die Satzung der „Arbeitsgemeinschaft Deutsches Krankenhaus" (ADK) als Vorlage für einen Satzungsentwurf herangezogen. Die ADK ist ein im Vereinsregister beim Amtsgericht Düsseldorf eingetragener Verein, der (bis 1985) Veranstalter des „Deutschen Krankenhaustages" und der „Interhospitalia" war. Träger des Vereins sind die Deutsche Krankenhausgesellschaft, der Verband der leitenden Krankenhausärzte Deutschlands, die Fachvereinigung der Verwaltungsleiter Deutscher Krankenanstalten und als Vertretung der Leitenden Krankenhauspflegekräfte die Arbeitsgemeinschaft Deutscher Schwesternverbände und der Deutsche

Berufsverband für Krankenpflege. Jeder dieser Verbände entsendet in den Verein eine durch die Satzung festgelegte Anzahl von Vertretern, die als Ordentliche Mitglieder formal den Verein bilden. Damit ist das rechtliche Postulat, daß ein Verein nur aus natürlichen Personen bestehen kann, gewahrt. Den bestimmenden Einfluß üben aber gleichwohl die Verbände aus, die jederzeit das Recht haben, ihre Vertreter im Verein zu bestimmen und abzuberufen.

Als Vertreter des Verbandes der leitenden Krankenhausärzte war Opderbecke seinerzeit Mitglied der ADK und

Prof. Dr. med. Dr. h.c. P. Lawin
Hofbauernstraße 6, D-81247 München

Prof. Dr. med. H.W. Opderbecke
Keßlerplatz 10, D-90489 Nürnberg

verfügte somit über Erfahrungen mit einer derartigen Vereinsstruktur. Er bat W. Weißauer, den Justitiar des Berufsverbandes Deutscher Anästhesisten, auf der Basis dieses Konzepts einen Satzungsentwurf für den geplanten Dachverband zu erarbeiten. Da die ADK im Vereinsregister beim Amtsgericht Düsseldorf eingetragen war, beschloß man schon im Vorfeld, als Sitz des Dachverbandes ebenfalls Düsseldorf zu wählen, weil man annehmen konnte, daß dort die Satzung ebenso wie die der ADK auf keine Einwände stoßen würde.

Die Bezeichnung „Vereinigung" geht auf einen Vorschlag des Internisten W. Nachtwey, zurück, der meinte, mit diesem Begriff würde der korporative, interdisziplinäre Charakter des Verbandes am besten zum Ausdruck gebracht. Als englische Bezeichnung wurde anfangs das Wort „Society" gewählt, das später durch „Association" ersetzt wurde.

Als Opderbecke die Vertreter der genannten ärztlichen Verbände zur Gründungsversammlung nach Frankfurt a.M. einlud, waren bereits in zwei Vorgesprächen am 4.12.1976 und 10.1.1977 alle wesentlichen Einzelheiten der Gründung abgesprochen worden, so daß die eigentliche Gründungsversammlung nur noch formalen Charakter hatte. Das Versammlungsprotokoll wurde von Frf. v. der Osten-Sacken und v. Rhein, Mitglied der Rechtsabteilung des Berufsverbandes Deutscher Internisten, erstellt, die als Juristin die Gründungsversammlung begleitete und auch die Aufnahme in das Vereinsregister beim Amtsgericht Düsseldorf (mit Datum vom 7.6.1977) besorgte. Das Gründungsprotokoll hat folgenden Wortlaut:

„Am 29. Januar 1977 fanden sich im Sheraton-Hotel am Flughafen Frankfurt ein:

Professor Dr. med. P. Emmrich
Professor Dr. med. Hans-Gotthard Lasch
Professor Dr. med. Peter Lawin
Priv.-Doz. Dr. med. Peter Lemburg
Professor Dr. med. Volker v. Loewenich
Priv.-Doz. Dr. med. W. Nachtwey
Priv.-Doz. Dr. med. H.W. Opderbecke
Professor Dr. med. K.D. Scheppokat
Professor Dr. med. Hans-Peter Schuster
Professor Dr. med. Karl-Heinz Weis

Herr Dr. Opderbecke eröffnete um 10.00 h die Versammlung. Er begrüßte die Erschienenen und erklärte, daß die Zusammenkunft erfolgt sei, um die „Deutsche interdisziplinäre Vereinigung für Intensivmedizin" in der Form eines rechtsfähigen Vereins zu gründen.

Herr Dr. Opderbecke gab den Wortlaut der für den zu gründenden Verein ausgearbeiteten Satzung bekannt und stellte sie zur Diskussion.

Von den Anwesenden wurde einstimmig beschlossen, die „Deutsche interdisziplinäre Vereinigung für Intensivmedizin" als Verein zu errichten, ihm die dieser Niederschrift als Anlage beigefügte Satzung zu geben und ihm als Gründungsmitglieder anzugehören.

Die Anwesenden übertrugen sodann einstimmig Herrn Dr. Nachtwey die Leitung der Wahl des 1. Vorstandes und sprachen sich einstimmig für Wahl durch Akklamation aus. Vorgeschlagen und bei Enthaltung des jeweiligen Bewerbers wurden einstimmig gewählt zum Präsidenten und 1. Vorsitzenden
Herr
Professor Dr. med. Hans-Gotthard Lasch
Direktor der medizinischen Klinik und Poliklinik der Universität Gießen
Klinikstraße 32b
6300 Gießen

zum Vizepräsidenten und 2. Vorsitzenden
Herr
Professor Dr. med. P. Emmrich
Universitäts-Kinderklinik
Langenbeckstraße 1
6500 Mainz 31

zum Generalsekretär
Herr
Professor Dr. med. Peter Lawin
Direktor der Klinik für Anästhesiologie und operative Intensivmedizin der Universität Münster
Jungeblodtplatz 1
4400 Münster/Westfalen

zum Schriftführer
Herr
Dr. med. H.W. Opderbecke
Vorstand der Anästhesie-Abteilung
Städt. Krankenanstalten
Flurstraße 17
8500 Nürnberg 15

zum Kassenführer
Professor Dr. med. Hans-Peter Schuster
II. Med. Univ. Klinik und Poliklinik
Langenbeckstraße 1
6500 Mainz

Die Gewählten nahmen die Wahl an.

Herr Dr. Lasch übernahm hierauf die Leitung der Versammlung. Er stellte fest, daß der Verein ordnungsgemäß gegründet, die für ihn ausgearbeitete Satzung angenommen und der aus den Vereinsmitgliedern Dr. med. Hans-Gotthard Lasch und Dr. med. P. Emmrich bestehende 1. Vorstand satzungsgemäß bestellt worden sei.

Herr Dr. Lasch sprach den Anwesenden seinen Dank für die Vereinsgründung und das mit der Wahl bekundete Vertrauen aus.

Er wies darauf hin, daß der Verein sich in naher Zukunft auf dem Gebiet der Intensivmedizin mit einer Reihe schwieriger Probleme zu befassen habe. Er hoffe jedoch, daß der Verein bei der Bewältigung der Probleme Unterstützung von den wissenschaftlichen Gesellschaften, die als fördernde Mitglieder dem Verein angehören werden, erhalten werde. Schließlich gab er seiner Hoffnung Ausdruck, daß es möglich sein werde, den erforderlichen Kontakt zu anderen wissenschaftlichen Gesellschaften, die sich mit Fragen der Intensivmedizin im In- und Ausland befassen, zu erlangen.

Er versprach, unverzüglich Kontakte zu den Gesellschaften aufzunehmen, die gemäß § 5, Absatz 1 der Satzung als fördernde Mitglieder in die Vereinigung aufzunehmen sind. Des weiteren stellte er in Aussicht, sich an die einzelnen Fachgesellschaften, die sich satzungsgemäß mit Fragen der Intensivmedizin befassen, zu wenden und ihnen die Gründung der „Deutschen interdisziplinären Vereinigung für Intensivmedizin" bekanntzugeben.

Er schloß die Versamlung um 15.00 h, nachdem niemand mehr das Wort gewünscht hatte."

Aus der beschlossenen Satzung sind insbesondere die §§ 2, 4 und 5 von Bedeutung:

§ 2 – Zweck der Vereinigung

(1) Die Deutsche Interdisziplinäre Vereinigung für Intensivmedizin dient der Förderung der Intensivmedizin in Wissenschaft und Praxis. Sie sieht ihre wesentlichen Aufgaben

- in der Vertiefung der Zusammenarbeit zwischen den wissenschaftlichen Gesellschaften und Verbänden, die sich mit Fragen der Intensivmedizin befassen,
- in der Vertretung der gemeinsamen Belange der Intensivmedizin gegenüber Behörden, ärztlichen Berufsvertretungen und dritten Stellen,
- in der Kommunikation mit wissenschaftlichen Vereinigungen im Ausland, die sich mit der Intensivmedizin in Wissenschaft und Praxis befassen,
- in der Beteiligung an internationalen Kongressen auf dem Gebiet der Intensivmedizin und
- in der Vertretung von Belangen der Intensivmedizin auf internationaler Ebene.

§ 4 – Ordentliche Mitglieder

(1) Als Ordentliches Mitglied wird aufgenommen, wer von einem Fördernden Mitglied vorgeschlagen wird und seine Aufnahme schriftlich beantragt.

(2) Die der Vereinigung als Fördernde Mitglieder angehörenden wissenschaftlichen Gesellschaften können je vier Mitglieder, die Berufsverbände je ein Mitglied zur Aufnahme vorschlagen.

§ 5 – Fördernde Mitglieder

(1) Als Fördernde Mitglieder werden in die Vereinigung aufgenommen
a) Deutsche Gesellschaft für Anästhesie und Wiederbelebung;
   Berufsverband Deutscher Anästhesisten
b) Deutsche Gesellschaft für Internistische Intensivmedizin;
   Berufsverband Deutscher Internisten
c) Arbeitsgemeinschaft für Neonatologie und pädiatrische Intensivmedizin;
   Berufsverband der Kinderärzte Deutschlands.
(2) Als Fördernde Mitglieder können weitere wissenschaftlich-medizinische Gesellschaften und fachärztliche Berufsverbände aufgenommen werden, die ein Fachgebiet im Sinne der Weiterbildungsordnung vertreten und sich satzungsgemäß mit Fragen der Intensivmedizin befassen.
Für jedes Fachgebiet im Sinne der Weiterbildungsordnung kann nur eine wissenschaftliche Gesellschaft und ein Berufsverband aufgenommen werden.
(3) Teilgebiete im Sinne der Weiterbildungsordnung sollen von den Fördernden Mitgliedern bei den Vorschlägen nach § 4, Abs. 2 berücksichtigt werden.
(4) Die Aufnahme bedarf eines schriftlichen Antrages.

Die Mitglieder-Entwicklung

Nach der Gründung wurde eine ausführliche Verlautbarung über den Charakter und die Ziele der DIVI publiziert (zitiert in Folge 3, Teil II dieser Beitragsserie [3]). Darüber hinaus wurden alle ärztlichen Verbände mit intensivmedizinischer Aufgabenstellung mit dem folgenden Schreiben angesprochen:

„Sehr geehrte Damen und Herren!
Wir dürfen Sie davon in Kenntnis setzen, daß sich die Deutsche Gesellschaft für Anästhesiologie und Intensivmedizin, die Deutsche Gesellschaft für internistische Intensivmedizin und die Arbeitsgemeinschaft für Neonatologie und pädiatrische Intensivmedizin sowie die Berufsverbände Deutscher Internisten und Deutscher Anästhesisten zu einer

DEUTSCHEN INTERDISZIPLINÄREN
VEREINIGUNG FÜR INTENSIVMEDIZIN

zusammengeschlossen haben. Die Vereinigung steht auch anderen wissenschaftlichen

Tabelle 1
Zusammensetzung der DIVI-Mitgliederversammlung seit 1993

Fördernde Mitglieder	Ordentliche Mitglieder
1. Deutsche Gesellschaft für Anästhesiologie und Intensivmedizin	4
Berufsverband Deutscher Anästhesisten	1
2. Deutsche Gesellschaft für Chirurgie	4
Berufsverband der Deutschen Chirurgen	1
3. Deutsche Gesellschaft für Herz-, Thorax- und Gefäßchirurgie	3
4. Deutsche Gesellschaft für Kinderchirurgie	1
5. Deutsche Gesellschaft für Neurochirurgie	4
Berufsverband der Deutschen Neurochirurgen	1
6. Deutsche Gesellschaft für Plastische Chirurgie	1
7. Deutsche Gesellschaft für Internistische Intensivmedizin	4
Berufsverband Deutscher Internisten	1
8. Deutsche Gesellschaft für Neonatologie und Pädiatrische Intensivmedizin	4
Berufsverband der Kinderärzte Deutschlands	1
9. Deutsche Gesellschaft für Neurologie	4
10. Deutsche Gesellschaft für Gynäkologie und Geburtshilfe	2
Gesamt	36

Fachgesellschaften und ärztlichen Berufsverbänden offen, die an der Intensivmedizin interessiert sind.
Die Vereinigung will der Förderung der Intensivmedizin in Wissenschaft und Praxis dienen. Sie befaßt sich mit allen, die Intensivmedizin berührenden, fachübergreifenden Fragestellungen und steht zu diesem Themenkreis als Gesprächspartner und für Stellungnahmen zur Verfügung.

Mit vorzüglicher Hochachtung
gez. Prof. Dr. H.G. Lasch
Präsident
gez. Priv.-Doz. Dr. H.W. Opderbecke
Schriftführer"

Als erste traten im Frühjahr 1978 die Deutsche Gesellschaft für Chirurgie und der Berufsverband der Deutschen Chirurgen der DIVI bei. Ihnen folgten kurz darauf die Deutsche Gesellschaft für Gynäkologie und Geburtshilfe sowie die Deutsche Gesellschaft für Neurochirurgie. 1987 wurde schließlich die Deutsche Gesellschaft für Neurologie aufgenommen.

Noch im Jahr 1978 bemühten sich die Deutsche Gesellschaft für Thorax-, Herz- und Gefäßchirurgie sowie die Deutsche Gesellschaft für Kinderchirurgie um Aufnahme. Wegen der mit Absicht restriktiv gehaltenen Satzungsbestimmung, wonach nur eine Fachgesellschaft bzw. ein Berufsverband beitreten

kann, die bzw. der ein selbständiges Fachgebiet im Sinne der ärztlichen Weiterbildungsordnung repräsentiert, die Thorax- und die Kinderchirurgie damals aber noch Teilgebiete der Chirurgie waren, konnten diese Wünsche zunächst nicht berücksichtigt werden. Während ein Vertreter der Kinderchirurgie über die Pädiater Eingang in die DIVI fand, war die Deutsche Gesellschaft für Chirurgie anfangs nicht bereit, eine ihrer vier Mitgliederpositionen an einen Herzchirurgen abzutreten. Schließlich konnte im Jahr 1984 doch eine Einigung in diesem Sinne zwischen den beiden Gesellschaften erzielt und ein Herzchirurg in der DIVI begrüßt werden.

Die Schwierigkeit mit den Teilgebieten erledigte sich, als mit der Weiterbildungsordnung von 1992 diese zu selbständigen Gebieten aufgewertet wurden. Dafür sieht die neue Weiterbildungsordnung für die großen Gebiete Chirurgie und Innere Medizin „Schwerpunkte" vor, die nun ihrerseits eine Repräsentanz in der DIVI anstrebten.

Das Problem wurde 1993 durch eine Ergänzung der Satzung entschärft, mit der die Zahl der von den Fördernden Mitgliedern zu nominierenden Ordentlichen Mitglieder präzisiert wurde (Tabelle 1). Der veränderten Nomenklatur entsprechend heißt es in § 5, Abs. 3 der Satzung nun:

„Schwerpunkte im Sinne der ärztlichen Weiterbildungsordnung sollen von den Fördernden Mitgliedern bei den Vorschlägen nach § 4, Abs. 2 berücksichtigt werden."

Durch diese Satzungsänderung wurde zwar die Anzahl der Ordentlichen Mitglieder von 29 auf 36 erhöht, die grundsätzliche Struktur der DIVI aber nicht verändert.

Die Aktivitäten

Entsprechend der satzungsgemäßen Ziele hat die DIVI im Laufe ihres nunmehr 20jährigen Bestehens zahlreiche Entschließungen zu aktuellen Problemen der Intensiv- und Notfallmedizin erarbeitet und gegenüber staatlichen Instanzen, der Deutschen Krankenhausgesellschaft, der Bundesärztekammer, der Arbeitsgemeinschaft Wissenschaftlicher Medizinischer Fachgesellschaften u.a. vertreten. Über die Vielfalt dieser Initiativen geben die in den Tabellen 2 und 3 aufgeführten Stellungnahmen und Empfehlungen Auskunft. Die Zusammenstellung ist im wesentlichen A. Karimi, Köln, zu verdanken, der diese Verlautbarungen erstmalig 1991 in einer Broschüre – in der 3. Auflage 1995 gemeinsam mit W. Dick, Mainz, –herausgegeben hat [1]. Es liegt in der Natur berufspolitischer Aktivitäten, daß nicht jede dieser Stellungnahmen von einer erfolgreichen Einflußnahme begleitet war. So sind die Bemühungen der DIVI um eine Erweiterung der DKG-Empfehlung zur Weiterbildung in der Intensivpflege vom 16.11.1976 mit dem Ziel, die operativen Fachgebiete in stärkerem Maße an der Weiterbildung zu beteiligen, seinerzeit an der ablehnenden Haltung der DKG gescheitert. Andererseits war es der DIVI möglich, maßgeblichen Einfluß auf die Muster-Weiterbildungsordnung der Bundesärztekammer von 1992 zu nehmen, insbesondere auf das Konzept und den Inhalt der Fakultativen Weiterbildung „Spezielle Intensivmedizin" [2]. Auf jeden Fall kann man sagen, daß die DIVI sehr viel nachdrücklicher, geschlossener und erfolgreicher intensivmedizinische Belange vertreten konnte und vertreten hat, als es den einzelnen in ihr zusammengeschlossenen ärztlichen Verbänden möglich gewesen wäre.

Tabelle 2
Stellungnahmen der DIVI [1]

Stellungnahmen

- zur Richtlinie des Bundesgesundheitsamtes „Anforderungen der Hygiene an die funktionelle und bauliche Gestaltung von Einheiten der Intensivmedizin (9.11.1978)".
- zur Weiterbildung zur Hygienefachschwester/zum Hygienefachpfleger (9.11.1978).
- zur Besetzung von Intensiveinheiten mit Pflegepersonal (9.11.1978).
- Humanitäre Gesichtspunkte für den Bau und den Betrieb von Intensiveinheiten (14.3.1980).
- zum Notarzteinsatz von Krankenhausärzten (14.3.1980).
- Änderungsvorschläge zum „Muster für eine landesrechtliche Ordnung der Weiterbildung und Prüfung zu Krankenschwestern, Krankenpflegern und Kinderkrankenschwestern in der Intensivpflege. Empfehlung der Deutschen Krankenhausgesellschaft vom 16.11.1976" (19.3.1982).
- zum Tätigkeitsbereich der Intensivpflegekraft (26.10.1990).
- zur Weiterbildungs- und Prüfungsverordnung für Krankenpflegepersonen in der Anästhesie und Intensivpflege – Entwurf des Landes Nordrhein-Westfalen (27.3.1992).
- zur Weiterbildung Pflegedienst Nordrhein-Westfalen (13.11.1992).
- zur Stellungnahme der Bundesärztekammer zur Notkompetenz von Rettungsassistenten und zur Delegation ärztlicher Leistungen im Rettungsdienst (13.11.1992).

Die Sektionen

Schon ziemlich bald nach der Gründung ergab sich das Bedürfnis, auch Probleme der Notfallmedizin und des Rettungswesens in die Arbeit der DIVI einzubeziehen und hierzu über den begrenzten Kreis der Ordentlichen Mitglieder hinaus weitere Experten zuzuziehen. Das führte zu dem Beschluß, eine „Sektion Rettungswesen" ins Leben zu rufen, deren Mitglieder von der DIVI und ihren Verbänden nominiert werden, aber von der Anzahl her keinen satzungsmäßigen Beschränkungen unterworfen sind. Hinzu kam die Absicht, hierdurch Tendenzen zur Gründung einer eigenständigen „Deutschen Gesellschaft für das Rettungswesen" in Analogie zu der bereits vorhandenen Gesellschaft in der Schweiz zu neutralisieren.

Die konstituierende Sitzung der Sektion Rettungswesen fand am 26.9.1980 in Berlin unter dem Vorsitz des Internisten H. Hochrein, Berlin, statt. Anwesend waren die von der DIVI benannten Mitglieder K.D. Grosser, Krefeld, K.H. Jungbluth, Hamburg, A. Karimi, Köln, R. Lorenz, Frankfurt, H. Mickan, München, P. Sefrin, Würzburg, und H. Tscherne, Hannover.

Auf der Tagesordnung dieser ersten Sitzung standen folgende Themen:

1. Sinn, Aufgabe und Ziele der Sektion.
2. Koordination der Rettungsdienste.
3. Ausbildung zum Notarzt.
4. Katastrophenmedizin.
5. Empfehlungen zur Organisation und personellen Besetzung des Neugeborenen-Rettungsdienstes.
6. Aufnahme und Verlegung bzw. Konsiliarpraxis bei Schwerstkranken und Schwerstverletzten.
7. Notfallmedizinische Grundmethoden.

In der Folgezeit entwickelte sich die Sektion Rettungswesen zu einer außerordentlich dynamischen Komponente der DIVI, die durch ihre Aktivitäten und regelmäßig durchgeführten Tagungen (Tabelle 4) erheblich zum Bekanntheitsgrad und Ansehen der DIVI beigetragen hat.

Im Jahr 1986 stellte die 1980 gegründete Deutsche Gesellschaft für Katastrophenmedizin den Antrag auf Aufnahme in die DIVI. Da eine Aufnahme aufgrund der mehrfach erwähnten Satzungsbestimmung nicht erfolgen konnte, wurde nach längeren Verhandlungen am 30.6.1987 in Frankfurt a.M. vereinbart, eine „Sektion Katastrophenmedizin" zu gründen, um auf diesem Weg eine engere Zusammenarbeit zwischen der Deutschen Gesellschaft für Katastrophenmedizin und der DIVI zu ermöglichen. Die Mitgliedsverbände der DIVI wurden aufgefordert, je zwei Fachvertreter in die neue Sektion zu entsenden.

Unter Leitung der Internisten A. Sturm, Herne, fand am 15.4.1988 in

Tabelle 3
Empfehlungen der DIVI [1]

Empfehlung

- zur Qualifikation des Arztes im Rettungsdienst (15.11.1983).
- zu den Richtzahlen für den Bettenbedarf und die Personalbesetzung von Intensiveinheiten in Akut-Krankenhäusern (20.11.1984).
- zur Aus-, Weiter- und Fortbildung auf dem Gebiet der Notfallmedizin (10.5.1985).
- zur Weiterbildung von Pflegekräften in der Intensivmedizin (10.5.1985).
- zum Berufsbild des Rettungsassistenten vormals Rettungssanitäters (10.6.1986).
- zur Qualifikation des Leitenden Notarztes beim Massenanfall von Verletzten und Erkrankten (27.3.1987).
- zum Inhalt der Weiterbildung in der Intensivmedizin im Rahmen der Gebiets- bzw. Teilgebiets- weiterbildung (27.11.1987).
- zum bundeseinheitlichen Notarzteinsatzprotokoll (15.4.1988).
- für Laienhelfer zur Durchführung der Atemspende bei Reanimationen (15.4.1988).
- zur Breitenausbildung der Bevölkerung in Erster Hilfe (15.4.1988).
- zur baulichen Gestaltung und Einrichtung von Intensivbehandlungsheiten (18.4.1989).
- zur Delegation ärztlicher Leistungen im Rettungsdienst (26.10.1990).
- zur Verbesserung der Situation des Pflegedienstes in der Intensivmedizin (26.4.1991).
- zur Ergänzenden Weiterbildung in der Intensivmedizin (26.4.1991).
- für den Grundkatalog zur Fakultativen Weiterbildung „Spezielle Intensivmedizin" (13.11.1992).
- zur Verbesserung des Aufnahmenotstandes (13.11.1992).
- zu den Weiterbildungsinhalten für die Fakultative Weiterbildung in der gebietsbezogenen Speziellen Intensivmedizin (30.4.1993).
- zur Anerkennung von Weiterbildungsstätten für die Fakultative Weiterbildung in der gebiets- bezogenen Intensivmedizin (30.4.1993).
- zu den Übergangsbestimmungen Fakultative Weiterbildung „Intensivmedizin" (25.3.1994).
- zum bundeseinheitlichen Rettungsdienstprotokoll (25.3.1994).
- zur Mehrzweckfahrzeugstrategie im Rettungsdienst (25.3.1994).
- zum Ärztlichen Leiter Rettungsdienst (25.3.1994).
- zur präklinischen Lyse beim Myokardinfarkt (11.11.1994).
- zum Rettungsdienst in Europa (7.4.1995).
- zum Qualitätsmanagement in der Notfallmedizin (7.4.1995).
- zur Zusatzbezeichnung Notfall-Rettungsmedizin (Juli 1995).

Forschung an Bedeutung. Ausdruck dieser Akzentverschiebung waren u.a. die zwischenzeitlich von der DIVI durchgeführten wissenschaftlichen Kongresse, die Stiftung eines Traveller-Stipendiums in Höhe von DM 10 000,– (Beschluß der Mitgliederversammlung am 11.11.1994 in Frankfurt) und schließlich die Entscheidung der Mitgliederversammlung am 14.3.1997 in Frankfurt, eine Sektion „Wissenschaft und Forschung" zu gründen. Dadurch sollen insbesondere jüngere, wissenschaftlich interessierte Intensivmediziner in die DIVI eingebunden werden. Die Sektion hat darüber hinaus die Aufgabe, durch eine enge Kooperation mit dem jeweiligen Wissenschaftlichen Komitee Einfluß auf die zukünftigen DIVI-Kongresse zu nehmen.

Die Umbenennung der DIVI

Nicht zuletzt durch die Aktivitäten der Sektion Rettungswesen gewannen notfallmedizinische Themen in der DIVI zunehmend an Bedeutung. Das führte zu Überlegungen, diese erweiterte Zielsetzung auch in dem Namen der DIVI zum Ausdruck zu bringen. Mit einer entsprechenden Namensergänzung sollte zugleich möglichen Tendenzen entgegengetreten werden, eine konkurrierende „Deutsche Gesellschaft für Notfallmedizin" zu gründen.

Auf der Mitgliederversammlung am 14.4.1989 in Frankfurt wurde einstimmig beschlossen, unter Beibehaltung der Abkürzung die DIVI in „Deutsche Interdisziplinäre Vereinigung für Intensiv- und

Frankfurt die konstituierende Sitzung der Sektion Katastrophenmedizin statt, auf der der Chirurg E. Ungeheuer, Frankfurt, zum Vorsitzenden und der Anästhesist P. Sefrin, Würzburg, zu seinem Stellvertreter gewählt wurden.

Beide Sektionen kooperierten in der Folgezeit eng miteinander und koordinierten zeitlich und thematisch ihre Tagungen, so daß es sich schließlich als zweckmäßig erwies, die Sektionen am 26.10.1990 unter dem Vorsitz von P. Sefrin zu einer Sektion „Rettungswesen und Katastrophenmedizin" zusammenzufassen.

Nachdem in den ersten Jahren der Schwerpunkt der DIVI-Aktivitäten eher im gesundheitspolitischen Bereich lag, gewannen in den späteren Jahren daneben auch Aspekte der Wissenschaft und

Tabelle 4
Tagungen der Sektion Rettungswesen bzw. Rettungswesen und Katastrophenmedizin [1]

Datum		Ort	Tagungspräsident
4./5.	6.1982	Würzburg	H. Hochrein
10.	6.1983	Berlin	H. Hochrein
25.	5.1984	Frankfurt	E. Ungeheuer
17./18.	9.1984	Berlin	H. Hochrein
22./23.	3.1985	Ludwigshafen	H. Gillmann
18./19.	4.1986	München	J.G. Schöber/R. Strigl
15./16.	5.1987	Köln	A. Karimi
7.	5.1988	Weiden	H.-U. Lehmann
9./10.	6.1989	Duisburg	G. Hierholzer
4./5.	5.1990	Hamburg	H.N. Herden
13./15.	6.1991	Neu-Ulm	F.W. Ahnefeld
22./23.	5.1992	Saarbrücken	M. Harloff
23.	4.1994	Würzburg	P. Sefrin

Tabelle 5
Kongresse der DIVI

Termin	Tagung	Ort	Kongreß-Präsident
11.–14.7.1986	3. Europäischer Kongreß für Intensivmedizin	Hamburg	H.-G. Lasch Gießen
27.–30.11.1991	1. Deutscher Interdisziplinärer Kongreß für Intensivmedizin	Hamburg	P. Lawin Münster
24.–27.11.1993	2. Deutscher Interdisziplinärer Kongreß für Intensivmedizin	Hamburg	A. Encke Frankfurt
4.–7.12.1995	3. Deutscher Interdisziplinärer Kongreß für Intensivmedizin	Hamburg	H.-P. Schuster Hildesheim
26.–29.11.1997	4. Deutscher Interdisziplinärer Kongreß für Intensivmedzin	Hamburg	W. Dick Mainz

Notfallmedizin" („German Interdisciplinary Association of Critical Care Medicine") umzubenennen. Der erforderliche Eintrag der Namensänderung in das Vereinsregister beim Amtsgericht Düsseldorf erfolgte mit Datum vom 5.9.1989.

Die Kongresse

Im Zusammenhang mit der Gründung der „European Society of Intensive Care Medicine" am 13.3.1982 in Genf beschloß die Mitgliederversammlung der DIVI am 19.11.1982 in Düsseldorf, sich um die Ausrichtung des 3. Europäischen Kongresses für Intensivmedizin zu bewerben. Nicht zuletzt durch den Einfluß H.-P. Schusters, Hildesheim, als Mitglied des Executive Committees der European Society gelang es der DIVI, den Zuschlag zu erhalten. Als Datum für den Kongreß wurde der 11.–14.7.1986 festgelegt, als Ort Hamburg. Die Vorbereitungen erfolgten in enger Kooperation mit dem Präsidenten der European Society, P.M. Suter, Genf. In einer von der DIVI-Mitgliederversammlung am 15.11.1983 in Düsseldorf genehmigten Geschäftsordnung wurden H.-G. Lasch zum Kongreß-Präsidenten, P. Lawin zum Generalsekretär, A. Dönhardt zum Schatzmeister und H.-P. Schuster zum Vorsitzenden des Wissenschaftlichen Komitees bestellt.

Der 3. Europäische Kongreß für Intensivmedizin 1986 in Hamburg stellte die erste wissenschaftliche Veranstaltung dar, mit der die DIVI an die internationale Öffentlichkeit trat. Er war zu-

Tabelle 6
Zusammensetzung des DIVI-Präsidiums 1977–1998

Amtsperiode	Präsident	Vizepräsidenten	Generalsekretär	Schriftführer	Kassenführer
1977–1982	H.-G. Lasch (Internist)	P. Emmrich (Pädiater)	P. Lawin (Anästhesist)	H.W. Opderbecke (Anästhesist)	H.-P. Schuster (Internist)
1982–1988	H.-G. Lasch (Internist)	P. Emmrich (Pädiater) A. Encke (Chirurg)	P. Lawin (Anästhesist)	H.W. Opderbecke (Anästhesist)	H.-P. Schuster (Internist) A. Karimi (Neurochirurg)
1988–1990	P. Lawin (Anästhesist)	P. Emmrich (Pädiater) A. Sturm (Internist)	A. Encke (Chirurg)	H.W. Opderbecke (Anästhesist)	A. Karimi (Neurochirurg) D.L. Heene (Internist)
1990–1992	P. Lawin (Anästhesist)	P. Lemburg (Pädiater) A. Sturm (Internist)	A. Encke (Chirurg)	W. Dick (Anästhesist)	A. Karimi (Neurochirurg) D.L. Heene (Internist)
1992–1994	A. Encke (Chirurg)	P. Lemburg (Pädiater) A. Sturm (Internist)	D.L. Heene (Internist)	W. Dick (Anästhesist)	A. Karimi (Neurochirurg) R.W.C. Janzen (Neurologe)
1994–1996	D.L. Heene (Internist)	P. Lemburg (Pädiater) A. Sturm (Internist)	F.W. Schildberg (Chirurg)	W. Dick (Anästhesist)	A. Karimi (Neurochirurg) R.W.C. Janzen (Neurologe)
1996–1998	D.L. Heene (Internist)	P. Lemburg (Pädiater) H.-P. Schuster (Internist)	F.W. Schildberg (Chirurg)	W. Dick (Anästhesist)	A. Karimi (Neurochirurg) R.W.C. Janzen (Neurologe)
1998–2000	W. Dick (Anästhesist)	P. Lemburg (Pädiater) H.-P. Schuster (Internist)	F.W. Schildberg (Chirurg)	W. Bock (Neurochirurg)	A. Karimi (Neurochirurg) R.W.C. Janzen (Neurologe)

gleich die erste interdisziplinäre Tagung in Deutschland, die die deutschen Intensivmediziner auf einem europäischen Forum zusammenführte.

Der Erfolg des Kongresses (1700 Teilnehmer und eine ausgebuchte Industrieausstellung) veranlaßte die DIVI, sich bei der World Federation of Societies for Intensive and Critical Care Medicine um die Ausrichtung des Weltkongresses für Intensivmedizin 1993 zu bewerben. Lawin brachte als Mitglied des Councils der World Federation den Antrag im Oktober 1986 ein. Auf der Mitgliederversammlung am 21.11.1989 in Düsseldorf mußte Lawin, inzwischen als Nachfolger von Lasch zum DIVI-Präsidenten gewählt, jedoch bekanntgeben, daß die World Federation den Weltkongreß 1993 an Spanien vergeben habe.

Lawin setzte sich daraufhin mit großer Entschiedenheit und Überzeugungskraft dafür ein, anstelle eines internationalen Kongresses einen ständigen „Deutschen Interdisziplinären Kongreß für Intensivmedizin" ins Leben zu rufen. Sein Vorschlag fand trotz der Bedenken einiger Mitglieder mehrheitlich Zustimmung; der 1. Deutsche Interdisziplinäre Kongreß für Intensivmedizin fand unter der Kongreß-Präsidentschaft von P. Lawin vom 27.-30.11.1991 in Hamburg statt. Die Resonanz übertraf mit über 3000 Teilnehmern (Ärzte und Pflegekräfte) bei weitem die des Europäischen Kongresses und zeigte, daß bei den deutschen Intensivmedizinern aller Fachrichtungen ein großes Bedürfnis für ein derartiges interdisziplinäres Forum neben den Jahrestagungen der einzelnen Fachgesellschaften vorhanden ist.

Von nun an veranstaltete die DIVI regelmäßig in zweijährigen Abständen einen Deutschen Interdisziplinären Kongreß für Intensivmedizin. Der 2. Deutsche Interdisziplinäre Kongreß (Kongreß-Präsident A. Encke, Frankfurt) fand vom 24.-27.11.1993 statt, der 3.Kongreß (Kongreß-Präsident H.-P. Schuster, Hildesheim) vom 4.-7.12.1995 und der 4. Kongreß (Kongreß-Präsident W. Dick, Mainz) vom 26.-29.11.1997, sämtliche in Hamburg und sämtliche mit stetig wachsenden Teilnehmerzahlen (1997 mehr als 5000 Teilnehmer) (Tabelle 5).

Die DIVI hat damit eine Tradition begründet, die dem einzelnen Tagungsteilnehmer wie auch den beteiligten wissenschaftlich-medizinischen Fachgesellschaften die Gemeinsamkeiten von Interessen und Problemen sowie die Fortschritte in der Intensivmedizin vor Augen führt.

Schlußbemerkungen

Bei der Satzungskonstruktion der DIVI wurde von vornherein auf ein ausgewogenes Verhältnis der beteiligten Disziplinen geachtet. Die auf Konsens angelegten Beschlußgremien Präsidium und Mitgliederversammlung sollten von keinem einzelnen Fachgebiet oder einer Gruppe von Fachgebieten majorisiert werden können.

So sieht § 11, Abs. 1 der Satzung vor, daß die drei Gründungsdisziplinen Anästhesiologie, Innere Medizin und Pädiatrie stets mindestens mit einem Mitglied im Präsidium vertreten sein müssen.

Um das Prinzip der Ausgewogenheit zu wahren, beschloß die Mitgliederversammlung am 27.11.1981 in Düsseldorf, durch eine Satzungsänderung das Präsidium um zwei Sitze auf 7 Positionen zu erweitern (Präsident, zwei Vizepräsidenten, Generalsekretär, Schriftführer, zwei Kassenführer). Damit sollte erreicht werden, daß auch die inzwischen neu hinzugekommenen Mitgliedsverbände angemessen im Präsidium vertreten sind.

Die aus der Tabelle 6 ersichtliche Zusammensetzung des Präsidiums in den bisherigen Amtsperioden zeigt die interdisziplinäre Ausgewogenheit in den 20 Jahren des Bestehens der DIVI. Diese gut austarierte Konstruktion hat sich in der Praxis hervorragend bewährt. Im Laufe der Jahre ist dadurch zwischen den beteiligten Fachverbänden als den Fördernden Mitgliedern und den von ihnen benannten Ordentlichen Mitgliedern ein hohes Maß an Vertrauen entstanden, ein Gefühl der Gemeinsamkeit, eine „Corporate Identity", die die am Anfang der strukturellen Entwicklung der Intensivmedizin gelegentlich bestehenden Rivalitäten zwischen einzelnen Fachgebieten nahezu völlig abgelöst hat.

Diese Geschlossenheit ist gerade in der heutigen problembelasteten gesundheitspolitischen Situation von unschätzbarem Wert. Sie fördert eine weitere Verbesserung der Strukturen und den wissenschaftlichen Fortschritt in der Intensivmedizin.

Literatur

1. Karimi A (Hrsg) (1991) **Deutsche Interdisziplinäre Vereinigung für Intensiv- und Notfallmedizin (DIVI): Stellungnahmen, Empfehlungen zu Problemen der Intensiv- und Notfallmedizin.** 1. Aufl. Karimi A, Dick W (Hrsg) (1995) 3. Aufl. Eigenverlag

2. Knuth P, Opderbecke HW (1999) **Die Entwicklung der ärztlichen Weiterbildung in der Intensivmedizin.** Anaesthesist 48:403–408

3. Lawin P, Opderbecke HW (1999) **Strukturelle Entwicklung der operativen Intensivmedizin. Teil II.** Anaesthesist 48:173–182

Vor ungefähr mehr als einem Jahrhundert wurden erstmals separate Zonen innerhalb eines Krankenhauses für die Behandlung von schwer kranken Patienten errichtet.

Historische Facetten

Einen der ersten Meilensteine in der Entwicklung der Intensivmedizin soll Florence Nightingale gesetzt haben. Ihren „Notes on Hospitals" (1863) ist zu entnehmen:

"It is not uncommon, in small country hospitals, to have a recess or small room leading from the operating theatre, in which patients remain until they have recovered, or at least recovered from the immediate effects of the operation" [11].

Von Kirschner stammt wohl einer der ersten deutschen Berichte (1930), in dem die Planung der neuen chirurgischen Universitätsklinik in Tübingen beschrieben wird [5]. Aus diesen frühen Anregungen, eine kontinuierliche Überwachung für postoperative Patienten zu etablieren, resultieren bauliche Entwicklungen über ein Jahrhundert. 1942 wurde im St. Mary's Hospital in Rochester Minnesota ein Aufwachraum eröffnet [3]. Dort war ein Bett jeweils für einen Operationssaal in der Zeit von 9.00 Uhr morgens bis 17.00 Uhr nachmittags vorhanden. Die operierten Patienten kamen niemals in ihr vorher benutztes Bett. Schon 1942 wurden in diesem Raum 2.071 Patienten postoperativ be-

H. Bause · P. Lawin

Folge 9: Die bauliche Entwicklung von Intensivbehandlungsstationen

treut. Der Post Anesthesia Room war ausgestattet mit zwei examinierten Schwestern. Jedes Bett war so aufgestellt, daß es von jedem Teil des Raums aus eingesehen werden konnte.

Etwa zur gleichen Zeit, im Jahre 1944 wurde in East Grinstead (Großbritannien) ein neues operatives Zentrum geplant. In unmittelbarer Nachbarschaft der Operationssäle wurden 10 Einbettzimmer mit eingeplant (Abb. 1). In direkter Nachbarschaft zu dieser Aufwachraumeinheit waren eine Blutbank, ein Labor sowie eine Radiologie-Abteilung untergebracht. Jeder Raum der Aufwachstation hatte eine Außenwand, wobei die Innenseiten verglast waren, so daß die Einzelräume jederzeit einsehbar waren. Ferner war jeder Raum ausgestattet mit einem Waschbecken, einem Sauerstoffanschluß mit Flowmeter, einer Absaugeinheit, einer Klingel, einer elektrischen Nachttischlampe sowie einer elektrischen Wärmedecke [3]. Jede Aufwachstation sollte verdunkelbar sein, und die gesamte Aufwachraum-

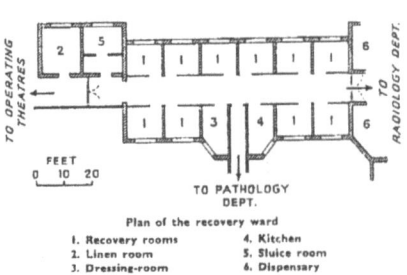

Abb. 1 ▲ **Aufwachstation in East Grinsteadt (1944) mit folgenden Räumen: 1. Aufwachräume, 2. Wäscheraum, 3. Ankleideraum, 4. Küche, 5. Schleuse, 6. Apotheke**

station sollte die gleiche Temperatur haben. Auch die Empfehlung, den Aufwachraum unmittelbar an den Operationssaal zu bauen, ist nach wie vor ak-

Prof. Dr. H. Bause
Abteilung für Anästhesiologie und operative Intensivmedizin, Allgemeines Krankenhaus Altona, Hamburg-Othmarschen, Postfach 50 01 21, D-22701 Hamburg

Prof. Dr. Dr. h.c. P. Lawin
Hofbauernstraße 6, D-81247 München

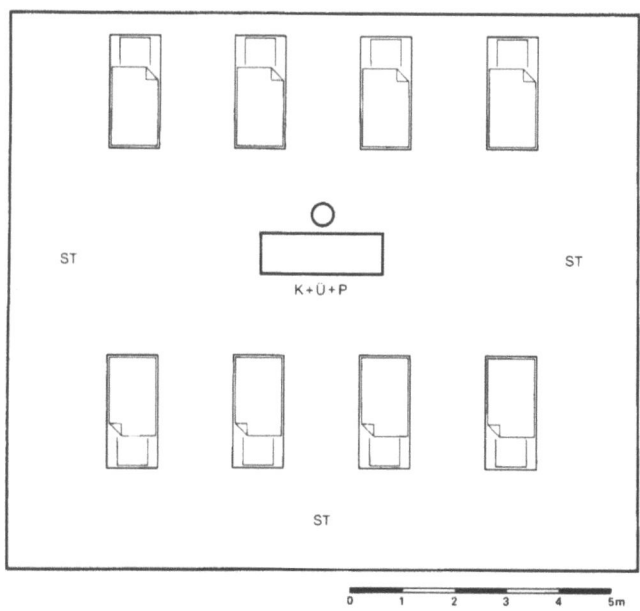

Abb. 2 ▲ **Intensivstation nach dem offenen Plan. Aus: Lawin P, Opderbecke HW (1994) Die Organisation der Intensivbehandlung. In: Lawin P (Hrsg) Praxis der Intensivbehandlung, 6. Aufl. Thieme, Stuttgart New York**

tuell. Es galt, daß jeder Raum hell erleuchtet sein sollte, aber keine direkte Sonneneinstrahlung haben sollte. Diese von Davies beschriebene Planung ist aus heutiger Sicht schon als vorbildlich zu betrachten. Bemerkenswert ist, daß bereits 1942 die Aufwachstation unter der Verantwortung des Anästhesie-Departments stand.

Mitte der 50er Jahre entstand der Aufwachraum unter Leitung von Ch. Lehmann am Krankenhaus Rechts der Isar in München, der sich später (1967) zur Intensivbehandlungseinheit entwickelt hatte [9].

Die oben erwähnten Entwicklungen von Aufwachstationen waren die Keimzelle für die späteren Intensivstationen. Die erste deutsche Publikation nach dem 2. Weltkrieg erschien 1961 in der Zeitschrift „Krankenhausarzt". Sie stammt von dem Anästhesisten H.W. Opderbecke und dem Architekten

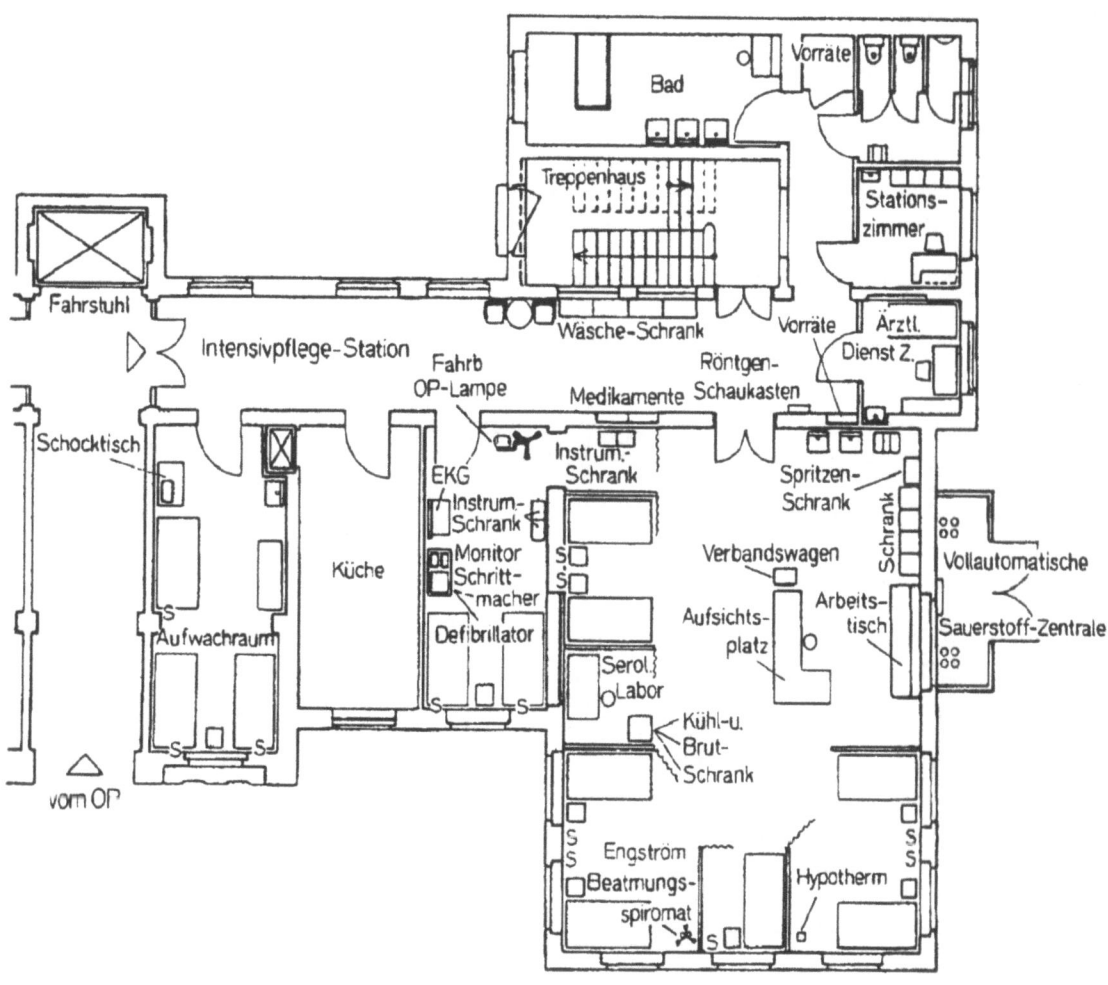

Abb. 3 ▲ **Grundriß einer Intensivpflegestation nach dem sog. „offenen Plan" (Anästhesie-Abteilung, Allg. Krankenhaus Hamburg-Altona 1963).** Aus: Lawin P (1964) Neu-Organisation einer Anästhesie-Abteilung mit Wachstation in einem alten Krankenhaus. Krankenhausarzt 37:32

89

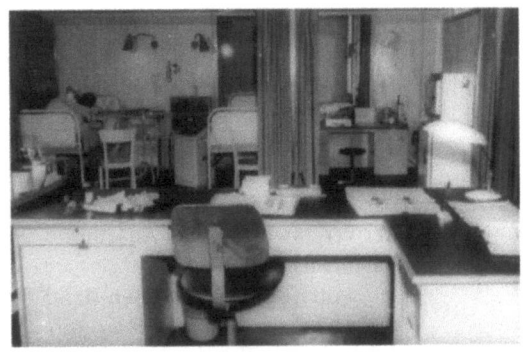

Abb. 4 ◀ **Inneneinrichtung der Intensivstation nach dem „offenen Plan" der Anästhesie-Abteilung, Allg. Krankenhaus Hamburg-Altona (1963)**

O. Pohl. Die Autoren beschreiben die Planung und Gestaltung der Wachstation der chirurgischen Klinik in Nürnberg und stellen nachdrücklich die Forderung auf, daß eine Wachstation für „Frischoperierte" einer völlig anderen architektonischen Planung und Gestaltung bedarf als die der Normalstation [12].

Im Jahre 1964 veröffentlicht P. Lawin ebenfalls in der Zeitschrift „Krankenhausarzt" einen Artikel, in dem die architektonische Konzeption nach dem damals als neu empfundenen sog. „offenen" Plan beschrieben wird [6]. Diese am 2.1.1963 eröffnete Station war die erste, die in Deutschland offiziell einer Anästhesie-Abteilung angegliedert wurde und die interdisziplinären Charakter hatte (Abb. 3, 4).

Der dänische Anästhesist Poulsen, der u.a. auch in seiner Funktion als Sekretär der Weltföderation der Anästhe-

siegesellschaften großes Ansehen genoß, sprach am 26. 2. 1964 vor der Ärztekammer Schleswig-Holstein in Flensburg über die Aufgabe, Einrichtung und Funktion einer Abteilung für intensive Therapie. Dieser richtungweisende Vortrag wurde in der Zeitschrift „Der Anaesthesist" (1965) publiziert [15]. Poulsen stellte damals drei Forderungen auf, die während der postoperativen Periode erfüllt sein müssen:

1. „Direkte Beobachtung des Patienten, wobei die Aufmerksamkeit ganz besonders auf Veränderungen der Atmung und des Kreislaufs zu richten ist.
2. Promptes Erkennen pathologischer Veränderungen.
3. Sofortige intensive Therapie, die die Bekämpfung der beobachteten pathologischen Veränderungen in den vitalen Funktionen des Patienten zum Ziel hat."

In Übereinstimmung mit den in den USA auch damals schon gebräuchlichen Bezeichnungen nahm Poulsen die Differenzierung vor in: Aufwachstation, postanästhetische Station und postoperative Station. In seinem Vortrag gab er auch einen kurzen Überblick über die Erfahrungen, die in der Arbeit der Station für intensive Therapie der Universitätsklinik Aarhus gemacht wurden. Poulsen gab folgende allgemeine Richtlinien an [15]:

„1. Lage der Einheit innerhalb des Hospitals:
Die Einheit muß in der gleichen Etage und in unmittelbarer Nähe des Operationsganges liegen. Wenn möglich, sollte sie nicht innerhalb des Operationsganges zwischen den Operationssälen liegen, dies hauptsächlich aus hygienischen Gründen, jedoch auch, weil es sonst kaum jemals möglich ist, später zu erweitern.

2. Funktionen der Einheit:
Organisation und Größe der Anstalt sind hier von zwingender Wichtigkeit, insbesondere auch Eigenart und spezielle Bedingungen der chirurgischen Abschnitte sind zu berücksichtigen.

3. Größe der Station:
Bodenfläche je Bett – in Mehrbettzimmern ist ein Minimum von 2,5×3,5 m Fußbodenplatz als etwa 9 m² zu berechnen, für Isolationsbetten muß dieses Areal sogar noch größer sein.

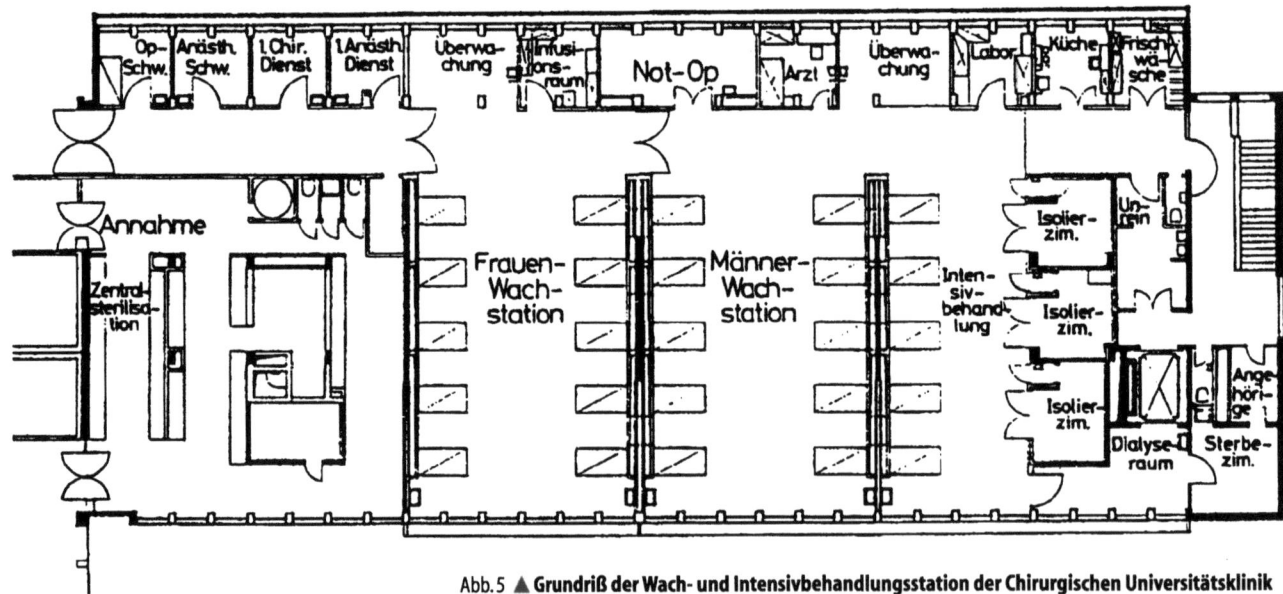

Abb. 5 ▲ **Grundriß der Wach- und Intensivbehandlungsstation der Chirurgischen Universitätsklinik Erlangen-Nürnberg (Konzeption: E. Rügheimer).** Aus: Rügheimer E (1969) Intensivtherapie im operativen Bereich. In: Opderbecke HW (Hrsg) Planung, Organisation und Einrichtung von Intensivbehandlungseinheiten am Krankenhaus. Springer, Berlin Heidelberg New York

90

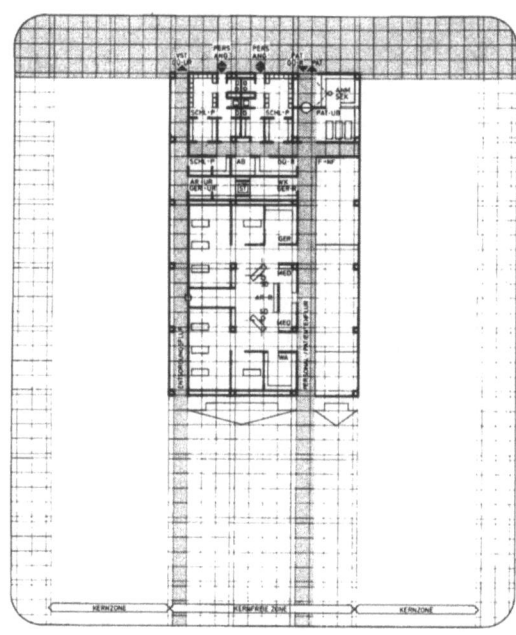

**Abb. 6 ◄ Grundriß einer Intensiv-
behandlungsstation nach dem
modifizierten offenen Plan.**
Aus: Poelzig P (1980) Intensivmedizin.
In: Dirichlet GL, Labryga F, Poelzig P,
Schlenzig (Hrsg) Krankenhausbau. Koch,
Stuttgart

dienten als substantielle Anregungen
für viele Neubauten oder Umbauten von
deutschen Krankenhäusern [4, 18].

Bauliche Gestaltung

Der Wandel der baulichen Konzeptionen von Intensivbehandlungsstationen
spiegelt die Erkenntnisse und die in
Folge der nosokomialen Infektionen
zum Teil bitteren Erfahrungen wider,
die im Laufe der letzten 40 Jahre gewonnen wurden.

So entwickelten sich nach und
nach drei Stationsformen [8]:

1. Die Anlage nach dem offenen Plan,
2. Die Anlage nach dem modifizierten
   offenen Plan und
3. Die Anlage nach dem geschlossenen
   Plan.

Anlage nach dem offenen Plan

Da der Bedarf an Nebenraum in einer Intensivstation relativ groß ist, muß
das Areal dafür ungefähr die gleiche Größe haben wie das von den Betten einge-
nommene, für jeden Patienten muß also
eine Gesamtfläche von 16–20 m² berechnet werden." Über die Bettenzahl schrieb
Poulsen damals, daß 5–10% der Betten-
kapazität aller chirurgischen Abteilungen gefordert wird. Auch er stellte 1964
fest, daß der sog. offene Plan in vielen
Häusern angewandt wurde.

Hinsichtlich der elektronischen Ausrüstung zur zentralen Überwachung
fand er, daß ein Rufsystem vorhanden
sein müsse sowie ein Fernmeßsystem
zur Überwachung der vitalen Funktionen mittels EKG, EEG, systolischem
und diastolischem Blutdruck, Puls und
Körpertemperatur. Selbst zu der Beleuchtung und farblichen Ausgestaltung wurde eindeutig Stellung bezogen.

Auch auf das Risiko bakterieller
Querinfektionen wurde hingewiesen,
da die zentralisierte Behandlung naturgemäß das Risiko einer Streuung nosokomialer Infektionen in sich hat. Poulsen war überzeugt davon: "Daß dem
einzigen ernsthaften Nachteil, der mit
der Konzentration von Schwerkranken
verbunden ist, nämlich der des Risikos
von Querinfektionen, durch richtige
Planung und strenge tägliche Hygiene
begegnet werden kann."

Dies sollte sich als folgenschwerer
Nachteil erweisen.

Auch die Konzeptionen der skandinavischen Anästhesisten Wiklund und
Holmdahl wurden in Deutschland mit
großem Interesse aufgenommen. Sie

Anfänglich beruhte die Anlage einer Intensivstation meist auf dem sog. offenen Plan, der eine großräumige Fläche

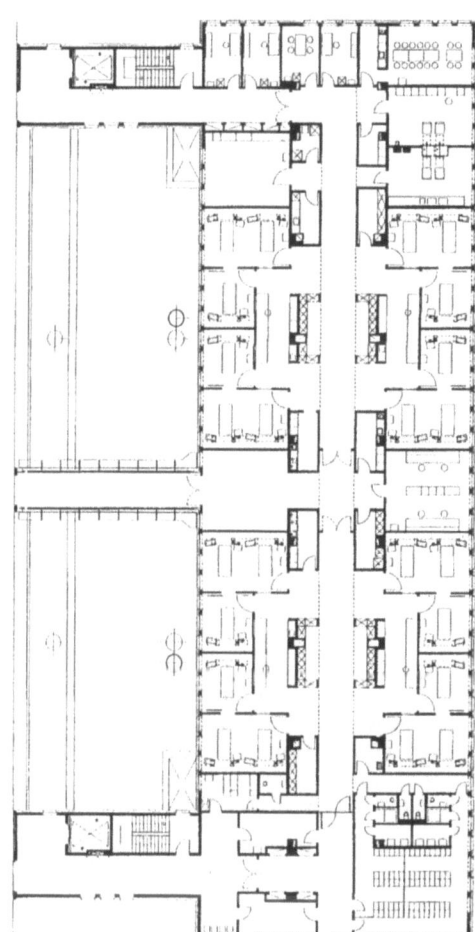

**Abb. 7 ► Intensivstation der Abteilung
für Anästhesiologie und operative Inten-
sivmedizin (24 Betten) am Allgemeinen
Krankenhaus Altona in Othmarschen
(Konzeption: H.-N. Herden und H. Bause;
Architekten Karres, Hartmeyer, Dreyer +
Partner, Hamburg)**

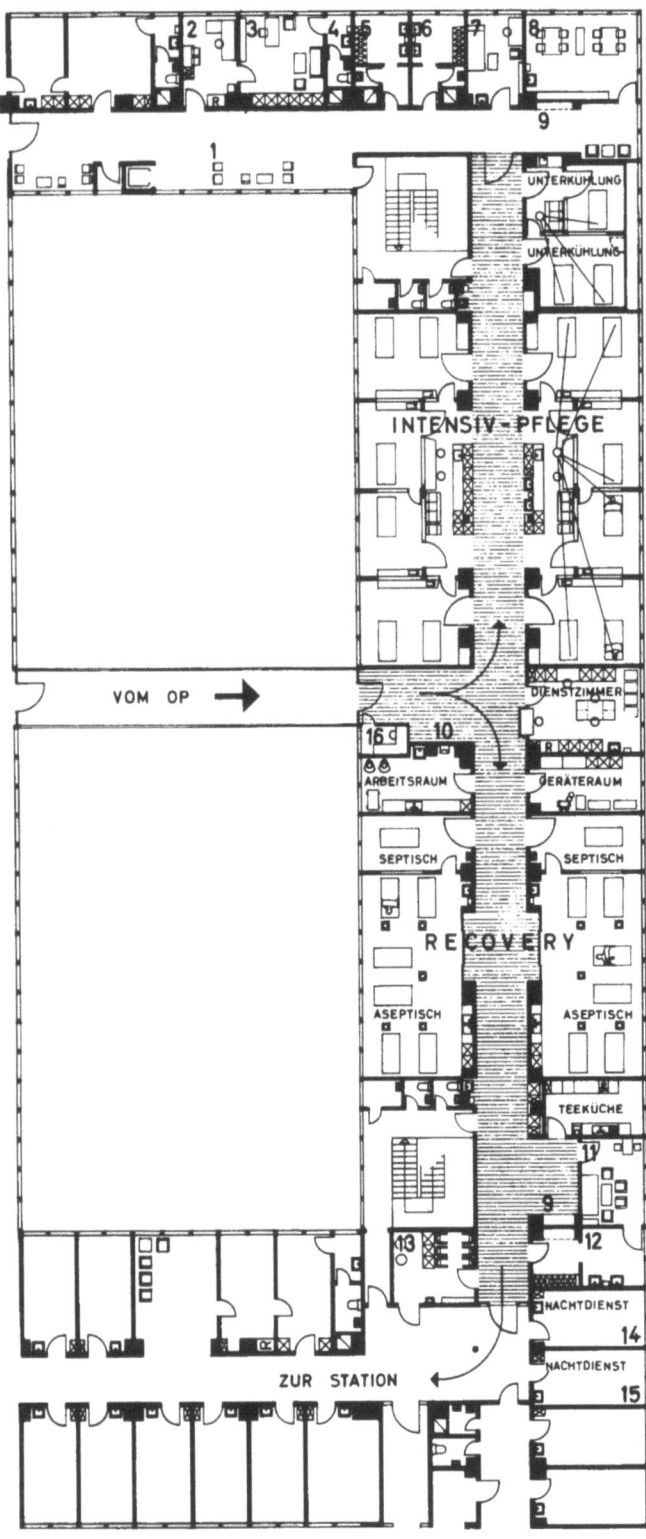

Abb. 8 ▲ Grundriß der Intensivstation nach dem modifizierten offenen Plan in der Anästhesie-Abteilung des Allgemeinen Krankenhauses Altona in Hamburg-Othmarschen (Entwurf: Architektenbüro Kallmorgen und Partner, Karres und Hoppe, medizinische Beratung: P. Lawin).
Aus: Lawin P, Opderbecke HW (1994) Die Organisation der Intensivbehandlung. In: Lawin P (Hrsg) Praxis der Intensivbehandlung, 6. Aufl. Thieme, Stuttgart New York

vorsah (Abb. 2). Die Patienten wurden optisch abgeschirmt und seitlich feststehende Verkleidungen, verschiebbare Wände, halbhohe Sichtschutzvorkehrungen mit auswechselbaren Papiermanschetten oder raumhohen Gardinen eingerichtet. Die so eingerichteten Aufwachräume dienten vielen ersten Intensivstationen als Vorbild oder übernahmen sogar deren Funktion. Direkte Überwachungsmöglichkeiten von einem zentralen Beobachtungsplatz und kurze Wege für das Pflegepersonal wurden als besonders günstig für diese Konzeption angesehen. Sie war bestimmend für die nächsten drei Jahrzehnte, und sie existiert leider auch heute noch vielerorts.

Die Anlage nach dem offenen Plan bietet folgende *Vorteile*:

- Direkte Patientenüberwachung durch die im Saal tätige Schwester
- kurze Wege
- geringerer Flächenbedarf
- weniger Personal.

Sie bietet jedoch folgende *Nachteile*:

- Psychische Dauerbelastung der Patienten
- Miterleben von ärztlichen und pflegerischen Maßnahmen
- ständige Beleuchtung
- Kreuzinfektionen.

Als Beispiele für architektonische Konzeptionen von Intensivbehandlungsstationen werden im Folgenden zwei typische Beispiele der damaligen Zeit dargestellt.

Der Grundriß in Abb. 3 zeigt die oben erwähnte Intensivpflegestation der Anästhesie-Abteilung am Allg. Krankenhaus Altona in Hamburg [6, 7]. Ein Photo aus dem gleichen Jahr zeigt die Einrichtung der damaligen Zeit (Abb. 4).

Ein weiteres typisches Beispiel ist die Wach- und Intensivbehandlungsstation der Chirurgischen Universitätsklinik in Erlangen-Nürnberg, die mit 28 Betten in 3 Pflegegruppen eingeteilt war [16]. Diese Konzeption wurde von Rügheimer aus praktischen Gesichtspunkten wegen guter Übersichtlichkeit und geringem Personalbedarf bevorzugt (Abb. 5).

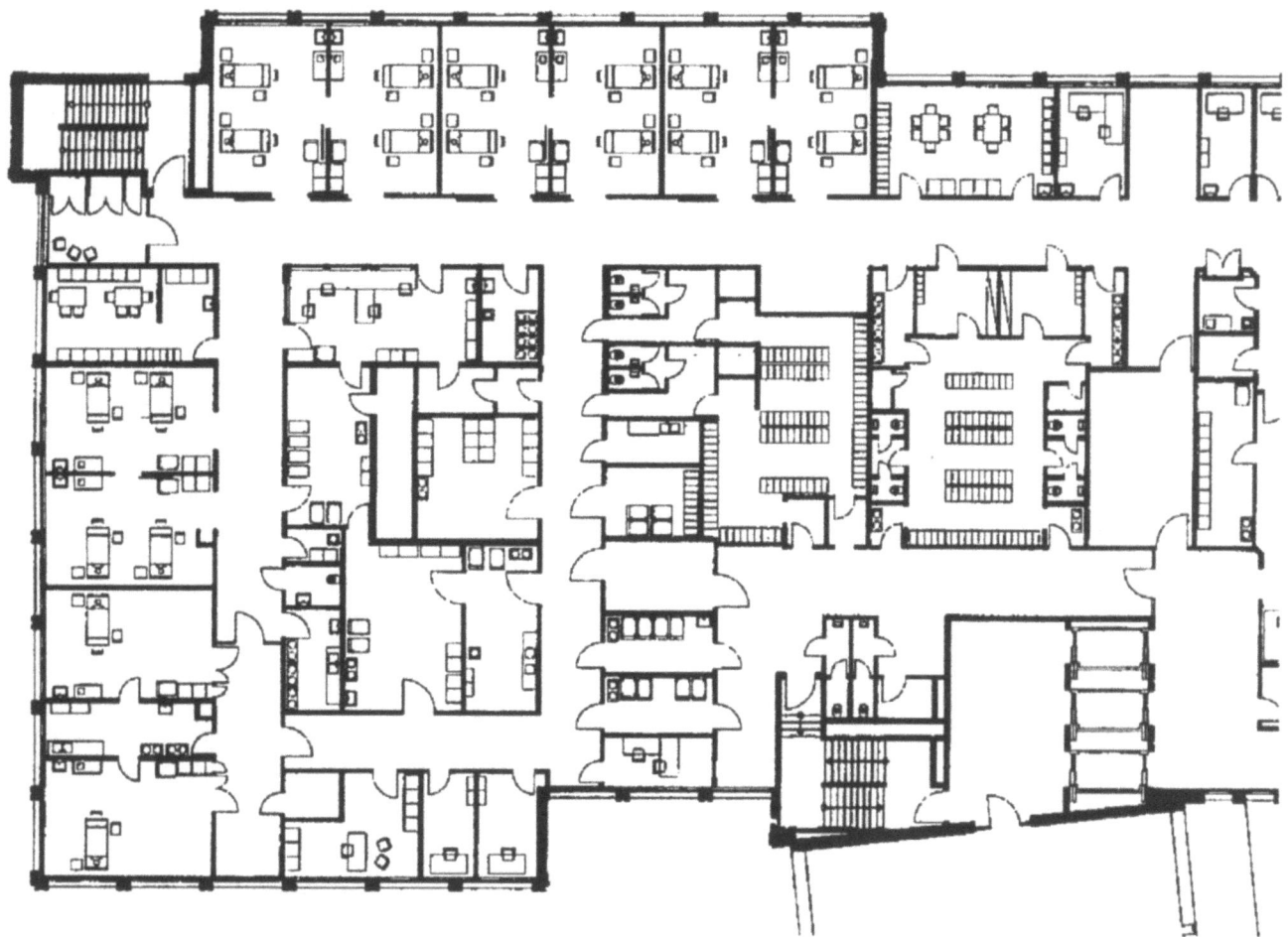

Abb. 9 ▲ **Intensivstation der Klinik für Anästhesiologie im Operativen Zentrum des Universitäts-Krankenhauses Eppendorf, Hamburg (Konzeption: J. Schulte am Esch; Architekten: Karres, Hartmeyer, Dreyer + Partner, Hamburg)**

Fazit

Die Nachteile des offenen Plans stellten sich als derart bedeutsam heraus, daß diese Anlagen aus heutiger Sicht uneingeschränkt als ungeeignet für Intensivbehandlungsstationen anzusehen sind.

Anlage nach dem modifizierten offenen Plan

In Erkenntnis der Nachteile der offenen Konzeption begann man schon Ende der 60er Jahre nach einer Lösung zu suchen, die die Gefahren und Belastungen durch Infektionen reduzieren sollte. Die Anlage nach dem modifizierten offenen Plan, die eine Mischung aus offener und geschlossener Gestaltung darstellt, war ein erster Schritt in die richtige Richtung. Insbesondere der eklatante Mangel an Stellen für Ärzte, besonders aber auch für Pflegepersonal, hielt zur damaligen Zeit Planer und Kranken-

hausträger davon ab, sich konsequent für die richtige Alternative zum offenen Plan, nämlich den geschlossenen Plan zu entscheiden. Ob sich die Krankenhausträger und die Krankenkassen wohl ihrer Verantwortung für Menschenleben bewußt waren?

Die Anlage nach dem modifizierten offenen Plan (Abb. 6) birgt die Vor- und Nachteile der beiden Systeme in sich. Als besonderer Nachteil muß aus hygienischer Sicht angeführt werden, daß es beim modifizierten offenen Plan keine strikte Zuteilung von Pflegepersonal zu den einzelnen Patienten geben kann – und das vorwiegend wegen Fehlens von patientenorientierten Arbeitsplätzen.

Fazit

Die Anlage nach dem modifizierten offenen Plan stellt für Intensivbehandlungsstationen keine konsequente und akzeptable Lösung dar; sie ist eher ge-

eignet für Intensivobservationsstationen (Intermediate Care). Wenngleich nach diesem System in den letzten Jahren viele Intensivstationen konzipiert wurden, so kann diese Bauform für Neuplanungen oder Umbauten nicht uneingeschränkt empfohlen werden.

Als Beispiele für Intensivbehandlungsstationen, die nach dem modifizierten offenen Plan erstellt wurden, werden erwähnt:

Intensivstation der Abteilung für Anästhesiologie und operative Intensivmedizin am Allgemeinen Krankenhaus Altona (Abb. 7) in Othmarschen (Konzeption H.-N. Herden und H. Bause; Architekten Karres, Hartmeyer, Dreyer + Partner, Hamburg). Diese neue und erweiterte Station (in Betriebnahme 1998) hat 24 Betten mit einem ähnlich dem von P. Lawin 1970 konzipierten Grundriß (Architekturbüro Kallmorgen, Hamburg), Inbetriebnahme 1970 (Abb. 8).

Die Intensivstation der Klinik für Anästhesiologie im Universitäts-Krankenhaus Eppendorf (Abb. 9) (Konzeption J. Schulte am Esch; Architekturbüro:

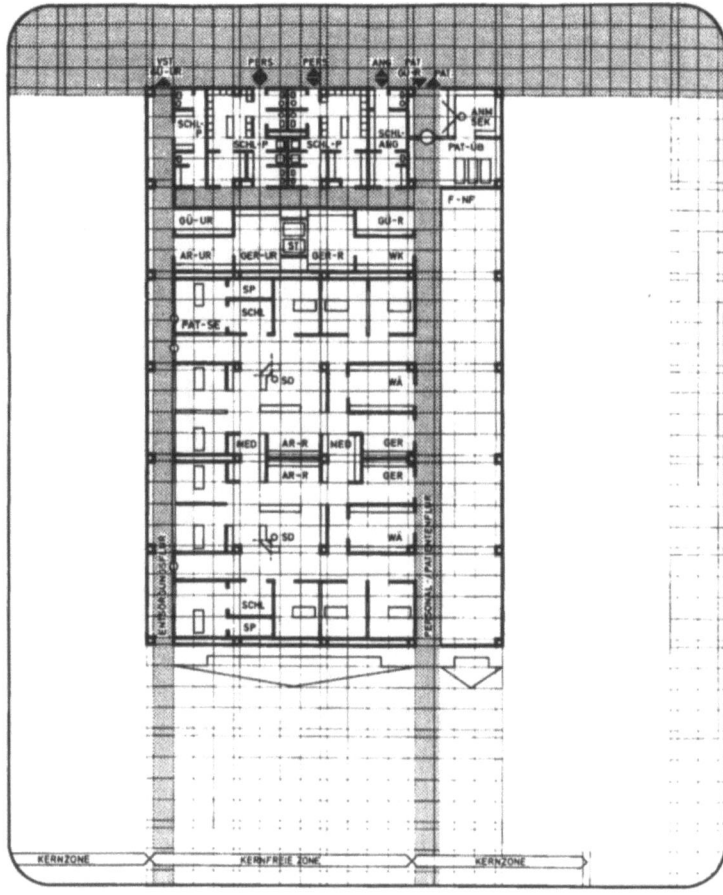

Abb. 10 ▲ **Grundriß einer Intensivbehandlungsstation nach dem geschlossenen Plan.**
Aus: Poelzig P (1980) Intensivmedizin. In: Dirichlet GL, Labryga F, Poelzig P, Schlenzig (Hrsg) Krankenhausbau. Koch, Stuttgart

Karres, Hartmeyer, Dreyer + Partner, Hamburg).

Anlage nach dem geschlossenen Plan

Die bitteren Erfahrnisse der Vergangenheit, das hygienische Dilemma, neue Erkenntnisse aus klinischer Praxis und die Ergebnisse psychosomatischer Forschung, aber auch strengere hygienische Forderungen haben starken Einfluß auf den Wandel der baulichen Konzeption gewonnen und in den frühen 7oer Jahren zur Favorisierung des geschlossenen Systems geführt. Die Forderungen der Hygienekommission des Bundesgesundheitsamts sind für die Bundesrepublik Deutschland als verbindlich anzusehen.

Bei der Anlage nach dem geschlossenen Plan sind die Patienten in für sich autarken Ein- oder Zweibettzimmern untergebracht. Die jeweilige Krankenzone soll einen Vorraum haben, der als Arbeitsaufsichtsplatz, aber auch als Vorschleuse dient. Die Vorteile sind: Autarke individuelle Krankenzonen mit direkter Überwachungsmöglichkeit, Streßreduktion; Isolation bei bakteriellen Infektionen möglich – d.h. ohne Verlegung –; Modulsystem – problemlose Raumreinigung, patientenbezogener Einsatz von Pflegepersonal (im Idealfall 1 Pflegekraft/Raum/Schicht) und damit Verringerung von Kreuzinfektionen, ungestörter Besuch von Angehörigen, keine Hektik auf der Station.

Die Nachteile sind: Höhere Investitions- und Betriebskosten, sowie größerer Personalbedarf.

Der seit Jahren anhaltende Mangel an finanziellen Ressourcen wird aber nur in seltenen Fällen eine personelle Ausstattung ermöglichen, die dem geschlossenen Plan entspricht. Als Grundlage für die architektonische Gestaltung einer Intensivtherapiestation dient der Entwurf von Poelzig (Abb. 10).

Nach dem Prinzip des geschlossenen Plans wurde die Intensivtherapie-

station der Klinik und Poliklinik für Anästhesiologie und operative Intensivmedizin der westfälischen Wilhelms-Universität in Münster gebaut (Abb. 11) (Architekturbüro Weber, Brand & Partner, Aachen; Beratung: P. Lawin). Die Abbildung 12 zeigt einen Ausschnitt dieser Station mit dem Patienten- und Überwachungsbereich, der zugleich Schleusenfunktion hat.

Fazit

Die Vorteile überzeugen. Die Anlage nach dem geschlossenen Plan ist nach heutigen Erkenntnissen die Konzeption der Wahl für Intensivbehandlungsstationen. Diese Feststellung findet eine Bestätigung aus den USA. Der Architekt mehrerer amerikanischer Krankenhäuser, D.K. Hamilton, veröffentlichte jüngst [3a] Grundrisse von Intensivstationen verschiedener Hospitäler: alle Stationen verfügen über Einzelzimmer! Was hatte Florence Nightingale 1863 gefordert?: „Give the patient his privacy."

Raumelemente und Funktionseinheiten

Die klassischen Erfahrungen und die Arbeit auf Intensivtherapiestationen haben dazu geführt, das Prinzip „der getrennten Wege" einzuführen. So unterschied man zwischen Kranken-, Funktions- oder Betriebszonen und Schleusensystemen. Als erster hat P. Poelzig 1969 [13] auf die Bedeutung der getrennten Wege, insbesondere für Ver- und Entsorgung hingewiesen und einen entsprechenden Grundriß als Vorschlag veröffentlicht (Abb. 13). Dieser weist vorbildlich auf die getrennten Wege in Intensivstationen hin.

Krankenzonen und Raumbedarf

Seit der Veröffentlichung von Poulsen 1965 war das Thema „benötigte Fläche/ Krankenhausbett" ein heißumkämpftes Thema zwischen Intensivmedizinern, Krankenhausträgern und Architekten [15]. So schlug Poulsen ein Minimum von 2,5×3,5 m², etwa 9 m² Bodenfläche, für ein Bett vor, unter Einbeziehung der erforderlichen Nebenräume von 16–20 m². Die technischen Errungenschaften, die Einführung neuer the-

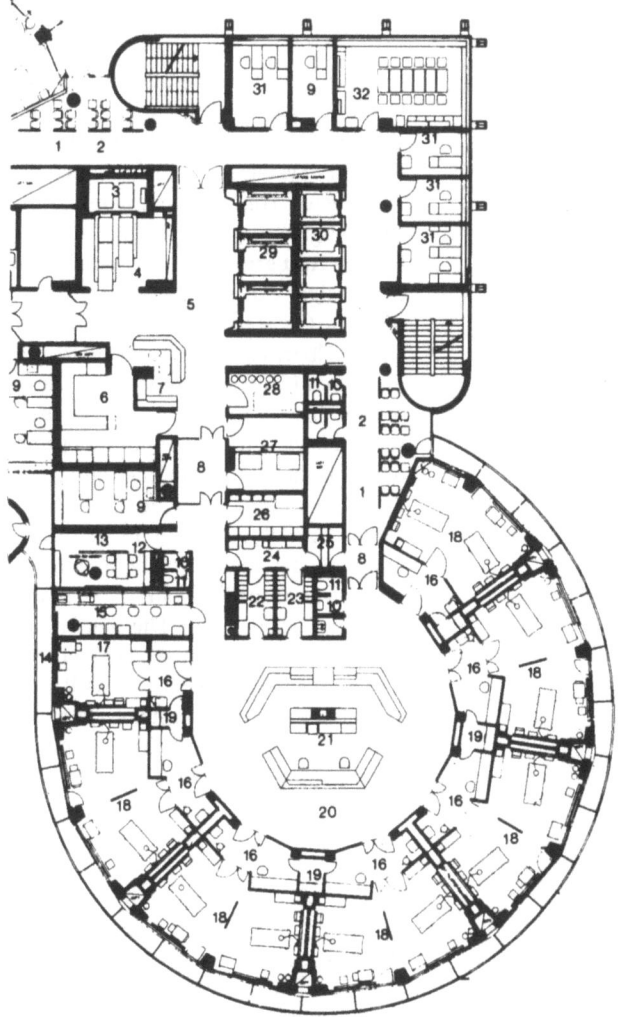

Abb. 11 ▲ **Intensivtherapiestation der Klinik und Poliklinik für Anästhesiologie und operative Intensivmedizin der Westfälischen Wilhelms-Universität in Münster (Neubau des Zentralklinikums, Entwurf: Planungsbüro Weber, Brandt & Partner, Architekten-Ingenieure, Aachen, Beratung: P. Lawin)**

piestationen diesen strengen Vorgaben gerecht. Für eine räumliche Umgestaltung von Intensivtherapiestationen entsprechend diesen Richtlinien ist derzeit wohl kein finanzieller Rahmen vorhanden, wodurch die therapeutischen Bemühungen bezogen auf die Kreuzinfektionen oft zunichte gemacht werden.

Einrichtung

Aus heutiger Sicht sind für den technischen und apparativen Aufwand einer Intensivstation zwar einige allgemeingültige Richtlinien zu nennen, ansonsten ist jedoch den speziellen Aufgaben der geplanten Einheit im jedem Falle Rechnung zu tragen.

Bauseitige Einrichtung

Entsprechend dem technischen Fortschritt ist es auch zu einem Wandel an bauseitigen Einrichtungen um das Bett des Patienten herum gekommen. Von der häufig zu wechselnden Sauerstoffflasche bis zur Installation zentraler Gasleitungen für Sauerstoff und Druckluft vergingen in vielen Krankenhäusern Jahre. Die Bedeutung einer konstanten Temperatur wurde für Intensivtherapiestationen erst erkannt, als man entsprechende Erfahrungen in Verbrennungszentren gesammelt hatte. Es lag auf der Hand, daß die Forderung nach Vollklimatisierung erhoben wurde. In Stationen, die darüber verfügen konnten, verschwanden feuchte Umschläge und Standventilator, mit deren Hilfe der fiebernde Patient gekühlt wurde. Um Bodenfreiheit rund um das Patientenbett zu erzielen, wurden Wand- und Deckenschienen zur Anbringung von Infusions- und Dosie-

rapeutischer Apparaturen und immer aufwendiger werdende Geräte haben dazu geführt, daß der Raumbedarf wesentlich größer sein muß. Die „neuen Richtlinien der DKG" aus dem Jahre 1974 sehen einen Raumbedarf von 50 m² Grundfläche pro Bett vor [10]. In diese Fläche sind unter Beachtung der hygienischen Belange die erforderlichen Funktions- und Nebenräume einbezogen. Die jüngsten Empfehlungen der DIVI (1989) gehen von 25 m²/Bett ohne Anrechnung der Funktions- und Schleusenräume aus. Wegen der grundsätzlichen Bedeutung wird im Anhang die Empfehlung der DIVI zu Bau, Einrichtung usw. wiedergegeben [2].

Die Kommission für Krankenhaushygiene und Infektionsprävention hat ebenfalls 1995 aus hygienischer Sicht eine Stellungnahme zur baulichen Ge-

staltung von Therapie-Einheiten der Intensivmedizin publiziert [1].

So begründbar aus klinischer Sicht die genannten Hygienerichtlinien auch sind, so werden nur wenige in Deutschland derzeit betriebene Intensivthera-

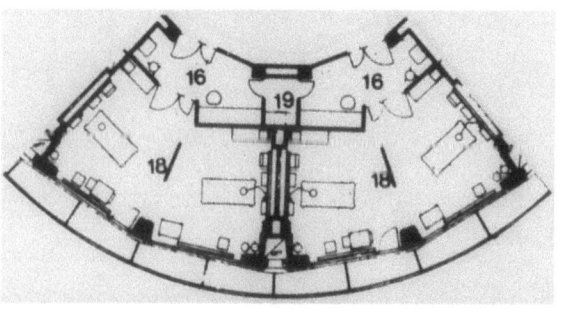

Abb. 12 ▲ **Intensivstation der Klinik und Poliklinik für Anästhesiologie und operative Intensivmedizin der Westfälischen Wilhelms-Universität Münster (Neubau des Zentralklinikums, Entwurf: Planungsbüro Weber, Brandt & Partner, Architekten-Ingenieure, Aachen, Beratung: P. Lawin)**

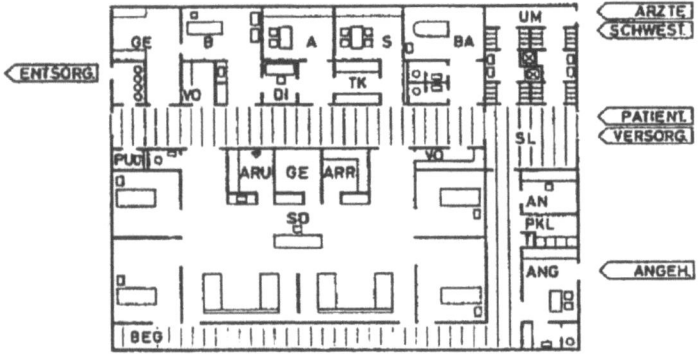

Intensivüberwachungs- und -behandlungseinheit mit 8 Betten – 56,7 m²
Bruttofläche/Bett

Abb. 13 ▲ **Intensivüberwachungseinheit mit 8 Betten und „getrennten Wegen"**
(Vorschlag P. Poelzig [13])

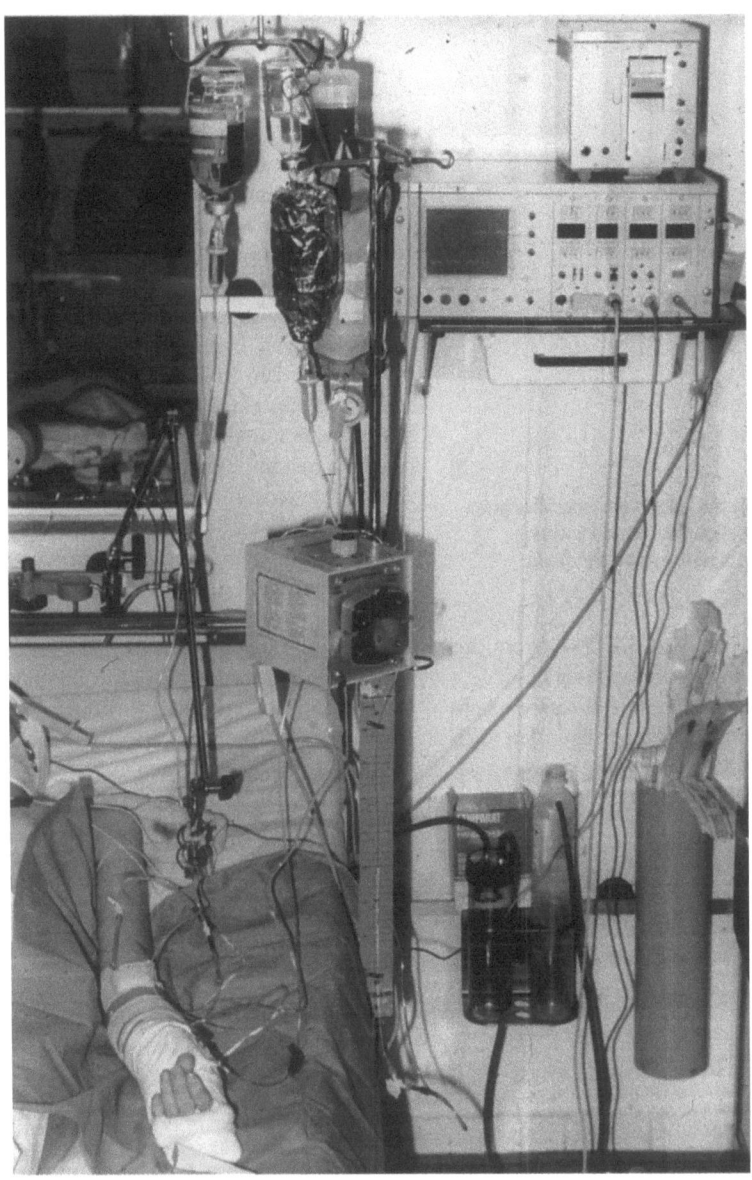

Abb. 14 ▲ **„Spaghetti Syndrom"**

rungsgeräten sowie von Respiratoren und Monitoren entwickelt. In Deutschland haben entsprechende Produkte die Firmen Drägerwerk AG sowie F. Kreutzer GmbH auf den Markt gebracht. Mit solchen Systemen konnte eine der wichtigsten Forderungen, nämlich der freie Zugang zum Kopf des Patienten für den Arzt ermöglicht werden. Es war ein riesiger Fortschritt von der Poliomatdose (Drägerwerk AG Lübeck), dem Quecksilbermanometer am Bett und mehreren Infusionsständern um dieses herum bis zum Wand- und Deckenschienensystem. Die Abbildung 14 zeigt das „Spaghettisyndrom" der zuführenden Kabel und Schläuche, die Schwierigkeit, am Körper und insbesondere am Kopf des Patienten therapeutische und pflegerische Maßnahmen durchzuführen: Tempi passati. Die neuen bauseitigen Einrichtungen ermöglichen den notwendigen Platz um das Patientenbett herum und gestatten ein Bild von Ordnung. Der derzeitige Stand der Entwicklung ist auf der Abbildung 15 zu sehen.

Schlußbemerkung

Zusammenfassend läßt sich feststellen: die typischen Intensivstationen haben sich mehr an der Entwicklung neuer Technologien orientiert als an den Bedürfnissen der schwerkranken Patienten und der Angehörigen. Als Resultat ist deshalb festzustellen, daß die wenigsten Intensivtherapiestationen nutzerfreundlich sind. Mitarbeiter gewöhnen sich schnell an unzureichend ausgestattete Umgebungen, und die Patienten sind teilweise zu krank, um diese wahrzunehmen. Obwohl sich Ärzte und Pflegekräfte um eine menschliche Atmosphäre bemühen, können die wichtigsten Bedürfnisse der kritisch Kranken, wie Komfort und Schlaf, nur schwer erfüllt werden. Sicherlich könnte vieles getan werden, um die derzeitige Situation zu verbessern, ohne schwerwiegende Eingriffe in die vorhandenen Ressourcen vornehmen zu müssen. Sorgfältige Planung und durchdachte Organisation einer Intensivstation sind unabdingbare Voraussetzungen für optimale und für den Patienten risikoärmere Behandlung und Pflege.

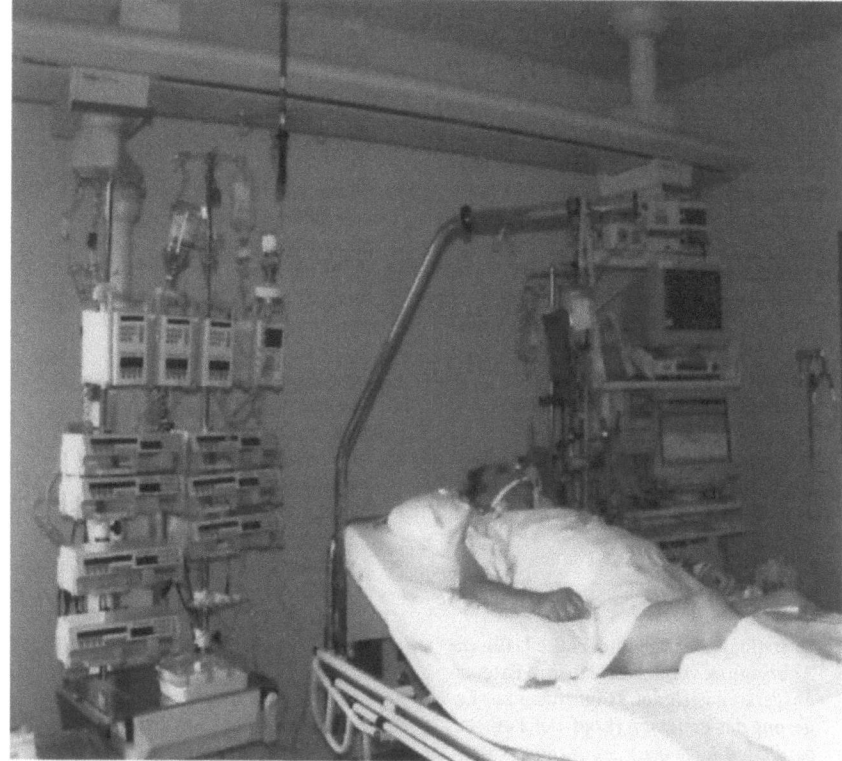

Abb. 15 ▲ **Aktueller Intensivarbeitsplatz mit in die Deckenversorgungseinheit integriertem Monitoring, Patienten-Daten-Management und Respirator (Abteilung für Anästhesiologie und operative Intensivmedizin, Allgemeines Krankenhaus Hamburg-Altona, Hamburg-Othmarschen)**

Literatur

1. Anforderungen der Hygiene an die funktionelle und bauliche Gestaltung von Einheiten für Intensivmedizin (1995) **Bundesgesundhbl** 4/95 Ziffer 4.3.4 158–160
2. Bau, Einrichtung und Organisation von Intensivbehandlungseinheiten (1989) **Die Empfehlungen der Deutschen Interdisziplinären Vereinigung für Intensivmedizin und Notfallmedizin (DIVI).** Intensivmed 36: 314–317
3. Davies RM, Hunter JT (1952) **A recovery ward, its planning and use.** Lancet 26: 865–868
3a. Hamilton DK (1999) **Design for flexibility in critical care.** New Horizons 7: 205–217
4. Holmdahl MH (1962) **The respiratory care unit.** Anesthesiology 23: 559–563
5. Kirschner M (1930) **Zum Neubau der chirurgischen Universitätsklinik Tübingen II. Der Krankenhausbau.** Chirurg 2: 30–36
6. Lawin P (1964) **Neu-Organisation einer Anaesthesie-Abteilung mit Wachstation in einem alten Krankenhaus.** Krankenhausarzt 37: 32
7. Lawin P (1969) **Planung und Organisation einer Intensivbehandlungseinheit am großen Krankenhaus.** In: Opderbecke HW (Hrsg) Planung, Organisation und Einrichtung von Intensivbehandlungseinheiten am Krankenhaus. Springer, Berlin Heidelberg New York

8. Lawin P, Opderbecke HW (1971, 1975, 1981, 1989, 1994) **Die Organisation der Intensivbehandlung.** In: Lawin P (Hrsg) Praxis der Intensivbehandlung, 2.–6. Aufl. Thieme, Stuttgart New York
9. Lehmann Ch (1967) **Die Intensivbehandlungs-Einheit – Ausstattung, Organisation und Erfahrungen.** Krankenhausarzt 40: 124–130
10. Neue Richtlinien der Deutschen Krankenhausgesellschaft für die Organisation der Intensivmedizin in den Krankenhäusern. (1975) Anästhesiologische Informationen 29–32
11. Nightingale F (1863) **Notes on hospitals, edn 3.** Longman & Green, London, p 89
12. Opderbecke HW, Pohl O (1961) **Planung und Gestaltung einer „Wachstation" für Frischoperierte.** Krankenhaus 53: 70
13. Poelzig P (1969) **Bau und Einrichtung von Pflegeeinheiten der Intensivbehandlung.** In: Opderbecke HW (Hrsg) Planung, Organisation und Einrichtung von Intensivbehandlungseinheiten am Krankenhaus. Springer, Berlin Heidelberg New York
14. Poelzig P (1980) **Intensivmedizin.** In: Dirichlet GL, Labryga F, Poelzig P, Schlenzig (Hrsg) Krankenhausbau. Koch, Stuttgart
15. Poulsen H (1965) **Abteilung für intensive Therapie – Aufgaben, Einrichtung und Funktion.** Anaesthesist 14: 19

16. Rügheimer E (1969) **Intensivtherapie im operativen Bereich.** In: Opderbecke HW (Hrsg) Planung, Organisation und Einrichtung von Intensivbehandlungseinheiten am Krankenhaus. Springer, Berlin Heidelberg New York
17. Wendt M, Lawin P, Vietor G (1980) **Einrichtung und Organisation einer Intensivstation, dargestellt am Neubau des Klinikums Münster.** Medizintechnik 100: 97–100
18. Wiklund PE (1965) **Design of a recovery room and intensive care unit.** Anesthesiology 26: 667–674

Anhang

Zur Baulichen Gestaltung und Einrichtung von Intensivbehandlungseinheiten DIVI-Empfehlung vom 18.4.1989[1]

1. Einleitung

Im Nachstehenden gibt die DIVI Empfehlungen zur baulichen und apparativen Gestaltung von Intensivbehandlungseinheiten. Die Zunahme nosokomialer Infektionen und die Vorgaben der Hygiene-Kommission des Bundesgesundheitsamtes (Bundesgesundheitsblatt 22 (1979) 446, Teilanlage zu Ziffer 4.3.4.) geben Anlaß, bisherige Konzeptionen zu überprüfen und neu zu fassen.

Darüber hinaus ist es zwingend erforderlich, die Personalausstattung den modernen intensivmedizinischen Erfordernissen und den baulichen Vorgaben anzupassen.

2. Definition

Intensivbehandlungseinheiten sind personell speziell besetzte und ausgestattete Stationen, in denen die medizinische Versorgung kritisch kranker Patienten gewährleistet wird.

Der kritisch kranke Patient ist charakterisiert durch das lebensbedrohliche Versagen eines oder mehrerer Organsysteme:
- Herz-Kreislauffunktion
- Atemfunktion
- zentrales Nervensystem
- neuromuskuläre Funktion
- Niere
- Leber
- Stoffwechsel.

Zweck der Einrichtung zentraler Intensivbehandlungseinheiten ist der bestmögliche Einsatz speziell ausgebildeten und verfügbaren Personals sowie der vorhandenen therapeutischen Mittel in einer dafür baulich und apparativ speziell eingerichteten Einheit.

3. Typen von Intensivbehandlungseinheiten

Für die Gebiete der konservativen, der operativen und der pädiatrischen Intensivme-

---

[1] Diese Empfehlung befindet sich derzeit in Überarbeitung

dizin sind unterschiedliche Konzeptionen und bauliche Gesichtspunkte zu berücksichtigen. Funktionell, organisatorisch und baulich können der Intensivbehandlungseinheit Intensivüberwachungsbereich zur notwendigen Vor- und Nachsorge kritisch kranker Patienten ein- bzw. angegliedert werden.

4. Bettenzahl
Die Bettenzahl ist abhängig von

- der Anzahl vital gefährdeter Patienten bezogen auf die jeweilige Krankenhaus-Abteilung bzw. Spezialabteilung,
- der Liegedauer,
- der Größe und Zuständigkeit des Krankenhauses.

Die einzelne Einheit sollte über ein Minimum von 6 Betten verfügen und nicht größer als 16 Betten sein.

5. Lage innerhalb des Krankenhauses
Die Intensivbehandlungseinheit sollte sich in der Nähe von

- Operationssälen
- Notaufnahme
- anderen Spezialeinheiten, wie z. b. Radiologie

befinden.

6. Architektonische Struktur
Offene Bauweise:
Im allgemeinen nicht mehr geeignet für die Intensivbehandlung, kann aber mit Einschränkungen für Spezialeinheiten, z.B. für Intensivüberwachungseinheiten, akzeptiert werden.
Geschlossene Bauweise:
Ein- bzw. Zweibett-Zimmer zur Intensivbehandlung kritisch kranker und zur Isolierung septischer, infektiöser und immundeprimierter Patienten. Ausnahmen können für pädiatrische Intensivbehandlungseinheiten gelten.

7. Gestaltung des Patientenbereiches
Größe: 50% der Gesamtfläche der Station als Patientenbereich

a) Räumlichkeiten
- Schleuse
- 25–30 qm Bettenzone
- Trennwände mit geeigneter Glasverkleidung und Blendschutzvorrichtungen
- fugenloser Fußboden
- abwaschbare Wände
- Klimaanlage gemäß DIN 1946, Luftwechselzahl 22×/Std.
- Temperatur 21–25°C, in pädiatrischen und Verbrennungspflege-Einheiten u.U. bis 30°C, Temperatur in den einzelnen Krankenzimmern ist separat einstellbar 50% rel. Luftfeuchtigkeit
- Isoliermöglichkeiten

- klimatisierter Raum mit Temperatur- und Luftfeuchtigkeitssteuerung
- spezielles Wandschienen- oder anderes Trägersystem für Monitore, Absauggeräte, Abfallkörbe, Blutdruckmeßgeräte, Strahler, Respiratoren u.a.m.
- Deckenschienen für Infusionsflaschenhalterung
- Röntgenschaukästen.

b) Beleuchtung
- Tageslicht
- stufenlos regelbare Deckenbeleuchtung bis max. 500 lx, nicht blendend, Reflexion natürlicher Farbtöne
- Punktstrahler für das Patientenbett

c) Farbgebung, Wandanstrich
- Die Farbe muß 50% Reflexion des Lichtes ermöglichen

d) Bett
- Elektrobetten, verschiebbar, fahrbar, zur Seite kippbar
- verstellbares Kopf- und Fußteil, für die Anbringung von Infusions- und Extensionsgeräten geeignet. Möglichkeit zur Lagerung des Patienten (Kopf-tief, Fuß-tief, cardiaque-Lage u.a.)
- geeignet für den Gebrauch eines fahrbaren Röntgenaufnahmegerätes.

e) Zentrale Medienversorgung
- mindestens 4 Sauerstoffanschlüsse pro Bett
- mindestens 3 Druckluftanschlüsse pro Bett zusätzlich, falls keine Vakuumanlage vorhanden, mindestens 5 Vakuumanschlüsse für Drainage und kontinuierliche Magenabsaugung
- mindestens 16–20 Steckdosen 220 V pro Bett sowie die gleiche Anzahl Potentialausgleichsbuchsen
- Röntgen-Steckdose
- Antennenanschluß für Radio/Fernsehen/Video
- Telefonanschluß
- Lokales und übergeordnetes EDV-Kommunikationsnetz

f) Wasser
- Waschbecken, berührungsfrei bedienbar
- für Pädiatrie: Baby-Badewanne und Wickeltisch.

8. Versorgungsbereich rein
- Regal-, Schienen- und/oder Korbsysteme für Geräte, Instrumente und Materialien zum Sofortgebrauch
- Schrankraum für Wäschelagerung
- Schrankraum für die Medikamente, Infusionen und Sondennahrung.

9. Entsorgungsbereich unrein
- Raum für die Reinigung von Geräten und Instrumenten
- Raum für die zeitweise Lagerung von schmutzigen und gebrauchten Gütern bis zum Abtransport

- Raum und Geräte für die Beseitigung von Fäkalien (Bettpfannenwaschgerät, Urinflaschenreinigung u.a.m.)
- Arbeitsplätze für die Urinuntersuchung
- Ausgußbecken mit Wasserspülung, berührungsfrei bedienbar.

10. Geräteraum (abhängig von der Leistungsfähigkeit eines zentralen Gerätepflegezentrums
Unreiner Bereich:
- Ausgußbecken, Waschbecken, evtl. Bodenabfluß
- Arbeitstisch
- Spezialwaschmaschinen
- Desinfektionsapparate
reiner Bereich:
- Sterilisation
- Verpackung von Sterilgut
- Funktionsprüfung von Medizingeräten.

11. Raum für Instandhaltung von Medizingeräten
- O_2-Anschluß
- Druckluft-Anschluß.

12. Behandlungsraum für Noteingriffe
Größe: Mindestens 35 qm
- abgetrennter Waschraum
- Medienversorgung s.o. + N_2O + Narkoseabsaugung
- OP-Tisch
- OP-Lampe
- Monitoring
- Narkosegerät
- Röntgen-Durchleuchtungsgerät.

13. Stationszentrale
- Telefon und Kommunikationsanschlüsse
- Schreibtisch
- Schrankraum für die Aufbewahrung von patientenbezogenen Aufzeichnungen
- Raum für Dokumentationseinrichtungen einschl. EDV
- Kopiergerät
- Übersicht über den Stationsbereich
- Röntgenschaukasten.

14. Arbeitsbereich in der Nähe des Patientenbettes
- Pult/Tisch für Schreib- und andere Arbeiten
- Sicht- und Hörkontakt zum Patienten
- Beleuchtung ca. 150 lx
- Platz für Notfallgeräte und -Medikamente (Intubationsset, Wiederbelebungsgeräte u.a.)

15. Notfallabor
- Blutgasanalyse
- Hämoglobin und Hämatokrit
- Blutzucker
- Elektrolyte, Serum- und Urinosmolalität
- Laktat
weitere Einrichtungen abhängig von der Leistungsfähigkeit des Zentrallabors.

16. Raum für Reinigungs- und Putzgeräte

17. Raum für Reinigungspersonal

18. Baderaum für Patienten (Ausnahmen in der Pädiatrie möglich)

19. Personalaufenthaltsraum

20. Teeküche

21. Arztraum
- Tisch, Schreibtisch, Stühle
- Bettcouch
- Röntgenschaukasten
- Schreibmaschine, EDV-Anschluß
- Telefon, andere Kommunikationseinrichtungen
- Kopiergerät.

22. Dienstzimmer für Oberärzte

23. Besprechungsraum mit Röntgenschaukasten

24. Zimmer für Gespräche mit Angehörigen

25. Eingangsbereich
- Umkleiden für Besucher
- Raum zum Wechseln von Kleidern und Kitteln mit Waschbecken, Dusche und Toilette für das Personal
- Separate Schleuse für Patienten und Anlieferung von Waren
- Wartezimmer.

26. Geräteausstattung
Spezielle Ausstattung für Monitoring, Diagnose und Therapie einschließlich
- Beatmungsgeräte mit Anfeuchtern
- Überwachungsgeräte für Sauerstoff mit Alarmgebung
- Ultraschall-Vernebler
- Infusionspumpen und Infusionsspritzenpumpen

- Narkosegerät
- Schrittmacher und Defibrillator
- Dialyse, Hämofiltration und -perfusion
- Monitor für EKG, Atmung, Druck, Temperatur, HZV
- CO_2-, O_2-, Pulsoxymetrie u.a.m.
- EKG-Gerät (6-Kanal)
- fahrbares Röntgenaufnahmegerät
- verschiedene Ultraschallgeräte nach Bedarf
- EEG-Gerät (12-Kanal)
- Hypo-/Hyperthermiegerät
- Ventilatoren zur raschen Luftumwälzung und Kühlung

27. Sicherheit
- Alarmanlagen für Medienversorgung
- Alarmanlagen für Geräteversagen
- Notbeleuchtung
- Sicherheitsstromversorgung (SV, DIN/VDE 0107/11.89) für die gesamte Station mit einer Umschaltzeit von 0,5 s (ZSV, batterie-gespeichert) für besondere Geräte (OP-Leuchte u.a.)
- Notrufsystem
- Kommunikationseinrichtungen
- Feuerlöscher und Feueralarmeinrichtung.

28. Weitere verfügbare Einrichtungen
Der reibungslose und sichere Betrieb einer Intensivbehandlungseinheit ist nur in Zusammenarbeit mit anderen zur Verfügung stehenden Einrichtungen des Krankenhauses zu gewährleisten wie
- allgemeine klinische Einrichtungen (Röntgen, Endoskopie, OP u.a.m.)
- Blutbank oder -depot
- Apotheke
- Zentrallaboratorien
- Ver- und Entsorgungseinrichtungen
- technische Abteilungen
- Beschaffungs- und Verwaltungsabteilungen
- Krankentransport innerhalb und außerhalb des Krankenhauses
- Kommunikationseinrichtungen mit Rettungsdiensten bzw. Feuerwehr.

29. Richtlinien und Vorschriften
- DIN VDE 0107/11.89, Errichten und Prüfen von elektrischen Anlagen in medizinisch genutzten Räumen
- DIN 57750 Teil 1 VDE, elektro-medizinische Geräte; allgemeine Festlegungen
- VDE 0108, Bestimmungen für das Errichten und den Betrieb von Starkstromanlagen in Beherbergungsstätten und Krankenhäusern
- DIN 1946 Teil 4, raumlufttechnische Anlagen in Krankenhäusern
- DIN 1946 Teil 2, raumlufttechnische Anlagen, physiologisch-hygienische Anforderungen
- DIN 5035 Teil 2, Innenraumbeleuchtung mit künstlichem Licht, Richtwerte für Arbeitsstätten
- Unfallverhütungsvorschriften, Gesundheitsdienst vom 1. Oktober 1982.

30. Schlußbemerkung
Bei der Neueinrichtung von Intensivbehandlungseinheiten sind alle aufgeführten Punkte zu berücksichtigen. Abhängig von der Art des Krankenhauses, seiner Größe, Lage und Aufgabe sind zusätzliche Einrichtungen zu erwägen, die auf die Belange moderner Intensivmedizin in den einzelnen Fachgebieten abgestimmt werden müssen. Von besonderer Bedeutung ist es, die Personalausstattung der Größe, der baulichen und organisatorischen Gestaltung und den medizinischen Anforderungen an eine Intensiveinheit anzupassen und diese in das lokale und übergeordnete EDV-Kommunikationsnetz einzubeziehen.

Monitoring – abgeleitet vom lateinischen „monere = mahnen" – umschreibt die kontinuierliche bzw. wiederholte Dokumentation der wichtigsten physiologischen Parameter eines Patienten und erfaßt gleichzeitig die Funktionen der lebenserhaltenden und -unterstützenden Apparaturen. Dies mit dem Ziel, Entscheidungen im Patientenmanagement zu unterstützen, den optimalen Zeitpunkt therapeutischer Eingriffe festzulegen und die Effektivität der getroffenen Maßnahmen zu überprüfen [30]. Die Überwachung des Patienten auf einer modernen Intensivstation hat sich an diesen Vorgaben zu orientieren. An der Schwelle zum nächsten Jahrtausend verfügen wir heutzutage über ein Arsenal verschiedener Monitoringsysteme, die fast alle physiologischen Funktionen des schwerkranken Patienten exakt, kontinuierlich, und zuverlässig erfassen. Mittels moderner Computertechnik können heute alle erfaßten Daten digitalisiert und gespeichert, beliebig analysiert und weiterverarbeitet werden, so daß sie in Form elektronischer Krankenblätter bettseitig und/oder zentral abrufbar sind.

Die technischen Neuerungen der einzelnen Monitoringverfahren haben entscheidend dazu beigetragen, neue Erkenntnisse über die Entstehung und Pathophysiologie lebensbedrohlicher Erkrankungen zu erhalten, die ganz nachhaltig die Therapie und das Management der Patienten mit lebensbedrohlichen Erkrankungen beeinflußt haben. Dies ist die Grundlage dafür, daß sich die Intensivmedizin innerhalb der letzten 40 Jahre zu einem eigenständigen, klinisch bedeutsamen Fachgebiet entwickelt hat.

U. Janssens · P. Hanrath
Medizinische Klinik I, Universitätsklinikum der RWTH Aachen

Folge 10: Medizinisch-methodische Entwicklung und Monitoring

Entstehung von Intensivstationen

Intensivbeobachtung und Intensivbehandlung sind heute praktisch nicht mehr zu trennen. Wie Aschenbrenner bereits in den Anfängen der Intensivmedizin 1968 treffend beschrieb, handelte es sich hierbei um „Zwillingskinder unseres naturwissenschaftlichen Zeitalters, welche für bestimmte Patientengruppen zusätzliche, technisch-kontrollierte Hilfe und Sicherheit in kritischen Krankheitsphasen bedeuten" [1].

Ende des vergangenen Jahrhunderts etablierten die Brüder Mayo in Rochester als Neuerung „Aufwachräume", die als Folge einer zunehmenden Verbreitung und Verbesserung der Narkose erforderlich wurden. Zur gleichen Zeit wurden in vielen großen chirurgischen Kliniken in Europa, in Deutschland v.a. durch F. Sauerbruch und M. Kirschner, chirurgische „Wachstationen" zur besseren Kontrolle der Frischoperierten eingerichtet. Die Betreuung der Patienten wurde überwiegend von Anästhesisten übernommen, die sich gleichzeitig um die Organisation und den Auf-

bau solcher Stationen kümmerten [22]. In psychiatrischen Einrichtungen wurden ebenfalls „Wachstationen" für akute Psychosen etabliert [1]. Die sog. „Aufnahmestationen" der großen Krankenhäuser – als Vorläufer der heutigen internistischen Intensivstationen – dienten als Beobachtungsstationen für Patienten mit vorwiegend internistischen Erkrankungen, insbesondere für Fälle mit noch ungeklärter Diagnose. Diese Stationen bewährten sich vor allem in Epidemiezeiten als z.B. 1892 die Cholera in Hamburg fast 7000 Todesopfer forderte. Aus diesen Aufnahmestationen entwickelten sich später nach dem 2. Weltkrieg im internistischen Bereich in Deutschland Sonderstationen, in denen vorwiegend akute, lebensbedrohliche internistische Krankheiten überwacht und behandelt wurden. Im Allgemeinen Krankenhaus Hamburg-Altona wurde 1947 unter der Leitung von A. Dönhardt während der großen Poliomyelitisepide-

Dr. U. Janssens
Medizinische Klinik I, Universitätsklinikum der RWTH Aachen, Pauwelsstraße 30, D-52057 Aachen
e-mail: ujan@pcserver.mk1.rwth-aachen.de

mie in Anlehnung an die schon existierende Infektionsstation eine erste „Beatmungsstation" mit der eisernen Lunge eingerichtet. Daneben entwickelten sich in den Jahren 1954/1956 sog. Reanimationszentren an medizinischen Kliniken, die Schwerpunktbehandlungen respiratorischer und toxikologischer Art durchführten [22, 53].

Entwicklung des Monitorings

Erst Anfang der 60er Jahre wurde die kontinuierliche Überwachung des Herzrhythmus zum Standard in der Intensivmedizin. Das Monitoring vorwiegend kardiologischer Parameter als Paradigma sämtlicher Monitoringverfahren in der allgemeinen und speziellen Intensivmedizin entwickelte sich zu diesem Zeitpunkt vor dem Hintergrund der hohen Letalität des akuten Myokardinfarkts [38, 53].

Die Voraussetzung für die erfolgreiche Bekämpfung des Myokardinfarkts waren die grundlegenden Pionierarbeiten Kouwenhouvens zur extrakorporalen Herzmassage im Jahre 1960, die elektrische Beherrschung des Kammerflimmerns mittels Defibrillation durch Lown und der Beginn der Schrittmachertherapie mit Schardack und Senning. Diese 3 Entwicklungen bilden die wesentliche Grundlage für die Einrichtung von Intensivstationen.

Coronary Care Units

Anfang der 60er Jahre lag die Krankenhaussterblichkeit des akuten Myokardinfarkts bei etwa 30 bis 40%. 2/3 dieser Patienten verstarben innerhalb der ersten 3 Tage an potentiell vermeidbaren malignen Rhythmusstörungen. Zu dieser Zeit glaubte man auf speziell eingerichteten Coronary care units (CCUs) der hohen Sterblichkeit des akuten Myokardinfarkts erfolgreich entgegentreten zu können. H.W. Day, Chef der kardiologischen Abteilung des Bethanien Krankenhauses in Kansas City entwickelte 1960 einen Plan für ein Reanimationsprogramm [13]. Ihm schwebte eine separate Einheit im Krankenhaus vor, auf der alle Koronarkranken unter ständiger elektronischer Überwachung zusammengefaßt wurden. Im Mai 1962 wurde mit finanzieller Unterstützung einer privaten Stiftung eine kombinierte Intensivstation mit 7 Betten und eine

CCU mit 5 Einzelzimmern in Betrieb genommen. Jeder Patient war an einem Überwachungsmonitor mit zentraler Alarmierung angeschlossen. Bei Alarm registrierte ein Direkt-Schreiber fortlaufend und automatisch das EKG des Patienten. Für die Elektrotherapie wurde ein Lown-Kardioverter neuester Bauart angeschafft.

Im Verlaufe eines Jahres sank in der neuen Einheit die Infarktsterblichkeit auf 19%. Ein großer Erfolg im Vergleich zu der Sterblichkeit von 39% im Jahr zuvor. Nicht alle Ärzte des Krankenhauses teilten allerdings Dr. Days Ansicht. 42 Patienten wurden von den behandelnden Ärzten nicht in die CCU verlegt. Die Sterblichkeit in dieser Gruppe lag im Durchschnitt bei 43%. Es gab keinen überzeugenderen Beweis als diesen unbeabsichtigten „Blindversuch" für den Nutzen dieser neuen Einrichtung. Basierend auf diesen Ergebnissen schossen bis Mitte der 60er Jahre in allen großen Kliniken der USA CCUs wie Pilze aus der Erde. Ärzte und Pflegepersonal wurden in der Reanimation einschließlich Herzmassage und Kardioversion trainiert. Die Bandspeicheranalyse der Fälle mit plötzlichem Herzstillstand infolge Kammerflimmern lehrte Lown: „Der Tod kommt plötzlich, aber nicht unangekündigt." Er erkannte die Gefährlichkeit des R-auf-T-Phänomens und die Bedeutung komplexer Ryhthmusstörungen als Vorläufer – quasi prämonitorisches Zeichen – von Kammertachykardien und Kammerflimmern. Nicht Reanimation, sondern Prävention des plötzlichen Herztods war angesagt. Waren Arrhythmien zu erkennen und rechtzeitig zu melden? Eine antiarrhythmische Therapie wurde eingeleitet, sobald ein R-auf-T-Phänomen, Salven oder polytope Extrasystolen registriert wurden. Dies war der Beginn einer breit angelegten antiarrhythmischen Therapie, der sich zur damaligen Zeit jeder Infarktpatient auf der Intensivstation unterziehen mußte – ein fataler Trugschluß, wie sich 20 Jahre später aufgrund von prospektiv randomisierten Studien zeigte.

Basierend auf den amerikanischen Erfolgen wurden auch rasch in Deutschland CCUs eingerichtet. 1965 wurde die erste Myokardinfarkt-Wachstation von R. Schröder an der II. Medizinischen Klinik der freien Universität Berlin gegründet [52].

Austattung der Intensivstationen

Ende der 60er und Anfang der 70er Jahre finden sich in der deutschsprachigen Literatur zahlreiche Publikationen, die sich mit der Einrichtung von Intensivstationen und deren technischen, räumlichen Ausstattung beschäftigen bzw. über erste Erfahrungen berichten [1, 3, 11, 16, 22, 23, 26, 32, 33, 35–37, 41, 44, 50–52, 55, 59, 60]. Die kontinuierliche apparative Überwachung auf der Intensivstation wurde als zwingende Ergänzung der unmittelbaren Patientenüberwachung durch Ärzte, Schwestern oder entsprechend geschulte Hilfskräfte gesehen [23]. Unabhängig von der Bettenzahl der Intensivstation, die mit 5% der Gesamtzahl der Klinikbetten angesetzt war, war die Frage einer individuellen oder zentralen bzw. kombinierten Monitorüberwachung lange strittig [25]. H. Barthelheimer kommentierte diese Problematik 1969 wie folgt [2]:

„Die dezentralisierte Überwachung mit ausschließlich bettseitigen Monitoren kann nur dann vorbehaltlos empfohlen werden, wenn es sich um kleine Stationen mit zwei höchstens vier Intensivbetten handelt, bei denen sich Überwachung und zentraler Arbeitsplatz in einem Großraum vereinen. Die Monitore können dann genau überblickt werden. Die ausschließlich zentrale Überwachung ohne bettseitige Kontrolle ermöglicht zwar von einer Zentralstelle aus, mit einem Blick die Parameter mehrerer Patienten zu übersehen, sie hat jedoch den Nachteil, daß am Patientenbett selbst – insbesondere in kritischen Situationen – diese Meßdaten bzw. das Elektrokardiogramm nicht abgelesen werden können. Die beste Lösung bieten zweifellos kombinierte Überwachungseinheiten" (s. Abb. 1 u. Abb. 2).

Ein Konzept, daß sich in der Folgezeit bundesweit durchsetzte.

Obwohl die Schwerpunkte der apparativen Ausrüstungen auf den Intensiv- und Aufwachstationen der verschiedenen medizinischen Disziplinen unterschiedlich waren, nahmen die Geräte zur Herzüberwachung schon damals auf allen Stationen einen wichtigen, wenn nicht zentralen Platz ein [51].

Das Prinzip der Meßtechnik im Patientenmonitoring basiert nach Seeliger darauf, daß Patient und Überwachungssysteme als technische Einheit anzusehen sind [25]. Die bioelektrische Meßkette gliedert sich hiernach in Meßob-

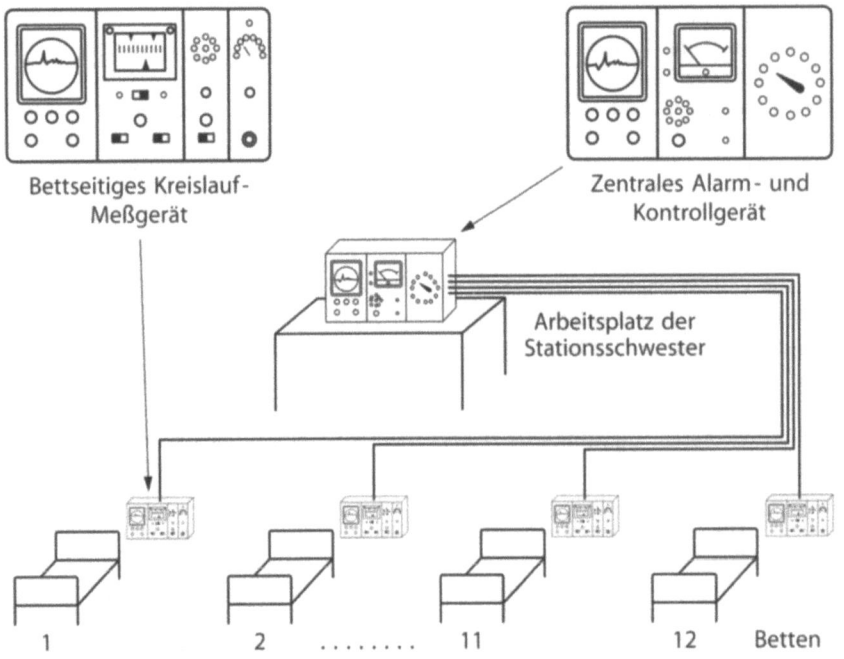

Bettseitiges Kreislauf-
Meßgerät

Zentrales Alarm- und
Kontrollgerät

Arbeitsplatz der
Stationsschwester

1   2 11   12   Betten

Abb. 1 ▲ **Schema einer kombinierten zentralisierten und dezentralisierten Überwachungseinrichtung: Bettseitig befinden sich Meßgeräte mit Alarmeinrichtungen, in der Zentrale Kontroll- und Alarmgeräte [23]**

jekt (Patient), Meßfühler (Rezeptor), zu- bzw. ableitendes Kabelsystem, Meßgerät und Registriereinheit. Im Vordergrund steht hierbei das Meßprinzip, die Konstruktion der Rezeptoren sowie deren optimale Applikation am oder im Körper des Patienten. Aufgabe des Rezeptors ist die Aufnahme der Impulse am Patienten und die Umwandlung in eine elektrische Größe, die dann das elektrische Gerät steuert. Die Funktion des Meßgeräts läßt sich somit in Meßwerterfassung, -verarbeitung, -anzeige und –kontrolle unterteilen (s. Abb. 3).

D. Haan schlug 1968 vor, beim apparativen Aufbau einer Intensivstation nach dem Baustufenprinzip vorzugehen [23]. Grundsätzlich sollte jedes Patientenbett mit einer Überwachungseinheit inklusive Grenzwertmeldern ausgerüstet sein, die bei individuell einstellbarer Unter- oder Überschreitung kritischer Meßwertbereiche selbsttätig akustischen und optischen Alarm auslösten. In der Baustufe 1 waren neben mehreren EKG-Monitoren, einem Schrittmacher und einem Defibrillator ein Stickstoff-, Blutzucker- und Elektrolytlabor vorhanden. Als Option war hier eine kombinierte EKG-Defibrillator-Schrittmachereinheit vorgesehen (s. Abb. 4). Die Baustufe 2 umfaßte zusätzlich Pulsmonitore, hierbei wurde

die periphere Pulswelle zum Beispiel über eine nach dem Transmissionsverfahren arbeitende Photozelle als Ohrclip erfaßt. Überwachungseinheiten, die gleichzeitig das EKG und den peripheren Puls wahlweise entweder auf einem Oszilloskop oder über den Fre-

quenzmesser anzeigten, stellten in der Überwachung v.a. für Patienten mit passagerem Schrittmacher eine zusätzliche Sicherheit dar. Das Blutgasanalysegerät der Baustufe 2 sollte aktuelles pH, pCO_2, Standarbikarbonat, Basenexzeß, Pufferbase und evt. den arteriellen pO_2 messen können. In der 3. Baustufe wurde empfohlen, als zusätzliche Kreislaufgröße die unblutige oder blutige Blutdruckmessung aufzunehmen, die damals sicher als bedingt notwendige Basisausrüstung von Intensiveinheiten angesehen wurde.

Zur Baustufe 4 wurde die Registrierung der Atemfrequenz über Thermistoren im Atemstrom von Mund und Nase gezählt. Zur nächsten Baustufe zählte die Temperaturüberwachung. Die automatische Kontrolle der Blut- und Atemgase wie der CO_2 Konzentration der Atemluft mittels eines Ultrarotabsorptionsschreibers mit Scheitelwertbildung oder der Sauerstoffsättigung des Blutes durch ein Relativoxymeter wurden optional in die 6. Baustufe eingeordnet.

Kardiovaskuläres Monitoring

EKG-Monitoring

Die kontinuierliche EKG-Überwachung erfolgte initial über Oszilloskope, – auch

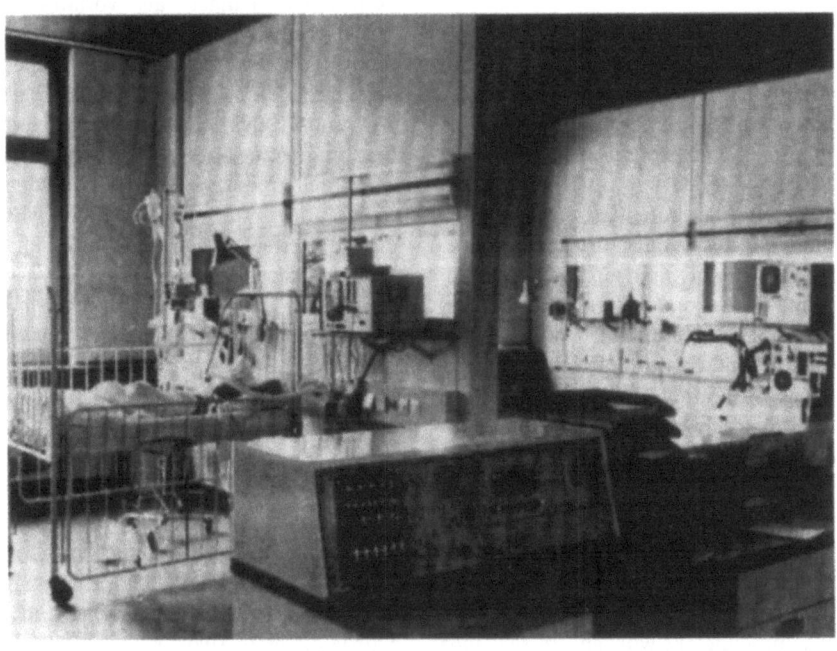

Abb. 2 ▲ **Zentrales Überwachungspult mit 6-Kanal-Kathodenstrahl-Oszilloskop, daneben Alarmschreiber sowie ein optisches und akustisches Alarmtableau. Mit Wahltasten können auf Tochterinstrumente (ganz rechts) die Signale Druck und Temperatur eines Patienten geschaltet werden [33]**

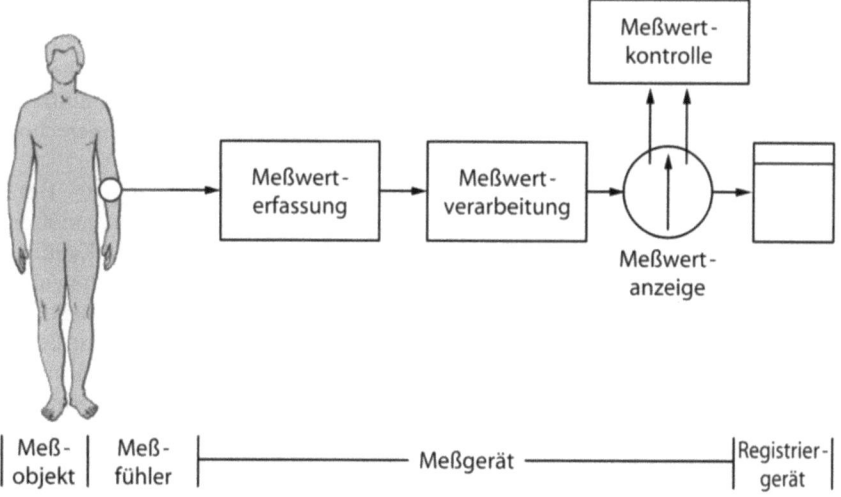

Abb. 3 ▲ **Bioelektrische Meßkette nach Seeliger [25]**

Kardioskope genannt – wie sie schon Anfang der 50er Jahre in Herzkatheterlaboratorien verwendet wurden. Die Funktionsweise dieser bettseitig einsetzbaren Sichtgeräte beruht auf dem Prinzip der Braunschen Kathodenstrahlröhre. Die meisten Oszilloskope waren für den intensivmedizinischen Bereich zu klein, es wurden größere Bildschirme von mindestens 12 bis 17 cm im Durchmesser gefordert, um bei der Darstellung des EKG's mit einer üblichen Laufgeschwindigkeit (50 mm/sec) Rhythmusstörungen besser visuell erkennen und differenzieren zu können [25, 51]. Darüber hinaus mußten diese Monitore über einen ausreichenden Nachleuchteffekt verfügen und sollten helligkeitsverstellbar sein.

Für die Routineüberwachung sah man Zwei-Kanal-Skope als ausreichend an. Die Möglichkeit der R-Phasen gesteuerten Triggerung mit variabler Amplitudenregelung ermöglichte das Ablesen der Herzfrequenz auf einer auf dem Schirm angebrachten Skala [51]. Empfehlenswert war ein Anzeigeinstrument mit Integrator, so daß der jeweilige Mittelwert aus mehreren Systolen (etwa 5–10) oder über einen bestimmten Zeitraum (etwa 5–10 Sekunden) abgelesen werden konnte [25]. Frequenzfilter erleichterten das Erfassen des EKGs bei Auftreten von Störpotentialen.

Als besonders hilfreich in Notfallsituationen erwies sich ein sog. Akutoder Notkardioskop, welches in Sekunden einsatzbereit war und erstmals 1966 vorgestellt wurde [34]. Drei am Gehäuse des Gerätes festangebrachte

Füße dienten als Oberflächenelektrode und ermöglichten nach Aufsetzen auf die äußere Brustwand eine arbiträre EKG-Ableitung.

Die Überleitung der Impulse vom Patienten zum Monitorkabel war damals der wunde Punkt der EKG-Überwachung [55]. Es existierten verschiedene Typen von Elektroden: Neben Metallelektroden, die mittels Gummirie-

men oder selbstklebendem Schaumgummi am Patienten befestigt wurden, verwendeten einige Zentren Nadelelektroden [63] bzw. spiralförmige Stichelektroden [25]. Injizierbare sog. „Subtroden" fanden in einzelnen Fällen ihren Einsatz bei der Langzeitüberwachung [47]. Durch Eintrocknen der Elektrodencreme oder durch Ablösung von Pflasterelektroden und instabiler Lage der perkutan eingebrachten Elektroden war ein optimaler Kontakt zum Patienten vielfach nicht gegeben, so daß die Übermittlung der Signale nur unzureichend war und häufig Ursache für Fehlalarme war. Aus der Raumfahrtmedizin [14] stammen die Vorläufer der heutigen Elektrodensysteme. Diese dünnen, biegsamen, ca. 10 Pfennigstück-großen Silberringe (s. Abb. 5) waren mit Elektrodenpaste versehen, von einem Schaumgummiring von 4 cm Durchmesser umgeben und ermöglichten so eine weitgehend störungsfreie Ankopplung der Elektroden [49].

Puls-Monitoring

Wie schon oben angeführt, wurde das Puls-Monitoring als sinnvolle, wenn

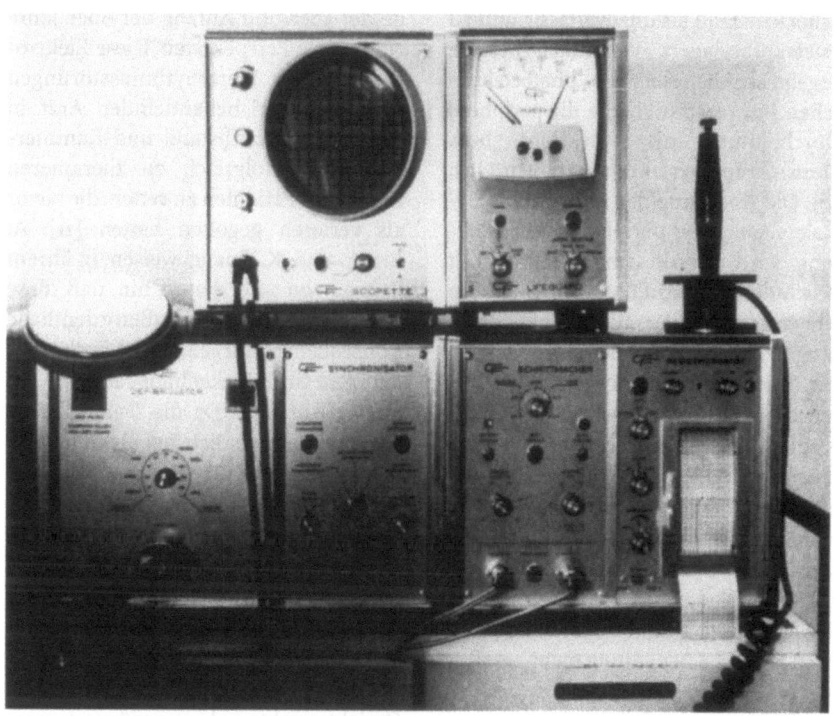

Abb. 4 ▲ **EKG-Monitor in Kombination mit einer Schrittmacher-Defibrillator-Einheit. Oben: Oszilloskop und Herzfrequenzmesser. Unten: Defibrillator, Synchronisator, Schrittmachereinschub, EKG-Schreiber [25]**

103

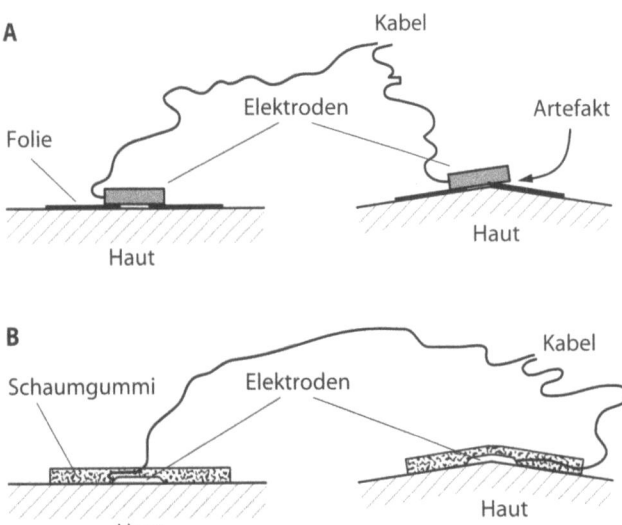

A

Kabel

Elektroden

Artefakt

Folie

Haut

Haut

B

Kabel

Schaumgummi

Elektroden

Haut

Haut

Abb. 5 ▲ A) Schematische Darstellung der gebräuchlichen starren EKG-Elektroden mit dicken Kabeln, die bei Bewegungen Anlaß zu Artefakten geben können. B) Schematische Darstellung neuartiger EKG-Elektroden aus dünnen biegsamen Silberblech, die sich bei plötzlichen Bewegungen und Hautfaltenbildungen der Haut anpassen [49]

nicht sogar obligate Ergänzung der kontinuierlichen EKG-Überwachung angesehen. Mit Dehnungsmeßstreifen oder druckempfindlichen Kapazitäten konnte die periphere Pulsfrequenz durch Pulsrezeptoren weitergeleitet werden. Diese Art der Signalaufnahme erwies sich aber bei unruhigen Patienten bzw. bei Patienten mit peripherer Vasokonstriktion im Schockzustand als unzuverlässig und zu artefaktüberlagert. Wesentlich bessere Ergebnisse lieferten die photoelektrischen Pulsrezeptoren, die die periphere Durchblutung mit Reflektions- bzw. Transmissionsverfahren erfaßten [25, 56]. Die Änderung der während der Systole verstärkten peripheren Durchblutung wird bei diesem Verfahren mit Leuchtdioden und Phototransistoren in ein entsprechendes elektrisches Signal umgesetzt. Ende der 60er Jahre – also in der Vorära des invasiv hämodynamischen Monitorings – wurde der „Pulsamplituden-Monitor" [40] als Überwachungsmethode der peripheren Durchblutung zur frühen Erkennung einer peripheren Minderdurchblutung eingesetzt. Ein Überwachungsverfahren, das später infolge der weiten Verbreitung des invasiven Monitorings keine praktisch klinische Bedeutung mehr besaß.

Rhythmusüberwachung

Die hohe Mortalität beim Myokardinfarkt zu Beginn der zweiten Hälfte des 20. Jahrhunderts war vor der Einführung der CCUs zu einem wesentlichen Teil v.a. durch tachykarde und bradykarde Herzrhythmusstörungen bedingt [52]. Die Einführung der externen Herzmassage, der externen kardialen Defibrillation und Kardioversion sowie die externe Schrittmacherbehandlung eröffneten dabei der Intensivmedizin Ende der 50er und Anfang der 60er Jahre völlig neue Perspektiven. Diese Elektrotherapie der Herzrhythmusstörungen versetzten den behandelnden Arzt in die Lage, Herzstillstand und Kammerflimmern erfolgreich zu therapieren und damit Patienten zu retten, die zuvor als verloren gegolten hatten [11]. A. Bruck und K. Spang weisen in ihrem Beitrag von 1967 darauf hin, daß diese neue Therapieform „außerordentliche Konsequenzen für jeden Arzt, insbesondere den im Krankenhaus tätigen Arzt, mit sich bringe". Da die Defibrillation nur in einem zeitlich begrenzten Rahmen, nämlich innerhalb von etwa 4 min nach Eintritt des Herz-Kreislaufstillstands erfolgversprechend angewendet werden könne, müßten nunmehr „völlig neue Maßstäbe für die Intensität der Überwachung" der Kranken gelten. Eine Überwachung, die bisher als sorgfältig und gut galt, mußte unter den neuen Gesichtspunkten als ungenügend angesprochen werden. Daher stellten die Autoren die Forderung nach Schaffung besonderer Überwachungsstationen im Rahmen internistischer Kliniken. Hier sollten jene Patienten aufgenommen werden, bei denen nach ärztlicher Erfahrung mit dem plötzlichen Eintreten eines Kreislaufstillstandes gerechnet werden müsse [11].

Die Auslösung maligner Herzrhythmusstörungen in Form von Kammertachykardien bis hin zum Kammerflimmern durch vorzeitig in die vulnerable Phase einfallende ventrikuläre Extrasystolen war eine klinische Erfahrung, die man mit Hilfe der kontinuierlichen EKG-Überwachung gewonnen hatte. Mit zunehmender Kenntnis in der kontinuierlichen, elektronischen Überwachung zeigte sich, daß sog. „prämonitorische Phänomene" existierten, etwa eine ventrikuläre Extrasystole, die in die sog. vulnerable Phase des vorhergehenden Normalschlags fällt, aus denen auf das drohende, u. U. letale Ereignis geschlossen werden konnte. Effert et al. berichteten 1969 über ihre seit Anfang der 60er Jahre in Düsseldorf und Aachen gesammelten Erfahrungen in der apparativen Überwachung Herzkranker [5]. Prämonitorische Phänomeme wurden automatisch festgestellt, damit Präventivmaßnahmen sofort eingeleitet werden konnten. Mit Hilfe einfacher bettseitiger Monitore wurde das EKG kontinuierlich auf dem Leuchtschirm eines Oszillographen abgebildet. Die Speicherung des EKG erfolgte damals auf einem Siebenkanal-Bandspeicher. Wurde während des schnellen Bandablaufs eine Rhythmusstörung festgestellt, so konnte das Band zurückgespult und der interessierende Abschnitt herausgeschrieben werden. Später wurde eine automatische Auswerte-Elektronik konstruiert, die beim Auftreten einer Arrhythmie automatisch einen Schreiber für eine vorwählbare Zeitspanne in Gang setzte. Mit einem schaltungstechnischen Kniff konnte das EKG 2 s vor dem Auftreten der Rhythmusstörung nachträglich automatisch herausgeschrieben werden. Aus der QT-Dauer eines Normalschlags und dem Intervall zwischen Normalschlag und Extrasystole ließ sich ein sog. „Vorzeitigkeitsindex" bilden. Lag er unter 0,8, so löste die Extrasystole mit einer Wahrscheinlichkeit von 70 bis 80% Kammerflimmern aus. Mit Hilfe eines Analogrechners konnte dieser Index kontinuierlich gemessen und angezeigt werden.

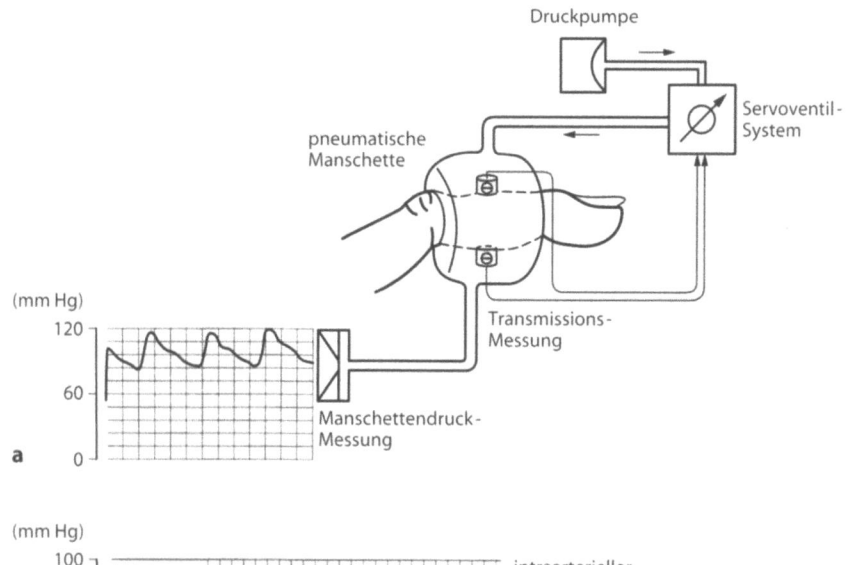

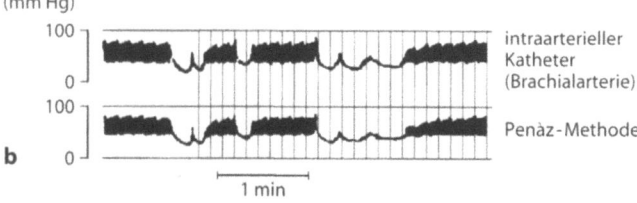

Abb. 6 ▲ Schematische Darstellung der Fingerplethysmographie nach Penaz. a Druckregistrierung mit dem FIN.A.PRES Gerät. b Simultane Registrierung des Fingerarterienblutdrucks und dem Druck in der Arteria brachialis [46]

Defibrillation

Die Defibrillation wurde in den ersten Jahren ausschließlich unter Verwendung von Wechselstrom (Niederspannung) durchgeführt. Die Mitte der 60er Jahre zunehmende Verbreitung der Gleichstromdefibrillatoren (Hochspannung) bedeutete eine erhebliche Verbesserung: Die Leistungsaufnahme dieser Geräte war geringer, so daß jede Steckdose ohne besondere Absicherung verwendet werden konnte. Hierdurch wurde auch der Bau batteriebetriebener, transportabler Defibrillatoren ermöglicht. Die Zeit des Stromflusses war bei den Gleichstromgeräten erheblich kürzer, so daß elektrische Schäden des Myokards geringer waren.

Blutdruck-Monitoring

Nichtinvasive Meßverfahren

Über lange Zeit stellte die Palpation des arteriellen Pulses die einzige Möglichkeit zur Beurteilung des peripheren Kreislaufs dar. Sie wird auch heute noch routinemäßig bettseitig bei der Untersuchung des Patienten eingesetzt.

In den 60er Jahren kamen Geräte auf den Markt, welche automatisch über einen Kompressor die Manschette aufpumpten. Anstelle des Stethoskops lag unter der Manschette ein Körperschallmikrophon, welches die Korotkoff-Töne auffängt und darüber die Druckwerte bestimmte. Über Punktdrucker konnten die systolischen und diastolischen Meßdaten dokumentiert werden.

Später kamen auch Ultraschallverfahren zum Einsatz. Hierbei wurde eine kleine Ultraschallsonde über der Arterie angebracht, welche Frequenzänderungen der Blutflußgeschwindigkeit nach der Doppler-Methode hörbar machte. Sobald beim Ablassen der Blutdruckmanschette Blut in das Gefäß einströmt, registriert der Empfänger den Blutfluß und zeigt den systolischen Blutdruck automatisch an. Bei völlig ungehindertem Blutstrom wurde der diastolische Wert erfaßt [42].

Der tschechische Physiologe J. Penàz führte 1967 ein Verfahren ein [45, 58], welches basierend auf dem Prinzip einer raschen, phasengetreuen Nachführmethode eine kontinuierliche Blutdruckregistrierung ermöglichte. Aufbauend auf diese Methode stellte K. H. Wesseling 1982 ein Gerät mit dem Namen FIN.A.PRES vor [46, 61]. Die Mes-

sung erfolgte mit Hilfe einer pneumatischen Fingermanschette, in die ein Photoplethysmograph integriert war (s. Abb. 6). Da zum einem bei längeren Messungen Gefäßspasmen in den Fingern auftraten und zum anderen die fingerplethysmographische Blutdruckmessung im Schock unmöglich war, fand diese Methode in der Intensivmedizin keine weite Verbreitung [42, 58].

Die oszillometrische Methode hat sich in der Intensivmedizin als nicht invasives, semikontinuierliches Verfahren zur Blutdruckmessung durchgesetzt und wurde 1976 in die klinische Routine als Dinamap (Device for indirect noninvasive automatic arterial pressure) eingeführt [58]. Die Oszillometrie bedient sich der Druckwellen, die durch die pulsatilen Arterienwandbewegungen beim Ablassen des Drucks auf die teilweise noch okkludierende Manschette übertragen werden. Zwar kam es in der Anfangsphase bei hypotonen und hypertonen Blutdruckbereichen zu erheblichen Meßfehlern der systolischen und diastolischen Werte, der arterielle Mitteldruck wurde aber in allen Bereichen hinreichend genau gemessen. Durch weitere Entwicklungen v.a. im Bereich der Mikroprozessortechnologie konnten die Meßungenauigkeiten der systolischen und diastolischen Werte eliminiert werden.

Invasive Meßverfahren

Die Entwicklung von elektronischen Druckwandlern in den 40er Jahren [17] machte schließlich den Weg frei für ein kontinuierliches Monitoring des Drucks im venösen und arteriellen Gefäßsystem und ermöglichte die Implementierung dieses Verfahren in die Überwachung auf der Intensivmedizin.

Verbesserte Punktionstechniken wie die Seldinger-Technik [54] aber auch die Entwicklung von speziellen biokompatiblen Kathetermaterialien waren die Voraussetzung für die spätere weite Verbreitung der invasiven Druckmessung im venösen und arteriellen Stromgebiet.

Im Rahmen der Intensivüberwachung begnügte man sich in der Regel mit der konventionellen unblutigen Messung des arteriellen Drucks nach Riva-Rocci. Den zu der damaligen Zeit verfügbaren Geräten zur unblutigen Messung haftete jedoch der Nachteil

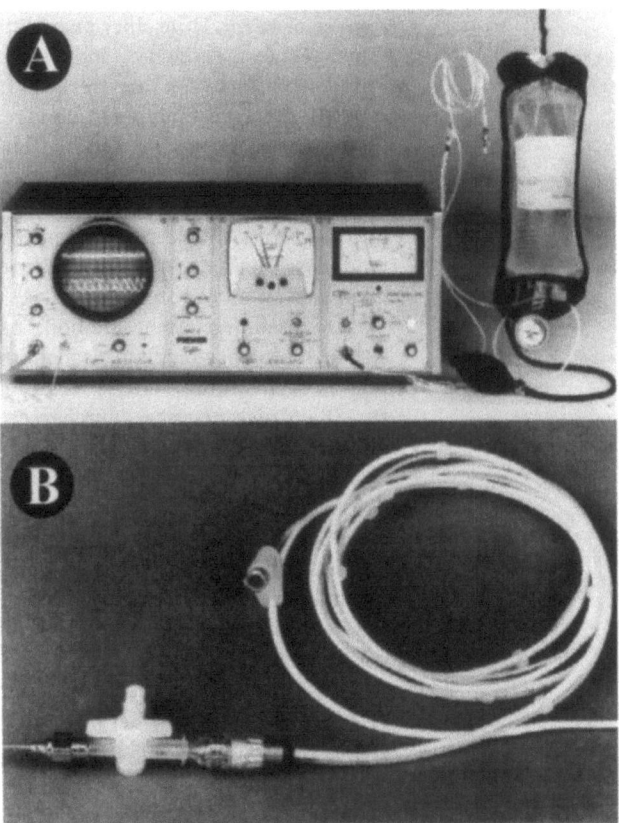

Abb. 7 ▲ A **Gerätekombination Lifeguard in Zweikanalausführung mit Blutdruckmeßgerät, angeschlossenem Ohrpulsabnehmer SKEP, Druckinfusionseinrichtung mit FenwaL-Beutel mit Druckmanschette und Miniaturdruckaufnehmer SP 37.** B **Miniaturdruckaufnehmer SP 37 mit angeschlossenem Druckdom-Infusionsschlauch, Dreiwegehahn und einer Kanüle** [24]

an, daß sie gerade in kritischen Kreislaufsituationen, die einer genauen Überwachung bedürfen (z.B. Schockzustand), zu anfällig waren und damit versagten. Somit ergab sich gerade bei instabilen Patienten die Indikation zur invasiven, blutigen Messung des arteriellen Drucks [26]. Zunächst wurden die Druckmessungen über einen in die Arteria femoralis bis in die Aorta oder Arteria radialis eingeführten Katheter intermittierend vorgenommen (s. Abb. 7). Im Anschluß an die Messung wurde das Kathetersystem durch Injektion einer Heparin-Kochsalzlösung gespült und verschlossen [19]. Eine kontinuierliche Druckmessung war mit diesen einfachen Kathetern ohne Dauerspülung wegen des retrograden Bluteinstroms in den Katheter mit nachfolgender Verstopfung nicht möglich. Erst Ende der 6oer Jahre wurden Systeme entwickelt, die bei langsamer, kontinuierlicher Spülung gleichzeitig eine Pulswellenübertragung gestatteten und somit eine ununterbrochene Registrierung der Drücke erlaubten.

Rechtsherzkatheteruntersuchung

Anfang der 6oer Jahre erlaubte die Entwicklung kleiner, flexibler Mikrokatheter erstmalig die bettseitige Sondierung des rechten Herzens ohne radiologische Hilfsmittel [10, 15], eine Methode, die von P. Grandjean initiiert wurde [20, 21]. Die systolisch/diastolischen Drücke und die Mittelwerte wurden auf einem Elektromanometer angezeigt. Im klinischen Einsatz ließ sich der Mikrokatheter zwar leicht bettseitig unter fortlaufender Druckkontrolle über den rechten Vorhof und Ventrikel in die Pulmonalarterie vorschieben, dennoch verursachten diese Katheter bei der Passage des rechten Ventrikels häufig ventrikuläre Rhythmusstörungen, die gerade in Phasen einer erhöhten Vulnerabilität wie zum Beispiel beim akuten Herzinfarkt nicht selten in Kammerflimmern übergehen konnten.

Der eigentliche Durchbruch für das hämodynamische Monitoring war die Einführung des von Swan und Ganz entwickelten flexiblen, zweilumigen

Balloneinschwemmkatheters [57]. Dieser Katheter erlaubte eine relativ arrhythmiefreie Passage des rechten Herzens mit Hilfe des an der Spitze aufgeblasenen Ballons und Messung des sog. Lungenkapillarverschlußdrucks als indirekten Indikator des linksventrikulären Füllungsdrucks.

Das Prinzip der ballonassistierten Einschwemmkathetertechnik wurde wenig später auch auf andere Katheterarten ausgedehnt. Irnich et al. stellten 1971 eine transvenös einzubringende flexible Schrittmachersonde vor, an deren Spitze ein Ballon angebracht war und die zusätzlich über ein Infusionslumen verfügte [31].

Herzzeitvolumenbestimmung

Die bahnbrechende Arbeit von A. Fick (1870) bildet über 100 Jahre die Grundlage der Bestimmung des Herzeitvolumens (HZV) [18]. Die Bestimmung des HZV nach dem Fickschen Meßverfahren besitzt auch heute noch im intensivmedizinischen Bereich den Nachteil des hohen Zeit- und Arbeitsaufwands im Vergleich zum später entwickelten Thermodilutionsverfahren. Hierbei mußte in den Anfängen noch auf eine 0°C abgekühlte Kochsalzlösung als Indikator zurückgegriffen werden. Die Zeit-Temperaturkurve wurde mit Thermoelementen intraarteriell gemessen. Problematisch erschien die Thermodilution wegen der Schwierigkeit, exakt definierte Kältemengen zu applizieren sowie durch die indikatorbedingte Verzerrung der Zeit-Temperaturkurve, die durch den Temperaturaustausch zwischen Blut- und Gefäßwand sowie pulmonaler Wärmekonvektion bedingt war [12]. Nach Buschmann et al. war daher zunächst die Registrierung von Farbstoffverdünnungskurven zur Bestimmung des HZV als Verfahren der Wahl anzusehen. Diese Autoren stellten 1971 ein semiautomatisches Verfahren zur Bestimmung des HZV nach dieser Methode vor (s. Abb. 8). Als Indikator wurde dabei ausschließlich der Farbstoff Indocyanin verwendet. Dessen Vorteil ist es, daß die Extinktion von der O_2-Sättigung des Blutes unabhängig ist.

Anläßlich eines Intensivworkshops wurden im Juni 1975 neue Verfahren zur kontinuierlichen Bestimmung des HZV vorgetragen und diskutiert. Zwei der

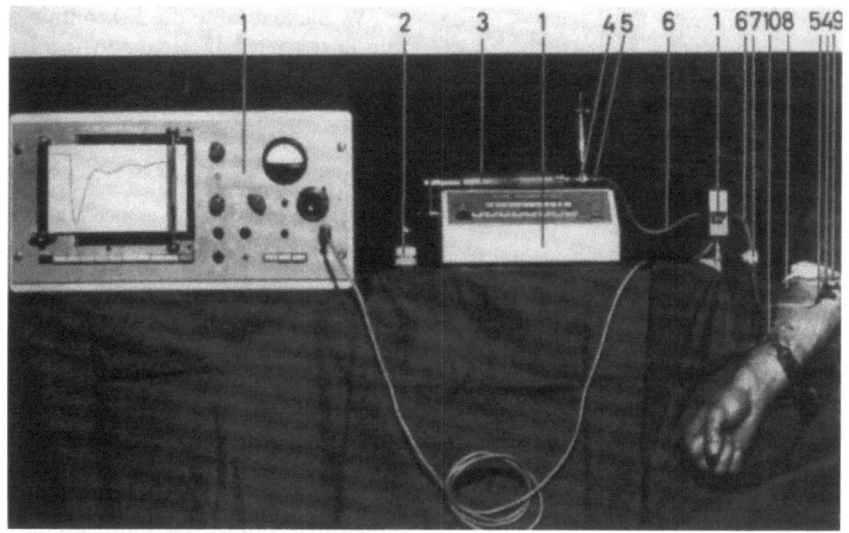

Abb. 8 ▲ **Meßanordnung zur Bestimmung des Herzzeitvolumens unter Verwendung des Indocyanin [12]. 1 = Meßgerät zur Erfassung der Farbstoffverdünnungskurven; 2 = Indocyanin; 3 = 50-cc-Glasspritze; 4 = Dreiwegehahn; 5 = Schlauchverbinder; 6 = PVC-Schlauch, Innendurchmesser 2 mm; 7 = Schlauchklemme; 8 = Venenkatheter; 9 = Seldingernadel; 10 = Gabelstück**

Überwachung der Sauerstoffaufnahme

Da im Schock die Sauerstoffaufnahme des Gesamtorganismus abnimmt und gleichzeitig ein erniedrigter Sauerstoffverbrauch beobachtet wird, lag es nahe, nach klinisch brauchbaren Verfahren zur Bestimmung der Sauerstoffaufnahme zu suchen. Der Sauerstoffverbrauch konnte punktuell entweder nach der Fickschen Gleichung aus Messungen der arteriovenösen Sauerstoffdifferenz und Bestimmung des HZV berechnet werden oder durch die Gasanalyse von gesammelter Ausatmungsluft. Beide Verfahren waren für den klinischen Einsatz, wo gerade die rasche Erkennung generalisierter Veränderungen der peripheren Gewebsdurchblutung vorrangig ist, nicht geeignet. H. Neuhof entwickelte 1973 ein fahrbares Überwachungsgerät (s. Abb. 10), welches die Kriterien einer direkten und kontinuierlichen Registrierung der Sauerstoffaufnahme erfüllte [43]. Das fahrbare Gerät bestand u.a. aus einer Geräteeinheit zur fortlaufenden Messung der Sauerstoffaufnahme (pneumatischer Teil, Analysegerät, Luftströmungsmesser) und einem Alarmgeber, der den Abfall der Sauerstoffaufnahme unter einen kritischen Wert anzeigte. Zur Überwachung lagen die Patienten unter einer Haube aus durchsichtiger Kunststoffolie, aus der kontinuierlich ein konstanter Luftstrom abgesaugt wurde. Die Sauerstoffaufnahme ergab sich aus der Differenz zwischen der frei in die Haube einströmenden athmosphärischen Luft und der aus der Haube abgesaugten Luft und dem Luftdurchfluß.

vorgestellten Methoden verdienen Erwähnung, da sie teilweise auch heute noch im Einsatz sind:

Impedanzkardiographie

Bei dieser bis dato einzigen, nichtinvasiven Methode zur kontinuierlichen Bestimmung des HZVs werden Änderungen des Widerstands im Thorax, welche durch Flüssigkeitsverschiebungen parallel zur Herzaktion verursacht werden, gemessen [28]. Obwohl sie durch ihre einfache, nicht invasive Art imponierte, war es lange nicht klar „was eigentlich gemessen wird" [28]. Ein Hauptproblem dieser Methodik lag in ihrer extremen Störanfälligkeit unter intensivmedizinischen Bedingungen [29]. Schlagvolumen und HZV konnten quantitativ nicht ausreichend genau bestimmt werden. Lediglich relative, also qualitative Veränderungen waren ausreichend erfaßbar [29].

Herzzeitvolumenbestimmung aus der Analyse der aortalen Pulskontur (s. Abb. 9)

Diese Methode wird weiterhin bzw. derzeit wieder als weniger invasives Verfahren und Alternative zur HZV Bestimmung durch den Pulmonalarterienkatheter als PiCCO®-System in der Klinik eingesetzt. Durch eingehende Untersuchungen konnte gezeigt wer-

den, daß eine zuverlässige Ableitung des Herzschlagvolumens aus dem Druckverlauf in der Aorta möglich ist, wenn durch eine initiale Eichung mit einer unabhängigen Methode (Indikatorverdünnung) ein patientenspezifischer Eichfaktor ermittelt wird, um das Verfahren den individuellen Kreislaufbedingungen anzupassen [48]. Voraussetzung für ein solches Verfahren war jedoch eine automatische Auswertung der einzelnen Druckkurven durch einen Rechner [62]. Klinische Fehlermöglichkeiten ergaben sich v.a. durch formal gestörte Druckkurvenverläufe im Intensivbereich [48].

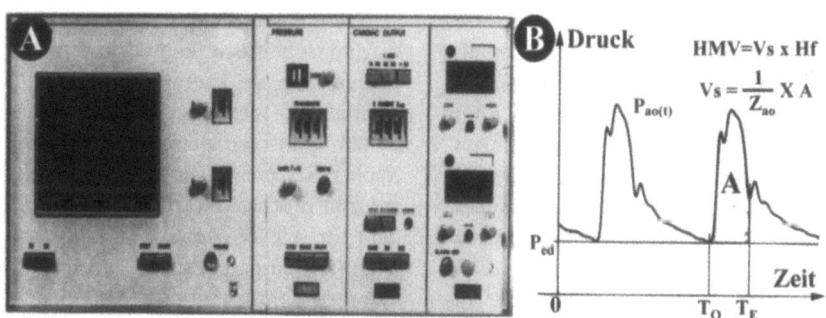

Abb. 9 ▲ A) HZV-Überwachungsgerät zur Analyse der aortalen Pulskontur nach K. Wesseling [62]. B) Prinzip der HZV Berechnung aus der Aortendruckkurve [48]. HMV = Herzminutenvolumen; V_s = Schlagvolumen; Hf = Herzfrequenz; Z_{ao} = charakteristische Impedanz der Aorta; A = Fläche unter dem systolischen Teil der Aortendruckkurve oberhalb des enddiastolischen Drucks; T_0, T_E = Beginn bzw. Ende der Austreibungszeit; P_{ed} = enddiastolischer Druck

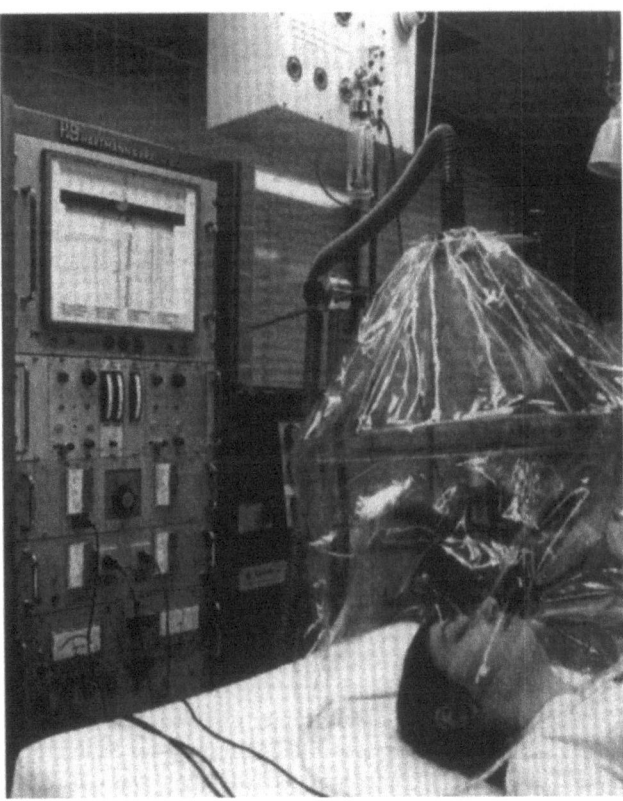

Abb. 10 ▲ Überwachungsgerät zur direkten kontinuierlichen Registrierung der Sauerstoffaufnahme und anderer Parameter [43]

Auch diese Methode fand aufgrund ihres großen apparativen Aufwands keine breite Anwendung.

Bedeutung der invasiven hämodynamischen Überwachungsverfahren für die Intensivtherapie

Die mit Hilfe des relativ risikoarmen Balloneinschwemmkatheters erfassbaren Meßwerte zur Hämodynamik des linken und rechten Ventrikels haben die pathophysiologischen Erkenntnisse des akuten Myokardinfarkts (z.B. Compliancestörung der Herzkammern) verbessert und die Diagnostik von Komplikationen (z.B. Ventrikelseptumruptur, Papillarmuskelabriß, Rechtsherzinfarkt) in der Vorära der Farbdopplerechokardiographie eine neue Dimension gegeben [6–8]. Hämodynamische Untersuchungen zeigten, daß der bis dato in der klinischen Anwendung häufig gemessene zentralvenöse Druck v.a. bei Patienten mit eingeschränkter linksventrikulärer Pumpfunktion unzureichend mit dem linksventrikulären enddiastolischen Füllungsdruck korrelierte

[27], wohingegen der enddiastolische Pulmonalarteriendruck gut mit dem Füllungsdruck der linken Kammer übereinstimmte [39]. In der schwierigen Differentialdiagnostik der rechtsventrikulären Beteiligung im Rahmen des Hinterwandinfarkts war die spezifische Erfassung der gestörten rechtsventrikulären Hämodynamik im Vergleich zum linken Ventrikel bis heute ein wichtiger diagnostischer Schlüssel [6].

In dieser Ära, als Reperfusionsstrategien (z.B. Thrombolyse, PTCA) zur kausalen Behandlung des akuten Myokardinfarkts noch keine Anwendung fanden, war die Therapie im wesentlichen auf die Verbesserung der Hämodynamik durch die Gabe von Vor- und Nachlastsenkern ausgerichtet, z.B. Natriumnitroprussid. Dies galt insbesondere für schwer symptomatische Patienten mit eingeschränkter linksventrikulärer Pumpfunktion. Bei Blutdruckabfall, kardiogenem Schock oder Lungenödem war neben der klinischen Symptomatik die Kenntnis der aktuellen Druckverhältnisse im kleinen Kreislauf entscheidend für den Einsatz einer differenzierten Therapie.

W. Bleifeld faßte die Erkenntnisse zum Rechtsherzkatheter 1980 wie folgt zusammen [4]:

„Die Erfahrungen der letzten 10 Jahre mit der hämodynamischen Überwachung bei mehreren Millionen Patienten mit akutem Infarkt haben gezeigt, daß es sich um eine relativ sichere, den Patienten verhältnismäßig wenig belästigende Untersuchung handelt.“

Dennoch forderte er eine strenge Indikationsstellung zum invasiven hämodynamischen Monitoring. Kosten-Nutzenüberlegungen sowie mögliche, aber seltene katheterassoziierte Komplikationen und strenge klinische Kriterien sollten den Einsatz des Einschwemmkatheters im klinischen Alltag bestimmen.

Stellenwert der Echokardiographie

Die Echokardiographie verdient als ein nicht-invasives Verfahren auch unter historischen Gesichtspunkten als Monitoringverfahren in der Intensivmedizin unbedingt Erwähnung. Auch wenn mehr ein diskontinuierlich als kontinuierlich angewandtes Verfahren ist es mittlerweile ein unverzichtbarer Bestandteil in der bettseitigen Diagnostik und Überwachung schwerkranker Patienten in der Intensivmedizin. Alle heutigen Verfahren basieren auf den grundlegenden Arbeiten von Edler und Hertz sowie Effert Anfang der 50er Jahre. Mit der Echokardiographie erschloß sich der Intensivmedizin in den 70er und 80er Jahren insbesondere mit Einführung der Farbdoppleranalyse und der transösophagealen Anschallung ein Verfahren, das heute unsere diagnostischen und therapeutischen Entscheidungsprozesse maßgeblich im intensivmedizinischen Bereich (z.B. Aortendissektion mit ihren verschiedenen Komplikationen wie Tamponade und Aorteninsuffizienz; Lungenembolie, Hypovolämie etc.) beeinflussen sollte. Die Visualisierung der linksventrikulären aber auch rechtsventrikulären Pumpfunktion, die morphoplogische Beurteilung des Klappenapparats, die Möglichkeit, akute mechanische Komplikationen (z.B. Septumperforation, Papillarmuskelabriß etc.) des Myokardinfarkts sofort bettseitig zu erkennen, unterstreicht die Bedeutung dieses bildgebenden Verfahrens. Das diagnostische Armentarium im Monitoring des Patienten wurde somit entscheidend verbessert. Die Durchführung einer kontinuierlichen, invasiven hämodynamischen Überwachung in Kombination mit der Erfassung der zugrundeliegenden Pathomorphologie durch bettseitige, echokardiographische Untersuchungen hat die intensivmedizinische Führung von lebensbedrohlich erkrankten Patienten in den letzten 10 Jahren erleichtert.

Schlußbemerkungen

Die Resultate in der Behandlung der zwei wesentlichen Bedrohungen des schwer herzkranken Patienten, nämlich die Herzrhythmusstörungen und die Herzinsuffizienz stehen im Zentrum, aber auch als Ausgangspunkt der Betrachtungen zur Entwicklung des Monitorings in der Intensivmedizin. Ohne entsprechende Monitore, Defibrillatoren, Schrittmacher und Katheter, ohne die Erforschung grundlegender physiologischer, aber auch pathophysiologischer Phänomene und Zusammenhänge wäre die Entstehung leistungsfähiger Intensivstationen, wie wir sie heute kennen, nicht denkbar gewesen. Die Technik hat der Medizin einen enormen Zuwachs an Erkenntnissen verschafft und eine Reihe von klinischen Eindrücken objektiviert.

W. Bleifeld kommentierte die Entwicklung in der Intensivmedizin 1978 in bemerkenswerter, z.T. nachdenklich stimmender Weise [9]:

„Allerdings kann man angesichts der zwar nur für den Außenstehenden fast unbegrenzten Möglichkeiten durchaus Bedenken anmelden: Schiebt die Technik jetzt nicht einen Riegel zwischen Arzt und Patient? Ist der Arzt kritisch genug gegenüber der Anschaffung und dem Einsatz von Geräten und Techniken? Wird nicht ärztliches Handeln durch die Technik in einer unerwarteten Weise beeinflußt, nämlich so, daß vermittels der Technik die erzielten Daten dem Arzt als ein Alibi dienen für die ohnehin wenige Zeit, die er für den Patienten hat? Ersetzt er das, was man landläufig ‚ärztliche Erfahrung‘ oder ‚Empirie‘ nennt, durch anonym erhaltene Daten, und in welchem Verhältnis stehen heute noch ärztliche Erfahrung und Technik in der Medizin? Gerade wegen der scheinbaren Objektivität der mittels technischer Hilfe gewonnenen Daten besteht naturgemäß die Gefahr, sie entweder über- oder allein zu bewerten oder die anderen Hilfen, z. B. die sorgfältige Anamnese oder die allgemeine Untersuchung, darüber zu vernachlässigen, so daß der Kontakt zum Patienten unterbrochen wird. Dieses Problem entsteht besonders in der Frühphase der Entwicklung einer neuen Technik und besonders dadurch, daß ein großer Teil der Zeit des Arztes für Eichung, Überwachung und Messung beansprucht wird".

Die Ausführungen W. Bleifelds sind auch 20 Jahre später immer noch gültig und verdienen angesichts der jüngsten, rasanten Entwicklungen im mittlerweile computerisierten Monitoring mit einer vollautomatisierten, papierlosen Patientendokumentation eine besondere Beachtung.

Literatur

1. Aschenbrenner R (1968) **Intensivpflege im modernen Krankenhaus – warum und wie?** Münch Med Wochenschr 110:984–988
2. Bartelheimer H, Haan D, Muller-Wieland K (1969) **Organisation und Überwachung bei internistischer Intensiv-Therapie.** Internist 10:173–180
3. Bleifeld W (1973) **Intensivüberwachung beim Myokardinfarkt.** Herz 2:53–58
4. Bleifeld W (1980) **Hämodynamik beim Myokardinfarkt.** Internist 21:662–666
5. Bleifeld W, Effert S, Merx W, Irnich W (1969) **Automatische Herzüberwachung mittels Bandspeicher.** Elektromedizin 32–35
6. Bleifeld W, Hanrath P, Mathey D, Heinrich KW, Merx W (1973) **Akuter Myokardinfarkt, II. Hämodynamik des rechten Ventrikels.** Z Kardiol 62:701–718
7. Bleifeld W, Hanrath P, Mathey D, Merx W (1974) **Acute myocardial infarction. V: Left and right ventricular haemodynamics in cardiogenic shock.** Br Heart J 36:822–834
8. Bleifeld W, Hanrath P, Merx W, Heinrich KW, Effert S (1972) **Akuter Myokardinfarkt. 1. Hämodynamik des linken Ventrikels.** Dtsch Med Wochenschr 97:1807–1815
9. Bleifeld W, Meyer-Hartwig K (1978) **Bedeutung der biomedizinischen Technik für Praxis, Klinik und Gesundheitswesen.** Dtsch Med Wochenschr 103:32–37
10. Bradley RD (1964) **Diagnostic right-heart catheterisation with miniature catheters in severley ill patients.** Lancet II:941–942
11. Bruck A, Spang K (1967) **Zur Einrichtung von kardiologischen Überwachungsstationen im Rahmen Innerer Kliniken.** Dtsch Med Wochenschr 92:14–20
12. Buschmann HJ, Thimme W (1971) **Die Bestimmung des Herzzeitvolumens.** Prakt Anästh 6:137–142
13. Day HW (1963) **An intensive coronary care area.** Dis Chest 44:423–427
14. Day J, Lippit M (1964) **A long-term electrode system for electrocardiography and impedance pneumography.** Psychophysiology 1:174–182
15. Dotter CT, Straube KR (1962) **Flow guided cardiac catheterization.** Am J Roentgenol Radium Ther Nuclear Med 88:27–30
16. Effert S, Bleifeld W, Irnich W, Merx W (1969) **Über methodische Fortschritte bei der apparativen Überwachung Herzkranker.** Dtsch Med Wochenschr 94:768–773
17. Fessler HE, Shade D (1998) **Measurement of vascular pressure.** In: Tobin M J (ed) Principles and practice of intensive care monitoring. McGraw-Hill, New York, pp 91–106
18. Fick A (1870) **Über die Messung des Blutquantums in den Herzventrikeln.** Phys Med Ges, Würzburg
19. Geering P, Nosbaum J, Gigon JP (1972) **Dauerkanülierung der Arteria femoralis.** Dtsch Med Wochenschr 97:1112–1114
20. Grandjean PT (1965) **Le microcathétérisme cardiaque droit, une nouvelle technique practicable, sans contrôle radioscopique au lit de malade.** Cardiologia 33:481–485
21. Grandjean PT (1967) **Une microtechnique du cathétérisme cardiaque droit praticable au lit du malade sans contrôle radioscopique.** Cardiologia 51:184–192
22. Gross R, Grosser KD, Bierstedt P, Deck K, Gerhard W, Habicht W, Steinbrück W (1968) **Erfahrungen mit einer internistischen Intensivpflegestation in der Großstadt.** Dtsch Med Wochenschr 93:784–792
23. Haan D (1968) **Der stufenweise Aufbau apparativer Überwachungseinrichtungen auf medizinischen Intensivstationen.** Med Klin 63:633–637
24. Haan D, Lawin P (1971) **Elektronische Überwachung.** In: Lawin P (Hrsg) Praxis der Intensivmedizin. Thieme, Stuttgart New York, S 74–94
25. Haan D, Lawin P (1975) **Elektronische Überwachung.** In: Lawin P (Hrsg) Praxis der Intensivbehandlung. Thieme, Stuttgart New York, S 2–21
26. Hanrath P (1974) **Kreislauf- und Atemüberwachung.** Diagnostik 7:260–264
27. Hanrath P, Bleifeld W, Merx W, Heinrich KW, Brunner E (1973) **Akuter Myokardinfarkt, III. Die Bedeutung des zentralvenösen Drucks für die Funktion des linken Ventrikels.** Z Kardiol 62:718–728
28. Hartung E (1976a) **Impedanzkardiographie: Theorie und Methode.** In: Zindler M, Purschke R (Hrsg) Neue kontinuierliche Methoden zur Überwachung der Herz-Kreislauf-Funktion. Bericht über den Workshop Frankfurt/Düsseldorf, Juni 1975. Thieme, Stuttgart New York, S 92–95
29. Hartung E (1976b) **Impedanzkardiographie: Vergleichsmessungen beim Menschen.** In: Zindler M, Purschke R (Hrsg) Neue kontinuierliche Methoden zur Überwachung der Herz-Kreislauf-Funktion. Bericht über den Workshop Frankfurt/Düsseldorf, Juni 1975. Thieme, Stuttgart New York, S 100–105

30. Hudson LD (1985) **Monitoring of critically ill patients: conference summary.** Respir Care 30:628–636

31. Irnich W, Effert S, Merx W (1971) **Transvenous bedside cardiac pacing with floating microelectrodecatheter.** Biomed Tech 16:21–24

32. Just H (1971) **Kardiologische Wachstation.** Wien Med Wochenschr 121:34–35

33. Klose R, Lutz H (1974) **Raumplanung und apparative Ausrüstung einer Intensivtherapiestation.** Prakt Anästh 9:284–293

34. Kronschwitz H (1966) **Viscard 7: ein Elektrokardioskop für den Notfall.** Prakt Anästh 1:335–336

35. Kühn P, Koller H, Michalek P (1972) **Routineuntersuchungen in einer Herzüberwachungsstation.** Wien Med Wochenschr 122:495–498

36. Linden RJ (1969) **Der Monitor in der Überwachung von Herzpatienten.** Münch Med Wochenschr 111:1970–1972

37. Meisner H, Struck E, Sebening F (1966) **Sechsjährige Erfahrungen mit einer Intensivbehandlungs-Station.** Münch Med Wochenschr 108:2479–2482

38. Meltzer LE, Kitchel J R (1972) **The development and current status of coronary care.** In: Meltzer L E, Dunning A J (eds) Textbook of coronary care. Charles Press, Philadelphia, pp 1–25

39. Merx W, Bleifeld W, Hanrath P, Heinrich KW, Nowak H (1973) **Akuter Myokardinfarkt, IV. Beziehung zwischen linksventrikulärem Füllungsdruck und enddiastolischem Pulmonalarteriendruck.** Z Kardiol 62:835–845

40. Murtz R (1971) **Unblutige permanente Kreislaufüberwachung mittels Puls-Monitoring.** Dtsch Med Wochenschr 96:1479–1480

41. Nager F, Rosli R, Albert H, Lichtlen P, Buhlmann A (1969) **Behandlung des akuten Myokardinfarkts in einer Koronar-Wachstation. Erfahrungen mit 260 Patienten.** Schweiz Med Wochenschr 99:309–317

42. Negri L (1989) **Der arterielle Blutdruck unter physiologischen Bedingungen.** In: Negri L, Schelling G, Jänicke U (Hrsg) Monitoring in Anästhesie und operativer Intensivmedizin. Wiss Verlagsabteilung Abbott GmbH, Wiesbaden, S 1–9

43. Neuhof H, Hey D, Glaser E, Wolf H, Lasch HG (1973) **Schocküberwachung durch kontinuierliche Registrierung der Sauerstoffaufnahme und anderer Parameter.** Dtsch Med Wochenschr 98:1227–1234

44. Oliver MF (1968) **Intensive coronary care.** Schweiz Med Wochenschr 98:1212–1216

45. Penàz J, Voigt A, Teichmann W (1976) **Ein Beitrag zur fortlaufenden indirekten Blutdruckmessung.** Z Inn Med 31:1030–1033

46. Pohl U, Wesseling K H, Petersen E, Bassenge E (1985) **Kontinuierliche, nicht-invasive Blutdrucküberwachung durch Servo-Manometrie am Finger.** In: Rügheimer E, Pasch T (Hrsg) Notwendiges und nützliches Messen in Anästhesie und Intensivmedizin. Springer, Berlin Heidelberg New York, S 221–227

47. Portheine H (1970) **Injizierbare Elektroden für die Langzeitkontrolle von Herzkranken auf Intensivpflegestationen.** Electro-Medica I:162–164

48. Purschke R, Wesseling K H, Schulte H D (1976) **Kontinuierliche, automatische Überwachung des Herzzeitvolumens aus der aortalen Pulskontur bei Intensivpatienten.** In: Zindler M, Purschke R (Hrsg) Neue kontinuierliche Methoden zur Überwachung der Herz-Kreislauf-Funktion. Bericht über den Workshop Frankfurt/Düsseldorf, Juni 1975. Thieme, Stuttgart New York, S 74–88

49. Schaefer J, Niedermayer W, Schwarzkopf HJ (1968) **Neue Möglichkeiten zur störungsfreien Kreislaufüberwachung.** Prakt Anästh 3:405–407

50. Schröder P (1972) **Zur technischen Ausstattung einer internen Intensivstation.** Münch Med Wochenschr 114:1509–1514

51. Schröder P (1973) **Klinische Erfahrung mit Herzüberwachungs- und Therapiegeräten.** Anaesthesist 22:207–211

52. Schröder R, Dissmann W, Buschmann HJ, Dissmann T, Meyer V, Paetsch H, Pawel Uv, Schneider J, Sonderkamp H, Wesselhoeft J (1967) **Myokardinfarkt-Wachstation – Ein Bericht über 100 Patienten mit besonderer Berücksichtigung der Rhythmusstörungen.** Z Kreislaufforsch 56:1–25

53. Schubert R, Staudacher HL (1967) **Erfahrungen an einer zentralisierten Entgiftungsstation.** Dtsch Med Wochenschr 92:386–392

54. Seldinger SI (1953) **Catheter replacement of the needle in percutaneous arteriography: A new technique.** Acta Radiol 39:369–373

55. Späth G (1971) **Intensiv-Medizin. Die internistische Intensivstation.** Münch Med Wochenschr 113:1154–1159

56. Stoffregen J (1962) **Ein neues Kreislauf-Überwachungsgerät (Pulsometer).** Anaesthesist 11:198–199

57. Swan HJ, Ganz W, Forrester J, Marcus H, Diamond G, Chonette D (1970) **Catheterization of the heart in man with use of a flow-directed balloon-tipped catheter.** N Engl J Med 283:447–451

58. Taylor AA, Piwinske S E (1995) **Invasive and noninvasive measurement of blood pressure.** In: Levine RL, Fromm RE (eds) Critical care monitoring. From pre-hospital to icu. Mosby-Year Book, St. Louis, pp 115–136

59. Tilsner V, Scherf M (1967) **Früherfassung von bedrohlichen Kreislaufsituationen durch die Intensivüberwachung.** Dtsch Med Wochenschr 92:1971–1974

60. Weis KH, Dohler HK (1967) **Die Planung der fortlaufenden Patientenüberwachung auf der Intensivpflegestation der neuen chirurgischen Universitätsklinik Mainz.** Anaesthesist 16:37–40

61. Wesseling KH, de Wit B, Settels JJ, Klawer WH (1982) **On the indirect registration of finger blood pressure after Penàz.** Funkt Biol Med 1:245–250

62. Wesseling KH, De Witt B, Weber JAP (1974) **Computer zur Ermittlung des Herzminutenvolumens aus der Pulskontour.** Med Technik 94:64–68

63. Wiber SA (1965) **Patient monitoring and anaesthetic management.** JAMA 191:11–16

C. Puchstein · Klinik für Anästhesiologie und operative Intensivmedizin, Marienhospital Herne, Universitätsklinik der Ruhr-Universität Bochum

Folge 11: Die Entwicklung der parenteralen Ernährung

Frühe Aufzeichnungen über die Notwendigkeit und Bedeutung der Ernährung für die Erhaltung oder Wiederherstellung der Gesundheit sind in der Bibel (Buch über den Propheten Daniel, Kapitel 1, Vers 4–20) und etwa 200 Jahre später bei Hippokrates zu finden [97]. Es wurden auch in den darauf folgenden Zeiten immer wieder Versuche unternommen, durch eine „künstliche" Ernährung unter Umgehung des Magen-Darmtrakts zur Heilung von Kranken beizutragen. Allerdings behielten diese frühen Einzelversuche anekdotenhaften Charakter und waren meist nur mit einem zweifelhaften Behandlungserfolg verbunden. Grundlegend änderte sich dies, als die Medizin im Laufe des letzten Jahrhunderts begann, sich ausschließlich naturwissenschaftlich zu orientieren und sich von anderen Sinndeutungen immer mehr abwandte.

Allgemeine Entwicklung

Wie viele andere Bereiche in der modernen Medizin, waren die Entwicklungen der Infusionstherapie und der künstlichen Ernährung eng verbunden, ja sogar abhängig von Erkenntnissen der Physiologie, Mikrobiologie, Chemie, Physik, Pharmakologie und Pathophysiologie. Die von den einzelnen naturwissenschaftlichen Fachrichtungen erarbeiteten Erkenntnisse wurden von „klinischen Pionieren" bereitwillig, zum Teil enthusiastisch, hinsichtlich ihrer möglichen Nutzbarkeit für klinische Belange erkannt und klinisch geprüft. Von besonderer Bedeutung für die künstliche Ernährung war der Nachweis ihrer Wirksamkeit anhand des klinischen Versuchs.

Befaßte sich während der ersten Hälfte unseres Jahrhunderts noch eine überschaubare Zahl wissenschaftlicher Veröffentlichungen mit dem Thema der künstlichen Ernährung und Infusionstherapie, so stieg während der letzten 30 Jahre die Anzahl der wissenschaftlichen Veröffentlichungen, die sich mit parenteraler oder enteraler Ernährung befaßten, kontinuierlich an.

Zu Beginn der 70er Jahre konnte man etwa 50 verschiedene Veröffentlichungen pro Jahr finden, zu Beginn der 90er Jahre aber durchschnittlich schon jährlich 530 Publikationen [70]. Die klinische Ernährung ist mittlerweile fast zu einer medizinischen Subdisziplin mit ihren eigenen Fachgesellschaften und Publikationsorganen geworden.

In Industrie- und Schwellenländern werden heute jährlich etwa 9 Mio. Menschen einer künstlichen Ernährungsbehandlung unterzogen. In der Anfangsphase der Entwicklung der klinischen Ernährung in unserem Jahrhundert waren die Verträglichkeit der künstlichen Ernährung beim Patienten und der biochemische Nachweis der Sinnhaftigkeit der Ernährungsbehandlung das Hauptziel, heute dagegen sind im Rahmen der Forderung nach einer „Evidence Based Medicine" auch der Nachweis einer Steigerung der Lebensqualität, einer Verkürzung der Rekonvaleszenzzeit und Krankenhausverweildauer und somit eine Kostensenkung im Gesundheitswesen als weitere Therapieziele hinzugekommen.

Im Rahmen der weiteren Entwicklung versuchte man auf krankheitsspezifische Veränderungen des Stoffwechsels durch Anpassung der Nährstoffsubstrate Einfluß zu nehmen, um eine normale Homöostase zu erzielen. Ein weiterer Entwicklungsschritt umfaßt heute, durch Zufuhr bestimmter Substrate im Rahmen der Ernährungstherapie modulierend auf Funktionen bestimmter Organe, wie Immunsystem, Leber, Niere und Dünndarmmukosa, zu wirken. Das Ziel ist, der Ernährungsbehandlung neben ihrer initialen Aufgabe gleichzeitig in stärkerem Maße die Wirkung einer spezifischen Pharmakotherapie zu verleihen.

Prof. Dr. C. Puchstein
Klinik für Anästhesiologie
und operative Intensivmedizin, Marienhospital,
Universitätsklinik der Ruhr-Universität Bochum,
Hölkeskampring 40, D-44625 Herne

111

Eine der wichtigsten Voraussetzungen für Beginn und Entwicklung der Infusionstherapie war die Entdeckung, daß Blut im Organismus zirkuliert und Substanzen, die in das Blut gelangen, dadurch im Körper in die einzelnen Gewebe verteilt wurden.

Harvey, der 1628 den Blutkreislauf erstmals beschrieb, vermutete, daß auch die Inhaltsstoffe der Nahrung durch den Blutstrom in die verschiedenen Organe des Organismus gebracht wurden [61]. Den ersten intravenösen Zugang soll 1656 Wren beschrieben haben, der als Architekt der St. Paul's Cathedral in London bekannt geworden ist. Über den Federkiel einer Gänsefeder, der mit einer Schweineblase verbunden war, infundierte er Hunden Rotwein und Bier [44]. Ähnliche Versuche wurden auch einige Jahre später von Fracassato an der Universität Pisa durchgeführt. 1662 wurde der Royal Society in London auf diese Weise die erste Bluttransfusion bei Hunden vorgestellt [81, 94]. Wenige Jahre später (1666) erfolgte die erste erfolgreiche Bluttransfusion von Tier zu Mensch [26, 82]. Die erste umfangreiche Beschreibung über die Möglichkeit der intravenösen Infusion wurde von Escholtz 1665 in Holland publiziert und hatte den Titel „Clysmatica Nova" [42]. William Courten aus Montpellier infundierte 1678/79 unterschiedlichste Substanzen, wie Olivenöl, Zuckerlösung, Essig, Wein, Abführmittel, Opium, Urin und Salzlösung, Tieren intravenös, allerdings mit sehr unterschiedlichen Erfolgen [23].

Parenterale Wasser- und Elektrolyttherapie

Diesen ersten Pionieren der Infusionstherapie folgten zahlreiche andere. Es war jedoch nicht erstaunlich, daß, abgesehen von anekdotenhaften Erfolgen, Mißerfolge überwogen und Fortschritte in der Entwicklung dieser Behandlungsmethoden zunächst für 150 Jahre ausblieben, da zu dieser Zeit kaum Kenntnisse über Biochemie, Mikrobiologie und Immunologie bestanden [20]. Ein neuer Stimulus, an der Weiterentwicklung intravenöser Infusionen zu arbeiten, war 1831 eine schwere Choleraepidemie in England. Der Flüssigkeitsverlust durch Erbrechen und Diarrhoe führte häufig zu schwerer Dehydration. Da die orale oder rektale Flüssigkeitszufuhr unmöglich war, mußte die intravenöse Infusionsbehandlung trotz der bestehenden Probleme erwogen werden. T. Latta aus Schottland infundierte Cholerapatienten Kochsalzlösungen mit großem Erfolg und publizierte dies im Lancet [77].

Die Entscheidung, Kochsalzlösungen zu verwenden, basierte auf der Beobachtung, daß das Blut von Patienten mit Cholera dickflüssig, dunkel und kalt war. Er verdünnte daher deren Blut mit Wasser und Salz und war damit erfolgreich. Obwohl zunächst dieser Behandlungsmethode mit großer Skepsis begegnet wurde, setzte sie sich immer mehr durch. T. Weatherill verabreichte einem 29jährigen Schmied innerhalb von 13 h 15 l Kochsalzlösung [108].

Nachdem die Firma Pfrimmer in Nürnberg zusammen mit W. Weicherdt 1926 eine gebrauchsfertige, sterile und haltbare Lösung, das „Tutofusin", zur intravenösen Infusion und Bernd Braun von der Firma B. Braun, Melsungen, 1931 das „Sterofundin" als intravenöse Injektionslösung herstellten, waren zwar viele physiologische Teilaspekte des Wasser- und Elektrolythaushalts prinzipiell bekannt, man war jedoch weit entfernt, dies für die breite Diagnostik und Therapie in der Klinik einzusetzen [18].

Neben B. Truniger und J. Bland, die erste Lehrbücher über Wasser- und Elektrolythaushalt verfaßten, widmeten sich den hochaktuellen Problemen der gezielten Wasser- und Elektrolytsubstitution vor allem F. W. Ahnefeld, M. Halmágyi, H. Baur, R. Dölp und W. Dick [3, 6, 13, 19, 28, 30, 57, 104]. Es galt, Detailkenntnisse über Wasser- und Elektrolytverschiebungen in der perioperativen Phase zu erarbeiten und ältere und neuere Befunde über den Einfluß des operativen Traumas auf Wasser- und Elektrolythaushalt für die Klinik zu nutzen. Dafür wurden von den Genannten zahlreiche eigene Untersuchungen durchgeführt, aber mit dem gleichen Enthusiasmus auch Erkenntnisse der Grundlagenforschung und anderer klinischer Untersucher für die Klinik nutzbar gemacht.

Es ist das Verdienst der Genannten, wissenschaftliche Beiträge aufgrund eigener klinischer Untersuchungen erstellt zu haben und, darüber hinaus, diese Informationen über die neu erschlossenen therapeutischen Möglichkeiten der differenzierten Infusionstherapie in hervorragender Weise didaktisch einer breiten Schicht von Klinikern vermittelt zu haben.

Damals wurde begonnen, Konzepte für die an den jeweiligen Bedarf adaptierte Flüssigkeits- und Elektrolytzufuhr sowie deren Überwachung, zu entwickeln. So sind heute selbstverständliche Begriffe wie „Erhaltungsbedarf", „Korrekturbedarf", „korrigierter Basisbedarf", „präoperativer Basisbedarf" mit den Namen der oben genannten klinischen Forscher verbunden. Auch wenn es nicht immer sensationelle Neuerungen gab, war doch eine Weiterentwicklung auf diesem Gebiet durch die genannten Personen unverkennbar, und die anfänglichen Empfehlungen zur Anwendung von Elektrolytlösungen, Elektrolytkonzentraten und einer bedarfsadaptierten Infusionstherapie sowie die sich daraus ergebende breite Anwendung erlaubte die erfolgreiche Durchführung immer größerer und risikoreicherer operativer Eingriffe. Die genannte Entwicklung perioperativer Wasser- und Elektrolyttherapie verlief in etwa zeitgleich mit der systematischen Untersuchung der postoperativen Blutgase und Parameter zum Säure-Basen-Haushalt durch P. Lawin und der Empfehlung von Maßnahmen zur postoperativen Verbesserung der funktionellen Residualkapazität [78, 79]. Die Intention dieser unterschiedlichen wissenschaftlichen Fragestellungen zur perioperativen Diagnostik und Therapie wurde von der Erkenntnis getragen, daß ein wesentliches Morbiditäts- und Mortalitätsrisiko während der unmittelbaren und längeren postoperativen Phase bestand. Es ist das Verdienst dieser forschenden Kliniker, die Bedeutung der möglichst normalisierten Homöostase in der postoperativen Phase als wichtigen Beitrag für eine Senkung der perioperativen Morbidität und Mortalität erkannt zu haben und durch Publikationen und entsprechende didaktische Bearbeitung zu Routinemethoden der perioperativen Behandlung werden zu lassen.

Parenterale Ernährung

Im Bereich der parenteralen Ernährung wurden von dem französischen Physiologen Claude Bernard seit 1843 zwei

Jahrzehnte Versuche über die intravenöse Zufuhr von Zuckerlösungen, Eiweiß, Milch und anderen Nährstoffen mit wechselndem Erfolg bei Tieren durchgeführt [16].

Zunächst wurden verstärkt Anstrengungen unternommen, eine parenterale Ernährung subkutan durchzuführen. Eine der ersten Beschreibungen kam von Menzel und Perco aus Wien, die im Jahre 1869 Patienten Fett, Milch und Kampfer infundierten [84]. 1875 beschrieb der deutsche Arzt Krug subkutane Infusionen mit Speiseöl und Eiweißextrakt bei psychiatrischen Patienten [72] und Whittaker in den USA die subkutane Anwendung von Milch, Rindfleischextrakt und Öl aus Dorschleber [110]. In hohem Maße mußten jedoch heftige Schmerzreaktionen bei der Verabreichung und nicht selten erhebliche Abszeßbildungen im Infusionsgebiet in Kauf genommen werden. Trotz der geschilderten Behandlungsansätze konnten jedoch die Infusionstherapie und die Möglichkeit der parenteralen Ernährung nicht erfolgreich weiterentwickelt werden, so lange nicht entscheidende Fortschritte in den verschiedenen Gebieten der Grundlagenforschung erreicht waren.

So begründete A. L. Lavoisier nach Vorarbeiten von Priestley die physiologische Chemie, indem er die Beziehung zwischen der Verbrennung von Nährstoffen im Organismus und der Atmung nachwies. Justus von Liebig kam auf die Idee, den Wärmeeffekt der Nahrungsmittel zu vergleichen. Er stellte fest, daß die Verbrennung von 100 g Fett genauso viel Sauerstoff benötigt wie die von 240 g Stärke, 249 g Rohrzucker oder 770 g Muskelfleisch. Und schon Max Rubner (1854–1932) zeigte anhand zahlreicher Fütterungs- und Hungerversuche, daß pro g Eiweiß 4,1 kcal, pro g Fett 9,3 kcal und pro g Kohlenhydrate 4,1 kcal als Wärmewerte zu setzen waren. Damit war eine Grundlage für eine wissenschaftlich begründete Ernährungsbehandlung gelegt.

L. J. Gay-Lussac und L. J. Thénárd konnten 1811 zeigen, daß auch die zuckerhaltigen Stoffe und die Stärke aus den Elementen des Kohlenstoffs und des Wasserstoffs bestehen, und es wurde 1844 von Karl Schmidt der Ausdruck Kohlenhydrat geprägt. F. Magendie unterschied 1821 erstmals die Nahrungsmittel in zwei Hauptgruppen, die stickstoffhaltigen Eiweiße und die Zucker- bzw. Stärkestoffe [97].

Nachdem noch bekannt wurde, daß Fett in Glyzerin und Fettsäuren zerlegt werden konnte, unterschied erstmals 1827 der englische Chemiker und Arzt William Proud drei verschiedene Nährstoffgruppen: zuckrige, ölige und eiweißartige. Neben diesen grundlegenden Entdeckungen der Biochemie etwa in der Mitte des letzten Jahrhunderts war jedoch auch die Einführung der Asepsis eine unabdingbare Voraussetzung für eine Etablierung von Infusionstherapie und künstlicher intravenöser Ernährung. Besonders sind hier Sir Joseph Lister aus Schottland zu nennen, ein Pionier aseptischer Behandlungsmethoden [80] und Louis Pasteur mit den entscheidenden Arbeiten über mikrobielles Wachstum und Infektionsentstehung [92]. Aber auch Paul Ehrlich (Einführung von Salvarsan, Neosalvarsan) und Gerhard Domagk (erste Entwicklung eines Sulfonamids) sind hier zu nennen [94].

Die eigentliche parenterale Ernährung trat allerdings erst nach 1950 schrittweise in ihre Blüte [18]. Technologien der Aminosäuren- und der Fettzubereitung wurden verfeinert, es wurde versucht, die Kalorien-, Elektrolyt-, Eiweiß- und Wasserzufuhr dem spezifischen pathologischen Zustand und dem Alter der Patienten anzupassen und möglichst spezifisch auszurichten. Den mühsamen Weg, pathophysiologische Kenntnisse klinisch zu nutzen, in die Entwicklung von Nährlösungen einfließen zu lassen und die Wirksamkeit und Verträglichkeit durch klinische Prüfungen zu belegen, beschritten wiederum forschende Kliniker sowie klinisch orientierte Naturwissenschaftler. Unter deutschen Autoren sind hier insbesondere K. Lang, F. W. Ahnefeld, H. Bässler, M. Halmágyi, K. Schultis, P. Jürgens, R. Dölp, W. Hartig, U. Bürger und J. Eckart zu nennen [1, 2, 5, 9, 10, 21, 30, 31, 34–37, 56, 58, 69, 74–76, 99, 100]. Sie haben häufig nicht nur mit ihrer Arbeitsgruppe für sie besonders interessante Details des großen Gebietes der künstlichen Ernährung wissenschaftlich bearbeitet, sondern auch durch zahlreiche Publikationen und Symposien für ein steigendes Bewußtsein für die Bedeutung der Ernährungstherapie zur Senkung von Morbidität und Mortalität gesorgt. In diesen Jahren wurden

wichtige Richtlinien und Konzepte zur parenteralen Ernährung erarbeitet und didaktisch so aufgearbeitet, daß sie in ihrer Anwendung für den Kliniker einfach verständlich und praktikabel waren.

Dafür was es notwendig, kompatible Mischlösungen von Kohlenhydraten und Aminosäuren herzustellen, ihre klinische Wirksamkeit und Verträglichkeit nachzuweisen, Aminosäurenkonzepte zu optimieren sowie Kenntnisse für die Anwendung von Fettemulsionen zu vermitteln. Die Etablierung begründeter Therapierichtlinien und deren Durchführung in der Klinik mußte nicht selten gegenüber skeptischen Vertretern der operativen Fachgebiete erfolgen. Nicht allein die Entwicklung entsprechender Infusionslösungen und die Erstellung entsprechender Therapierichtlinien waren Voraussetzung für eine erfolgreiche Behandlung, sondern auch geeignete medizin-technische Möglichkeiten. Um kalorisch ausreichend ernähren zu können und gleichzeitig auf Äthylalkohol als Nährstoff und Bestandteil der parenteralen Ernährung verzichten zu können, mußten neue Wege und Möglichkeiten der intravenösen Zufuhr propagiert und für die breite Anwendung technisch optimiert werden. In dieser Hinsicht hat sich H. Opderbecke große Verdienste erworben, indem er als einer der ersten routinemäßiger Anwender zentraler Venenkatheter war und seine Erfahrungen in Publikationen und Empfehlungen niederlegte [91].

Neben den geschilderten allgemeinen Entwicklungen kam es jedoch auch auf dem Gebiet der einzelnen Komponenten der künstlichen Ernährung zu stürmischen Entwicklungen.

Kohlenhydrate

Der Wunsch, nahrhafte Zuckerlösungen intravenös zu verabreichen, bestand schon lange, aber es war erst Claude Bernard, der seit 1843 verschiedene Zuckerlösungen intravenös bei Tieren verabreichte [16].

Dabei machte er die wichtige Beobachtung, daß Saccharose (Rohrzucker), in Wasser gelöst und intravenös verabreicht, nach kurzer Zeit im Urin wiederzufinden war. Glukose dagegen verschwand rasch aus dem Blut und wurde offensichtlich vom Organismus genutzt. Biedle und Kraus berichteten 1896, daß Traubenzucker nicht über den Urin verloren ging, wenn er als 10%-Lösung verabreicht wurde [17].

Allerdings hatte schon Landerer aus Leipzig, der Glukoselösungen intravenös zur Therapie des hämorrhagischen Schocks verwendet hatte, auf die Möglichkeit der „künstlichen Ernährung" mit Traubenzuckerlösungen hingewiesen [73]. Diese Empfehlung wurde 1904 gleichzeitig von Barker in den USA und von P. Friedrich in Greifswald aufgenommen [12, 45]. Beide versuchten allerdings, Glukose subkutan zu infundieren. Erst W. Kausch berichtete 1913 über die Ernährung durch intravenöse Injektionen mit Glukose [68]. Allerdings wurden seine Patienten durch infektiöse Komplikationen und heftige pyrogene Reaktionen geplagt. Trotz dieser Komplikationen konstatierte er jedoch kategorisch, daß Patienten, die postoperativ keine Nahrung zu sich nehmen können, dringend einer entsprechenden Ernährung bedürfen und künstlich zu ernähren seien.

Die Untersuchungen von Claude Bernard, Biedle, Kraus und Kausch wurden von R. T. Woodyatt et al. fortgesetzt, und 1915 publizierten sie ihre klassische Untersuchung, in der festgestellt wurde, daß bei Gesunden ohne Probleme 0,85 g Glukose/kg KG/h infundiert werden konnten, ohne eine Glukosurie zu erzeugen [111].

Woodyatt et al. schlossen aus ihren Untersuchungen, daß die intravenöse Ernährung mit Glukose ein gut durchführbares klinisches Verfahren darstellt und damit der Weg für weitere Untersuchungen mit Aminosäuren, Peptiden und dergleichen möglich sei. Ein wichtiger konzeptioneller und praktischer Fortschritt erfolgte 1945 durch Zimmermann, der zeigte, daß eine intravenöse Infusion über einen Katheter, der in der Vena cava superior lag, gegeben werden konnte und diese Methode Eingang in die Klinik fand [91, 114]. Damit war grundsätzlich das Problem der Thrombophlebitis lösbar, das durch die Infusionen hypertoner Glukoselösungen in periphere Venen auftrat.

Bis zu diesem Zeitpunkt konnten nur die isotone 5%ige oder die leicht hypertone 10%ige Glukoselösung verwendet werden.

Weitere Ansätze zu einer vollständigen parenteralen Ernährung wurden von Dennis in den Jahren 1946–1952 publiziert. Unter Verwendung einer 20%igen Glukoselösung, der Vitamine, wie Ascorbinsäure und Thiamin, sowie Extrakte aus roher Leber und Elektrolyte hinzugesetzt waren, wurden mangelernährte Patienten prä- und postoperativ infundiert [27]. Als Eiweißkomponenten dieser parenteralen Ernährung wurden täglich 3–4 ml Plasma intravenös verabreicht. Häufig mußte Insulin der Glukoselösung zugesetzt werden.

Zu dieser Zeit waren die am häufigsten klinisch verwendeten intravenösen Infusionslösungen 5%ige oder 10%ige Glukoselösungen, Ringerlaktatlösungen oder isotone Kochsalzlösungen.

Mit den klassischen Arbeiten von Cuthbertson (1932), die die Veränderungen des Stoffwechsels nach schweren Verletzungen, und von G. H. Whipple, die die Entwicklung einer negativen Stickstoffbilanz bei schweren Infektionen und nach großen Operationen beschreiben, wurde der Bedeutung der Katabolie und Stoffwechselstörung posttraumatisch eine zunehmend größere Rolle beigemessen [24, 109]. Das Ziel, Notwendigkeit und Konzeption der parenteralen Ernährung durch die spezifische Pathophysiologie des Postaggressionssyndroms zu begründen, wurde in Deutschland Ende der 60er Jahre und zu Beginn der 70er Jahre intensiv von Mehnert, Dietze, Jürgens, Schultis, Fürst und anderen bearbeitet [29, 46, 47, 67, 100]. Zwar konnte man dabei auf zahlreiche Untersuchungen aus den Vereinigten Staaten und den skandinavischen Ländern zurückgreifen, diese wurden aber ergänzt und erweitert durch deutsche Arbeiten zur hormonellen Regulation des Substratstoffwechsels während der Postaggressionsphase und dessen therapeutische Beeinflußbarkeit sowie durch Untersuchungen zum Aminosäurenstoffwechsel in der postoperativen Phase, wie des Stickstoffstoffwechsels und des intrazellulären Pools freier Aminosäuren im Muskel bei postoperativem Trauma und schweren Verletzungen.

Obwohl schon seit den Untersuchungen des deutschen Physiologen Karl von Voit, einem Schüler Max von Pettenkofers, die Frage nach Isodynamie, d. h. der gegenseitigen Vertretungsmöglichkeit der verschiedenen Nährstoffe, von großer Bedeutung geworden war, stellte James Gamble 1947 an der Harvard Medical School fest, daß bei alleiniger Zufuhr von Glukose während Katabolie eine maximale Stickstoffeinsparung nur bis 100 g Glukose pro Tag erzielbar war, und jede Erhöhung der Glukosezufuhr nicht zu einer weiteren Stickstoffeinsparung führte [50, 97].

Mit zunehmender Kenntnis der Pathophysiologie setzte sich immer mehr die Ansicht durch, daß neben ausreichender Energie auch Eiweiß mit der künstlichen Ernährung zugeführt werden muß, um streß- und traumabedingte Stickstoffverluste und deren Folgen zu beeinflussen.

In Deutschland wurde die schwierige Aufgabe, die pathophysiologischen Erkenntnisse in geeignete Ernährungskonzepte für den klinischen Alltag einfließen zu lassen, konsequent und mit großem didaktischen Geschick von F. W. Ahnefeld und seiner Arbeitsgruppe sowie von J. Eckart im Rahmen von zahlreichen Symposien, Fortbildungsveranstaltungen und einschlägigen Schriftenreihen erfüllt. Aber erst dadurch konnten die in einigen wenigen großen Kliniken etablierten Behandlungskonzepte der breiten Anwendung zugänglich gemacht werden [1, 3–6, 34–37, 39].

Bei dem Bestreben, die Kohlenhydrate Glukose und Fruktose den ersten kristallinen Aminosäurelösungen zuzusetzen und somit erste Schritte in Richtung Mischlösungen zu unternehmen, um die klinische Anwendung parenteraler Ernährungslösungen zu erleichtern, zeigte sich jedoch, daß bei dem Hitzesterilisationsprozeß chemische Reaktionen zwischen einigen Aminosäuren bei Anwesenheit der reduzierenden Kohlenhydrate Glukose und Fruktose auftraten. Diese als Maillardreaktion bekannt gewordene Veränderung der hitzebehandelten Infusionslösungen führte zu einer braunen Verfärbung und zum Entstehen potentiell toxischer Substanzen wie Pyrazin und Thiazolidinen [74]. Dieses Problem wurde dadurch gelöst, daß man anstelle von Glukose oder Fruktose zunächst Sorbit, später Xylit verwendete.

Dieser Weg wurde besonders in Deutschland beschritten. Vor allem K. Lang aus Mainz und W. Fekl von der Firma Pfrimmer und Co., Erlangen, befaßten sich mit diesem Problem [75].

Zunächst wurde Anfang der 60er Jahre kristallinen Aminosäuregemischen Sorbit als Energiequelle zugesetzt [7]. Insbesondere von K. H. Bässler, Karl Lang, W. Fekl wurde der Polyalkohol Xylit als energetische Komponente bei Aminosäurelösungen propagiert. In zahlreichen Untersuchungen konnte dabei die Verwertung von Xylit nachgewiesen werden [2, 9, 10, 75]. Aus der Not, die sich durch die fertigungstechnischen Probleme bei Aminosäure/Glukosegemischen damals ergab, wurde durch den Einsatz von Xylit und Sorbit eine Tugend gemacht. Denn es konnte gezeigt werden, daß in der posttraumatischen katabolen Situation, die durch eine gestörte Glukoseutilisation und herabgesetzte Glukosetoleranz gekennzeichnet ist, der Stoffwechsel und die Verwertung von Sorbit und Xylit nahezu unverändert sind. Dies führte zu häufiger Empfehlung und der weit verbreiteten Anwendung dieser Energieträger im deutschsprachigen Raum [1, 2, 9, 10, 15].

Die vor etwa zwei Dekaden zum Teil heftigst geführten, engagierten Kontroversen über den Einsatz von Glukose versus Xylit sind in den letzten Jahren einer nüchternen Betrachtungsweise gewichen [2, 9, 10, 14, 15]. Daß heute sowohl der Einsatz von Glukose als auch Xylit im Rahmen der parenteralen Ernährung gleichbedeutend akzeptiert ist, ist nicht zuletzt darauf zurückzuführen, daß der Anteil der Kohlenhydrate im Rahmen der vollständigen parenteralen Ernährung durch den Einsatz von Fett und durch eine kontinuierliche Reduktion der Gesamtenergiezufuhr im Rahmen der parenteralen Ernährung an Bedeutung verloren hat.

Denn Ende der 60er Jahre und zu Beginn der 70er Jahre wurden für schwerkranke Patienten bei der Konzeption der parenteralen Ernährung wesentlich höhere Energiemengen empfohlen. So propagierten Dudrick et al. 1968, täglich zwischen 3000 und 6000 kcal vorwiegend in Form von hochprozentiger Glukose zusammen mit Casein- oder Fibrinhydrolysaten zu verabfolgen [33].

Bei Patienten nach schweren Verbrennungen wurden 70 kcal/kg KG und gleichzeitig 3–4 g/kg KG Aminosäuren täglich empfohlen. Bei Patienten nach Schädel-Hirn-Trauma wurde mehr als das Doppelte des Ruheener-

gieumsatzes als notwendig erachtet. Die genannten Empfehlungen zur erforderlichen Energiezufuhr waren von dem Gedanken getragen, posttraumatisch, mit Hilfe der parenteralen Ernährung, die oft ausgeprägte Katabolie mit deutlich negativer Stickstoffbilanz zu kompensieren. Gegen diese posttraumatisch hochdosierte Energiezufuhr wurden jedoch Bedenken laut, nachdem eine exaktere Bestimmung des Energieverbrauchs anhand der indirekten Kalorimetrie möglich war und erkannt wurde, daß die „parenterale Hyperalimentation" zu erheblichen metabolischen Komplikationen führen kann und den Kranken in den meisten Fällen eher abträglich war. Besonders die Arbeitsgruppe um J. Kinney in den USA und J. Eckart in Deutschland zeigten aufgrund umfangreicher Messungen des Energieverbrauchs bei schwerkranken Patienten und eindrucksvollen Fallberichten, daß der Energieverbrauch niedriger als bisher angenommen lag und bei zu hoher Energiezufuhr neben einer erheblichen Stoffwechselbelastung bei vielen Patienten auch respiratorische und metabolische Störungen auftreten [36–39, 69].

Damit war der Anfang zu einer besser bedarfsadaptierten Energiezufuhr im Rahmen der parenteralen Ernährung erreicht, und in den folgenden zwei Jahrzehnten ging die Energiezufuhr bei vollständig parenteraler Ernährung von 70–80 kcal/kg KG auf 20–30 kcal/kg KG zurück. Diese Entwicklung wurde zusätzlich unterstützt durch die Erkenntnis, daß der gesteigerte Katabolismus mit täglichen Stickstoffverlusten bis zu 40 g und mehr nicht durch eine Steigerung in der Nährstoffzufuhr ausgeglichen werden konnte.

Eiweiß

Die Unterscheidung der Nahrungsmittel in Hauptgruppen, stickstoffhaltige und stickstofflose, wurde von dem französischen Physiologen Francois Magendie 1821 vorgenommen [97]. Justus von Liebig postulierte zutreffend, daß weder Fette noch Kohlenhydrate die „plastischen Funktionen" des Eiweißes ersetzen konnten. Und Eiweiß war für ihn ein durch keine andere Substanz ersetzbarer Nährstoff. Der Stoffwechsel sollte am Eiweißumsatz gemessen wer-

den. Den Problemen der Stickstoffbilanz widmete sich besonders der Münchner Physiologe Karl von Voit. Er beschrieb 1857 den Kreislauf des Stickstoffs als entscheidenden Indikator des Eiweißstoffwechsels und zeigte, daß es im wesentlichen darauf anzukommen schien, daß ein Stickstoffgleichgewicht zwischen aufgenommener Eiweißmenge und den in den Exkreten ausgeschiedenen Stickstoffmengen erzielt wird [83]. In der zweiten Hälfte des Jahrhunderts wurde immer wieder versucht, Eiweiß parenteral zuzuführen. Verwendet wurden tierische Proteinextrakte [94].

Allerdings waren die „Peptone" und „Albumosen", die subkutan oder intravenös zugeführt wurden, mit erheblichen Nebenwirkungen verbunden. Die Erkenntnis, intravenös Proteinhydrolysate oder Aminosäuren zu verabreichen, erlangte man durch die Feststellung, daß mit der Nahrung aufgenommenes Eiweiß im Gastrointestinaltrakt hydrolysiert und als Aminosäuren oder kurzkettige Peptide in den Organismus aufgenommen wird.

Zunächst wurden Säurehydrolysate von Kasein oder Rindfleisch verwendet [105]. Von Abderhalden wurde erstmals 1911 ein Gleichgewichtszustand bei der Zufuhr einzelner Aminosäuren beschrieben [7]. Etwa zur gleichen Zeit berichteten Henriques et al. über eine positive Stickstoffbilanz nach intravenöser Verabreichung von nunmehr nicht mehr säurehydrolysierten, sondern enzymatisch hydrolysierten Proteinen zusammen mit Glukose und Elektrolyten [62]. Allerdings verliefen die Therapieversuche mit gezielter Zufuhr von reinen Aminosäuren bzw. enzymatisch hydrolysierten Proteinen in Folge des noch nicht vollständig bekannten Spektrums der für den Menschen notwendigen Aminosäuren noch nicht erfolgreich.

Eine Weiterentwicklung war erst nach den grundlegenden Arbeiten von Rose et al. (1934) möglich. Anhand oraler Zufuhr der verschiedenen Aminosäuren wurden Stoffwechsel und Bedarf der einzelnen Aminosäuren untersucht und das Spektrum der sog. essentiellen Aminosäuren vervollständigt [95].

Die systematischen Untersuchungen von Rose über die notwendige Zusammensetzung von Aminosäuregemischen bei Wachstum oder in der Erhaltung des Stickstoffhaushalts eröffneten nun den Weg für „die vollsynthetische" Ernährung. Elman et al. zeigten 1937, daß die Serumproteinkonzentration bei Hunden nach Blutungsschock rascher wieder Normwerte erreichte, wenn sie anstelle einer 10%igen Glukoselösung eine parenterale Ernährung aus einer Aminosäurelösung 5% und einer Glukoselösung 5% erhielten [40]. Die zu dieser Zeit meist noch verwendeten Säure- oder Enzymproteinhydrolysate wurden zum Teil mit Tryptophan versetzt, um ein entsprechendes Aminosäuremuster zu erhalten.

Zwischen 1940 und 1950 befaßten sich zahlreiche Forschergruppen mit der parenteralen Zufuhr von Aminosäuren/Proteine und Kohlenhydraten. Shohl und Blackfan berichteten 1940 in Harvard über die erste intravenöse Verabreichung einer Lösung kristalloider Aminosäuren beim Menschen [101]. Aber erst die von japanischen Wissenschaftlern entwickelte Möglichkeit, kristalloide L-Aminosäuren in größerer Menge relativ preisgünstig herzustellen, verhalf der intravenösen Aminosäurenbehandlung im Rahmen der parenteralen Ernährung zum eigentlichen Durchbruch.

Lösungen, hergestellt aus kristalloiden Aminosäuren, boten zahlreiche Vorteile gegenüber herkömmlichen Proteinhydrolysaten. Die Zusammensetzung und Komposition der Aminosäurelösung war nun möglich und somit die Anpassung der parenteralen Ernährung an bestimmte krankheitsspezifische Erfordernisse grundsätzlich gegeben. Allerdings mußten auf dem Weg zu einer optimierten Aminosäurelösung für die parenterale Ernährung noch viele Hürden überwunden werden.

So mußte man nicht nur die essentiellen Aminosäuren qualitativ und quantitativ für den menschlichen Bedarf definieren, sondern auch erkennen, daß nur die linksdrehenden Aminosäuren nutritiv sinnvoll waren. Weiterhin war zu lernen, daß argininfreie Aminosäurelösungen zu einer erheblichen Hyperammonämie führten.

Nachdem bei K. Lang, Mainz, und G. Erdmann, Rostock, Aminosäureutilisationsversuche bei Erwachsenen und Kindern durchgeführt worden waren, und die Verträglichkeit von Aminosäuren-Sorbitgemischen sehr zufriedenstellend verlaufen war, konnte die Firma Pfrimmer und Co., Erlangen, zusammen mit W. Fekl 1959 mit Aminofusin die erste nahezu nebenwirkungsfreie Aminosäurelösung zur parenteralen Ernährung, deren nutritive Effizienz belegt war, in Deutschland in den klinischen Alltag einführen [7, 8].

Die weitere Entwicklung der Behandlung mit Aminosäuren war gekennzeichnet von dem Bestreben, die Zusammensetzung der Aminosäurelösungen immer stärker dem krankheitsspezifischen Bedarf anzupassen. Man richtete sich dabei einerseits nach Konzentrationen der freien Aminosäuren im Plasma, der Verschwinderate der einzelnen Aminosäuren aus dem Plasma während Infusion oder orientierte sich an der Zusammensetzung biologisch hochwertiger Eiweiße (Kartoffel-Ei-Diät).

Bei einem Teil der entwickelten Aminosäurenlösungen war allerdings zunächst die Zusammensetzung der essentiellen Aminosäuren festgelegt. Die nichtessentiellen Aminosäuren wurden zunächst als unspezifische Stickstoffquelle angesehen. Bansi und Jürgens konnten jedoch zeigen, daß z. B. ein hoher Glyzinanteil metabolisch deutliche Nachteile mit sich brachte [8]. Die Notwendigkeit einer ausgewogenen Zusammensetzung von Aminosäurelösungen einschließlich der nichtessentiellen Aminosäuren belegten die Forschungen von Jürgens et al. [64–66]. In den folgenden Jahren wurde zunehmend die Notwendigkeit spezieller Lösungen für Sonderindikationen erkannt.

Imbalancen mit Erwachsenen-Lösungen bei Kindern machten die spezielle Entwicklung von pädiatrischen Lösungen erforderlich, ebenso wie bei Nierenerkrankungen, Koma hepaticum, Trauma und postoperativen Zuständen [21, 25, 31, 32, 43, 52, 58, 69, 93, 98, 102, 103]. In Deutschland waren an den Forschungsarbeiten zu diesem Gebiet Wissenschaftler wie Bansi, Jürgens, Bürger, Grünert, Dölp und Schmitz beteiligt.

Tieferen Einblick in die pathophysiologischen Veränderungen des Proteinstoffwechsels bei zahlreichen Krankheitszuständen, wie nach Trauma oder während Sepsis sowie bei Niereninsuffizienz, erhielt man durch die Untersuchungen von Fürst et al., in denen die Veränderungen der Konzentrationen der freien Aminosäuren intrazellulär in der Muskulatur gemessen wurden [46, 47, 106].

Diese Untersuchungen trugen wesentlich dazu bei, daß die parenterale Ernährung mit Aminosäuren krankheitsspezifischer adaptiert wurde und nicht mehr allein eine Ernährungsbehandlung war, sondern in zunehmendem Maße Ansätze einer krankheitsspezifischen Pharmakotherapie beinhaltete. Der in diesen Untersuchungen festgestellte Mangel an intrazellulärem freien Glutamin bei vielen Erkrankungen wie Sepsis und Trauma führte dazu, daß seit einigen Jahren Glutamin supplementierend als Dipeptid den Aminosäurelösungen beigesetzt werden kann [49, 86]. Eine routinemäßige Zufuhr von Glutamin im Rahmen der parenteralen Ernährung war bis zu diesem Zeitpunkt nicht möglich, da Glutamin beim Hitzesterilisationsprozeß nicht stabil und gleichzeitig in wässriger Lösung nur gering löslich ist.

Im deutschen Schrifttum haben insbesondere F. W. Ahnefeld, J. Eckart, aber auch W. Fekl, neben zahlreichen anderen dafür gesorgt, daß die wissenschaftlichen Ergebnisse in die Erstellung von Behandlungskonzepten für die klinische Anwendung einflossen. Es war von besonderer Bedeutung, daß Komplettlösungen, die Aminosäuren und Kohlenhydrate enthielten, entwickelt wurden oder Methoden zur peripher venösen Ernährung. Dadurch konnte die parenterale Ernährung durch leichte Handhabung als Routinemaßnahme einen Siegeszug in der klinischen Medizin antreten [1, 5, 6, 39, 43].

Fettemulsionen

Durch die Erkenntnis, daß eine Optimierung der Utilisation von Aminosäuren im Rahmen der parenteralen Ernährung nur möglich war, wenn gleichzeitig der Energiebedarf durch entsprechende Energieträger gedeckt wurde, kam Fett als mögliche Energiequelle ins Spiel.

Gefördert wurde dieses Bestreben, Fett als Bestandteil der parenteralen Ernährung einzuführen, da die Zufuhr der gebräuchlichen Kohlenhydrate Glukose, Fruktose und Polyalkohole aufgrund der Osmolalität der höher konzentrierten Lösungen und möglicher Nebenwirkungen bei hoher Gesamtdosierung begrenzt war. Der erste Bericht über eine intravenöse Fettgabe stammt aus dem Jahre 1679. Warmes Olivenöl wurde einem kleinen Hund intravenös verabreicht [23]. Trotz akut tödlichen Ausganges dieses Versuchs wurden während der nächsten 200 Jahre immer wieder sporadisch Fette parenteral verabreicht – allerdings mit fragwürdigem bzw. begrenztem Erfolg bei Mensch und Tier. Einer der ersten, der versucht hat, eine vollständig parenterale Ernährung unter Einbeziehung von Fett durchzuführen, war Friedrich im Jahre 1904. Er verabreichte Patienten subkutan eine Infusion von Pepton, Fett, Glukose und Salz [45].

Fortschritte auf dem Gebiet der parenteralen Fettzufuhr waren allerdings erst möglich, als von Murlin und Richie 1915 Fett als Emulsion parenteral gegeben wurde [88]. Ähnliche Versuche wurden später von Koehne und Mendel durchgeführt [71]. In den 20/30er Jahren wurden zahlreiche Untersuchungen über die intravenöse Gabe von Fettemulsionen von japanischen Wissenschaftlern unternommen [96]. Mitte der 30er Jahre berichteten Holt et al. über die Wirkung von Fettemulsionen, die Babys intravenös verabreicht wurden [63]. Sie bestanden im wesentlichen aus Olivenöl, das mit Eilecithin emulgiert war und durch Verdünnung mit Kochsalzlösung die gleiche Osmolalität wie Blut erhielt. Anhand klinischer Zeichen mit dem Entwicklungsverlauf der Kinder konnten die Untersucher Hinweise auf die nutritive Effizienz erhalten. Aber erst Gordon und Levine konnten 1935 anhand der indirekten Kalorimetrie am Menschen zeigen, daß das intravenös verabreichte Fett nutritiv effizient war [51].

Während der 40er und 50er Jahre wurden zahlreiche weitere Versuche, besonders in den Vereinigten Staaten und Schweden, durchgeführt. Obwohl 1957 von der U. S. Food and Drug Administration (FDA) die erste intravenöse Fettemulsion (Lipomul) zugelassen wurde, setzte sich ihre breite Anwendung nicht durch, da die Verabreichung aller bis dahin verwendeten Fettemulsionen mit vielfältigen Nebenwirkungen verbunden war [85].

Schüttelfrost, Fieber, Übelkeit, Erbrechen aber auch Dyspnoe, Hypoxie, Tachykardie und Blutdruckabfälle wurden beobachtet. Noch schwerwiegendere Nebenwirkungen, besonders nach mehrfacher Anwendung, waren hämolytische Anämien, Thrombozytopenie, Hepatosplenomegalie und Hyperbilirubinämie. Sie wurden als „Fettüberladung" gedeutet.

Erst Wretlind in Schweden gelang es 1961, eine sichere, gut verträgliche intravenöse Fettemulsion (Intralipid) zu entwickeln, die für die breite klinische Anwendung geeignet war. Die klinischen Eigenschaften dieser Fettemulsion wurden zum ersten Mal von Schuberth und Wretlind (1961) sowie von Hallberg et al. in zahlreichen klinischen Untersuchungen geprüft [55, 112]. Diese Fettemulsion lag als 10%ig oder 20%ig, zubereitet aus Sojabohnen und emulgiert mit Eiphosphatid vor. Blutisotonie wurde durch Zusatz von Glyzerin erzielt.

Kurz darauf wurde von der Firma B. Braun, Melsungen, mit Lipofundin die erste in Deutschland entwickelte Fettemulsion eingeführt. Dabei handelte es sich zunächst um eine Emulsion aus Baumwollsaatöl. Letzteres wurde allerdings durch eine Sojaölemulsion, Lipofundin S, ersetzt. Es zeigte sich, daß nunmehr mit diesen Fettemulsionen die erwünschte Arzneimittelsicherheit vorlag. Allerdings war die breite Anwendung von Fettemulsionen im Rahmen der vollständigen parenteralen Ernährung auch in Deutschland zunächst umstritten. Jahrelang hielt die Diskussion darüber an, ob Fett als Energielieferant grundsätzlich Bestandteil einer vollständigen parenteralen Ernährung sein soll und inwieweit es angebracht sei, Fettemulsionen während der Postaggressionsphase zu verabfolgen.

Begründet wurde eine ablehnende Haltung gegen die parenterale Fettzufuhr u. a. damit, daß nach Operationen und Traumen eine Steigerung der körpereigenen Lipolyse nachweisbar sei, verabreichte Kohlenhydrate eine bessere Stickstoffbilanz veranlaßten und möglicherweise die verabreichten Fette zu einer Beeinträchtigung der Glukosetoleranz im Rahmen des gestörten Stoffwechsels führen könnten.

Trotz gewisser Vorbehalte wurde besonders in den skandinavischen Ländern und Deutschland Fett bald als ein wichtiger Bestandteil der vollständigen parenteralen Ernährung anerkannt. Dies lag zweifellos daran, daß in den frühen 70er Jahren in Deutschland entscheidende Untersuchungen über Fettemulsionen hinsichtlich ihres Stoffwechsels, Verwertbarkeit, Klärrate und Oxydationsrate durchgeführt wurden. In dieser Hinsicht hat sich besonders J. Eckart große Verdienste erworben. Jahrelange, unermüdliche Forschungsarbeiten in diesem Bereich, verbunden mit geduldiger Aufklärungsarbeit und Auswertung ausländischer wissenschaftlicher Untersuchungen wie von Carpentier, Nordenström und Wannemacher führten dazu, daß schon bald Fett als Bestandteil einer vollständigen parenteralen Ernährung nicht mehr wegzudenken war [11, 22, 34, 35, 37, 38, 89, 90, 107]. In der Folgezeit konnten noch weitere Fettemulsionen, die anstelle des Sojabohnenöls Safloröl enthielten, klinische Anwendung erfahren.

Als dann der Energiebedarf des Menschen intravenös durch Kohlenhydrate und Fett gedeckt werden konnte, war es relativ einfach, alle anderen Nährstoffe, wie Aminosäuren, Elektrolyte, Spurenelemente und Vitamine, den Infusionslösungen zuzufügen und damit das initiale Programm der vollständigen parenteralen Ernährung, das von Friedrich 1904 [45] in der subkutanen Anwendung begonnen wurde, als vollständige intravenöse Ernährung zu optimieren. Damit wurde ein wichtiges Ziel der künstlichen Ernährung zu Beginn der 60er Jahre erreicht. Aus den wesentlichen Grundnährstoffen konne eine vollständige parenterale Ernährung „komponiert" werden. Diese Entwicklung ging im wesentlichen von Europa aus. Deutschland hatte an der Konzeption einer modernen parenteralen Ernährungsbehandlung einen wesentlichen Anteil. Einerseits wurden wichtige grundlegende klinische Untersuchungen hier durchgeführt, andererseits praxisbezogene Ernährungskonzepte und Richtlinien entwickelt.

Während in Deutschland und in vielen anderen europäischen Ländern schon in den 60er und 70er Jahren ein heute zum Teil noch gültiges „modernes Konzept" der parenteralen Ernährung unter Einbeziehung von Fett entwickelt wurde, etabliert sich in den Vereinigten Staaten etwa zeitgleich die Hyperalimentation mit dem sogenannten „Glukosesystem" von Dudrick et al. [33].

Dabei wurden die Infusionslösungen, die die Nährstoffe enthielten, über einen zentralen Venenkatheter zugeführt. Mit dieser Methode konnte Glukose in ausreichend hoher Konzentration zugeführt werden, um den energetischen Bedarf zu decken. Die Nachteile des letztgenannten Systems bestanden allerdings in den Stoffwechselproblemen, die durch die hohen Glukosemengen und den Mangel an essentiellen Fettsäuren auftraten. Intermittierend mußten v. a. bei Langzeiternährung essentielle Fettsäuren parenteral oder transkutan verabreicht werden.

Eine weitere Entwicklung erfuhren die Fettemulsionen als Energieträger im Rahmen der parenteralen Ernährung durch die erste klinische Einführung der mittelkettigen Trglyzeride in Deutschland durch die Firma Braun Melsungen im Jahre 1982. Die mittelkettigen Triglyzeride, die aus Kokosöl gewonnen wurden, wurden schneller metabolisiert als die langkettigen Triglyzeride, wurden karnitinunabhängig in die Mitochondrien aufgenommen und zeigten eine gleichgute stickstoffsparende Wirkung wie die langkettigen Triglyzeride. Die zum Teil leidenschaftlich geführten Kontroversen über den Wert der mittelkettigen Triglyzeride im Rahmen der parenteralen Ernährung wurden letztendlich vorwiegend in Deutschland für die Anwendung der mittelkettigen Triglyzeride als partieller Ersatz der langkettigen Triglyzeride im Rahmen der parenteralen Ernährung entschieden.

Als wichtigste Fettsäure ist Linolsäure mit einem Anteil von etwa 50% im Sojabohnenöl und etwa 70% im Saffloröl enthalten. Verschiedene tierexperimentelle und klinische Untersuchungen zeigten, daß eine hochdosierte Zufuhr von Linolsäure zumindest bei schwerkranken Patienten u. U. negative Einflüsse auf das Immunsystem haben kann [48, 53, 54, 59, 89, 90].

Da Linolsäure Ausgangssubstrat für die Arachidonsäure und damit für die Eicosanoide darstellt, war eine negative Beeinflussung des Immunsystems bei Sepsis und Systemic Inflammatory Response Syndrome (SIRS) durch die Linolsäure nicht auszuschließen. Vor diesem Hintergrund ist heute der partielle Ersatz der langkettigen Triglyzeride durch die mittelkettigen Triglyzeride weitgehend akzeptiert.

Ähnlich wie bei der Entwicklung der Aminosäurelösungen ist auch bei der Weiterentwicklung der Fettemul-

sionen die Tendenz zu erkennen, das initiale Ernährungssubstrat gleichzeitig mit den Eigenschaften eines spezifischen Pharmakons zu versehen, das in pharmakologischer Hinsicht Einfluß auf krankheitsspezifische Stoffwechselsituationen nimmt. Dieses Ziel, das sicherlich schon mit der Einführung der mittelkettigen Triglyzeride verfolgt wurde, wird durch die vor einigen Jahren durchgeführte Supplementierung der Fettemulsionen durch Omega-3-Fettsäuren, die sog. Fischöle, fortgesetzt [41, 87]. Da Omega-3-Fettsäuren Spektrum und Wirkungsweise der Eicosanoidsynthese im Organismus beeinflussen, wird versucht, durch Immunmodulation bei spezifischen Erkrankungen günstige Therapieeffekte zu erzielen [87]. Sowohl die Entwicklung der Fischölemulsionen als auch die entscheidenden klinischen Untersuchungen hierzu wurden in Deutschland erarbeitet.

Schlußbemerkungen

Die Entwicklung der parenteralen Zufuhr von Flüssigkeiten, Arzneimitteln und Ernährungslösungen erstreckt sich über einen Zeitraum von etwa 350 Jahren. Die ersten Berichte blieben sporadisch und spiegeln in deutlicher Weise das damalige Verständnis von Physiologie und Pathophysiologie wider. Eine systematische Entwicklung fand erst statt, als die naturwissenschaftliche Grundlagenforschung, beginnend in der Mitte des 19. Jahrhunderts, die Voraussetzung für das Erkennen von physiologischen und pathophysiologischen Zusammenhängen und gleichzeitig die technische und medizin-technische Entwicklung die Umsetzung dieser Erkenntnisse für die Klinik ermöglichte.

So wird die erste Stufe der Entwicklung der parenteralen Ernährung in der vorwiegend subkutanen Verabreichungsform in breiterer klinischer Anwendung zum Beginn unseres Jahrhunderts festgestellt.

Ideen, Initiativen und erste wissenschaftlich fundierte klinische Versuche und Untersuchungen gingen dabei häufig von Deutschland aus. Eine entscheidende Weiterentwicklung folgte Mitte der 30er Jahre, als zunächst Proteinhydrolysate und etwa 20 Jahre später die ersten kristalloiden Aminosäurelösungen angewendet wurden.

Eine dritte Entwicklungsstufe ist Anfang der 60er Jahre zu erkennen, als sichere Fettemulsionen neben den Kohlehydraten als Energiespender breite klinische Anwendung erfuhren. Damit war das eigentliche Konzept der vollständigen parenteralen Ernährung entwickelt. Dieser von Wretlind [113] eindrucksvoll dargestellten Entwicklung muß eine weitere Stufe hinzugefügt werden, die das erweiterte Ziel der parenteralen Ernährung umschreibt, nicht nur eine optimierte Nährstoffzufuhr bei unmöglicher oder unzureichender normaler Nahrungsaufnahme zu erreichen, sondern gleichzeitig spezifische pharmakologische Effekte bei spezifischen Erkrankungsprozessen zu erzielen.

Gerade in der Intensivmedizin ist heute die Ernährungstherapie eine Säule der Behandlungsmaßnahmen bei schwerkranken Patienten. Entwicklung und Durchführung waren und sind Voraussetzung dafür, daß neben anderen wichtigen Behandlungsstrategien so weitreichende Erfolge in der Intensivmedizin während der letzten Jahrzehnte erzielt werden konnten. Daß eine moderne Infusionsbehandlung und Ernährungstherapie fester Bestandteil des Intensivbehandlungskonzepts darstellt und daraus nicht mehr wegzudenken ist, ist das Ergebnis einer über viele Jahrzehnte geführten wissenschaftlichen Entwicklung und kritischen klinischen Anwendung. Eine differenzierte Infusionstherapie und parenterale Ernährung wurde in kaum einem anderen europäischen Land mit einer solchen Breitenwirkung angewandt wie in Deutschland. Dies ist der Verdienst von frühen Pionieren im Bereich der parenteralen Ernährung, wie K. Lang, F. W. Ahnefeld, J. Eckart, R. Dölp, P. Fürst und vielen anderen.

Es gelang während der letzten drei bis vier Jahrzehnte, die Infusionstherapie und parenterale Ernährung aus ihren ersten Anfängen in eine moderne umfassende Behandlungsmethode zu führen. Bemerkenswert ist, daß in mancher Hinsicht die damalige Konzeption der parenteralen Ernährung, wie sie von diesen Pionieren vor über 30 Jahren konzipiert und für den klinischen Gebrauch empfohlen wurde, auch heute noch Gültigkeit besitzt und Therapie der Wahl ist. Wenn uns heute die Infusionstherapie und parenterale Ernährung nahezu als Selbstverständlichkeit im Spektrum der intensivmedizinischen Behandlungsmöglichkeiten erscheint, so übersehen wir leicht den steinigen Weg der Wissenschaft, die Schwierigkeit bei der notwendigen Entwicklung klinischer Behandlungskonzepte sowie die mühsame Überzeugungsarbeit, die geleistet werden mußte.

Besonderer Dank gilt Frau O. Brand, früher bei der Firma Pfrimmer und Co., Erlangen, jetzt bei der Firma Fresenius und Herrn Dr. M. Boll, bei der Firma Braun Melsungen, für ihre freundliche Hilfe bei der umfangreichen Literatursuche.

Frau O. Brand und Herr Dr. M. Boll haben den Weg der Entwicklung der künstlichen Ernährung in Deutschland über viele Jahrzehnte wissenschaftlich begleitet.

Literatur

1. Ahnefeld FW, Frey R, Kreuscher H (1963) **Die parenterale Ernährung chirurgischer Patienten.** In: Lang K (Hrsg) Parenterale und Sonden-Ernährung, Bd 11. Wiss Veröffentl Deutsche Gesellsch für Ernährung. Steinkopf, Darmstadt, S 82–96
2. Ahnefeld FW (1975) **Die Eignung von Nicht-Glucose-Kohlenhydraten für die parenterale Ernährung.** Infusionstherapie 2:227–231
3. Ahnefeld FW, Dölp R (1975) **Die Grundlagen der postoperativen und posttraumatischen Infusionstherapie.** In: Ahnefeld FW, Burri C, Dick W, Halmágyi M (Hrsg) Klinische Anästhesiologie und Intensivtherapie, Bd 6. Springer, Berlin Heidelberg New York, S 84–87
4. Ahnefeld FW, Burri C, Dick W, Halmágyi M (1975) **Grundlagen der postoperativen Ernährung.** In: Klinische Anästhesiologie und Intensivtherapie, Bd 6. Springer, Berlin Heidelberg New York, S 128–132
5. Ahnefeld FW, Burri C, Dick W, Halmágyi M (1975) **Infusionstherapie II: Parenterale Ernährung.** In: Klinische Anästhesiologie und Intensivtherapie, Bd 7. Springer, Berlin Heidelberg New York
6. Ahnefeld FW, Bergmann H, Burri , Dick W, Halmágyi M, Rügheimer E (1977) **Infusionslösungen – Technische Probleme in der Herstellung und Anwendung.** In: Klinische Anästhesiologie und Intensivtherapie, Bd 14. Springer, Berlin Heidelberg New York
7. Bansi HW (1963) **Verwertung intravenös verabfolgter Aminosäuregemische.** In: Lang K (Hrsg) Parenterale und Sonden-Ernährung, Bd 11. Wiss Veröffentl Deutsche Gesellsch für Ernährung. Steinkopf, Darmstadt, S 9–26
8. Bansi HW, Jürgens P, Müller G, Rostin H (1964) **Der Stoffwechsel bei intravenöser Applikation von Nährlösungen, insbesondere synthetisch zusammengestellter Aminosäurenlösungen.** Klin Wochenschr 42:332–352
9. Bässler KH (1971) **Die Rolle der Kohlenhydrate in der parenteralen Ernährung.** In: Lang K, Fekl W (Hrsg) Parenterale Ernährung. Z Ernährungswissenschaft 10:57–72
10. Bässler KH (1975) **Energieträger in der parenteralen Ernährung.** In: Ahnefeld FW, Burri C, Dick W, Halmágyi M (Hrsg) Klinische Anästhesiologie und Intensivtherapie, Bd 6. Springer, Berlin Heidelberg New York, S 31–36
11. Bässler KH (1976) **Zur Zweckmäßigkeit von Fettinfusionen im Rahmen der parenteralen Ernährung.** Infusionstherapie 3:198–201
12. Barker AE (1904) **Use of subcutaneous injections of saline and carbohydrate.** Am Med 9:234
13. Baur H (1973) **Der Wasser- und Elektrolythaushalt des Kranken.** Anästhesiologie und Wiederbelebung, Bd 65. Springer, Berlin Heidelberg New York
14. Behrendt W, Classen C (1981) **Standardisierte postoperative parenterale Ernährung mit einer glucosehaltigen Komplettlösung.** Infusionstherapie 8:105–109
15. Berg G, Matzkies F, Bickel F (1974) **Dosierungsgrenzen bei der Infusion von Glucose, Sorbit, Xylit und deren Mischungen.** Dtsch Med Wochenschr 99:633–638
16. Bernard C (1859) **Lecons sur les propiétés physiologiques et les altérations pathologiques des liquides de l'organisme.** Paris 2:459
17. Biedle A, Kraus R (1896) **Ueber intravenoese Traubenzucker-Infusionen an Menschen.** Wien Klin Wochenschr 9:55–58
18. Bischof K (1995) **Zur Entwicklung der Infusionslösungen in der ersten Hälfte des 20. Jahrhunderts.** Inaugural Dissertation. Juris, Dietikon
19. Bland JH (1959) **Störungen des Wassers- und Elektrolythaushaltes.** Thieme, Stuttgart
20. Blundell J (1828) **The after mangement of floodings and on transfusion.** Lancet 13:673
21. Bürger U (1985) **Untersuchungen über die Verwertung parenteral zugeführter Aminosäuren.** In: Ahnefeld FW, Hartwig W, Holm E, Kleinberger G (Hrsg) Klinische Ernährung, Bd 13. Zuckschwerdt, München Bern Basel
22. Carpentier Y, Nordenström J, Askanazi J, Elwyn D, Gump F, Kinney J (1979) **Relationship between rates of clearance and oxidation of ^{14}C-Intralipid in surgical patients.** Surg Forum 30:72–78
23. Courten W (1904) **Experiments and observations of the effects of several poisons upon animals made at Montpelier in the years 1678 and 1679 by the late William Courten.** Phil Trans R Soc Lond 27:485, 1710–1712
24. Cuthbertson DP (1932) **Observations on the disturbance of metabolism produced by injury of the limbs.** Quart J Med 25:233–239
25. Dalif D, Jürgens P (1971) **Untersuchungen über den Stickstoffhaushalt bei parenteraler Ernährung.** In: Lang K, Fekl W (Hrsg) Parenterale Ernährung. Z Ernährungswissenschaft [Suppl] 10:24–56
26. Denis JB (1667) **Lettre à M. Sorbiere.** Tract var de transf sang, Paris
27. Dennis C (1944) **Preoperative and postoperative care for the bad risk patient.** Minn Med 27:538–543
28. Dick W (1973) **Pathophysiologie des Wasser-, Elektrolyt- und Säure-Basen-Haushaltes.** In: Ahnefeld FW, Burri C, Dick W, Halmágyi M (Hrsg) Infusionstherapie I, Bd 3. Klinische Anästhesiologie. Lehmanns, München, 3S 193–197
29. Dietze G, Wicklmayr M, Janetschek P, Böttger I, Günther B, Heberer G, Mehnert H (1980) **Über die Bedeutung von Gewebshormonen für die hormonelle Regulation des Substratstoffwechsel.** In: Heberer G, Schultis K, Günther B (Hrsg) Postaggressionsstoffwechsel II. Schattauer, Stuttgart New York, S 17–24
30. Dölp R, Ahnefeld FW, Fodor L, Reineke H (1973/74) **Grundsätze der Wasser- und Elektrolytsubstitution in der Infusionstherapie.** Infusionstherapie 2:146–152
31. Dölp R, Fekl W, Ahnefeld FW (1975) **Free plasma amino acids in the posttraumatic period.** Infusionstherapie 2:321–324
32. Dölp R (1980) **Verhalten der Plasmaaminosäuren nach Applikation verschiedener Aminosäurenmuster.** In: Heberer G, Schultis K, Günther B (Hrsg) Postaggressionsstoffwechsel II. Schattauer, Stuttgart New York, S 181–192
33. Dudrick SJ, Wilmore DW, Vars HM, Rhoads JE (1968) **Long-term parenteral nutrition with growth, development and positiv nitrogen balance.** Surgery 64:134–137
34. Eckart J, Tempel G, Kaul A, Witzke G, Schürnbrand P, Schaaf H (1973) **Metabolism of radioactive labeled fat emulsions in the postoperative and posttraumatic period.** Am J Clin Nutr 26:578–581
35. Eckart J, Tempel G, Kaul A, Schürnbrand P (1973) **Untersuchungen zur Utilisation parenteral verabfolgter Triglyceride nach Operationen und Traumen.** Infusionstherapie 1:138–143
36. Eckart J, Tempel G (1974) **Die Nährstoff- und Energiebilanz nach Operationen und Trauma.** In: Melsungen Med Mitteilungen 48:125–139
37. Eckart J, Adolph M (1980) **Messung des Energiebedarfs und der Verwertung zugeführter Energieträger.** In: Eckart J, Kleinberger G, Lochs H (Hrsg) Klinische Ernährung 3-Grundlagen und Praxis der Ernährungstherapie. Zuckschwerdt, München
38. Eckart J, Neeser G, Adolph M (1980) **Die parenterale Ernährung beim Beatmungspatienten.** In: Eckart J, Kleinberger G, Lochs H (Hrsg) Zuckschwerdt, München, S 149
39. Eckart J (1983) **Sepsis unter besonderer Berücksichtigung der Ernährungsprobleme.** Beiträge zur Infusionstherapie und klinischen Ernährung. Karger, Basel München Paris
40. Elman R (1937) **Amino acid content of the blood following intravenous injection of hydrolyzed casein.** Proc Soc Exp Biol Med 37:437–440

41. Endres S, Ghorbani R, Kelley VE, Georgilis K, Lonnemann G, van der Meer JWM, Cannon JG, Rogers TS, Klempner MS, Weber PC, Schaefer EJ, Wolff SM, Dinarello CA (1989) **The effect of dietary supplementation with n-3 polyun-saturated fatty acids on the synthesis of interleukin-11 and tumor necrosis factor by mononuclear cells.** N Engl J Med 320:265–271

42. Escholtz JS (1665) **Clysmatica Nova, sive ratio qua in venam sectam medicamenta immitti possint etc.** Berolini

43. Fekl W (1980) **Konzept der peripher-venö-sen Ernährung.** In: Heberer G, Schultis K, Günther B (Hrsg) Postaggressionsstoffwechsel II. Schattauer, Stuttgart New York, S 171–181

44. Fortescue-Brickdale JM (1904) **A contribution to the history of the intravenous injection of drugs; together with an account of some experiments on animals with anti-septics, and a bibliography.** Guy's Hosp Rep 58:15–80

45. Friedrich PL (1904) **Die künstliche subcuta-ne Ernährung in der praktischen Chirur-gie.** Arch Klin Chir 43:507–516

46. Fürst P, Bergström J, Vinnars E, Schildt B, Holmström B (1978) **Intracellular amino acids and energy metabolism in catabolic patients with regard to muscle tissue.** In: Johnston JD (ed) Advances in parenteral nutrition. MTP, Lancaster, pp 85–118

47. Fürst P, Bergström J, Holström B, Liljedahl SO, Neuhäuser M, Vinnars E (1980) **Stickstoff-wechsel und intrazellulärer Pool freier Aminosäuren im Muskel bei postoperati-ven Trauma und schweren Verletzungen.** In: Heberer G, Schultis K, Günther B (Hrsg) Postaggressionsstoffwechsel II. Schattauer, Stuttgart New York, S 145–161

48. Fürst P, Puchstein C (1983) **Ernährung während der Beatmung.** In: Lawin P, Peter K, Scherer R (Hrsg) Maschinelle Beatmung gestern – heute – morgen. Intensivmedizin Notfallmedizin Anästhesiologie, Bd 48. Thieme, Stuttgart, S 161–172

49. Fürst P, Pogan K, Stehle P (1997) **Glutamine dipeptides in clinical nutrition.** Nutrition 13:731–737

50. Gamble JL (1946–1947) **Physiological in-formation gained from studies on life raft ration.** Harvey Lect 42:247–273

51. Gordon HH, Levine SZ (1935) **Respiratory-metabolism in infancy and in childhood.** XVI. Effect of intravenous infusions of fat on energy exchange of infants. Am J Dis Child 50:894–912

52. Grünert A (1980) **Untersuchungen zum Aminosäurestoffwechsel in der postope-rativen Phase.** In: Heberer G, Schultis K, Günther B (Hrsg) Postaggressionsstoffwechsel II. Schattauer, Stuttgart New York, S 133–145

53. Hagemann JR, McCulloch KE, Gora P, Olsen E, Pachmann L, Hunt CE (1983) **Intralipid alterations in pulmonary prostaglandin metabolism and gas exchange.** Crit Care Med 11:794–798

54. Hagemann JR, Hunt CE (1986) **Fat emulsions and lung function.** Clin Chest Med 7:69–77

55. Hallberg D, Schuberth O, Wretlind A (1966) **Experimental and clinical studies with fat emulsion for intravenous nutrition.** Nutr Dieta 8:245–281

56. Halmágyi M (1971) **Untersuchungen zum Xylitumsatz.** In: Lang K, Fekl W (Hrsg) Xylit in der Infusionstherapie. Z Ernährungs-wissenschaft 11:17–19

57. Halmágyi M (1973) **Spezielle Gesichts-punkte der Korrektur bei operierten und traumatisierten Patienten.** In: Ahnefeld FW, Burri C, Dick W, Halmágyi M (Hrsg) Infusions-therapie I. Klinische Anästhesiologie, Bd 3. Lehmanns, München, S 118–126

58. Halmágyi M, Lange R (1975) **Dosierungs- und Anwendungsrichtlinien der intravenösen Zufuhr von Nährstoffen in der präoperati-ven Phase.** In: Ahnefeld FW, Burri C, Dick W, Halmágyi M (Hrsg) Infusionstherapie II: Paren-terale Ernährung. Klinische Anästhesiologie und Intensivtherapie, Bd 7. Springer, Berlin Heidelberg New York, S 148–157

59. Hamawy KJ, Moldawer LL, Georgieff M, Valicenti AJ, Babayan VK, Bistrian BR (1985) **Effect of lipid emulsions on the reticuloen-dothelial system function in the injured animal.** JPEN 9:559–565

60. Hartig W, Faust H, Czarnetzki HD, Putziger J, Wetzel K (1980) **Untersuchungen zum Ami-nosäurenstoffwechsel in der postoperati-ven Phase.** In: Heberer G, Schultis K, Günther B (Hrsg) Postaggressionsstoffwechsel II. Schattauer, Stuttgart New York, S 123-133

61. Harvey W (1628) **Exercitatio anatomica de motu cordis et sanquines in animalibus.**

62. Henriques V, Anderson AC (1913) **Über parenterale Ernährung durch intravenöse Injektion.** Z Physiol Chem 88:357–369

63. Holt LE, Tidwell HC, McNair-Scott TF (1935) **The intravenous administration of fat.** A practical therapeutic procedure. J Pediatr 6:151–160

64. Jürgens P, Dolif D (1970) **Die Zufuhr der essentiellen und semiessentiellen Aminosäuren bei parenteraler Ernährung.** Med Ernähr 1:6–16

65. Jürgens P, Dolif D, Panteliadis C, Hofert C (1973) **Kontrollierte parenterale Ernährung von Frühgeborenen.** Z Ernähr Wiss 15:69–103–114

66. Jürgens P, Dolif D (1973) **Über den Amino-säurenbedarf Erwachsener unter den Bedingungen parenteraler Ernährung.** Infusionstherapie 1:603–609

67. Jürgens P (1980) **Hormonelle Regulation des Postaggressionsstoffwechsels und Möglichkeiten der therapeutischen Beeinflussung.** In: Heberer G, Schultis K, Günther B (Hrsg) Postaggressionsstoffwechsel II. Schattauer, Stuttgart New York, S 9–17

68. Kausch W (1913) **Über intravenöse und subkutane Ernährung durch intravenöse Injektion.** Z Physiol Chem 88:357

69. Kinney JM, Long C, Duke JH (1970) **Carbo-hydrate and nitrogen metabolism after injury.** In: Porter R, Knight J (Hrsg) Energy metabolism in trauma. Churchill, London, pp 103–136

70. Klein S, Kinney JM, Jeejeebhoy K, Alpers D, Hellerstein M (1997) **Nutrition support in clinical practice: Review of published data and recommendations for future research directions.** IPEN 21:133–156

71. Koehne M, Mendel LB (1929) **The utilization of fatty oils given parenterally.** J Nutr 1:399–443

72. Krueg J (1875) **Künstliche Ernährung durch subkutane Injektion.** Wien Med Wochenschr 25:753

73. Landerer K (1887) **Über Transfusion und Infusion.** Arch Klin Chir 34:807–812

74. Lang K (1963) **Parenterale und Sonden-Ernährung.** Wissenschaft Veröff Dt Ges f Ernähr, Bd 11. Steinkopf, Darmstadt

75. Lang K, Fekl W (1971) **Xylit in der Infusions-therapie.** Z Ernährungswissenschaft [Suppl] 11:1–97

76. Lang K, Fekl W (1971) **Parenterale Ernährung.** Z Ernährungswissenschaft [Suppl] 10:1–88

77. Latta T (1831–1832) **Injections of saline solutions in extraordinary quantities into the veins of cases of malignant cholera.** Lancet II:243

78. Lawin P, Buchardi H (1965) **Störungen des Säure-Basen-Haushaltes als prä- und postoperative Komplikation, Erkennung und Behandlung.** Münch Med Wochenschr 107:590–596

79. Lawin P (1968) **Störungen des Säure-Basen-Haushaltes: Differentialdiagnose und Therapie.** Dtsch Med Wochenschr 1964–1968

80. Lister J (1870) **On the effects of the antisep-tic system of treatment upon the salubrity of a surgical hospital.** Lancet I:4–6, 40–42

81. Lower R, King E (1662) **An account of the experiment of transfusion.** Philos Tr 2:557–564

82. Major JD (1662) **Chirurgia Infusoria.** Reumannus, Kilona

83. Mani N (1976) **Die wissenschaftliche Ernährungslehre im 19. Jahrhundert.** In: Ernährung und Ernährungslehre im 19. Jahr-hundert. Heischkel-Artelt E (Hrsg) Studien zur Medizingeschichte im neunzehnten Jahr-hundert. Artelt W, Heischkel-Artelt E, Mann G (Hrsg) Göttingen 6:22–75

84. Menzel A, Perco H (1869) **Ueber die Resorption von Nährungsmetteln von Unterhautzellgeweans.** Wien Med Wochenschr 25:753

85. Meyer CE, Fancer JA, Schnurr PE, Webster HD (1957) **Composition, preparation and testing of an intravenous fat emulsion.** Metabolism 6:591–596

86. Morlion BJ, Stehle P, Wachtler P, Siedhoff HP, Koller M, König W, Fürst P, Puchstein C (1998) **Total parenteral nutrition with glutamine dipeptide after major abdominal surgery – a randomized, double-blind, controlled study.** Ann Surg 227:302–308

87. Morlion BJ, Torwesten E, Lessire H, Sturm G, Peskar BM, Fürst P, Puchstein C (1996) **The effect of parenteral fish oil on leukocyte membrane fatty acid composition and leukotriene-synthesizing capacity in patients with postoperative trauma.** Metabolism 45:1208–1213

88. Murlin FR, Richie JA (1915) **Blood fat in relation to heat production and depth of narcosis.** Proc Soc Exp Biol Med 13:7–9

89. Nordenström J, Jarstrand C, Wiernick A (1979) **Decreased chemotaxis and random migration of leukocytes during intralipid infusion.** Am J Clin Nutr 32:2416–2422

90. Nordenström J, Carpentier Y, Askanazi J, Elwyn D, Kinney J (1979) **Metabolism of ^{14}C-Intralipid during parenteral nutrition.** Abstracts 1st. Eur Congr Parent Ent Nutr, Stockholm, p 73

91. Opderbecke HW, Bardachzi E (1961) **Die Verwendung eines „Kava-Katheters" bei lang dauernder Infusionsbehandlung.** Dtsche med. Wschr. 86:203–206

92. Pasteur L, Joubert JV (1887) **Charbon et septicémie.** Compte V, Hebd Séave. Acad Sci Paris 85:101–115

93. Quirin H, Schaefer G, Klutke R (1973) **Stickstoffbilanz bei parenteraler Zufuhr von Aminosäurenlösungen.** Infusionstherapie 1:589–592

94. Rhoads JE, Dudrick SJ (1993) **History of intravenous nutrition.** In: Rombeau JL, Caldwell MD (Hrsg) Parenteral nutrition. Saunders, Philadelphia, pp 1–16

95. Rose WC (1934–1935) **The significance of the amino acids in nutrition.** Harvey Lect 30:49–65

96. Sato G (1931) **Verhalten der Ölemulsionen verschiedener Dispersität nach intravenöser Darreichung mit besonderer Berücksichtigung der Fettembolie der Lunge.** Tokyo J Exp Med 18:120–138

97. Schadewaldt H (1982) **Zur Entwicklung der wissenschaftlichen Ernährungslehren.** Med Welt 33:799–802

98. Schmitz JE (1985) **Infusions- und Ernährungstherapie des Polytraumatisierten.** Anästhesiologie und Intensivmedizin. Springer, Berlin Heidelberg New York, S 173

99. Schultis K (1971) **Xylit als Glucoseaustauschstoff bei der gestörten Glucoseassimilation im Postaggressionssyndrom.** In: Lang K, Fekl W. Xylit in der Infusionstherapie. Z Ernährungswissenschaft [Suppl] 11:87–97

100. Schultis K (1980) **Zum Stand des Wissens über endokrine Regulationen des Postaggressionssyndromes.** In: Heberer G, Schultis K, Günther B (Hrsg) Postaggressionsstoffwechsel II. Schattauer, Stuttgart New York, S 3–9

101. Shohl AT, Blackfan KD (1940) **Intravenous administration of crystalline amino acids to infants.** J Nutr 20:305–316

102. Striebel JP, Lutz H (1978) **Freie Plasmaaminosäuren in der posttraumatischen-postoperativen Phase.** In: Eckart, Heuckenkamp und Weinheimer, Grundlagen und neue Aspekte der parenteralen und Sondenernährung. Thieme, Stuttgart, S 56–61

103. Striebel JP, Peter K, Rabold M, Schaub P, Schmidt R, Schmitz ER (1976) **Das Verhalten der freien Plasmaaminosäuren und einiger Stoffwechselparameter während parenteraler Ernährung in der postoperativen-posttraumatischen Phase.** Infusionstherapie 3:162–168

104. Truniger B (1974) **Wasser- und Elektrolythaushalt. Diagnostik und Therapie.** Thieme, Stuttgart New York

105. Van Slyke DD, Meyer GM (1913) **The fate of protein digestion products in the body.** J Biol Chem 16:197–229

106. Vinnars E, Bergström J, Fürst P (1975) **Influence of the postoperative state on the intracellular free amino acids in human muscle tissue.** Ann Surg 182:665

107. Wannemacher R, Kaminski M, Neufeld H, Dinterman R, Bostian K, Hadick C (1978) **Proteinsparing therapy during pneumococcal infection in rhesus monkeys.** IPEN 2:507–512

108. Weatherill T (1932) **Care of malignant cholera in which 480 ounces of fluid were injected into the veins with success.** Lancet II:688

109. Whipple GH (1938) **Protein production exchange in the body including hemoglobin, plasma protein and cell protein.** Am J Med Sci 196:609

110. Whittaker JT (1876) **Hypodermic alimentation.** Clinic 10:37

111. Woodyatt RT, Sansum WD, Wilder RM (1915) **Prolonged and accurately timed injection of sugar.** J Am Med Assoc 65:2067–2070

112. Wretlind A (1972) **Complete intravenous nutrition.** Theoretical and experimental background. Nutr Metab 14:1–64

113. Wretlind A (1982) **Die historische Entwicklung der parenteralen Ernährung.** In: Eigler FW (Hrsg) Parenterale Ernährung. Zuckschwerdt, München Bern Wien, S 156–162

114. Zimmerman B (1945) **Intravenous tubing for parenteral therapy.** Science 101:567–568

Aus heutiger Sicht ist es kaum nachvollziehbar, dass noch vor rund 50 Jahren in Deutschland zahlreiche Operationen ohne adäquaten Volumenersatz durchgeführt wurden, und auch postoperativ eine i. v.-Dauerinfusion eher die Ausnahme als die Regel war. Erst die durch die Erfordernisse der Thoraxchirurgie erzwungene Einführung der Intubationsnarkose und ihre – zunächst zögerliche – breitere Anwendung auch bei anderen Eingriffen machte einen zuverlässigen intravenösen Zugang erforderlich, über den nun auch eine kontinuierliche Flüssigkeitszufuhr erfolgen konnte. Es lag nahe, diese intravenöse Infusion bedarfsweise auch für die ersten postoperativen Tage aufrecht zu erhalten, insbesondere bei denjenigen Patienten, die vom OP-Saal auf eine „Wachstation" verlegt wurden und unter der Betreuung des für die Aufrechterhaltung der vitalen Funktionen zuständigen Anästhesisten verblieben.

Punktionskanülen und Infusionssysteme

Da für die Venenpunktion damals im wesentlichen nur die Straußsche Flügelkanüle zur Verfügung stand [29], wurde relativ häufig auch dann von einer Venae sectio Gebrauch gemacht, wenn eine oder mehrere punktionsfähige Venen vorhanden waren [28]. Die Straußsche Flügelkanüle erwies sich für eine Dauerinfusion als ziemlich ungeeignet, da die Spitze der Metallnadel nicht selten die Vene perforierte und ei-

H. W. Opderbecke

Folge 12: Zur Entwicklung der intravenösen Infusionstechnik Ein persönlicher Erfahrungsbericht

ne paravenöse Infusion verursachte. Benutzte man eine Kubitalvene, mußte aus diesem Grund der Infusionsarm auf einer Schiene fixiert werden.

Aber auch die übrigen Infusionsutensilien waren aus heutiger Sicht denkbar primitiv. Da es noch keine Einmal-Infusions-Sets gab, wurden als Infusionsbestecke aus Meterware zurechtgeschnittene Gummischläuche mit zwischengeschalteten Tropfkugeln aus Glas verwendet. Diese Bestecke wurden durch Auskochen sterilisiert und selbstverständlich mehrfach benutzt. Dass gleichwohl nur selten pyrogene Reaktionen auftraten, lag an der Tatsache, dass zur Infusion in der Regel nur indifferente Lösungen, physiologische Kochsalz- oder Ringer-Lösung, verabfolgt wurden. Dagegen kam es nachweislich bei der Benutzung von Gummi-Infusionsbestecken häufiger zu Venenreizungen als bei der späteren Verwendung von Plastiksystemen [17, 31].

Unter diesen Gesamtumständen stellte die Einführung des Venoflex®-Systems der Firma B. Braun Melsungen AG einen bedeutsamen Fortschritt dar

[28, 43]. Es handelte sich um eine trokarartige doppelwandige Metallkanüle; nach Venenpunktion wurde die innere Nadel entfernt und durch die in der Vene verbleibende Hülse ein 10–15 cm langer Plastik-Katheter in die Vene eingeführt und nach Entfernen der Hülse durch ein Verbindungsstück an das Infusionssystem angeschlossen und in geeigneter Weise fixiert. Mit dieser neuen Technik konnte die Gefahr der paravenösen Infusion deutlich reduziert werden, und es entfiel die Notwendigkeit der starren Fixierung des Infusionsarms.

Einen weiteren Fortschritt brachte die ebenfalls von der Firma B. Braun Melsungen AG angebotene Braunüle® [23, 38, 49]. Sie besteht aus einer Metallnadel mit Plastikhülse, die nach Punktion und Entfernung der Nadel in der Vene verbleibt. Die Braunüle ersetzte nunmehr die Straußsche Flügelkanüle und ist neben anderen ähnlichen Modellen (z. B. Abbocath® [40]) bis heute weit verbreitet in Gebrauch.

Prof. Dr. H. W. Opderbecke
Keßlerplatz 10, D-90489 Nürnberg

Thrombophlebitische Komplikationen bei peripherer Infusionstechnik

Wenn auch durch beide Neuerungen der Komfort der Venenpunktion und Infusionstechnik verbessert werden konnte, ein Problem blieb weitgehend unbeeinflußt, die durch infusionsbedingte Venenreizung verursachte Thrombophlebitis, die die Infusionsdauer limitierte und zu einem häufigen Venenwechsel zwang. Diese in Abhängigkeit von der Infusionsdauer und der Beschaffenheit der Infusionslösungen nahezu zwangsläufig auftretende Komplikation war zur damaligen Zeit außerordentlich brisant. Sie führte nicht nur gelegentlich zu schweren septischen Entzündungszuständen, sondern zwang nicht selten zum Abbruch einer selbst lebenswichtigen Infusionstherapie, wenn schließlich die letzten punktionsfähigen peripheren Venen thrombophlebitisch verödet waren.

Eine Reihe von Vorschlägen zielte darauf ab, durch Intimaschonung thrombophlebitische Veränderungen zu vermeiden bzw. hinauszuzögern, so die Empfehlung, nur isotone oder gepufferte Lösungen zu infundieren oder den Lösungen geringe Mengen von Heparin oder Hydrokortison zuzusetzen [2, 30, 37]. Die wichtigste Forderung war, die Infusionsvene häufig zu wechseln, und zwar nicht erst wenn bereits eine Venenreizung erkennbar wurde. Nur unter dieser Voraussetzung konnte eine Vene nach einem Erholungsintervall bedarfsweise mehrfach benutzt werden.

Auch die Verwendung eines Plastikkatheters mit Hilfe des erwähnten Venoflexsystems brachte keine prinzipielle Lösung des Problems, es wurde nur von der Peripherie zentralwärts verlagert, zur Stelle der Katheterspitze, in deren Bereich nun die Infusionslösung mit der Intima in Kontakt trat. Dies war sogar insofern ein Nachteil, als eine periphere Venenreizung leichter und früher erkennbar war und eher zu einem Venenwechsel veranlaßte als eine weiter proximal auftretende Thrombophlebitis.

Der Kavakatheter – erste Erfahrungen

Im Hinblick auf diese ganz im Vordergrund einer längerdauernden Infusionstherapie stehende Problematik lag der Gedanke nahe, den eingeführten Venenkatheter zu verlängern und bis in die Vena cava vorzuschieben. Die durch den Katheter langsam eintropfende Flüssigkeit vermischt sich in der Vena cava sofort mit einer vergleichsweise sehr viel größeren Blutmenge, so dass es zu keinem nennenswerten, die Intima alterierenden Milieuwechsel kommt.

Als wir Ende der 50er Jahre diesen Gedanken aufgriffen, wurden wir hierzu durch eine kontroverse Diskussion der Nephrologen Alwall und Sartorius über Vor- und Nachteile eines über die Vena saphena eingeführten Kavakatheters, um die Infusion einer hochprozentigen Glukoselösung zur Reduzierung einer Hyperkaliämie bei Niereninsuffizienz zu ermöglichen, angeregt [1, 39]. Der Kontroverse lag die Frage zugrunde, ob die nicht selten auftretenden schwerwiegenden Komplikationen eines derartigen Kava-Katheters seine breitere Anwendung erlaubten.

Ein Blick auf die damals noch durchaus überschaubare Literatur zeigte in der Tat, dass bei der Verwendung eines zentralen Venenkatheters zu Infusionszwecken mit gravierenden Komplikationen gerechnet werden mußte: Wandthrombosen der Vena cava, Beckenvenenthrombosen, Umscheidungsthrombosen des Katheters mit Gefahr der Lungenembolie, septische Thrombophlebitiden, Katheterperforation u. a. (Tabelle 1). Diese damals unvermeidbar erscheinenden, ins Gewicht fallenden Nachteile veranlaßten viele Autoren, die Anwendung eines Kava-Katheters zu Infusionszwecken abzulehnen oder auf Fälle mit zwingender Indikation zu beschränken [6, 8, 13, 18, 21, 26, 30, 32, 44, 45].

Eine Analyse der Berichte ergab, dass für die geschilderten Komplikationen mehrere Faktoren verantwortlich waren. Ein Teil der Autoren faßte einen Kava-Katheter erst dann ins Auge, wenn durch eine vorangegangene Infusionsbehandlung alle erreichbaren peripheren Venen verödet waren und nur noch die Vena saphena oder die Vena femoralis, sozusagen als ultima ratio, zur Verfügung standen. Thrombophlebitische Komplikationen wurden infolgedessen relativ spät – nicht selten zu spät – erkannt und waren bei dieser Lokalisation besonders schwerwiegend.

Bei einer Reihe von Autoren erfolgte die Plazierung des Katheters unabhängig von der Lokalisation vorzugsweise durch Venae sectio mit der Folge, dass sich von der Eintrittsstelle ausgehend leichter aufsteigende Infektionen entwickeln konnten als bei einer einfachen Venenpunktion [41, 42].

Als eine weitere wesentliche Ursache für Komplikationen erwies sich bei unseren ersten eigenen Erfahrungen die in der bisherigen Literatur nur vereinzelt erwähnte Möglichkeit einer falschen Lage der Katheterspitze. Durch

---

Tabelle 1

Technik und Komplikationsrate bei der Anwendung von Kavakathetern (aus [35])

Autor	vorwiegend angewandte Technik	Zahl der Fälle	Zahl ernsthafter Komplikationen
Duffy (1949)	Punktion der V. femoralis	72	16
Bonner (1951)	Punktion der V. femoralis	41	9
Ladd u. Schreiner (1951)	Punktion der V. cubitalis	150	12
Stöberl (1956)	Venae sectio d. V. saphena	87	4
Taylor (1957)	Venae sectio d. V. saphena	9	3
Ross (1957)	Venae sectio d. V. cubitalis	36	–
Bansmer et al. (1958)[1]	Punktion der V. femoralis	24	11
Moncrief (1958)	Punktion der V. femoralis	91	20
Hasall u. Rountree (1959)	–	–	12
Indar (1959)	Venae sectio d. V. saphena	15	11
McNair u. Dudley (1959)	Venae sectio	130	11

[1] Die Autoren berichten außerdem über 6 weitere, aus anderen Hospitälern stammende Fälle mit Komplikationen

röntgenologische Kontrastdarstellung konnten wir nachweisen, dass ein von der Vena basilica aus vorgeschobener Katheter in etwa 10% der Fälle nicht in die Vena cava superior, sondern in die homolaterale Vena jugularis interna, die kontralaterale Vena subclavia bzw. axillaris oder ein anderes seitlich abgehendes Gefäß gelangt war. Darüber hinaus zeigte sich, dass der Katheter auch den rechten Vorhof oder sogar die rechte Herzkammer erreichen kann, und schließlich besteht die Möglichkeit der Schlingenbildung, so dass die Katheterspitze sich rückläufig wieder der peripheren Punktionsstelle nähert. Aus anderen Berichten war zu entnehmen, dass auch bei Plazierung des Katheters über die Vena saphena, jugularis oder subclavia Fehllagen mit unterschiedlicher Häufigkeit vorkommen [9, 36, 50]. Es liegt auf der Hand, dass der zentrale Katheter in solchen Fällen seinen Zweck verfehlt und die Thrombophlebitisrate sich der einer peripheren Infusion annähert.

Aufgrund dieser Analyse stellten wir eine Reihe von Regeln für die Anwendung eines Kavakatheters auf und verfuhren danach:

1. Sofortige Indikationsstellung zur Anlage eines Kavakatheters bei voraussichtlich länger dauernder Infusionstherapie oder der Notwendigkeit einer Infusion nicht isotoner Lösungen.
2. Als Eingangsort nur Venen der oberen Körperhälfte, vorzugsweise die Vena basilica; strikte Vermeidung der Vena saphena bzw. femoralis.
3. Nach Möglichkeit Plazieren des Katheters durch Punktion und nicht durch Venae sectio.
4. Ausnahmslose röntgenologische Lagekontrolle des Katheters und, falls erforderlich, Lagekorrektur.
5. Sofortige Entfernung des Katheters bei den ersten Anzeichen einer entzündlichen Reizung im Bereich der Eintrittsstelle oder im Venenverlauf.

Da uns seinerzeit noch keine genormten Katheter-Sets zur Verfügung standen, mußten wir zunächst nach einem geeigneten Plastikmaterial suchen. In der bis dahin erschienenen angloamerikanischen Literatur war vorzugsweise von Polyäthylenkathetern die Rede. Die üblichen für medizinische Zwecke verwendeten Polyäthylene sind bei Körpertemperatur verhältnismäßig weich und schmiegsam, bei Zimmertemperatur aber ziemlich hart, so dass die Gefahr einer Venenperforation besteht [3, 5]. Die gleichen Nachteile ergaben sich bei Nylon und Teflon. Silikonkatheter dagegen erwiesen sich als zu weich. Als Material der Wahl kam somit für uns nur Polyvinylchlorid in Betracht trotz einiger Bedenken, da PVC Weichmacher enthält, die bei längerer Liegedauer des Katheters ausdiffundieren und die Gewebs- bzw. Gefäßverträglichkeit beeinträchtigen können [10].

Die verwendeten PVC-Schläuche (Außen-/Innendurchmesser 1,5/1,0 mm) wurden als Meterware von der Industrie bezogen und von uns auf passende Länge (70 cm) zurechtgeschnitten. Anfangs mußte die Sterilisation durch Auskochen erfolgen, da eine Dampfsterilisation das Material verformte. Mit der Einführung des Äthylenoxydverfahrens wurden die zugeschnittenen Katheter in Folien eingeschweißt und gassterilisiert.

Ehe entsprechende großkalibrige Punktionskanülen mit Plastikhülse nach Art der Braunüle zur Verfügung standen, verwendeten wir zur Plazierung des Katheters das bereits erwähnte Venoflexsystem. Dieses hatte jedoch einen gravierenden Nachteil: Die Metallhülse, durch die der Katheter in die Vene vorgeschoben werden mußte, war an ihrem intravasalen Ende außerordentlich scharfkantig. Ergab sich beim Einführen ein Widerstand und die Notwendigkeit, den Katheter wieder ein wenig zurückzuziehen, bestand die Gefahr des Abscherens und der Einschwemmung des Katheterfragments in den Kreislauf, eine schwerwiegende Komplikation mit unter Umständen fatalen Folgen [4, 7, 22, 25, 46–48].

Nach provisorischer Fixierung erfolgte ausnahmslos eine röntgenologische Lagekontrolle des Katheters und erforderlichenfalls sofortige Lagekorrektur. Auf die tägliche aseptische Pflege der Eintrittsstelle wurde im gesamten Verlauf der Infusionsbehandlung besonderer Wert gelegt.

Im Februar 1961 konnten wir in der Deutschen medizinischen Wochenschrift über die Anwendung eines über eine Kubitalvene eingeführten Kavakatheters bei 150 Patienten mit einer Liegedauer von bis zu 54 Tagen berichten [35]. Dabei kam es nur in zwei Fällen zu einer ernsthafteren Komplikation (eine blande Thrombose; eine abszedierende Thrombophlebitis). Unsere Bestandsaufnahme war die erste Publikation im deutschsprachigen Schrifttum, sieht man von einem Beitrag von R. Stöberl ab, der 1956 in der Wiener klinischen Wochenschrift über die Anwendung eines Vena-saphena-Katheters in 87 Fällen berichtet hatte [44]. Außerdem erschien gleichzeitig mit unserer Publikation ein kurzer Beitrag von P. P. Figdor, ebenfalls in der Wiener klinischen Wochenschrift [14].

Die weitere Entwicklung

In der Folgezeit wurde das Thema von zahlreichen weiteren Autoren aufgegriffen und fortentwickelt, wobei die von uns aufgestellten Regeln sicherlich zu der einsetzenden Akzeptanz des Kavakatheters beigetragen haben. Gleichwohl gab es vereinzelt weiterhin auch skeptische Stimmen [19, 27, 33]. Der Ersatz des risikobehafteten Venoflexsystems durch genügend großkalibrige Kanülen mit Plastikhülse nach Art der Braunüle führte dazu, dass nun auch vermehrt andere Zugangswege (Vena subclavia, Vena jugularis externa oder interna) in Betracht gezogen wurden [5, 12, 16, 24, 50].

Wir selber überblickten 5 Jahre nach unserer Erstveröffentlichung 855 Kavakatheter [34] und konnten nach weiteren 5 Jahren (1972) über rund 10 000 Katheter mit einer maximalen Liegedauer von bis zu 256 Tagen berichten [15].

Im Jahr 1971 zogen Burri und Gasser eine repräsentative Zwischenbilanz [11]. Sie werteten 11 000 Fälle aus der bisher erschienenen Literatur aus. Darüber hinaus führten sie eine prospektive Studie unter Beteiligung von 9 Kliniken des deutschen Sprachraums über die Anwendung des Kavakatheters bei 3000 Patienten durch.

In einem Vorwort zu der umfassenden Darstellung zog M. Allgöwer das folgende Resümee:

„Als wichtigste Ergebnisse dürfen festgehalten werden:

- Eine Infektionsprophylaxe mittels sorgfältiger Asepsis und zusätzlicher lokaler Antibiotikaprophylaxe ist sinnvoll.

- Drei Hauptzugänge zum Cavasystem sind empfehlenswert: Vena basilica, jugularis, subclavia.
- Die Gefährlichkeit des Vena-Saphena-Katheters ist statistisch belegt.
- Kathetereinschwemmungen – obwohl selten – haben sich in der vorliegenden Studie sowie in den in der Literatur beschriebenen Fällen als sehr gefährlich erwiesen. Daraus ergeben sich zwei Forderungen: Einerseits die Konstruktion eines Kathetersystems, das die Gefahr der Einschwemmung weitgehend ausschaltet, und andererseits ein aktives chirurgisches Vorgehen (bis und mit Entfernung der Katheterteile aus dem Herzen), wenn das Ereignis eingetreten ist."

Spätestens mit dieser breit angelegten Untersuchung wurde der Kavakatheter zum technischen Mittel der Wahl für eine länger dauernde i. v.-Infusionstherapie. Es war bewiesen, dass sich seine Komplikationsrate in vertretbaren Grenzen halten ließ, wenn die inzwischen allgemein anerkannten Sorgfaltsregeln strikte Beachtung fanden.

Mit der vermehrten Anwendung der Technik stieg auch die Anzahl der Publikationen über das Thema an. Enthielt unsere Erstveröffentlichung noch 29 und unsere zweite Publikation 1966 67 Literaturstellen, so umfaßte das Literaturverzeichnis von Burri und Gasser 1971 bereits 220 Zitate. In einer weiteren Monographie von Burri und Ahnefeld des Jahres 1977 [10] hat das Literaturverzeichnis schließlich einen Umfang von 496 Hinweisen angenommen. Inzwischen ist die Zahl der Veröffentlichungen zum Thema „Zentraler Venenkatheter" unüberschaubar groß geworden.

Zur endgültigen Etablierung des Kavakatheters trugen schließlich einige von der Industrie entwickelte Komplettsysteme bei, die Komfort und Sicherheit deutlich erhöhten [10, 20]. Als Beispiel sei das Modell Cavafix® der Firma B. Braun Melsungen AG erwähnt, das 1974 eingeführt wurde. Die Punktionskanüle ist nach Art der Braunüle gestaltet, so dass ein Abscheren des Katheters nicht mehr möglich ist. Der Katheter besteht aus silikonisiertem Polyäthylen mit einem röntgenkontrastfähigen Kunststoffmandrin. Der Anschlußkonus am distalen Ende des Katheters ist fest angeschweißt; eine Einschwemmung in den Kreislauf ist damit ausgeschlossen. Der kontrastfähige Mandrin erspart bei der röntgenologischen Lagekontrolle in den meisten Fällen eine Kontrastmittelanwendung mit der Gefahr allergischer Reaktionen bei entsprechend disponierten Patienten. Das System wurde in den folgenden Jahren mehrfach modifiziert und verbessert; insbesondere wurde Polyäthylen als Kathetermaterial durch Polyurethan ersetzt.

Schlußbemerkung

Spätestens mit der Einführung dieser Systeme ist die Anlage eines Kavakatheters zu Infusionszwecken zu einer klinischen Routinemaßnahme geworden. Die in der Intensivmedizin obligate langfristige Infusionstherapie hat damit ihre frühere technische Problematik weitgehend verloren. Dabei ist längst in Vergessenheit geraten, wie umstritten das Verfahren in den Anfangszeiten seiner Anwendung einmal gewesen ist.

Literatur

1. Alwall N (1958) **Die aktive Therapie der Niereninsuffizienz.** Dtsch Med Wochenschr 83:950 u. 2179
2. Anderson LH, Aldrich SL, Halpern B, Dolkart RE (1951) **Venous catheterisation for continuous parenteral fluid therapy: Use of heparin in delaying thrombophlebitis.** J Lab Clin Med 38:585
3. Ashraf MM (1963) **Venous perforation due to polyethylene catheter.** Ann Surg 157:375
4. Ayers B (1957) **Fatal intracardiac embolization from indwelling intravenous polyethylene catheter.** Arch Surg 75:259
5. Bach HG, Slowinski St, Rummel H, Kuhn W (1967) **Punktion und Katheterismus der Vena subclavia.** Anaesthesist 16:233
6. Bansmer G, Keith D, Tesluk H (1958) **Complications following use of indwelling catheters of inferior vena cava.** J Am Med Assoc 167:1606
7. Beaulieu M, Gravel JA (1961) **Cardiotomy for removal of intravenous catheter.** Laval Méd 31:485
8. Bonner CD (1951) **Experience with plastic tubing in prolonged intravenous therapy.** New Engl J Med 245:97
9. Brücke P, Kucher K, Steinbereithner K, Wagner O (1966) **Technik und Ergebnisse des perkutanen V. cava inferior-Katheters bei 100 Patienten einer Intensivpflegestation.** Z Prakt Anästh 1:319
10. Burri C, Ahnefeld FW (1977) **Cava-Katheter.** Springer, Berlin Heidelberg New York
11. Burri C, Gasser D (1971) **Der Vena Cava-Katheter.** Anaesthesiologie und Wiederbelebung, Bd 54. Springer, Berlin Heidelberg New York
12. Defalque R, Nord HJ (1970) **Supraclaviculäre Technik der V. subclavia-Punktion für den Anaesthesisten.** Anaesthesist 19:197
13. Duffy BJ jr (1949) **Clinical use of polyethylene tubing for intravenous therapy. Report of 72 cases.** Ann Surg 130:929
14. Figdor PP (1961) **Die Technik des Cavakatheters.** Wien Klin Wochenschr 73:69
15. Gülke Ch, Kipka EH, Opderbecke HW (1972) **Der Kava-Katheter – Ein 10-jähriger Erfahrungsbericht.** Münch Med Wochenschr 114:1503
16. Hamer Ph (1985) **Zugangswege des zentralen Venenkatheters.** In: Opderbecke HW, Weikl A, Hubmann M (Hrsg) Zentrale Venenkatheter. Perimed, Erlangen
17. Handfield-Jones RP, Lewis HBM (1952) **Rubber tubing as a cause of infusion thrombophlebitis.** Lancet I:585
18. Hasall JE, Rountree PM (1959) **Staphylococcal septicemia.** Lancet I:213
19. Henneberg U, Schröder M (1966) **Komplikationen beim Vena cava-Katheter.** In: Lang K, Frey R, Halmágyi M (Hrsg) Infusionstherapie. Anaesthesiologie und Wiederbelebung, Bd 13. Springer, Berlin Heidelberg New York
20. Hubmann M, Lang E (1985) **Überblick über zentrale Venenkathetersysteme.** In: Opderbecke HW, Weikl A, Hubmann M (Hrsg) Zentrale Venenkatheter. Perimed, Erlangen
21. Indar R (1959) **The dangers of indwelling polyethylene cannulae in deep veins.** Lancet I:284
22. Irmer W (1964) **Entfernung eines embolisch von der linken Cubitalvene eingeschwemmten Polyaethylen-Katheters aus dem Pulmonalisstamm.** Zbl Chir 89:1078
23. Just OH, Dietzel W (1966) **Die historische Entwicklung der intravenösen Injektionstechnik und die heutige Verwendung der Plastikkanüle (Braunüle).** Schwester, Heft 12:30
24. Koch H (1963) **Kurzer technischer Hinweis auf eine verbesserte und vereinfachte percutane Dauerkathetermethode für Vene und Arterie.** Anaesthesist 12:120
25. Kux M, Kutscha-Lissberg E (1968) **Die Gefahr der Katheterembolie beim oberen Hohlvenenkatheter.** Anaesthesist 17:232
26. Ladd M, Schreiner GE (1951) **Plastic tubing for intravenous alimentation.** J Am Med Assoc 145:642
27. Lassner J (1966) **Französische Studien zur Infusionstechnik.** In: Lang K, Frey R, Halmágyi M (Hrsg) Infusionstherapie. Anaesthesiologie und Wiederbelebung, Bd 13. Springer, Berlin Heidelberg New York
28. Lawin P (1971) **Venae sectio und Kavakatheter.** In: Lawin P (Hrsg) Praxis der Intensivbehandlung. 2. Aufl. Thieme, Stuttgart New York
29. Lawin P (1998) **Die geschichtliche Entwicklung der Intensivmedizin in Deutschland. Folge 1: Erste (allgemeine) Entwicklungstendenzen.** Anaesthesist 47:983
30. McNair TJ, Dudley HAF (1959) **The local complications of intravenous therapy.** Lancet II:365

31. Medical Research Council (1957) **Thrombophlebitis following intravenous infusions: Trial of plastic and red rubber giwing-sets.** Lancet I:595

32. Moncrief JA (1958) **Femoral catheters.** Ann Surg 147:166

33. Opderbecke HW (1962) **Letter to the editor.** Survey Anesth 6:348

34. Opderbecke HW (1966) **Problematik und Erfahrungen bei der Anwendung eines Kava-Katheters zu Infusionszwecken.** Z Prakt Anästh 1:239

35. Opderbecke HW, Bardachzi E (1961) **Die Verwendung eines „Kava-Katheters" bei langdauernder Infusionsbehandlung.** Dtsch Med Wochenschr 86:203

36. Pokieser H, Steinbereithner K, Wagner O (1966) **Zur röntgenologischen Kontrolle von Lage und Funktion des Cavakatheters.** Anaesthesist 15:218

37. Polak A (1956) **Hydrocortisone in the prevention of transfusion thrombophlebitis.** Lancet I:484

38. Rolle J (1967) **Zur Punktionstechnik mit der „Braunüle".** Anaesthesist 16:247

39. Sartorius H (1958) **Zur künstlichen Niere.** Dtsch Med Wochenschr 83:2178

40. Sause L, Lawin P (1974) **Abbocath-T-Teflon-Kanüle.** Z Prakt Anästh 9:121

41. Schulte HD (1969) **Anatomische und technische Möglichkeiten der intravenösen Infusionsbehandlung.** Dtsch Med Wochenschr 94:1793

42. Siewert R, Bauer S, Wiek K, Bortfeld K (1970) **Bakerielle Komplikationen beim Venenkatheterismus.** Dtsch Med J 21:333

43. Speier F (1954) **Die Venoflexkanüle.** Anaesthesist 3:122

44. Stöberl R (1956) **Der sogenannte Cava-Katheter. Technik und eigene Erfahrungen.** Wien Klin Wochenschr 68:639

45. Taylor WH (1957) **Management of acute renal failure following surgical operation and head injury.** Lancet II:703

46. Taylor FW, Rutherford ChE (1963) **Accidental loss of plastic tube into venous system.** Arch Surg 86:177

47. Trusler GA, Mustard WT (1958) **Intravenous polyaethylene catheter successfully removed from the heart.** Can Med Assoc J 79:558

48. Turner DD, Sommers SC (1954) **Accidental passage of a polyethylene catheter from cubital vein to right atrium. Report of a fatal case.** New Engl J Med 251:744

49. Weis KH (1966) **Zur Punktionstechnik mit der „Braunüle".** Anaesthesist 15:376

50. Wrbitzky R, Vogel W (1967) **Zur Technik der infraklavikulären Punktion der Vena subclavia und Indikation des Subclaviakatheters.** Z Prakt Anästh 2:120

Innovationen sind meistens keine Neuerungen, die aus dem Nichts entstehen, wie uns manche glauben machen möchten, sondern in der Regel das Resultat einer langen Entwicklung.

1943 baute der Niederländer Kolff in Kampen [16] die erste Künstliche Niere, mit der er am 3. September 1945 die erste lebenserhaltende Behandlung bei einer Frau mit Akutem Nierenversagen durchführte [7]. Auch wenn mit dem Einsatz des ersten künstlichen Organs eine neue Ära der Medizin eingeläutet wurde, waren mehr als 100 Jahre Vorarbeit auf den verschiedensten Gebieten der Wissenschaft und Technik notwendig, um schließlich dieses einfache aber funktionsfähige Gerät zu verwirklichen (Abb. 1).

Auf dem Weg dahin mußte zunächst das Akute Nierenversagen klinisch so klar umrissen sein, daß der Einsatz eines künstlichen Organs überhaupt in Erwägung gezogen werden konnte. Es mußten biochemische Meßmethoden zur Verfügung stehen, um das Ausmaß der Erkrankung zu erfassen und die Wirksamkeit des Verfahrens belegen zu können. Darüber hinaus waren theoretische Vorstellungen über Osmose und Diffusion, die naturwissenschaftlichen Grundlagen für den erfolgreichen Einsatz einer künstlichen Niere, notwendig (Tabelle 1).

Membranen, zunächst aus selbstgefertigtem Kollodium, später aus industriell gefertigtem Zellglas auf Zellulosebasis, Kunststoffschläuche und Blutpumpen zur extrakorporalen Leitung und Beschleunigung des Blutes sowie Gefäßanschlüsse, damit das Blut in ausreichendem Umfange dem Kreis-

H.-G. Sieberth · ehemals Medizinische Klinik II, Universitätsklinikum, Rheinisch-Westfälische Technische Hochschule Aachen

Folge 13: Geschichtlicher Überblick über die Behandlung des Akuten Nierenversagens in Deutschland

lauf entnommen und zurückgegeben werden konnte, bildeten verfahrenstechnische Voraussetzungen zur Abtrennung der Giftstoffe aus dem Blut. Alle mit dem Blut in Kontakt kommenden Materialien aktivieren das Gerinnungssystem. Zur Überwindung dieser Hürde waren Substanzen zur Hemmung der Gerinnung im extrakorporalen Kreislauf erforderlich, die zunächst nicht industriell gefertigt zur Verfügung standen, sondern im eigenen Labor hergestellt werden mußten.

Entwicklung einer künstlichen Niere

Den Anstoß zur Entwicklung eines Geräts, das durch Dialyse Urämiestoffe aus dem Körper entfernen sollte, gab der 1. Weltkrieg mit seinen vielen Verwundeten, die an einem prinzipiell heilbaren Akuten Nierenversagen starben und die vielen Kranken mit Feldnephritis.

Georg Haas 1886 bis 1971 (Abb. 3)

Als Assistent (1914–1916) am Institut von Franz Hofmeister in Straßburg, der bereits Dialysen mit Hilfe von Schilf-

schläuchen durchgeführt hatte, führte Haas im Rahmen von Untersuchungen zur intermediären Aminosäurenbildung, Hämodialyseexperimente an Kaninchen und Hunden durch. Die Arbeiten von Abel et al. [1], wurden ihm erst nach dem 1. Weltkrieg bekannt. Auf Anfrage von Haas sandten Abel et al. ihm ihre Arbeit 1924 mit Widmung zu [4].

Beeindruckt auch von den Veröffentlichungen des Hamburger Psychologen Heinrich Nechels [22, 23] (Abb. 2), der bilateral nephrektomierte Hunde unter Verwendung von Membrandialysatoren aus präpariertem Schafsperitoneum (Goldschläger-Haut) dialysierte, nahm Haas seine Dialyseexperimente in Gießen, jetzt aber unter der Zielsetzung der Nierensubstitutionstherapie, wieder auf. Er schrieb:

„Von der Annahme ausgehend, daß es sich bei der Urämie um die Retention von harnpflichtigen Substanzen handelt und dieselben wohl auch dialysabel seien, zog ich das dialysatorische Abtrennungsverfahren, wie ich es bei meinen intermediären Stoff-

Univ.-Prof. Dr. H.-G. Sieberth
An der Mühle 9
50935 Köln

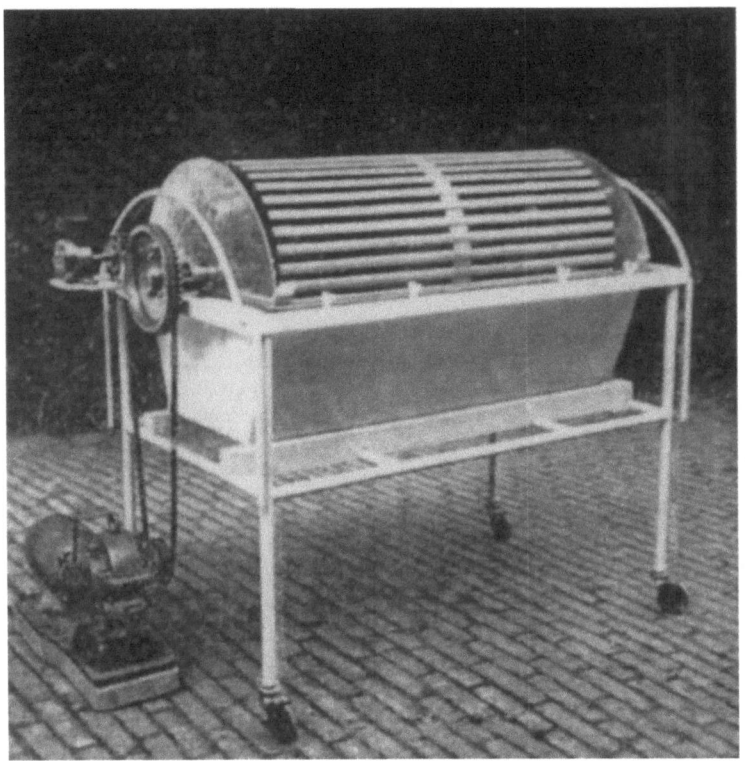

Abb. 1 ▲ Die erste von Kohlff gebaute künstliche Niere

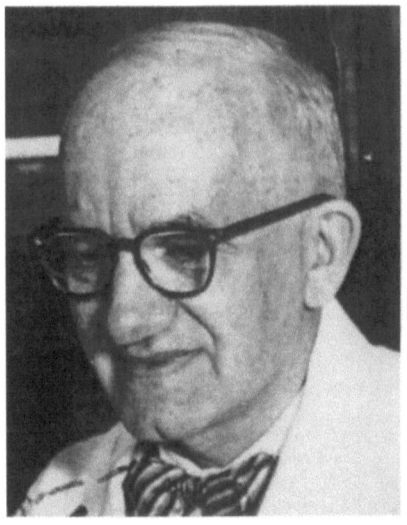

Abb. 2 ▲ Heinrich Necheles

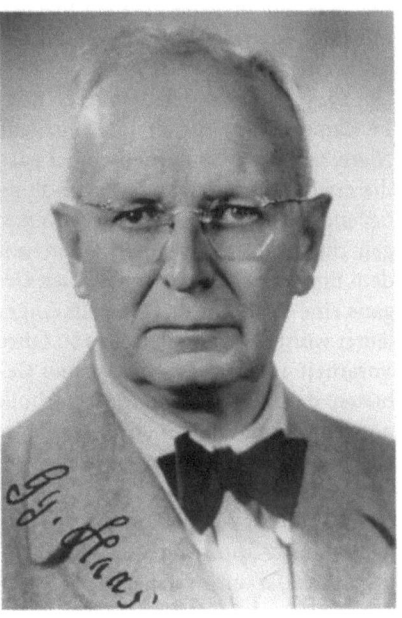

Abb. 3 ▲ Georg Haas 1886–1971

wechselstudien vorhatte durchzuführen, in Erwägung."

Von diesen Experimenten berichtet er:

„Probleme bereitete lange Zeit die Blockade der Gerinnung mit Hirudin und Germanin. Erst die Verwendung von Heparin, das nach Angaben der Amerikaner Howell und Holt gewonnen wurde, erlaubte den Einsatz am Kranken" [13].

Mit dem von Haas entwickelten Gerät mit selbstgefertigten Kollodiumschläuchen [11] (Abb. 4) konnte die Dialyse kontinuierlich, d.h. mit extrakorporalem Kreislauf oder diskontinuierlich in Abwesenheit des Kranken in separiertem Blut von ca. 400 ml Volumen durchgeführt werden.

Die erste Behandlung eines Menschen mit der kontinuierlichen Methode führte Haas im Oktober 1924 in Gießen durch. Die Behandlungsdauer betrug wegen des bereits gereinigten aber immer noch schlecht verträglichen Hirudins nur ¼ Stunde [10, 30].

Intermittierende Behandlungen fanden erst unter Verwendung von Heparin ab Januar 1928 statt [11]. Diese Behandlungen waren sowohl anhand der verwendeten Meßmethoden effektiv als auch brachten sie eine deutli-

che, wenn auch nur vorübergehende Besserung des klinischen Befindens. Es wurden mehrfach 400 ml Blut entnommen und in einem separaten Raum die Hämodialyse durchgeführt. Die räumliche Trennung schien notwendig, weil die Patienten durch die Geräte psychisch erheblich beeinflußt wurden.

Eine lang anhaltende Besserung war bei den gewählten Patienten nicht zu erwarten, weil es sich um Kranke mit einer chronischen Niereninsuffizienz im Terminalstadium handelte, bei denen die Grundkrankheit nicht gebessert werden konnte. Insgesamt hat Haas 11 Kranke mit den oben beschriebenen Möglichkeiten hämodialysiert. Er beurteilte die Situation damals so:

„Das Problem der Blutwaschung ist noch in den ersten Anfängen der praktischen Durchführbarkeit. Immerhin konnte bereits gezeigt werden, daß sie soweit entwickelt ist, daß sie selbst bei den sehr elenden Nierenkranken mit sehr labilem Herzen wiederholt Anwendung finden konnte, und nicht nur gut vertragen wurde, sondern auch vorübergehend subjektive Erleichterung des Krankheitszustandes brachte. Natürlich bedarf die Technik der Blutwaschung noch weitere Vervollkommnung und Ausbau, um in der Therapie als entgiftende Methode Geltung zu finden."

Wegen des mangelnden Verständnisses und fehlender Unterstützung aus den eigenen Reihen und der Übernahme der Leitung der Universitätspoliklinik in Gießen hat Haas seine Bemühungen nicht weiter fortgesetzt.

Die Arbeiten von Haas wurden in Deutschland nicht verstanden und folglich auch nicht gewürdigt. Sie wurden als überflüssig abgetan und rasch vergessen. Erst Prof. P. Talaley vom Department of Pharmacology and Experimental Therapeutics an der Johns Hopkins-University Philadelphia/USA hat 1977 auf die Arbeiten von Haas hingewiesen und ihre Bedeutung herausgestellt.

Tabelle 1

Meilensteine auf dem Wege zur künstlichen Niere

1. Klinisches Konzept der Niereninsuffizienz und des Akuten Nierenversagens

Bright	1827 „Morbus Brightii"
Leon Blum	Akute Niereninsuffizienz
Volhard	Charakterisierung der Niereninsuffizienz
Heumann 1933	Azidose

2. Biochemische Methoden

Wöhler	Harnstoffsynthese
Rest N	Strauss
	Widal
	Obermeyer und Pappe
Indikan	
Kreatinin	J. Liebig 1847, Jaffe 1886
Elektrolyte	Voigt 1868 Toxizität von Kalium bei der Urämie
	Lundgärdh, H. 1929 Falammenfotometer
	Schuhknecht W. Flammenfotometrische Bestimmung
	von Kalium
pH-Messung	Ostwald, W.F. 1893
	Hasselbock, K.A. 1911
	Astrup, P. 1959

3. Physikalisch-chemisches Konzept

Dialyse 1854	Graham 1854
Diffusionsgesetze	Adolf Fick 1855

4. Dialysemembranen und Kunststoffschläuche

Kollodium-Membrane	Adolf Fick 1855
	Pregel 1914
Zellglas	Fa. Kalle
Kunststoffschläuche	

5. Blutpumpen

	Beck C. Beckscher Transfusionsapparat

6. Gerinnungshemmung

Hirudin 1915 Fa. Sachsen
Heparin 1918 Howell
und Holt

7. Gefäßzugänge

	Haas und von der Hütten 1924
	Alwall 1949

C. Moeller, 1910–1965 (Abb. 6)

Nach der ersten erfolgreichen Dialysebehandlung durch Kolff 1945 begann man in Europa an zwei Orten Künstliche Nieren weiterzuentwickeln. In Schweden unter Nils Alwall [2] und in Deutschland durch C. Moeller, der 1948 mit der Entwicklung einer eigenen Niere begann. Technische Unterstützung erhielt er durch die Firma Alfred Hübscher, einem mittelständigen Unternehmen in Hamburg und seinem Freund und begabten Techniker Helmut Köhling. Im Gegensatz zu Alwall hat Moeller erst recht spät zu publizieren begonnen, obwohl bereits im Oktober 1948 der erste Prototyp (Modell 1) fertiggestellt war und am 8. März 1950 die erste klinisch erfolgreiche Hämodialyse durchgeführt wurde. Im Mai des gleichen Jahres wurde von ihm ein Patent angemeldet, das am 19. Juli 1952 erteilt wurde. Im September 1953 und September 1955 wurden die Modelle 2 und 3 (Abb. 7) fertiggestellt. Am 3. April 1954 gelang die erste lebensrettende Dialysebehandlung [20, 21]. Der technische Vorteil des Moeller-Geräts bestand vorwiegend darin, daß sich die blutführenden Schläuche in einem Kanalsystem befanden, in dem die Spülflüssigkeit im Gegenstrom floß. Die innere Wandung des Kanals bildete einen Zylinder mit dem die Cellophanschläuche aufgewickelt wurden. Der äußere Teil des Kanals befand sich in der Innenseite von zwei Halbschalen, die auf den Zylinder aufgesetzt wurden (Abb. 7). Durch Reihenschaltung von zwei Zylindern ließ sich eine hohe Effektivität erreichen.

Diese eher trockenen technischen Daten werden dem ungeheuren ärztlichen Engagement von C. Moeller nicht gerecht. Anfang der 50er Jahre war eine Dialysebehandlung eine eher seltene Therapie. In den ersten 10 Jahren ihrer Bemühungen fuhren Moeller und Köhling mit einem eigenen Gerätewagen durch ganz Deutschland und führten in 62 verschiedenen Kliniken Dialysebehandlungen durch.

Erst ab 1958 konnten die meisten Dialysen in dem neu errichteten Nierenzentrum der Gesundheitsbehörde der freien Hansestadt Hamburg im allgemeinen Krankenhaus Heidberg durch-

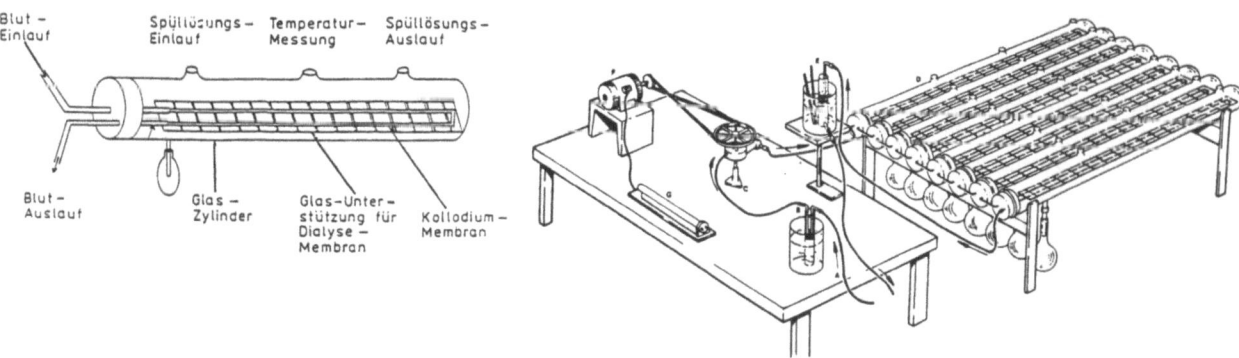

Abb. 4 ▲ Von G. Haas entwickeltes Dialysegerät

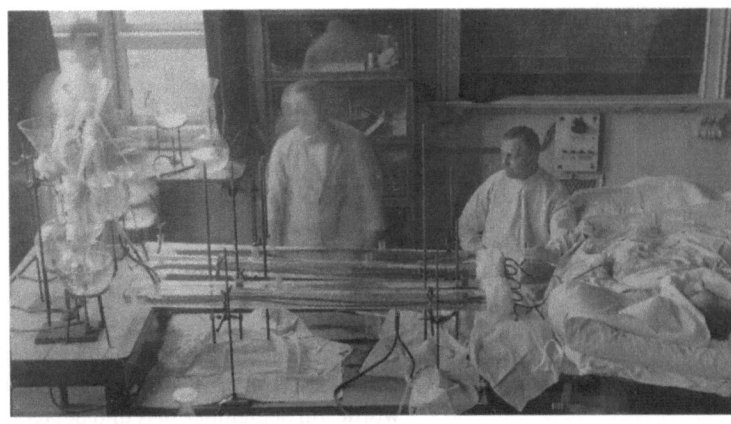

Abb. 5 ▲ **G. Haas während einer Dialysebehandlung in Gießen**

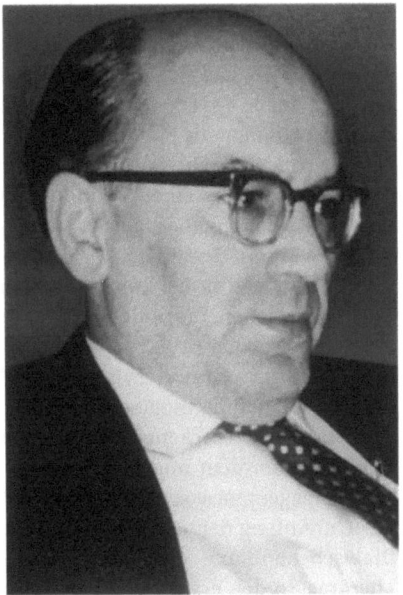

Abb. 6 ▲ **C. Moeller 1910–1965**

geführt werden. In rascher Folge kam die „Moeller-Niere" in zahlreichen Universitätskliniken und großen Krankenhäusern vorwiegend in Deutschland aber auch in anderen europäischen Ländern zum Einsatz (Tabelle 2). Moellers und Köhlings Pioniergeist und beharrliches Werben für die Methode hat die Dialysebehandlung zur Standardtherapie des Akuten Nierenversagens in Deutschland werden lassen. Durch seinen frühen Tod 1965 sind Möller verdiente Ehren nie zuteilgeworden und seine bahnbrechende Bedeutung bedauerlicherweise auch in Deutschland nur noch wenigen Nephrologen bekannt. Die Dr. med. Curt Moeller-Gedächtnisstiftung, Quarzweg 10, 22395 Hamburg bewahrt sein Vermächtnis und fördert wissenschaftliche Programme [23].

Mit der Kolff-Bringham-Niere, der Alwall-Niere und der Moeller-Niere standen Anfang der 50er Jahre äußerst effektive Geräte zur Behandlung des Akuten Nierenversagens zur Verfügung. Ihre Präparation für eine Behandlung dauerte jedoch mehrere Stunden, und ein ganzes Team von Ärzten und Schwestern waren für die Überwachung der Behandlung erforderlich. Technische Komplikationen traten trotzdem nicht selten auf.

Der entscheidende Durchbruch in der Behandlung des Akuten Nierenversagens gelang erst mit der serienmäßigen Produktion von Einmaldialysatoren. Dem Österreicher Bruno Watschinger war es als Mitarbeiter von Kolff 1955 in Cleveland gelungen die „Twin-Coil" zu entwickeln und als Einmaldialysator zur fabrikmäßigen Fertigung zu bringen (Abb. 8) [17, 33].

Ende der 50er, Anfang der 60er Jahre wurde die Letalität des Akuten Nierenversagens durch den zunehmenden Einsatz der Dialysebehandlung von fast 90% auf 30% gesenkt. Das Hauptthema

der ersten Tagung der deutschsprachigen Gesellschaft für Nephrologie 1961 in Freiburg war „Akutes Nierenversagen" [26], ein Thema, das immer häufiger auf Tagungen der Nephrologen, Intensivmediziner und Chirurgen besprochen wurde. Aber nicht nur Kliniker, sondern auch Physiologen und Pathologen stellten das Akute Nierenversagen daraufhin in den Mittelpunkt ihrer Forschung. Neue Vorstellungen über die Pathogenese des Akuten Nierenversagens wurden besonders in Deutschland von Schnermann [29], Thurau u. Boylan [31] sowie Bohle [6] entwickelt.

Durch die prophylaktische Dialyse, den frühzeitigen Beginn der Behandlung bei noch niedrigen Retentionswerten hatte man, um urämische Komplikationen zu vermeiden, die Letalität des Akuten Nierenversagens weiter senken können [15]. In Deutschland wurde besonders von Quellhorst et al. [25] die Hämofiltration entwickelt und in die Behandlung eingeführt. Im Unterschied zur Hämodialyse werden bei diesem Verfahren mehr als 20 l Blutflüssigkeit über eine Membran, durch Konvektion abgepreßt und durch schlackenfreie isotonisch, isoionische Flüssigkeit ersetzt. Die deutsche Industrie besonders Braun Melsungen und Fresenius, haben die neuen Entwicklungen rasch aufgegriffen, in die Serienproduktion und auf den Markt gebracht.

Trotz wachsender Erfahrungen der behandelten Ärzte, besserer Technik durch neue Geräte und Materialien fiel die Letalität der Kranken mit Akutem Nierenversagen leider nicht weiter ab, sondern stieg sogar wieder beträchtlich an (Abb. 9). Ursachen des Wandels waren:

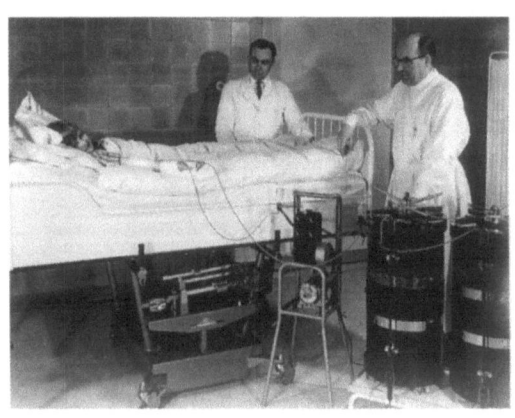

Abb. 7 ▶ **C. Moeller rechts und H. Köhling während einer Behandlung mit der von ihnen gebauten künstlichen Niere 19. Dez. 1952**

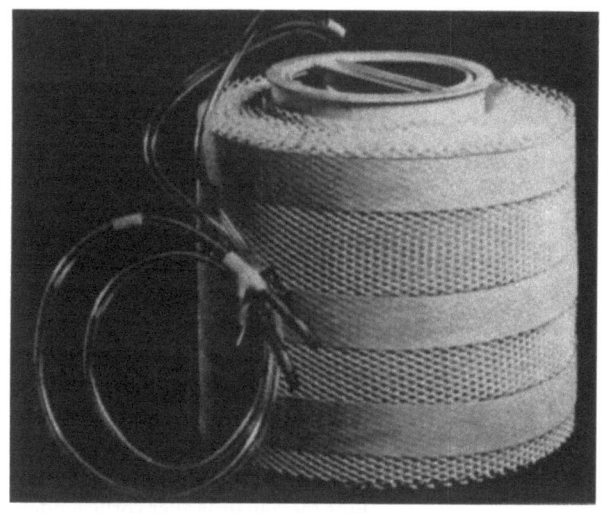

Abb.8 ◀ „Twin-coil" – Künstliche Nieren nach Kolff und Watschinger der Fa. Traverce

besonders Cytokine und Chemokine spielen im Vergleich zum zirkulatorischen Nierenversagen eine größere Rolle und erfordern eine Veränderung der Behandlungsstrategie und andere Behandlungsverfahren. Es muß das Multiorganversagen behandelt werden, bei dem der Ausfall der Nierenfunktion nur der Ausfall einer von mehreren Vitalfunktionsstörungen ist. Die Kranken bedürfen einer umfassenden Intensivbehandlung. Der Nephrologe muß auch intensivmedizinisch oder der Intensivmediziner auch nephrologisch geschult sein.

Peter Kramer 1938 bis 1984 (Abb. 10)

Einen wichtigen Impuls erhielt die Behandlung des Akuten Nierenversagens, das im Rahmen eines Multiorganversagens auftrat durch Peter Kramer, Göttingen. Der Zufall spielte auch hier, wie oft in der Medizin, eine Rolle. Im Mai 1977 punktierte er beim Einlegen eines Gefäßkatheters versehentlich die Arteria femoralis. Er beließ den Katheter in der Arteria femoralis und betrieb die Hämofiltration über eine längere Zeitspanne allein mit dem arteriellen Druck des Kranken. Die kontinuierliche arteriovenöse Hämofiltration war geboren

1. Die Zahl der unkomplizierten Fälle mit Akutem Nierenversagen nahm durch bessere Schockprophylaxe beträchtlich ab. Bestimmte Erkrankungen mit relativ guter Prognose des Akuten Nierenversagens z.B. Akutes Nierenversagen nach Aborten verschwanden nahezu vollkommen.

2. Mehr Patienten unterzogen sich ausgedehnten Operationen, insbesondere kardiochirurgischen Operationen und überlebten schwere Unfälle.

3. Die Zahl der Intensivstationen und die Zahl der Intensivpflegepatienten nahm beträchtlich zu.

4. Heute entwickeln viele Patienten auf den Intensivstationen ein Akutes Nierenversagen, die früher bereits vorher an ihrer Grundkrankheit verstorben wären.

Der Wandel des Krankheitsbilds zeigt sich auch im klinischen Verlauf. Das prärenal ausgelöste oder auch zirkulatorische Nierenversagen trat sofort nach dem schädigenden Ereignis, spätestens nach drei Tagen auf. Beim Multiorganversagen kommt es im Mittel erst nach 11 Tagen zum Ausfall der Nierenfunktion [8]. Auch andere Faktoren,

Tabelle 2
Beginn der extrakorporalen Dialysebehandlung des Akuten Nierenversagens in Deutschland von 1950 bis 1960

Jahr	Ort	Klinik	Leitung	Ärzte	Gerät
1950	Hamburg	Marienkrankenhaus	Prof. J. Jacobi	Dr. C. Möller	Möller Nieren
1954	Hamburg	Urol. Abt. AK Barrnbeck	Prof. Berning	Dr. R. Fischer Dr. J. Helmbrecht	Möller Nieren
1955	Kiel	Med. Universitätsklinik			Möller Nieren
1956	Erlangen	Med. Universitätsklinik	Prof. Henning	Dr. H. Frank	Möller Nieren
1958	Hamburg	AK Heidberg	„Dialyzentrum"	Dr. C. Möller	Möller Nieren
1958	Bonn	Med. Universitätsklinik	Prof. Martini, Paul	PD Dr. K.B. Fritz	Möller Nieren
1958	Göttingen	Med. Universitätsklinik	Prof. Dr. R. Schön	Dr. F. Scheler	Möller Nieren
1958	Freiburg	Med. Univ. Poliklinik	Prof. Dr. H. Sarre	Dr. Sartorius	Travenol
1958	Berlin	Med. Klinik FU Westend	Prof. Dr. V. Kress	Dr. M. Kessel	Möller Nieren
1959	Rostock	Med. Universitäts-Poliklinik	Prof. Dr. H. Dutz	Dr. I. Hagenmann Dr. Richter Dr. H.G. Sieberth	Möller Nieren
1959	Marburg	Med. Universitätsklinik	Prof. Dr. Bock	Dr. H. Nieth	Möller-Nieren
1959	München	Urologische Universitätsklinik	Prof. Frey	Dr. Kastringius	Möller Nieren
1959	Nürnberg	Klinikum Süd	Prof. Dr. Jahn	Dr. Ries Dr. Weidinger Dr. R. Völkel	Möller Nieren
1960	Homburg/Saar	Med. Universitätsklinik	Prof. Dr. F. Doenecke	Dr. Jutzler	Möller Nieren

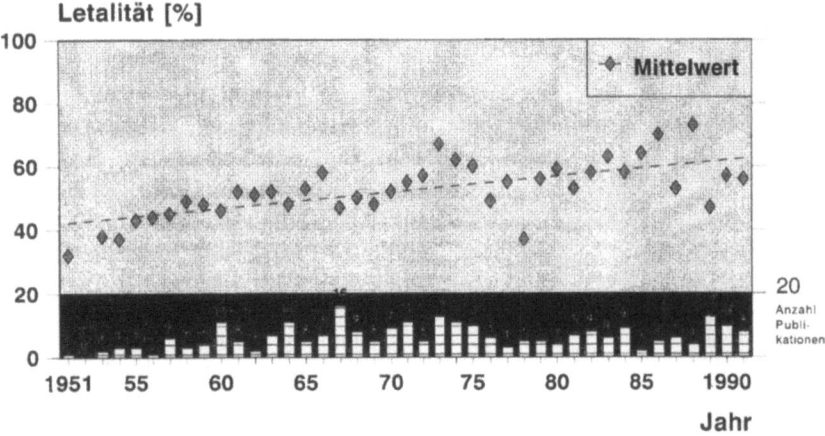

Letalität [%]

Abb. 9 ▲ Entwicklung der Letalität

[18]. Zwei Jahre arbeitete er daran, sein Verfahren zu optimieren. Die Einfachheit der Methode, Blutpumpe und Überwachungssystem waren nicht erforderlich und die Möglichkeit unbegrenzt Flüssigkeit zu entziehen führte zur raschen Übernahme auf zahlreichen Intensivstationen, auch wurde die Methode 1982 von der Food and Drug Administration in den USA für den Einsatz auf Intensivstationen akzeptiert.

Nachteile des Verfahrens waren eine zu geringe und zu stark vom Blutdruck abhängige Effizienz sowie die Blutung aus und Thrombosen in den Arterien. Um die Effizienz besonders bei stark katabolen kardiochirurgischen Kranken zu erhöhen, führten wir 1979 in Köln die kontinuierliche Behandlung venovenös durch. Die Filtratmenge ließ sich dabei leicht auf 20 bis 25 l/die steigern, und die Retentions-

werte ließen sich konstant niedrig halten. Natürlich war die Methode mit einem höheren apparativen Aufwand verbunden. Die kontinuierliche Heparinisierung ist bei beiden Verfahren in gleicher Weise erforderlich.

Der Ausdruck „kontinuierliche venovenöse Hämofiltration (CVVH)" wurde erstmals von Bischof und Doehn 1982 [5] verwendet.

Eine mit Peter Kramer abgesprochene gemeinsame Tagung mit dem Thema „Continuous Arteriovenous Hemofiltration (CAVH)" mußte durch seinen plötzlichen Tod im Oktober 1984 ohne ihn in Aachen stattfinden [27].

Die kontinuierliche „Renal Replacement Therapy (CRRT)", die auch als kontinuierliche Hämodialyse oder kontinuierliche Hämodiafiltration, eine Kombination von Dialyse und Filtration durchgeführt werden kann, wird heute weltweit eingesetzt. Bei der Verwendung hochpermeabler Polysulfon-, Polyakrylnitril- oder Polyamidmembranen können Moleküle bis zu einem Molekulargewicht von 50.000 Daltons eliminiert werden. Einige Nachteile der laktathaltigen Substitutionslösungen wurden in letzter Zeit durch den Ersatz durch Bicarbonat ausgeglichen. Blutungen durch den Gebrauch von Heparin lassen sich durch sehr niedrige Dosen weitgehend vermieden.

Die Vorteile der kontinuierlichen Verfahren werden heute in folgenden Punkten gesehen:

1. Hämodynamische Stabilität bei langsamer Ultrafiltration.
2. Vermeidung von raschen Flüssigkeits- und Elektrolytveränderungen.

3. Kontinuierlich niedrige Retentionswerte und konstante Elektrolyt- und pH-Konzentrationen. Unbegrenzte Elimination von Retentionswerten durch Erhöhung der Filtration, auch täglich 20 bis 30 l.
4. Einfachere Pharmakokinetik als bei intermittierenden Verfahren.
5. Auch die Körpertemperatur läßt sich leicht auf eine gewünschte Höhe senken.

Obwohl die Vorteile am klinischen Verhalten der Kranken offensichtlich sind, ist eine dramatische Besserung der Prognose ausgeblieben [14].

Eine Metaanalyse aller vorliegenden Studien, die die intermittierende mit der kontinuierlichen Behandlung verglichen, ergaben eine etwa um 15% bessere Prognose [14]. Erwartungen, durch die Elimination von Cytokinen die Gesamtprognose des Multiorganversagens zu verbessern, ließen sich nicht erfüllen. Zwar lassen sich Cytokine mit Hämofiltration aus dem Blut entfernen, bei der kurzen Halbwertszeit dieser Substanzen liegt die extrakorporal entfernte Menge jedoch nur zwischen 2 und 4% der endogen eliminierten Menge und ist damit quantitativ ohne Bedeutung. Eine entscheidende Besserung der Prognose des Multiorganversagens ist sicher nicht allein durch eine bessere Therapie der Niereninsuffizienz zu erreichen. Die kontinuierliche Renal Replacement Therapy ist nur ein Bestandteil eines umfassenden Therapiekonzepts, in dem neue Wege gefunden werden müssen, um die weiterhin hohe Letalität zu senken.

Fazit für die Praxis

Fünfzig Jahre war die Dialysebehandlung des Akuten Nierenversagens allein von wenigen Pionieren der Medizin vorangetrieben worden. Noch in den 50er Jahren bedurfte es vieler Überzeugungsarbeit, um die Hämodialyse als Standardmethode zur Behandlung des Akuten Nierenversagens durchsetzen zu können. Erst die Vereinfachung der Methode durch die Entwicklung von Einmaldialysatoren und die industrielle Bereitstellung von einfachen Geräten sowie die Schulung von Personal an den wenigen bereits bestehenden Zentren führte in Deutschland zur weitgehend flächendeckenden Verbreitung des Therapieverfahrens. Aber auch heute wird die Be-

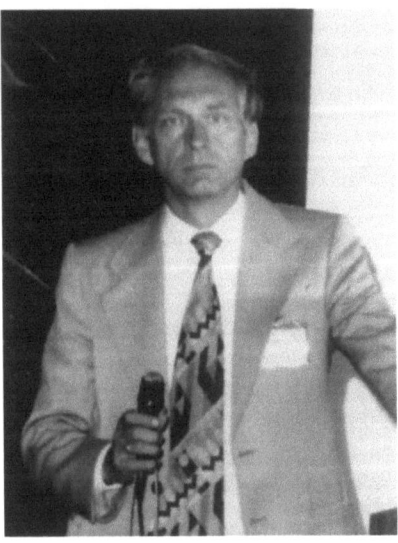

Abb. 10 ▲ Peter Kramer 08.04.1938–07.10.1984

handlung des Akuten Nierenversagens nur in spezialisierten Kliniken durchgeführt.

Mit der frühzeitigen Schockbehandlung und der raschen Entwicklung der Intensivmedizin änderte sich auch das Krankheitsbild des Akuten Nierenversagens. Es trat nun nicht mehr überwiegend isoliert nach schwerem Schock sondern überwiegend als Organbeteiligung im Gefolge eines Multiorganversagens auf.

Die bis heute weiterhin hohe Letalität des Multiorganversagens erfordert die Suche nach effektiveren Behandlungsmethoden. Ein Schritt in diese Richtung ist die kontinuierliche Behandlung der Niereninsuffizienz „Continuous Renal Replacement Therapy (CRRT)". Sie ist effizienter und schonender als die intermittierende Behandlung, hat aber die Gesamtprognose des Multiorganversagens mit einer weiterhin hohen Letalität von ~60% noch nicht ausreichend bessern können.

Frau Heide Alexander vom Dialysemuseum in Fürth danke ich für ihre wertvollen Hinweise.

Literatur

1. Abel JJ, Rowntree LC, Turner BB (1913) **On the removal of diffusible substances from the circulating blood by means of dialysis.** Trans Ass Am Physicans 28:51
2. Alwall N (1949) **On the artificial kidney XIII. Constructional details of the dialyser-ultrafiltrator intended for Romo.** Acta Med Scand [Suppl] 229:30–32
3. Astrup P, Schroder S (1956) **Apparatus for anaerobic determination of pH in blood.** Scand J Clin Invest 8:30
4. Benedum J, Weise M (1978) **Georg Haas (1886–1971): Sein Beitrag zur Frühgeschichte der künstlichen Niere.** Dtsch Med Wochenschr 103:1674
5. Bischoff K, Doehn M (1982) **Kontinuierliche pumpengetriebene Ultrafiltration bei Nierenversagen.** In: Kramer P (Hrsg) Arterio-venöse Hämofiltration. Vandenhoeck & Ruprecht, Göttingen Zürich, S 227–234
6. Bohle A (1962) **Zur Morphologie der Niere beim Akuten Nierenversagen.** In: Akutes Nierenversagen 1. Symposium der Ges. für Nephrologie Freiburg. Thieme, Stuttgart New York, S 3–21
7. Drukker W (1983) **Haemodialysis. A historical review replacement of renal function by dialysis.** Martinus Nijhoff, Boston The Hague Dordrecht, p 5
8. Fry DE, Pearstein L, Fulton RL, Polk jr HC (1980) **Multiple system organ failure. The role of uncontrolled infection.** Arch Surg 115:136–140
9. Graham T (1861) **Liquid diffusion applied to analysis.** Phil Trans Roy Soc London 151:183
10. Haas G (1926) **Über Versuche der Blutauswaschung am Lebenden mit Hilfe der Dialyse.** Naunym Schmiedebergs Arch Pharmacol 116:158
11. Haas G (1928) **Über Blutwaschung.** Klin Wochenschr 7:1356
12. Hasselbach KA (1911) **Elektronische Reaktionsbestimmung kohlensäurehaltige Flüssigkeiten.** Biochem Z 30:317
13. Howell und Holt (1918) Am J Physical zitiert nach Haas
14. Kierdorf H, Sieberth HG (1995) **Continuous treatment modalities in acute renal failure.** Nephrol Dial Transpl 10:2001–2008
15. Kleinknecht D, Jungers P, Chanard J, Barbanel C, Ganeval D (1972) **Uremic and nonuremic complications in acute renal failure: evaluation of early and frequent dialysis on prognosis.** Kidney Int 1:190–192
16. Kolff WJ, Berk HThJ (1943) **De kunstmatige nier: een dialysator met groot oppervlak.** Ned Tijdschr Geneeskd 87:1684
17. Kolff WJ, Watschinger B (1956) **Further development of a coil kidney.** J Lab Clin Med 47:969
18. Kramer P, Wigger W, Rieger J, Matthaei D, Scheler F (1977) **Arterio-venous hemofiltration: a new simple method for treatment of overhydrated patients resistant to diuretic.** Klin Wschr 55:1121–1122
19. Lundegärdh H (1929) **Die quantitative Spektralanalyse der Element und ihre Anwendung auf biologische, agrikulturchemische und mineralogische Aufgaben.** Fischer, Jena
20. Möller C (1954) **Unsere Erfahrungen bei Blutdialysen.** Verh Dtsch Ges inn Med 60:770–774
21. Möller C, Köhling H (1956) **Die apparative Blutdialyse (künstliche Niere). Überblick und eigene Erfahrungen.** Klin Wschr 34:569–577
22. Nechels H (1923) **Über dialysieren des strömenden Blutes am Lebenden.** Klin Wochenschr 2:1257
23. Portrait einer Stiftung. Dr. med. Curt Moeller Gedächtnisstiftung
24. Pregel F (1914) **Beiträge zur Methodik des Dialyseverfahrens v. E. Abderhalden.** Fermentforschung 1:7–12
25. Quellhorst EA, Rieger J, Doht B, Beckmann H, Jacob I, Kraft B, Mietzsch G, Scheler F (1976) **Treatment of chronic uraemia by an ultrafiltration kidney: first Clinical Experience.** Proc Europ Dial Transpl Ass 13:314–317
26. Sarre H (1962) **Akutes Nierenversagen.** 1. Symposium der Gesellschaft für Nephrologie 20./21. Oktober 1961. Thieme, Stuttgart
27. Sieberth HG, Mann H (1985) **Continuous arteriovenous hemofiltration (CAVH).** International Conference on Continuous Arteriovenous Hemofiltration (CAVH) Aachen (FRG), November 2–3, 1984. Karger, Basel
28. Schuhknecht W (1937) **Spektranalytische Bestimmung von Kalium.** Z Angewandte Chemie (Berlin) 50:299–301
29. Schnermann J (1975) **Regulation of single nephron filtration rate by fod back-facts and theories.** Clin Nephrol 3:75–81
30. Thieler H (1990) **Erste Hämodialyse beim Menschen vor 65 Jahren durch Georg Haas in Gießen.** Klin Med 45:2021–2023
31. Thurau K, Boylan JW (1976) **Acute renal success. The unexpected logic of oliguria in acute renal failure.** Am J Med 6:308–315
32. Voit (1867) Sitzungsbericht der Bayr. Akad der Wissenschaften 1867 I, S 364
33. Watschinger B (1995) **From the rotating drum to the pineapple-concoil kidney.** The Unpublished History of the Twin-Coil. Artificial Organs pp 870–876

Der entscheidende Stimulus zur Einrichtung von Intensivbehandlungseinheiten im Krankenhaus waren die Poliomyelitis-Epidemien in den Jahren 1947–1955, die eine Konzentration der Atemgelähmten auf sog. Beatmungsstationen veranlassten [34, 48]. Aufgrund der guten Erfahrungen mit der „nordischen Behandlung" (Beatmung, Stabilisierung des Kreislaufs und Erhaltung der Diurese durch adäquate Infusionstherapie) bei Poliomyelitis kamen bald weitere Indikationen für die apparative Dauerbeatmung hinzu; schließlich wurde bei fast jeder Erkrankung, in deren Verlauf es zu einer Gasaustauschstörung kam, eine apparative Dauerbeatmung durchgeführt.

Narkose, Sedierung, Relaxation und vegetative Blockade waren notwendige Voraussetzungen für diese Art der Therapie, da die damalige Respiratortechnik nur eine kontrollierte, nicht an die Spontanatmung des Patienten adaptierbare Beatmung ermöglichte. Dies wird im ersten deutschsprachigen Handbuch der Intensivmedizin, das, von Peter Lawin herausgegeben, im Jahre 1968 erschien, mit folgender zentraler Feststellung formuliert:

„Gelingt es mit dieser Methode nicht, die Eigenatmung … mit dem Gerät zu koordinieren, so muss der Patient mit zentralwirkenden Medikamenten sediert oder mit Curare-Präparaten medikamentös relaxiert werden" [46].

Detailliertere Angaben über das, was wir heute als Analgosedierung bezeichnen, finden sich aber weder in dieser

Th. Prien · C. Reinhardt · Klinik und Poliklinik für Anästhesiologie und operative Intensivmedizin, Westfälische Wilhelms-Universität Münster

Folge 14: Vegetative Blockade und Analgosedierung

ersten noch in den folgenden Auflagen dieses Standardlehrbuchs. Erst in der 6. Auflage, die 1994 erschien, wird der „Schmerztherapie und Langzeitsedierung" ein eigenes Kapitel gewidmet [88]. Allgemein wird der Schmerzbekämpfung und medikamentösen „Ruhigstellung" im Rahmen der Intensivtherapie erst ab den 8oer Jahren vermehrt Aufmerksamkeit gewidmet.

Die 50er und 60er Jahre

Dabei standen viele der auch heutzutage eingesetzten Substanzen bzw. Substanzgruppen bereits anfangs der 50er Jahre zur Verfügung (Tabelle 1). Ohne den flankierenden Einsatz dieser Pharmaka wären die Erfolge der Dauerbeatmungstherapie wohl auch nicht möglich gewesen. Aus dem Anästhesiebereich war man mit den Gefahren der Monoanästhesie (z.B. Atem- und Kreislaufdepression durch Barbiturate) vertraut; sie waren bereits in den 4oer Jahren erkannt worden und machten zunehmend einem Konzept der Kombinationsanästhesie Platz. Die Anästhesie wurde

durch die drei Komponenten Schlaf, Analgesie und vegetative Stabilisierung sowie Muskelerschlaffung definiert, wobei die einzelnen Komponenten bedarfsabhängig mit separaten Pharmaka – die Analgesie teilweise mit Lokoregionalanästhesie – erzielt wurden, auch wenn diese Pharmaka teilweise synergistisch wirkten. Die Benutzung mehrerer verschiedener Pharmaka war schon von George Crile vorgeschlagen worden, der von 1900–1911 nach diesem Konzept arbeitete [12]. In Form der „balanced anaesthesia" [57] und Cockail-lytique-Anästhesie [32] wurden diese theoretischen Konzepte dann zunehmend in die Praxis umgesetzt. Diese Methoden sollten die Sicherheit für den Patienten erhöhen, weil man Nebenwirkungen durch Dosisreduktion einzelner Narkosemittel verminderte. Die integrative Verwendung verschiedener Medika-

Prof. Dr. Th. Prien
Klinik und Poliklinik für Anästhesiologie und operative Intensivmedizin, Westfälische Wilhelms-Universität, Albert-Schweitzer-Straße 33, D-48129 Münster

Tabelle 1

Einführung intravenöser Anästhetika
(Henschel [26] ergänzend)

17. Jahrhundert	Wren: Opiumlösung zur Narkose bei Hunden
1874	Oré: Chloralhydrat (erste intravenöse Anästhesie beim Menschen)
1903, 1905	Fedoroff und Krawkow: Hedonal©
1913	Noel und Suggar: Paraldehyd
1916	Bredenfeld: Morphium-Scopolamin Dämmerschlaf Peck und Meltzer: Magnesiumsulfatnarkose
1924	Fredet und Perlis: Somnifen© in Natronlauge (erste i.v. Barbituratnarkose)
1927	Bumm: Pernocton©-Narkose Keller: Allional©-Narkose
1929	Zerfas und McCallum: Amytal Kirschner: Avertin© in 2,5%iger Lösung
1930	Constatin: Äthylalkohol
1931/32	Taub u. Kropp, Weese: Evipan-Natrium© Lundy: Nembutal©
1935	Lundy: Pentothal©
1946	Macintosh und Scott: Kemithal
1953	Laborit und Huguenard: Cocktail lytique
1955	Hydroxydione (Steroid-Narkose)
1956	Klinische Erprobung von Eugenolderivaten
1958	Janssen entwickelt sehr starke, schnell und relativ kurz wirkende Neuroleptika (Butyrophenone) und Analgetika
1958	De Castro und Mundeleer inaugurieren die Neuroleptanalgesie
1958/59	Phencyclidine (Sernyl©)
1960	Laborit: Ha-γ-Hydroxybutyrat
1961	Fentanyl
1963	Wirth: Epontol; Methohexital (Brevimytal)*
1964	Diazepam (Valium-Injektionslösung)*
1969	Piritramid (Dipidolor)* Ketamin (Ketanest)*
1977	Etomidat (Hypnomidate)*
1979	Flunitrazepam (Rohypnol-Injektionslösung)*
1983	Alfentanil (Rapifen)*
1985	Midazolam (Dormicum-Injektionslösung)*
1988	Propofol (Disoprivan)*
1992	Propofol – Zulassung zur Sedierung in der Intensivmedizin
1993	Sufentanil (Sufenta)* Clonidin (Paracefan-Injektionslösung)*
1996	Remifentanil (Ultiva)*
1997	(S)-Ketamin (Ketanest S)*
1999	Dormicum – Zulassung zur Sedierung in der Intensivmedizin

* Zulassung bzw. Markteinführung in der Bundesrepublik Deutschland

mente zur pharmakologischen „Ruhigstellung" eines Patienten war also im Bereich der Anästhesie bereits bekannt und wurde im Prinzip auch unmittelbar für intensivtherapeutische Zwecke übernommen.

Beispielsweise setzten Laborit und Huguenard im Indochinakrieg bei Soldaten mit traumatischem Schock zur medikamentösen Hibernation einen „lytischen Cocktail" aus dem Phenothiazin Largactyl, einem kurzwirken-

den Barbiturat und dem Opioid Meperidin ein [33, 43]. Dieser pharmakologische Ansatz zur Temperatursenkung wurde später mit physikalischer Oberflächenkühlung kombiniert und im Rahmen der kontrollierten Hypothermie genutzt; in diesem Zusammenhang wurde die Gabe des Cocktail lytique als „vegetative Blockade" bezeichnet, da Gegenregulationen des vegetativen Nervensystems (Katecholaminausschüttung, Steigerung des Sauerstoffverbrauchs, Vasokonstriktion) durch die sympathiko- und parasympathikolytischen Effekte verhindert wurden [45, 58]. Als lytischer Cocktail wurden im deutschen Sprachraum dazu v.a. Mischungen aus Chlorpromazin, Promethazin und Pethidin [26] sowie Pethidin, Promethazin und dem Secale-Alkaloid-Gemisch Dihydroergotoxin (Hydergin) [16, 23] verwandt.

Einen hohen Stellenwert hatte zunächst die neuromuskuläre Relaxation. So stellten Lassen et al. 1954 im Lancet die Verläufe von 4 Patienten mit Tetanus vor, die sie mit Lachgasanästhesie bis zu 17 Tage, Curarisation und intrachealer Überdruckbeatmung behandelten; zusätzlich wurden Barbiturate, Chloralhydrat und Pethidin eingesetzt [44]. Mollaret beschreibt rückblickend, dass bei der Behandlung des Tetanus „... von 1954 bis 1958 43% der Fälle unter Curare gestellt ..." wurden. „Seit 1960 gingen wir auf Barbiturate in hoher Dosierung über. Seit Anfang der 60er Jahre fand die Kombination von Diazepam und Phenobarbital in unserer Therapie Eingang" [64].

Während es viele der auch heutzutage eingesetzten Substanzen bzw. Substanzgruppen also bereits gab, standen in Hinblick auf die Applikationstechnik im Rahmen einer Langzeitanwendung zunächst weder zentralvenöse Katheter noch Infusions- und Spritzenpumpen zur Verfügung; man war im Wesentlichen auf intermittierende intravenöse oder intramuskuläre Bolusgaben oder auf die Infusion verdünnter Lösungen über Tropfenkammern angewiesen.

Auf das Fehlen dieser technischen Voraussetzungen ist es v.a. auch zurückzuführen, dass ein Teil der neuen Pharmaka, die in den 60er Jahren den Anästhesiebereich ganz entscheidend prägten, nur mit Verzögerung im Rahmen einer Langzeitanwendung bei Intensivpa-

Tabelle 2

a Gründe für die Analgesie und Sedierung bei beatmeten Patienten (n. Pasch) [70]

- Patienten sind oft voll ansprechbar trotz schweren Schocks
- Psychomotorische Unruhe mit erhöhtem Sauerstoffbedarf
- Tubus und Trachealkanüle werden nicht toleriert
- Anpassung an das Beatmungsgerät ist nicht möglich
- Vermehrte Neigung zu Stressulzera ohne Sedierung
- Schmerzen und Irritationen infolge von
  - Frakturen und Wunden
  - Nervenläsionen
  - Drainagen und Sonden
  - abdominellen Beschwerden
  - therapeutischen Maßnahmen (Absaugen u.a.)

b Forderungen an ein Sedativum in der Intensivtherapie (n. Pasch [70])

- Genügende Sedierung mit vollständiger Amnesie
- Erhaltene Erweckbarkeit und Kooperation
- Ausreichend lange Wirkungsdauer
- Sichere Elimination auch bei Leber- und Nierenschäden
- Keine Toxizität auch bei wiederholter Gabe
- Keine Beeinträchtigung des
  - kardiopulmonalen Systems
  - respiratorischen SystemS
  - Elektrolythaushaltes
  - Säure-Basen-Haushalts

tienten eingesetzt wurden. Es handelt sich dabei um die von Janssen 1958 synthetisierten, schnell und relativ kurz wirkenden Neuroleptika (Butyrophenone) und v.a. Analgetika (Phenoperidin, Fentanyl); darauf basierend inaugurierten de Castro und Mundeleer die Neuroleptanalgesie [13], die im Grunde eine Weiterentwicklung der Cocktail-lytique-Methodik von Huguenard und Laborit darstellte [65]. Im Gegensatz dazu wurden die „Breitband"-Benzodiazepine, v.a. zunächst das Diazepam, nach ihrer Einführung in die klinische Behandlung 1963 sofort auch in der Intensivmedizin eingesetzt [45, 64].

Letztlich kam die Analgosedierung in den 50er und 60er Jahren über das Stadium einer notwendigen Begleittherapie, der v.a. in Hinblick auf eine kritische Analyse wenig Beachtung geschenkt wurde, nicht hinaus. Dies ist

wahrscheinlich darauf zurückzuführen, dass man in diesen Pionierjahren der Intensivmedizin zunächst dringendere Fragestellungen zu bearbeiten hatte.

Die 70er Jahre

Dies begann sich erst in den 70er Jahren langsam zu ändern. Differenziertere Sedierungsziele und Forderungen an ein Sedativum in der Intensivtherapie wurden nun formuliert, u.a. von Pasch und Rügheimer (vgl. Tabellen 2a und 2b) [70].

Henschel wies darauf hin, dass Unruhezustände – gleich welcher Genese – und Schmerzen nicht nur die Durchführung intensivtherapeutischer Maßnahmen behindern oder unmöglich machen, sondern eo ipso ein pathophysiologisches Gefährdungspotential haben, indem sie z.B. die Atmung beeinträchtigen oder durch Sympathikusstimulierung zu einer vermeidbaren Belastung von Herz und Kreislauf führen und damit somatischen Komplikationen Vorschub leisten. Er wandte sich auch gegen eine gerade im intensivmedizinischen Bereich häufig praktizierte schematische Verabreichung und forderte eine dem individuellen Bedarf angepasste Dosierung, um einerseits Unterdosierungen, andererseits Überdosierungen mit den daraus resultierenden Komplikationsmöglichkeiten (z.B. Pneumonie, Kreislaufreaktionen, Intestinalatonie, Thrombembolien) zu vermeiden [26].

Ein besonderes Problem der Langzeitsedierung, die Toleranzentwicklung bei Psychopharmaka (Tranquilizer und Neuroleptika), wurde von Henschel ebenfalls erwähnt. Als Ausweg empfahl er einen Medikamentenwechsel, ein Konzept, das noch heute Gültigkeit hat, wenn sich Anzeichen für das Erreichen eines Ceiling-Effekts oder eine Toleranzentwicklung zeigen und weitere Dosissteigerungen nicht den gewünschten Effekt haben [26].

Zunehmend wurden nun auch die repetitiven Einzelgaben durch kontinuierliche Infusionsregime abgelöst. Als Vorteile der kontinuierlichen Applikation hob man eine mögliche Reduktion der Gesamtdosis und einen gleichmäßigeren Sedierungseffekt hervor [85]. So stellte der „NLA-Perfusor" seit Mitte der 70er Jahre auf einigen Intensivstationen einen Standard der Basisanal-

gosedierung dar [56]. Als Vorteile des Droperidolzusatzes zum Fentanyl wurden der Antagonismus einer opioidbedingten Cholestase und Übelkeit angesehen, ferner eine Potenzierung der analgetischen Wirkung. Im Analgetikabereich ersetzten Fentanyl und Piritramid zunehmend das Morphium; dessen Histaminfreisetzung und Kumulation bei Niereninsuffizienz ließen es mittlerweile als ungeeignet für Intensivpatienten erscheinen. Die Verwendung von Hypnotika (Barbiturate, Chloralhydrat) trat immer mehr in den Hintergrund zugunsten eines vermehrten Einsatzes von Benzodiazepinen (Diazepam, Flunitrazepam, Midazolam). Als Alternative zu diesen üblicherweise eingesetzten Substanzen wurde u.a. Gamma-Hydroxibutyrat zur Sedierung von Beatmungspatienten erprobt [19]; die mit dem Buttersäuresalz zugeführten enormen Natriummengen ließen den Einsatz in der Intensivmedizin jedoch kontraindiziert erscheinen [23].

In diese Zeit (1974) fällt auch die Vorstellung eines einfachen und später weithin verwandten Klassifizierungsschemas zur Beurteilung der Sedierungsstadien von Ramsey (Tabelle 3) [73].

In ethymologischer Hinsicht interessant ist, dass der Begriff „Analgosedierung" erstmals 1973 von Brockmüller verwandt wurde [9]. Der Begriff kommt damit ursprünglich aus dem operativen Bereich und bezeichnet eine annehmbare Schmerzbekämpfung mit einer ausreichenden vegetativ-motorischen Dämpfung. Mit der Kombination von Ketamin und Flunitrazepam (Ataranalgesie) wurde

Tabelle 3

Sedierungsstadien (n. Ramsey [73])

Wachheitsgrade

Stufe 1: Patient ist ängstlich, agitiert oder ruhelos

Stufe 2: Patient ist kooperativ, orientiert oder ruhig

Stufe 3: Patient reagiert lediglich auf Aufforderung

Bewertung der Schlafqualität je nach Reaktion des Patienten durch leichtes Klopfen auf die Glabella oder laute Ansprache

Stufe 4: lebhafte Reaktion

Stufe 5: träge Reaktion

Stufe 6: keine Reaktion

Tabelle 4
Tabelle 4
Gebräuchliche fixe Wirkstoffkombinationen

Fixe Kombinationen	Verhältnis [mg/mg]	Übliche Dosierung [mg/h]/[mg/h]	Maximale Tagesdosierung [mg/mg]	Referenz
Alfentanil/Midazolam	1/6	0,6/3,6 bis 3,6/21,6		29, 30, 53
Alfentanil/Midazolam	1/6	0,63/3,75 bis 3,75/22,5		20
Fentanyl/Droperidol	1/12,5	≤0,16/≤2		54
Fentanyl/Droperidol	1/12,5	0,12/1,5 bis 0,36/3		87
Fentanyl/Droperidol	1/12,5	0,5/0,04 bis 2,5/0,2	4,8/60	71
Fentanyl/Droperidol	1/12,5			21
Fentanyl/Midazolam	1/60	0,06/3,6 bis 0,36/21,6		20, 21, 29, 30, 53
Ketamin/Flunitrazepam	33,33/1	24/0,7 bis 100/3		29, 30, 53
Ketamin/Midazolam	20/1	50/2,5		1
Ketamin/Midazolam	10/1	120/12		37, 21?
Ketamin/Midazolam	10/1	120/12	4800/480	4
Pethidin/Flunitrazepam	16,67/1	12/0,7 bis 50/3		29, 30, 53
Pethidin/Promethazin	1/2	12/16 bis 50/96?		29, 30, 53
Piritramid/Promethazin	1/6,66	2,5/16 bis 15/96		29, 30, 53
Sufentanil/Droperidol	1/25	0,6/0,025 bis 1/0,25 [µg/kg/h]		21
Tramadol/Methohexital	1/1	36/36 bis 150/150		29, 30, 53

diese Bezeichnung schließlich auch Anfang der 80er Jahre in den intensivmedizinischen Bereich eingeführt [42].

Beschrieben wurde auch, dass die Einbeziehung psychologischer Aspekte in die Sedierungsstrategien vorteilhaft sein kann. So berichtete Böker, dass vor und während der Intensivbehandlung über die Modalitäten dieser Therapieform aufgeklärte und psychologisch weiterbetreute Patienten früher entlassen werden konnten, weniger Analgetika und Beruhigungsmittel benötigen, eine geringere Psychoseinzidenzrate zeigten und den Aufenthalt auf der Intensivstation als weniger belastend erlebten [7]. Dieser „psychologische" Ansatz wurde aber, wohl wegen des damit verbundenen hohen Aufwands, nicht systematisch weiter verfolgt.

Die 80er Jahre

Die wissenschaftlich analytische Auseinandersetzung mit der Analgosedierung begann eigentlich erst in den 80er Jahren. Als Ausdruck dessen nahm die Zahl der diesbezüglichen Publikationen in wissenschaftlichen Fachzeitschriften nun rasch zu; es wurden Symposien, die sich schwerpunktmäßig mit dieser Problematik befassen, veranstaltet und deren Beiträge in Buchform publiziert [z.B. 47, 55, 68, 76, 77].

Übereinstimmend bewertete man dabei die sedativ-analgetische Medikation beatmungspflichtiger Intensivpatienten als noch immer als unbefriedigend gelöstes Problem der Intensivmedizin [1, 76]. Als Ursachen wurden u.a. angeführt, dass Langzeitdaten fehlen, dass klinische Studien durch das extrem inhomogene Patientengut aber auch erschwert seien und dass die Vielzahl der zur Verfügung stehenden Medikamente zur Polypragmasie verleite [55].

Einen entscheidenden Stimulus für die vermehrte Beschäftigung mit diesem Aspekt der Intensivmedizin stellte sicher auch die Erkenntnis dar, dass in der Anästhesie als sicher geltende Pharmaka bei der Langzeitanwendung zu unerwünschten, bisher unbekannten Nebenwirkungen bis hin zur Letalitätssteigerung führen könnten, wie dies für die durch Etomidat hervorgerufene Nebennierenrinden-Suppression postuliert wurde [49, 80].

Als eines der ungelösten Probleme wird die Toleranzentwicklung nach einer mehrtägigen Sedierung, v.a. mit Benzodiazepinen, beschrieben, die dann zu einer teilweise exzessiven Dosissteigerung zwingt [8, 39]. Ein zweites zentrales Problem der Langzeitsedierung tritt im Rahmen der Entwöhnung in Form von tagelangen Bewusstseinsstörungen auf. Dieser vielfach als

„Durchgangssyndrom" bezeichnete Zustand könne auf verschiedene Ursachen zurückführbar sein: toxische Enzephalopathien, Entzugssyndrome, zentralanticholinerges Syndrom [8, 11, 82]; er wird für die Sedierung mit Benzodiazepin-Opioid-Gemischen [8] und auch mit Ketanest-Midazolam [37] beschrieben. Eine Abgrenzung von anderen Ursachen einer symptomatischen (organischen) Psychose mit Bewusstseinsstörung, sei es in Form eines Bewusstseinsverlusts (Somnolenz, Sopor, Koma), sei es in Form des Delirs, sei dabei bei der Vielfalt der morbogenen Faktoren häufig schwierig bis unmöglich. Ein drittes, bis heute ungelöstes Problem der Dauersedierung wird u.a. von Lenhart et al. erwähnt: um pflegerische Maßnahmen wie Absaugen oder Lagern ohne übermäßige Agitation der Patienten durchführen zu können, sind zusätzliche Boli erforderlich; eine Anpassung in der Höhe der Dauerdosierung an diese Reize führt jedoch zu tiefer Sedierung, die die angestrebte Sedierungstiefe deutlich überschreitet [51]; Wengert et al. unterscheiden in diesem Zusammenhang eine analgosedative Basismedikation und eine analgosedative Zusatzmedikation [83]. Schließlich wird auch die Aufhebung des normalen zyklischen Tag-Nacht-Rhythmus durch Ausfall der pulsatorischen Sekretion von Stresshormonen und des Thyreotropin als ungelöstes Problem der Langzeitsedierung dargestellt [63].

Zu konstatieren ist ein allgemeines Umdenken bezüglich der Analgosedierungsstrategie. Dies bringt Hartenauer 1982 zum Ausdruck, wenn er feststellt, dass früher der Patient an den Respirator adaptiert werden musste, inzwischen aber vielfältige Möglichkeiten bestünden, den umgekehrten Weg zu beschreiten [23]. Schulte am Esch formulierte als Optimalvorstellung eine konsequente Analgesierung sowie eine Reduktion der Psychopharmadosierung auf ein Maß, das noch eine komplette Anxiolyse und Amnesie sicherstellt, wobei der Patient dennoch ansprechbar und bei Bedarf sehr bald kooperativ ist. Bewusstseinslage und neurologischer Zustand sollten jederzeit geprüft bzw. im Rahmen des Monitorings überwacht werden können. Ein Toleranzstadium im anästhesiologischen Sinn (Narkose) sollte nur dann angestrebt werden, wenn während einer lebensbedrohlichen Kreislaufinsuffizienz oder bei Gasaustauschstörungen ein Patient zur Sauerstoffbedarfsreduktion komplett immobilisiert werden müsse [76]. Nicht zuletzt ist diese geänderte Analgosedierungsstrategie Voraussetzung für Frühmobilisation und frühzeitige Entwöhnung vom Respirator, die von Wendt bereits 1982 als wichtige intensivmedizinische Ziele angesehen wurden [82].

Die weitgehende Entbehrlichkeit von Muskelrelaxanzien im Rahmen dieses Sedierungskonzepts wurde immer öfter betont, wenngleich Relaxanzien vielerorts noch routinemäßig bei beatmeten Patienten eingesetzt wurden (z.B. alle 2 h 2 mg Pancuronium i.v.). Hartenauer stellt bereits 1982 fest:

„Es ist heute ein Prinzip, unter maschineller Beatmung so lange wie möglich ohne Relaxierung auszukommen" [23].

Erschwerte Beurteilbarkeit des Sedierungsgrads beim relaxierten Patienten, erhöhter Stress des nicht ausreichend sedierten aber relaxierten Patienten, erhöhtes Diskonnektionsrisiko und hämodynamische Nebenwirkungen waren die Hauptargumente gegen die Muskelrelaxation [54]. Zudem berichteten Op de Coul et al. erstmals über schwere Tetraparesen nach Dauerrelaxation mit Pancuronium [67].

Man begann nun auch, Stadien der Analgosedierung zu unterscheiden. So wies Buhl darauf hin, dass in unmittelbar postoperativen bzw. posttraumatischen Phasen die analgetische und ggf. hypnotische Komponente im Vordergrund stehe, während im zweiten Therapieverlauf die sedative Komponente, insbesondere in ihrer neurovegetativ dämpfenden Form, an Bedeutung gewinne. In vielen Phasen, v.a. aber in der Entwöhnungsphase, sei eine Sedierung überhaupt erst dann erforderlich, wenn der Patient in einen desorientierten, unkooperativen Zustand gerät. Buhl forderte deshalb die Abkehr von der aus Praktikabilitätsüberlegungen heraus vielfach durchgeführten fixen Kombination von Analgetika und Sedativa (siehe unten) und stattdessen die Rückkehr zur „balancierten Langzeitanalgosedierung" mit einer getrennten Medikation [11].

Ganz generell wandte man sich gegen schematische Verordnungen von Analgetika und psychovegetativ dämpfenden Pharmaka in der Langzeitanalgosedierung. Sedierungsschemen wurden auch deshalb abgelehnt, weil sich Schmerzgrad und Sedierungsbedarf im Krankheitsverlauf ändern können, ebenso wie wichtige pharmakokinetische Rahmenbedingungen (z.B. Verteilungsvolumen, Serumalbuminkonzentration, Leber- und Nierenfunktion [82]. In diesem Zusammenhang wurde auch auf durchaus unterschiedliche Bedarfssituationen bei verschiedenen Krankheitsbildern hingewiesen, insbesondere auf den besonders hohen Bedarf bei septischen Patienten [23, 54].

Auf die Schwierigkeit, die mit der Forderung nach Priorität einer adäquaten Basisanalgesierung einhergeht, wies Lehmann hin: Hauptproblem sei die Algesimetrie, die Bestimmung des Analgetikabedarfs. Während dies Problem durch die aufkommenden Verfahren der patientenkontrollierten Analgesie beim kooperativen Patienten optimal gelöst werden könne, bliebe es beim bewusstseinsgestörten Intensivpatienten, der zur Titration des eigenen Schmerzmittelbedarfs nicht in der Lage ist, weitgehend ungelöst [50].

In Hinsicht auf die psychovegetative Komponente befassten sich mehrere Arbeitsgruppen mit der Frage, ob das Neuromonitoring als Grundlage dienen kann, quantitative Indikatoren abzuleiten, die mit dem Grad der Sedierung korrelieren und damit eine bessere Steuerung der Sedativaapplikation ermöglichen [1, 78]. Die Ergebnisse waren zumindest für den häufig angestrebten Bereich der flachen Sedierungsstadien enttäuschend: hier wurde eine große interindividuelle Variabilität der untersuchten prozessierten EEG-Parameter gefunden. Beim intensivmedizinischen Patienten mit flacher Sedierung besteht zudem die Möglichkeit der patientenseitigen Äußerungen und der Überprüfung neurologischer Reflexe; nach Schwilden sei es in diesem Fall sinnvoller, den Grad der Sedierung über die klinischen Zeichen als über das prozessierte EEG abzuschätzen [78].

Zweifelsohne verlangte das neue Idealbild des schmerz- und angstfreien, sedierten und doch erweckbaren, kooperativen Beatmungspatienten zum einen entsprechend steuerbare Pharmaka mit kurzer Wirkdauer, zum anderen die entsprechende Applikations-technologie in Form von zentralvenösen Kathetern und Spritzenpumpen. In Hinsicht auf die zunehmende Verwendung kurz wirkender Pharmaka wurde allerdings auch die Frage aufgeworfen, ob Medikamente mit sehr kurzer Wirkdauer bei tage- oder wochenlanger Intensivbehandlung überhaupt sinnvoll sind; insbesondere auf die Gefahren möglicher Entzugsreaktionen bei abruptem Absetzen wurde hingewiesen [54]. Technischerseits stellten weiterhin Kompatibilitätsprobleme der intravenös zu gebenden Medikamente, die begrenzte Zahl zentraler Zugänge und die begrenzte Zahl von Spritzenpumpen limitierende Faktoren dar. Wohl hauptsächlich darauf ist die weit verbreitete Verwendung fixer Pharmakakombinationen, zurückzuführen. Typische Beispiele sind Fentanyl/Droperidol, Fentanyl/Midazolam, Piritramid/Midazolam, Alfentanil/Midazolam, Ketanest/Midazolam [1, 2, 29, 30].

Die Substanzen wurden nun auch zunehmend auf ihre pharmakokinetische und -dynamische Eignung zur Langzeitanalgosedierung hin untersucht [66]. So wurden für Diazepam bei Intensivpatienten Eliminationshalbwertszeiten (EHWZ) bis zu 109 h, für den pharmakologisch aktiven Metaboliten Desmethyldiazepam bis zu 403 h gefunden [74]. Unter den Bezodiazepinen erschien daher Midazolam schon aufgrund seiner kurzen EHWZ von 1,5–3,5 h nach Bolusapplikation geeigneter. Allerdings wurden auch für Midazolam in der zweiten Hälfte der 80er Jahre stark schwankende, teilweise stark verlängerte EHWZ bei Intensivpatienten gefunden [5, 6]. Nichtsdestotrotz wurde auf der Mehrzahl der Intensivstationen die Kombination eines Benzodiazepins mit einem Opioidanalgetikum für die Langzeitbeatmung bevorzugt [8]. Als wesentliche Vorteile dieser beiden Substanzgruppen führte man an, dass über die Eigenwirkung hinaus kaum toxische Nebenwirkungen auftreten, und dass – wegen der geringen erforderlichen Substanzmengen – sehr viel weniger pharmakokinetische und pharmakodynamische Interaktionen in dem ohnehin unübersichtlichen Arzneimittelpool des Patienten stattfinden [35].

Auf der Suche nach geeigneten medikamentösen Konzepten wurde nun auch Ketamin, das bisher fast ausschließlich in der Anästhesie sowie Notfall- und Katastrophenmedizin eingesetzt worden war, untersucht. In der Regel kombinierte man Ketanest dabei mit einem Benzodiazepin (Ataranalgesie), v.a. um unerwünschten psychomimetischen Reaktionen vorzubeugen [1, 10, 37, 42]. Aus pharmakologischen Überlegungen heraus sah man dabei Midazolam als besonders geeignet an. Als positiv herausgehoben wurden die analgetischen Eigenschaften des Ketamin auch in subhypnotischen Dosierungen, die Kreislaufstabilität bei intravasalem Volumenmangel, die Einsparung exogener Katecholamine, die fehlende Depression des Atemantriebs (welche einen frühzeitigen Übergang von volumenkontrollierter Beatmung zu maschinell gestützten Spontanatmungsformen ermöglicht), die bronchospasmolytische Wirkung sowie die unbeeinträchtigte Darmperistaltik [4, 40]. Warnend hingewiesen wurde von den Untersuchern auf Ketamin-bedingte Druckanstiege im kleinen Kreislauf [1], die es v.a. bei Rechtsherzinsuffizienz zu berücksichtigen gilt.

Eine weitere Substanz, die aufgrund ihrer guten Steuerbarkeit ins Interesse rückte, war Methohexital [11, 51]. Aufgrund technischer Probleme bei der Applikation (aufwendige Zubereitung, Venenwandreizung, Inkompatibilitäten) wurde sie vorerst jedoch v.a. bei neurochirurgischen Patienten eingesetzt [8]. Die Wiedereinführung von Barbituraten in die Langzeitsedierung von Intensivpatienten, verlief auch deshalb schleppend, weil sie mittlerweile vordergründig als toxisch galten [8]; gegen eine Barbituratdauersedierung wurden v.a. Kumulation, hämodynamische und respiratorische Depression, Aktivitätssteigerung von Leberenzymen, Immunsuppression, allergische Potenz, antianalgetische Wirkung sowie Störungen der gastrointestinalen Motilität und der Thermoregulation angeführt, ohne dass zwischen den einzelnen Substanzen unterschieden wurde.

Auch die Einsatzmöglichkeiten von Inhalationsanästhetika, v.a. von Isofluran, zur Langzeitsedierung, wurden analysiert. Bei doch erheblichem technischen Aufwand, allen Problemen der Gasapplikation im offenen System und weitgehend ungeklärter Langzeittoxizität blieb die Langzeitsedierung mit volatilen Anästhetika jedoch Spezialindi-

kationen, wie Status asthmaticus, Hirndrucksenkung und Patienten, die mit herkömmlichen Methoden nicht zu sedieren sind, vorbehalten [68].

Erste Erfahrungen wurden Ende der 80er Jahre dann auch im intensivmedizinischen Bereich mit Propofol gemacht, zunächst v.a. zur unmittelbar postoperativen Sedierung für einige Stunden [24] aber auch schon zur mehrtägigen Sedierung bis 120 h [59]. Als besonders vorteilhaft wurde die gute Steuerbarkeit angesehen, als nachteilig die fetthaltige Trägersubstanz [87].

Schließlich muss die Arbeit von Yeager et al. zu den Effekten einer Periduralanästhesie bei operativen Hochrisikopatienten erwähnt werden, die bei aller Kritik am methodischen Vorgehen der Untersucher das Interesse an diesem Regionalanästhesieverfahren auch in der Intensivmedizin entscheidend stimulierte [86].

Die 90er Jahre

In dieser Dekade verliert die Analgosedierung endgültig den Charakter einer notwendigen Begleittherapie, der wenig Beachtung geschenkt wird, und erhält eine zentrale Stellung im intensivmedizinischen Vorgehen. Entscheidend mit dazu bei tragen die Bemühungen, intensivmedizinische Behandlungsverläufe abzukürzen und derart sowohl die Behandlungsergebnisse zu verbessern als auch die intensivmedizinischen Ressourcen effektiver zu nutzen; die „Fast track"-Intensivmedizin wird dabei als eine Möglichkeit angesehen, dem angesichts zunehmend älterer und kränker Patienten stetig steigenden Bedarf an Intensivmedizin zu begegnen, ohne rationieren zu müssen. Einer raschen Verlegung auf eine Regelpflegestation nach Stabilisierung der Vitalfunktionen werden aber durch Sedierungsüberhänge, delirante Entzugssymptomatiken sowie die Critical Illness Polyneuropathie, die u.a. auch mit der exzessiven Verwendung von Muskelrelaxanzien in Verbindung gebracht wird [62], Grenzen gesetzt.

Auch pharmakoökonomische Gesichtspunkte gewinnen angesichts eines zunehmenden Zwangs zur effektiven Ressourcennutzung an Bedeutung. Allein die Medikamentenkosten für Analgetika und Sedativa belaufen sich auf ca. 10% des Arzneimittelbudgets ei-

ner Intensivstation. Beim pharmakoökonomischen Vergleich verschiedener Analgosedierungsregime müssen darüber hinaus aber auch Personalkosten für die Vorbereitung der Infusionslösungen, Kosten für Verbrauchsmaterialien und Spritzenpumpen, komplikationsassoziierte Kosten und Aufwachzeiten berücksichtigt werden.

Im Hinblick darauf erlangen die kurz wirkenden Pharmaka wachsende Bedeutung. Dass sich dabei Eliminationshalbwertszeiten von Opioiden und Hypnotika auch bei normaler Organfunktion und Pharmakokinetik mit zunehmender Infusionsdauer klinisch relevant verlängern können, wird mit der Einführung der Kontext-sensitiven Halbwertszeit durch Hughes et al. ins allgemeine Bewusstsein gerückt; „Kontext" steht dabei für die Infusionsdauer [31]. Substanzen mit kurzer Kontext-sensitiver Halbwertszeit, also einer nur geringen Zunahme der Eliminationshalbwertszeit bei mehrstündiger Dauerinfusion – wie Propofol, Midazolam, Alfentanil und Sufentanil – gewinnen zunehmend an Bedeutung.

Zur Sedierung wird daher immer häufiger Propofol verwandt, als dessen Hauptvorteil neben der guten Steuerbarkeit der Sedierungstiefe in der Regel kurze Aufwachphasen gelten [18]. Allerdings werden auch nach Propofolsedierung bei einigen Patienten verlängerte Aufwachzeiten beoachtet, wofür Rückverteilungsphänomene verantwortlich gemacht werden. Ferner werden auch bei Langzeitsedierung mit Propofol Toleranzphänomene festgestellt, die Dosissteigerungen bis zum 10fachen der normalen Stundendosis von 1–3 mg/kg erforderlich machen können. Selbst nach Einführung der 2prozentigen Propofollösung in der zweiten Hälfte der 90er Jahre sind derartige Dosierungen mit einer meist nicht vertretbaren Fettzufuhr in Form der 10prozentigen Lipidemulsion als Trägerlösung verbunden. Serumtriglyceridkontrollen sind im Rahmen einer Langzeitsedierung mit Propofol in jedem Falle erforderlich. Alles in allem steht mit Propofol seit Beginn der 90er Jahre eine Substanz zur Verfügung, die eine wichtige Erweiterung der Sedierungsoptionen in der Intensivmedizin darstellt, aber nicht frei von Nebenwirkungen ist (z.B. Kreislaufdepression, Atemdepression) und die wesentlichen Probleme der

139

Langzeitsedierung nicht lösen konnte; die Haupteinsatzbereiche liegen demzufolge in der kurz- bis mittelfristigen (Stunden bis einige Tage) Sedierung und in der Entwöhnungsphase von einer mehrwöchigen Langzeitsedierung [2].

Eine verkürzte Aufwachphase im Vergleich zum bisher verfügbaren Razemat wird auch dem S-(+)-Ketamin zugesprochen, neben einer möglicherweise geringeren Ausprägung der psychischen Aufwachreaktion [15, 25]. Diese Eigenschaften und die höhere analgetische und anästhetische Potenz des S-(+)-Enantiomers erneuern das intensivmedizinische Interesse an diesem Analgosedativum, wobei gerade im intensivmedizinischen Bereich eine Halbierung der erforderlichen Substanzmenge einen wichtigen pharmakokinetischen Fortschritt darstellt. Dabei unterscheiden sich die sympathikotonen Effekte des S-(+)-Ketamin bei halber Dosierung nicht signifikant von denen des Razemat [89], so dass die sympathikomimetische Wirkung v.a. bei hämodynamischer Instabilität und Bronchospastik sinnvoll mitgenutzt werden kann, wobei die bekannten Anwendungsbeschränkungen bei Patienten mit eingeschränkter myokardialer Reserve bestehen bleiben [3]. Revidiert wird die bisherige Auffassung, dass Ketamin bei Patienten mit Schädelhirntrauma generell kontraindiziert sei, da es zu Hirndrucksteigerungen und Krampfanfällen führen könne; stattdessen wird auf tierexperimentell dargestellte antikonvulsive und neuroprotektive Effekte des Ketamin hingewiesen [14, 17, 72], die auf eine Blockade exzitatorischer Rezeptoren, v.a. des N-Methyl-D-Aspartat-Rezeptors (NMDA), zurückgeführt werden [84]. Konsequenterweise wird die Analgosedierung mit Ketamin nun auch bei Patienten mit Schädel-Hirn-Trauma untersucht [22].

Auch unter den Opioiden, die weiterhin - u.a. aufgrund des Wirkungssysnergismus mit Sedativa - eine zentrale Stellung bei der Mehrzahl der Analgosedierungsregime einnehmen, werden zunehmend Substanzen mit kurzer Wirkdauer eingesetzt. Deren Verwendung setzt die pumpengetriebene kontinuierliche intravenöse Applikation voraus. Die ist aber ohnehin mittlerweile weitgehend etabliert, da so Nebenwirkungen wie Übelkeit und Blutdruckabfall, die in Zusammehang mit

schnell wechselnden Plasmaspiegeln gebracht werden, minimiert werden können; Bolusgaben erfolgen eigentlich nur noch im Rahmen besonders schmerzhafter Maßnahmen. Ein besonders günstiges pharmakokinetisches und -dynamisches Profil für die Zwecke der Analgosedierung in der Intensivmedizin scheint das 1993 eingeführte Sufentanil aufzuweisen [21, 41]. Freye, der 1991 noch in Fentanyl das Analgetikum der Wahl für die Langzeitanalgosedierung bei beatmeten Patienten sah [20], gibt deshalb nun dem Sufentanil den Vorzug als Analgetikum in einem Analgosedierungsregime [21]; begründend führt er an, dass Sufentanil das zur Zeit stärkste analgetisch wirksame Opioid ist, eine vergleichsweise hohe therapeutische Breite aufweist, eine partielle Entkopplung von Analgesie und Atemdepression erkennen läßt, eine stabile Hämodynamik zur Folge hat, eine gute vegetative Dämpfung bewirkt, eine gute Steuerung ermöglicht sowie ausgeprägt hypnosedativ wirkt. Die relativ stark ausgeprägte sedierende Komponente des Sufentanil macht es bei einem Teil der Patienten sogar als Monotherapeutikum in der Analgosedierung geeignet [41, 81]. Remifentanil, ein extrem kurz wirksames Opioid mit hoher analgetischer Potenz, stellt hinsichtlich der Steuerbarkeit das maximal Erreichbare dar. Ob derart kurz wirkende, Esterase-metabolisierte Pharmaka im Rahmen einer längerfristigen Analgosedierung indiziert sein können, wird die Zukunft zeigen müssen; eine denkbare Einsatzmöglichkeit ist ihre intermittierende Gabe für unangenehme Maßnahmen (z.B. endotracheales Absaugen, Mundpflege, Betten), additiv zu einer kontinuierlichen Basisanalgosedierung mit anderen Pharmaka.

Das Konzept der Neuroleptanalgosedierung wird erneut von Zander [87], Papadopoulos und Link [70] sowie einem Symposiumsband über 30 Jahre Neuroleptanalgesie [28] zusammenfassend dargestellt, wobei als Vorteil der Neuroleptika eine psychische Distanzierung und eine Abnahme der motorischen Unruhe bei erhaltener Ansprechbarkeit und Kooperativität betont wird; Zander verweist auf Untersuchungen, nach denen es nicht Angst ist, die die Psyche des Intensivpatienten dominiert, sondern dass es überwiegend innere Anspannung, Hyperreaktivität, Aggres-

sivität, Halluzinationen, akute Wahnsymptomatik, Schlaflosigkeit, Rückzug und Autismus sind. Das Wirkspektrum von Neuroleptika käme demnach dem nahe, was bei Intensivpatienten erforderlich sei [87].

Auch die Eignung von Gamma-Hydroxibutyrat wird neu bewertet, u.a. wegen dessen Metabolisierung zu Kohlendioxid und Wasser und weitgehender hämodynamischer Indifferenz. Vor allem die gewebeprotektiven Effekte auf neuronale und extraneuronale Strukturen durch reversible Reduktion des Energiestoffwechsels lassen die Anwendung bei Patienten mit Schädelhirntrauma oder zerebraler Ischämie vorteilhaft erscheinen; auch die Gewebeschäden nach Reperfusion lassen sich möglicherweise vermindern. Als weitere mögliche Indikationen werden das Auftreten von Toleranzphänomenen und Entzugssyndromen sowie Störungen des Schlaf-Wach-Ryhthmus angeführt [36]. Lenzenhuber et al. finden bei der Behandlung des Alkoholentzugdelirs v.a. einen günstigen Einfluss auf die vegetative Komponente, während es zur Behandlung der psychotischen Komponente, wohl aufgrund einer unzureichenden Blockierung des dopaminergen Systems, nicht geeignet ist [52].

Als völlig neues Behandlungsprinzip setzt sich die Kupierung eines sympathischen Hyperaktivitätssyndroms mit zentral wirksamen α2-Adrenozeptor-Agonisten rasch durch. Dabei ist erstaunlich, dass die bisher als Nebenwirkungen eingestuften Eigenschaften des seit vielen Jahren zur Hypertonusbehandlung eingesetzten Clonidin, die Intensivmediziner erst jetzt brennend zu interessieren beginnen; gemeint sind die sedierende, anxiolytische und analgetische Wirkung [38]. Gute Erfahrungen, die mit Clonidin in den 80er Jahren bei der Behandlung des Opiat- und Alkoholentzugdelirs gemacht wurden, sind der Ausgangspunkt [61, 69, 75]; Clonidin wird nun zunehmend auch zur Abmilderung einer Entzugssymptomatik nach Langzeitsedierung eingesetzt [90]. Schließlich wird die selektive pharmakologische Blockade eines gesteigerten zentralen Sympatikotonus – neben Analgesie und Sedierung – als eine Komponente vieler Analgosedierungskonzepte etabliert [79], auch wenn die Zulassung des Clonidin in

Deutschland auf die Behandlung des Alkohol- und Opiatentzugsdelirs beschränkt ist. Als wesentlicher Vorteil der gleichzeitigen Verwendung von zentralen α2-Agonisten wird die Einsparung von Sedativa und Analgetika angesehen. Als weiterer positiver Effekt wurde von Mertes et al. auch eine günstige Beeinflussung des Postaggressionsstoffwechsels mit Abmilderung des Katabolismus und einer weniger negativen Stickstoffbilanz demonstriert, bei prophylaktischer Gabe des Clonidin zur Prävention eines Alkoholentzugssyndromes nach abdominothorakaler Ösophagusresektion [60]. Die Entwicklung neuer α2-Adrenozeptor-Agonisten mit höherer Rezeptorselektivität als Clonidin (z.B. Dexmedetomidine), also ohne α1-agonistische Eigenschaften, verspricht also einiges für die nahe Zukunft.

Fazit für die Praxis

Nach mittlerweile 50 Jahren Intensivbehandlung ist diese Form der medizinischen Extremtherapie gestörter vitaler Organfunktionen ohne sedativ-analgetische Maßnahmen, v.a. ohne entsprechende Medikation, nach wie vor unvorstellbar. Dabei haben Überlegungen zur Analgosedierung heute einen höheren Stellenwert als in den frühen Jahren der Intensivbehandlung, in denen das Augenmerk fast ausschließlich der Erhaltung und Wiederherstellung der Vitalfunktionen galt. Vor allem unterschiedliche Wirkungen und Nebenwirkungen der verschiedenen Pharmaka, die für die Anlagosedierung eingesetzt werden können, Medikamenteninteraktionen und nicht zuletzt eine Vielzahl verschiedener intensivmedizinischer Krankheitsbilder vereitelten bisher die Etablierung eines allgemein akzeptierten Konzepts. Einig ist man sich weitgehend über ein „So viel wie nötig und so wenig wie möglich"; dabei ist das Quantum „So viel wie nötig" kaum zu evaluieren, da es eigentlich subjektiv auf Seiten des Patienten definiert ist aber häufig nicht erfragt, sondern nur indirekt von den Behandelnden erschlossen werden kann; andererseits wird das Gebot des „So wenig wie möglich" so manches Mal gebrochen, wenn Zahl oder Qualifikation des betreuenden medizinischen Personals dem Ideal

des leidensfreien oder doch zumindest leidensarmen aber zugleich kooperationsfähigen Patienten nicht gerecht werden: schließlich bedarf der tief sedierte Patient weniger Aufmerksamkeit und menschlicher Zuwendung als der wache.

Literatur

1. Adams HA, Biscoping J, Russ W, Bachmann B, Ratthey K, Hempelmann G (1988) **Untersuchungen zur sedativ-analgetischen Medikation beatmungspflichtiger Intensivpatienten.** Anaesthesist 37:268–276
2. Adams HA (1994) **Konzepte zur Analgosedierung. Ketamin und Propofol.** Anästh Intensivmed 35:97–100
3. Adams HA (1997) **S-(+)-Ketamin – heute und morgen.** Anaesthesist [Suppl 1] 46:S1–S2
4. Ahnefeld FW, Pfenninger E (Hrsg) (1989) **Ketamin in der Intensiv- und Notfallmedizin.** Springer, Berlin Heidelberg New York
5. Behne M, Asskali F, Steuer A, Förster H (1987) **Midazolam-Dauerinfusion zur Sedierung von Beatmungspatienten.** Anaesthesist 36:228–232
6. Behne M (1994) **Benzodiazepine als Bestandteil der Analgosedierung in der Intensivmedizin.** Anästh Intensivmed 35:101–105
7. Böker W (1980) **Symptomatische Psychosen während Intensivbehandlung.** In: Lawin P, Wendt M (Hrsg) Aktuelle Probleme der Intensivbehandlung II. INA Schriftenreihe, Bd 17. Thieme, Stuttgart New York, S 222–235
8. Brandl MJ, Braun GG, Knoll R, Schütz W (1990) **Langzeitsedierung neurochirurgischer Patienten mit Methohexital.** In: Link J, Eyrich K (Hrsg) Analgesie und Sedierung in der Intensivmedizin. Anaesthesiologie und Intensivmedizin, Bd 212. Springer, Berlin Heidelberg New York, S 64–73
9. Brockmüller KD, Schwenzer N (1973) **Ein neuer Weg zur Schmerzausschaltung bei extraoralen Abszeßeröffnungen.** Dtsch Zahnärztl Z 28:1004–1007
10. Brost F, Tzanova I (1987) **Postoperative Langzeit-Analgosedierung.** Intensivbehandlung 12:57
11. Buhl R, Wüst HJ (1990) **Indikationsspektrum für Methohexital im Konzept einer Langzeitanalgosedierung.** In: Link J, Eyrich K (Hrsg) Analgesie und Sedierung in der Intensivmedizin. Anaesthesiologie und Intensivmedizin, Bd 212. Springer, Berlin Heidelberg New York, S 85–89
12. Crile GW, Lower WE (1921) **Surgical shock and the shockless operation through anoci-association.** Saunders, Philadelphia
13. de Castro J, Mundeleer P (1962) **Die Neuroleptanalgesie.** Anaesthesist 11:10–12
14. Detsch O, Kochs E (1997) **Effekte von Ketamin auf die ZNS-Funktion.** Anaesthesist [Suppl 1] 46:S20–S29
15. Engelhardt W (1997) **Aufwachverhalten und psychomimetische Reaktionen nach S-(+)-Ketamin.** Anaesthesist [Suppl 1] 46:S38–S42
16. Fechner R (1979) **Die Adaptation des Patienten an den Respirator.** Anästhesiol Intensivmed 19:255–259
17. Fitzal S (1997) **Ketamin und Neuroprotektion.** Anaesthesist [Suppl 1] 46:S65–S70
18. Focus on infusion (1991) **Intensive care sedation.** J Drug Dev [Suppl 3] 4:3–120
19. Frey R (Hrsg) (1978) **Neue Untersuchungen mit Gamma-Hydroxibuttersäure.** Anästhesiologie und Intensivmedizin, Bd 110. Springer, Berlin Heidelberg New York
20. Freye E (1991) **Opioide in der Medizin.** Springer, Berlin Heidelberg New York, S 128–133
21. Freye E (1999) **Opioide in der Medizin.** Springer, Berlin Heidelberg New York, S 275–284
22. Gremmelt A, Braun U (1995) **Analgosedierung des Patienten mit Schädel-Hirn-Trauma.** Anaesthesist [Suppl 3] 44:S559–S565
23. Hartenauer U (1982) **Medikamentöse Sedierung während Langzeitbeatmung.** In: Lawin P, Götz E, Huth H (Hrsg) Intravenöse Narkose und Langzeitsedierung. Thieme, Stuttgart New York, S 106–116
24. Heinrichs W, Tzanova I, Dick W (1989) **Sedation with propofol during postoperative artificial ventilation.** J Drg Dev 2:53
25. Hempelmann G, Kuhn DFM (1997) **Klinischer Stellenwert des S-(+)-Ketamin.** Anaesthesist [Suppl 1] 46:S3–S7
26. Henschel WF (1972) **Sedierung und Schmerzbekämpfung in der Intensivebehandlung.** Langenbecks Arch Chir 332:527–535
27. Henschel WF (1978) **Die Entwicklung der intravenösen Narkose.** Anästhesiol Intensivmed 18:388–396
28. Henschel WF (Hrsg) (1990) **30 Jahre Neuroleptanalgesie.** Urban & Schwarzenberg, München Wien Baltimore, S 143–199
29. Hoffmann P, Imhoff M (1988) **Analgesie und Sedierung beatmeter Patienten in der Intensivstation.** Zentralbl Chir 113:500–513
30. Hoffmann P, Schockenhoff B, Lierz P (1991) **Analgosedierung des beatmeten Intensivpatienten.** Klin Wochenschr [Suppl 26] 69:72–79
31. Hughes MA, Glass PSA, Jacobs JR (1992) **Context-sensitive half-time in multicompartment pharmacokinetic models for intravenous anesthetic drugs.** Anesthesiology 76:334–341
32. Huguenard P (1951) **Essais d'anesthésie générale sans anethésique.** Anésthesie Analgésie 8:5–33
33. Huguenard P (1954) **Hibernation artificielle.** Anaesthesist 3:32–35
34. Ibsen B (1954) **The anaesthetist's viewpoint on treatment of respiratory complications in poliomyelitis during the epidemic in Copenhagen.** Proc Roy Soc Mer 47:72

35. Kamp HD (1986) **Langzeitsedierung mit Benzodiazepinen.** In: Schulte am Esch J (Hrsg) Langzeitsedierung des Intensivpatienten. Zuckschwerdt, München

36. Kleinschmidt S, Mertzlufft F (1995) **Gamma-Hydroxy-Buttersäure – Hat sie einen Stellenwert in Anästhesie und Intensivmedizin?** Anästhesiol Intensivmed Notfallmed Schmerzther 30:393–402

37. Klose R, Hoppe U, Wresch KP, Büttner J, Stehen M (1990) **Analgosedierung in der Intensivmedizin.** In: Opitz A (Hrsg) Methoden der Analgosedierung in der Intensivmedizin. Bethel, Bielefeld, S 105–114

38. Klose R, Büttner J (Hrsg) (1993) **Clonidin in Anästhesie und Intensivmedizin.** Perimed-spitta, Nürnberg

39. Kochs E, Bischoff P, Rust U, Schulte am Esch J (1990) **Plasma-ACTH und Plasmakortisolspiegel unter Langzeitsedierung mit Midazolam in Kombination mit Opioiden und Ketamin.** In: Link J, Eyrich K (Hrsg) Analgesie und Sedierung in der Intensivmedizin. Anaesthesiologie und Intensivmedizin, Bd 212. Springer, Berlin Heidelberg New York, S 149–158

40. Kreuscher H, Kettler D (Hrsg) (1990) **Ketamin in der Anaesthesie, Intensiv- und Notfallmedizin.** Anaesthesiologie und Intensivmedizin, Bd 218. Springer, Berlin Heidelberg New York

41. Kröll W, List WF (1992) **Eignet sich Sufentanil für die Langzeitsedierung kritisch Kranker?** Anaesthesist 41:271–275

42. Kurth M (1983) **Anästhesie und Analgosedierung mit Ketamin bei Patienten einer Intensivstation.** Anästh Intensivmed 24:270–272

43. Laborit H, Huguenard P (1954) **Pratique de l'hibernothérapie en Chirurgie et en Médicine.** Masson, Paris

44. Lassen HCA, Bjoerneboe M, Ibsen B, Neukirch F (1954) **Treatment of tetanus with curarisation, general anaesthesia, and intratracheal positive – pressure ventilation.** Lancet 1040–1044

45. Lawin P (1968) **Therapeutische Hypothermie.** In: Lawin P (Hrsg) Praxis der Intensivbehandlung, 1. Aufl. Thieme, Stuttgart New York

46. Lawin P, Herden HN (1968) **Beatmung.** In: Lawin P (Hrsg) Praxis der Intensivbehandlung, 1. Aufl. Thieme, Stuttgart New York

47. Lawin P, Götz E, Huth H (Hrsg) (1982) **Intravenöse Narkose und Langzeitsedierung.** Thieme, Stuttgart New York

48. Lawin P (1998) **Die geschichtliche Entwicklung der Intensivmedizin in Deutschland.** Folge 1: Erste (allgemeine) Entwicklungstendenzen. Anaesthesist 47:983–992

49. Ledingham I McA, Watt I (1983) **Influence of sedation on mortality in critically ill multiple trauma patients.** Lancet I:1270

50. Lehmann KA (1986) **Analgosedierung mit Opioiden.** In: Schulte am Esch J (Hrsg) Langzeitsedierung des Intensivpatienten. Zuckschwerdt, München, S 14–34

51. Lehnhart FP, Frey L, Wilm V, Taeger K (1990) **Sedierung langzeitbeatmeter Patienten mit Methohexital und Opioiden.** In: Link J, Eyrich K (Hrsg) Analgesie und Sedierung in der Intensivmedizin. Anaesthesiologie und Intensivmedizin, Bd 212. Springer, Berlin Heidelberg New York, S 74–84

52. Lenzenhuber E, Müller C, Rommelspacher H, Spies C (1999) **Gamma-Hydroxybuttersäure zur Therapie des Alkoholentzugsyndroms bei Intensivpatienten.** Anaesthesist 48:89–96

53. Lierz P, Hoffmann P, Schockenhoff B (1991) **Aufwachverhalten bei verschiedenen Anlagosedierungsschemata.** Klin Wochenschr [Suppl 26] 69:84–88

54. Link J, Papadopoulos G, Striebel HW, Heinemeyer G (1985) **Klinische Erfahrung in der Langzeitsedierung von Intensivpatienten mit Benzodiazepinen.** In: Schulte am Esch J (Hrsg) Benzodiazepine in Anästhesie und Intensivmedizin. Editiones Roche, Basel, S 227–234

55. Link J, Eyrich K (Hrsg) (1990) **Analgesie und Sedierung in der Intensivmedizin.** Anaesthesiologie und Intensivmedizin, Bd 212. Springer, Berlin Heidelberg New York

56. Link J, Papadopoulus G, Striebel HW, Heinemeyer G, Rohling R (1990) **Analgesie und Sedierung während Intensivtherapie. Strategie und Taktik.** In: Link J, Eyrich K (Hrsg) Analgesie und Sedierung in der Intensivmedizin. Anaesthesiologie und Intensivmedizin, Bd 212. Springer, Berlin Heidelberg New York, S 44–54

57. Lundy JS (1942) **Clinical anesthesia: an manual of clinical anesthesiology.** Saunders, Philadelphia

58. Mayr J, Peter K (1973) **Die kontrollierte Hypothermie als Behandlungsprinzip in der Intensivtherapie.** Anästh Praxis 8:23–29

59. Mertes N, Thülig B, Zander J, Schöppner H (1989) **Long-term sedation with continuous infusion of propofol in ventilated intensive care patients, preliminary experiences over 120 h in six patients.** J Drug Dev 2:77–78

60. Mertes N, Goeters CH, Kuhmann M, Zander JF (1996) **Postoperative α2-adrenergic stimulation attenuates protein catabolism.** Anesth Analg 82:258–263

61. Metz G, Nebel B, Corkin S, Bölch S, Kleinmann B (1993) **Die Intensivbehandlung des Alkoholentzugdelirs mit Clonidin.** In: Klose R, Büttner J (Hrsg) Clonidin in Anästhesie und Intensivmedizin. Perimed-spitta Nürnberg, S 17–24

62. Miller RD (1995) **Muscle relaxants in the ICU.** In: Lawin P, Peter K, Prien Th (Hrsg) Intensivmedizin 1995. INA-Reihe, Bd 85. Thieme, Stuttgart New York, S 57–60

63. Miranda DR, Langrehr D (1985) **Benzodiazepine in der Intensivmedizin.** In: Langrehr D (Hrsg) Benzodiazepine in der Anästhesiologie. Urban & Schwarzenberg, München Wien Baltimore, S 97–111

64. Mollaret P, Emile J, Amstutz Ph (1967) **Klinischer Erfahrungsbericht des Reanimationszentrums Hospital Claude Bernard, Paris.** In: Just OH, Stoeckel H (Hrsg) Die Ateminsuffizienz und ihre klinische Behandlung. Thieme, Stuttgart New York, S 145–152

65. Norlander O (1982) **Balanced anaesthesia – Geschichte und Entwicklung – Heutiger Stand.** In: Lawin P, Götz E, Huth H (Hrsg) Intravenöse Narkose und Langzeitsedierung. Thieme, Stuttgart New York, S 4–9

66. Ochs HR, Greenblatt DJ, Lauven PM, Stoeckel H, Rommelsheim K (1982) **Kinetics of high-dose i.v. diazepam.** Br J Anaesth 54:849–850

67. Op de Coul AW, Lambregts PCLA, Koeman J, et al. (1985) **Neuromuscular complications in patients given Pavulon (pancuronium bromide) during artificial ventilation.** Clin Neurol Neurosurg 87:17–22

68. Opitz A (1990) **Methoden der Analgosedierung in der Intensivmedizin.** Bethel, Bielefeld

69. Palme M, Schäfer E, Lange S (1989) **Clonidin bei der Behandlung des Delirium tremens – klinische Erfahrungen.** Anästh Intensivmed 30:354–359

70. Papadopoulos G, Link J (1994) **Konzepte zur Anlagosedierung: Fentanyl und Droperidol bei schwerstkranken langzeitbeatmeten Intensivpatienten.** Anästh Intensivmed 35:67–72

71. Pasch Th, Rügheimer E (1978) **Anwendung und Dosierung von Flunitrazepam in der Intensivmedizin.** In: Klinische Anästhesiologie und Intensivtherapie, Bd 17: Rohypnol (Flunitrazepam). Springer, Berlin Heidelberg New York, S 184–191

72. Pfenniger E, Himmelseher S (1997) **Neuroprotektion durch Ketamin auf zellulärer Ebene.** Anaesthesist [Suppl 1] 46:S47–S54

73. Ramsey MAE, Savage TM, Simpson BRJ, Goodwin R (1974) **Controlled sedation with alphaxalone-alphadolone.** Br Med J 22:656–659

74. Rapold HJ, Follath F, Scollo-Lavizarri G, Kehl O et al. (1984) **Verlängertes Koma durch Sedation beim beatmeten Patienten.** Dtsch Med Wochenschr 109:340–344

75. Rockemann MG, Seeling W, Georgieff M (1994) **Stellenwert der Alpha2-Agonisten in Anästhesie und Intensivmedizin.** Anästh Intensivmed 35:176–184

76. Schulte am Esch J (Hrsg) (1986) **Langzeitsedierung des Intensivpatienten.** Zuckschwerdt, München

77. Schulte am Esch J, Benzer H (Hrsg) (1988) **Analgosedierung des Intensivpatienten.** Springer, Berlin Heidelberg New York

78. Schwilden H (1990) **Sedierung und EEG bei Intensivpatienten.** In: Link J, Eyrich K (Hrsg) Analgesie und Sedierung in der Intensivmedizin. Anaesthesiologie und Intensivmedizin, Bd 212. Springer, Berlin Heidelberg New York

79. Tryba M, Kulka PJ, Kurz-Müller K, Muhr G, Zenz M (1996) **α2-Adrenozeptor-Agonisten zur Prophylaxe und Therapie des sympathischen Hyperaktivitätssyndroms (SHS) in der Intensivmedizin.** In: Tryba M, Zenz M (Hrsg) α2-Adrenozeptor-Agonisten in Anästhesie, Intensiv- und Schmerztherapie. Pabst Sci Publ, Lengerich, S 213–231

80. Wagner RL, White PF, Kann PB, Rosenthal MH, Feldman D (1984) **Inhibition of adrenal steroidogenesis by the anesthetic etomidate.** N Engl J Med 310:1415–1421

81. Wappler F, Scholz J, Prause A, Möllenberg O, Bause H, Schulte am Esch J (1998) **Stufenkonzept zur Analgosedierung in der Intensivmedizin mit Sufentanil.** Anästh Intensivmed Notfallmed Schmerzther 33:18–26

82. Wendt M (1982) **Probleme der Entwöhnung nach Langzeitsedierung.** In: Lawin P, Götz E, Huth H (Hrsg) Intravenöse Narkose und Langzeitsedierung. Thieme, Stuttgart New York, S 117–123

83. Wengert P, Becker F, Eckart J, Zeravik J (1989) **Längerfristige Analgosedierung von Intensivpatienten. Eine vergleichende Untersuchung Midazolam/Ketamin versus Midazolam/Piritramid.** In: Ahnefeld FW, Pfenninger E (Hrsg) Ketamin in der Intensiv- und Notfallmedizin. Springer, Berlin Heidelberg New York, S 10–25

84. Werner C, Reeker W, Engelhard K, Lu H, Kochs E (1997) **Ketamin-Razemat und S-(+)-Ketamin.** Anaesthesist [Suppl 1] 46:S55–S60

85. Woelk H, Blahe L (1982) **Differenzierte Anwendung von Psychopharmaka in Anästhesie und Intensivmedizin.** In: Lawin P, Götz E, Huth H (Hrsg) Intravenöse Narkose und Langzeitsedierung. Thieme, Stuttgart New York, S 96–105

86. Yeager MP, Glass DD, Raymond KN et al. (1987) **Epidural anesthesia and analgesia in high-risk surgical patients.** Anesthesiology 66:729–636

87. Zander J (1991) **Wirkungen und Nebenwirkungen von Opioiden und Neuroleptika bei kontinuierlicher Anwendung während operativer Intensivtherapie.** In: Henschel W (Hrsg) 1. Europäisches Analgesieforum. Die Analgesie im Mittelpunkt der Anästhesie. Urban & Schwarzenberg, München Wien Baltimore, S 148–157

88. Zander J (1994) **Schmerztherapie und Langzeitsedierung.** In: Lawin P (Hrsg) Praxis der Intensivbehandlung, 6. Aufl. Thieme, Stuttgart New York, S 567–574

89. Zielmann S, Kazmaier S, Schnüll S, Weyland A (1997) **S-(+)-Ketamin und Kreislauf.** Anaesthesist [Suppl 1] 46:S43–S46

90. Zollinger A, Zalunardo M, Heinzelmann M, Pasch Th (1993) **Clonidin beim agitierten Patienten auf der Intensivstation.** In: Klose R, Büttner J (Hrsg) Clonidin in Anästhesie und Intensivmedizin. Perimed-spitta, Nürnberg, S 25–32

Beatmung

Die Beatmung als intensivmedizinisches Verfahren ist eine Errungenschaft des 20. Jahrhunderts. Zwar bestand schon zu früheren Zeiten umfangreiches anatomisches und physiologisches Wissen über die Funktion des respiratorischen Systems, wie zahlreiche historische Darstellungen belegen. Paracelsus hat im Jahr 1530 wohl als Erster einen Patienten über ein Mundstück mit einem Blasebalg beatmet. Die physiologischen Experimente und Demonstrationen von Andreas Vesalius (1555) [1] und Robert Hooke (1667) [2] bewiesen, dass Tiere nach ausgedehnter Thorakotomie durch die rhythmische Inflation der Lungen mit Hilfe von Blasebälgen am Leben erhalten blieben. Die Anwendung naturwissenschaftlicher Erkenntnisse in der Medizin war zum damaligen Zeitpunkt jedoch keineswegs akzeptiert und konnte für Forscher wie Ärzte ernste Konsequenzen nach sich ziehen. Bei schwer kranken Patienten wurde das Versiegen der Atmung zudem als Zeichen des nahenden Todes gewertet, so dass weitere ärztliche Maßnahme sich erübrigten. Die Beatmung ist eng verknüpft mit der Entwicklung der modernen Intensivmedizin, welche die Wiederherstellung und Aufrechterhaltung der Vitalfunktionen zum Ziel hat. Es ist bemerkenswert, dass es sich bei der Beatmung von kritisch kranken Patienten um die erweiterte Indikation eines Behandlungsprinzips handelte, welches in der Anästhesie v.a. bei thoraxchirurgischen Eingriffen seit längerem angewendet wurde.

T. Hachenberg · B. Pfeiffer
Klinik und Poliklinik für Anästhesiologie und Intensivmedizin, Ernst-Moritz-Arndt-Universität, Greifswald

Folge 15: Beatmung, Tracheotomie und prolongierte Intubation

Erste klinische Anwendung der endotrachealen Intubation und intermittierenden Überdruckbeatmung

Trendelenburg hatte 1869 in Deutschland erstmalig bei Patienten die Intubation der Trachea für Operationen an den oberen Luftwegen durchgeführt [3]. Ein aufblasbarer Ballon war am Ende eines Tracheotomietubus angebracht und ermöglichte eine Abdichtung der Trachea, so dass während der Operation die Aspiration von Blut verhindert werden konnte. Die transorale Intubation warf hingegen bei Patienten oft erhebliche Schwierigkeiten auf. Kirstein konstruierte 1895 in Berlin das „Autoskop" zur direkten Laryngoskopie, empfahl jedoch nicht die Routineanwendung des Instruments zur Plazierung eines Endotrachealtubus [4]. Die kontinuierliche Insufflation der Trachea mit Luft oder Sauerstoff war von dem deutsch-amerikanischen Physiologen Meltzer beschrieben und auch in der Chirurgie mit gutem Erfolg angewendet worden [5, 6]. Die Metallkanüle wurde jedoch nicht unter direkter Laryngosko- pie in die Trachea eingeführt, sondern transoral ohne Sicht oder durch externe Palpation des Halses. Zwischen 1900 und 1910 entwickelte Kuhn in Kassel flexible metallene Endotrachealtuben und verschiedene Anästhesieapparate zur Überdruckbeatmung und wies damit bereits den Weg in die Zukunft der respiratorischen Therapie [7].

Das Druckdifferenzverfahren

Die weitere Entwicklung dieser und anderer vielversprechender Techniken wurde jedoch zurückgeworfen durch die Präsentation des Sauerbruchschen Druckdifferenzverfahrens (1904). Das Prinzip bestand darin, in einer geschlossenen Kammer einen Unterdruck zu erzeugen, der dem Pleuradruck entsprach, so dass nach Thorakotomie die Lunge

Prof. Dr. Dr. T. Hachenberg
Klinik und Poliklinik für Anästhesiologie und Intensivmedizin, Ernst-Moritz-Arndt-Universität, Friedrich-Loeffler-Straße 23b, 17487 Greifswald

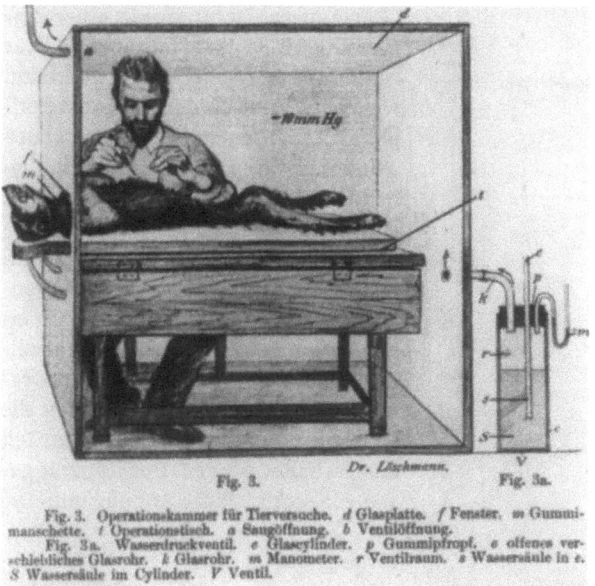

Abb. 1 ◀ **Die Negativdruck- kammer von Sauerbruch (aus [9])). Das Druckdiffe- renzverfahren dominierte in Deutschland bis zum Ausbruch des 2. Weltkriegs, obwohl schon früher effek- tivere Methoden zur Beat- mung entwickelt worden waren**

nicht kollabierte und eine Spontanat- mung weiterhin möglich war [8]. Zwar schlug die initiale Demonstration in von Mikulicz' Breslauer Klinik fehl, aber nach intensiven Verbesserungen der Ne- gativdruckkammer konnte Sauerbruch erfolgreich thoraxchirurgische Eingrif- fe bei Hunden vornehmen (Abb. 1) [9]. Zur Anwendung des Druckdifferenz- verfahrens bei Patienten war es nur ein klei- ner Schritt. Viele Chirurgen übernah- men daraufhin die Sichtweise Sauer- bruchs, dass nunmehr das „Pneumotho- raxproblem" gelöst sei und gleichzeitig die Schwierigkeiten bei der Intubation der Trachea vermieden werden konnten. Bis zum Ende der 30er Jahre kamen mo- difizierte Negativdruckkammern oder die in der Handhabung einfacheren Brauerschen Überdruckapparate für thoraxchirurgische Eingriffe zum Ein- satz. Für die Beatmung kritisch kranker Patienten waren die Druckdifferenzge- räte jedoch nicht geeignet.

Frühe experimentelle Ventilatoren

Trotz des erheblichen Einflusses von Sauerbruch, der die Einführung der Überdruckbeatmung in Deutschland für Jahre verhinderte, wurden schon zu Be- ginn des 20. Jahrhunderts experimentel- le Beatmungsgeräte entwickelt und kli- nisch eingesetzt. Volhard beschrieb in Dortmund (1908) die „künstliche At- mung durch Ventilation der Trachea" [10]. Es handelte sich dabei um eine Mo- difikation der intratrachealen O_2-Insuf-

flation, bei der zusätzlich auf einfache Weise eine effektive CO_2-Elimination er- zielt wurde (Abb. 2):

„Der abströmende Sauerstoff oder Luft wird in einen Zylinder geführt, welcher in einem etwas weiteren Zylinder eben in Quecksilber eingetaucht. Durch die zuströmende Luft wird die Lunge ge- bläht bis der Widerstand, welchen das im äusseren Zylinder emporsteigende Quecksilber bietet, überwunden ist und eine Luftblase entweicht; in diesem Mo- ment kollabiert die Lungen und das Spiel beginnt von neuem. An einem ein- geschalteten Wasserstandmanometer kann man leicht die Druckschwankun- gen der Lungenluft kontrollieren".

In seiner Veröffentlichung analysierte Volhard nicht nur zutreffend die physio- logischen Mechanismen des pulmona- len Gasaustausches unter apnoeischer Oxygenierung und rhythmischer Venti- lation, sondern beschrieb auch die An-

wendung seiner Methode bei einem Pa- tienten mit akutem Atemstillstand:

„Durch Zufall bin ich vor kurzem sogar in die Lage gekommen, den (in Abb. 2) beschriebenen Apparat, der zunächst nur für Tierversuche bestimmt war, auch am Menschen zu erproben.

Bei einem Patienten mit otitischem Hirnabszess, den Herr Kollege Mans- berg auf der Ohrenabteilung unseres Krankenhauses operierte, setzte plötz- lich während der Operation die Atmung aus. Die Operation musste, als auch nach der Tracheotomie die Atmung nicht wie- derkehrte, unter manueller künstlicher Atmung vollendet werden. Als nach 3 h lang fortgesetzter künstlicher Atmung durch rhythmische Thoraxkompressio- nen die spontane Atmung nicht wieder- gekehrt war, das Herz aber noch schlug, wurde der Apparat mittels T-Rohr an die Trachealkanüle angeschlossen und aus einer Bombe durch ein am Heizkörper erwärmtes Rohr Sauerstoff eingeleitet. Der bis dahin unfühlbare Puls wurde bald besser, regelmässig und blieb meh- rere Stunden ganz kräftig; der Apparat funktionierte während der 9 h, die der Kranke noch lebte ganz gleichmässig, in regelmässigem Rhythmus, und liess sich leicht so einstellen, dass auf die passive Blähung der Lunge bei ca. 8 cm Wasser- druck eine negative Phase von –3 bis 4 cm Wasser folgte, in welchem also durch die Saugwirkung des schaukeln- den Quecksilbers eine direkte Ansau- gung von Lungenluft in der Exspiration erfolgte. Der Tod erfolgte trotz ausgiebi- ger Ventilation 12 h nach Eintritt des Atemstillstandes infolge der schweren Hirnläsion. Die Autopsie ergab eine hochgradige enzephalitische Erwei- chung in der Umgebung des Hirnab- szesses.

Die Tatsache, dass man bei Atem- lähmung oder Atemstillstand nur die

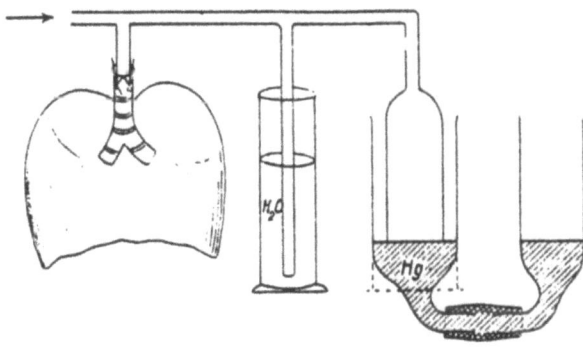

Abb. 2 ▶ **Schematischer Auf- bau des Insufflationsap- parats von Volhard (aus [10])**

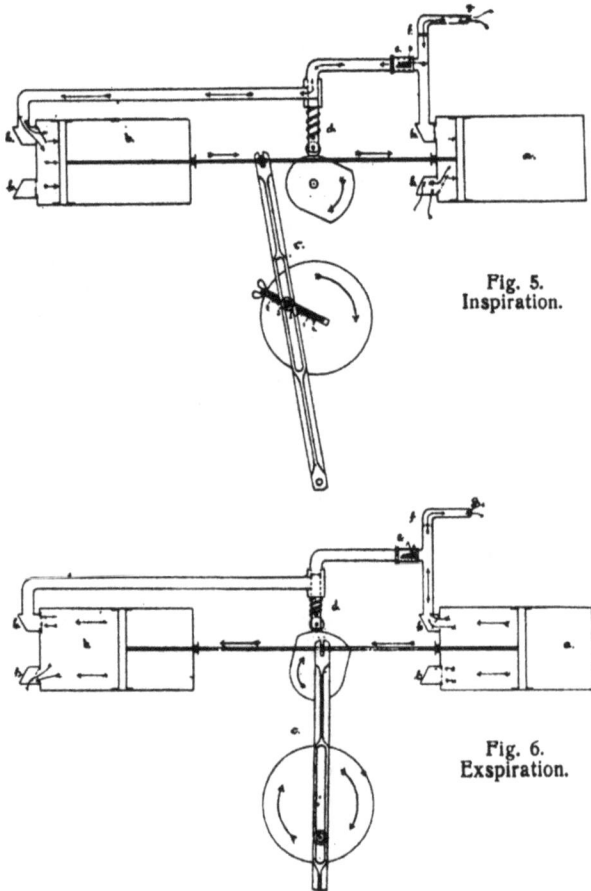

Fig. 5.
Inspiration.

Fig. 6.
Exspiration.

Abb. 3 ▲ Der Doppelpumpenapparat von Läwen und Siewers. Über ein pneumatisches Ventil erfolgte die Umschaltung von Inspiration (positiver Atemwegsdruck) und Exspiration (negativer Atemwegsdruck), so dass der gesamte respiratorische Zyklus maschinell erfolgte (aus [11])

Trachea mit Sauerstoff zu berieseln braucht, um den Organismus genügend mit Sauerstoff zu versorgen und die grösste Gefahr der sofortigen Erstickung durch Sauerstoffmangel abzuwenden, kann gelegentlich praktisch wichtig werden, denn es wird Zeit gewonnen. Ausserdem gestattet der einfache und leicht improvisierbare Atmungsapparat nicht nur vielfache Verwendung im Laboratorium bei der Kurareanwendung im Tierversuch, sondern er kann auch gelegentlich beim kranken Menschen die für den ausübenden Teil unbequeme und auf die Dauer sehr anstrengende, für den leidenden Teil recht lästige und unangenehme künstliche Atmung durch Thoraxkompressionen ersetzen, auch bei Mediastinaloperationen mit breiterer Eröffnung des Thorax, wo das Unter- oder Ueberdruckverfahren durch ungenügende Beseitigung der Kohlensäure zu Vaguspulsen führt, eventuell mit Nutzen angewandt werden."

Etwa zur gleichen Zeit wie Vollhard versuchten Läwen und Sievers (1910) in Trendelenburgs Leipziger Klinik respiratorische Komplikationen der pulmonalarteriellen Embolektomie zu behandeln [11]. Ein selbst konstruierter Doppelpumpenapparat konnte einen Patienten mit zentral bedingtem Atemstillstand über 9 h am Leben erhalten. Das Verfahren nahm die Wechseldruckbeatmung vorweg, die mehr als 40 Jahre später bei Patienten mit spinobulbärer Paralyse erfolgreich angewendet wurde. Die technischen Modalitäten des Beatmungsgerätes von Läwen und Sievers waren erstaunlich modern und umfassten einen Elektromotor, Ventile zur Trennung von Inspirations- und Exspirationssystem, eine Einrichtung zur manuellen Beatmung „für den Notfall, dass mitten in der Operation eine Störung der elektrischen Leitung eintreten sollte" und die Möglichkeit zur Veränderung von Sauerstoffzufuhr und Beatmungsfrequenz (Abb. 3).

„Der Apparat ist ferner mit einer Einrichtung für Sauerstoffatmung und zur Narkotisierung versehen. Der Sauerstoff wird einer gewöhnlichen Sauerstoffbombe entnommen, die mit einem Luftzuleitungsrohr des Apparats durch einen Drucksicherheitskanal verbunden ist. An der Sauerstoffbombe wird ein Inhaltsmesser mit Reduzierventil und Manometer angebracht. Das Reduzierventil darf bei Oeffnung der Bombe nur einen Druck von 1 1/2 Atmoshären anzeigen. Durch entsprechend starke Drehung eines Hahnes kann jederzeit die Sauerstoffzuleitung ganz oder zum Teil eingeschaltet werden. Der Apparat gestattet also künstliche Atmung mit:

1. reiner Luft
2. Luft vermengt mit Sauerstoff
3. reinem Sauerstoff
4. Luft mit Narkotikum
5. Luft mit Sauerstoff und Narkotikum

Die Geschwindigkeit des Motors ist so geregelt, dass bei entsprechender Ausschaltung des Anlasswiderstands die künstliche Respiration mit 16 Insufflationen in der Minute eingestellt werden kann. Der Apparat wird also nach der Tracheotomia inferior und Einführung der Tamponkanüle (Der Apparat ist selbstverständlich auch nach dem Kuhn'schen Verfahren mit Tubage zu verwenden) durch drei Handgriffe in Tätigkeit gesetzt: 1. Einschalten der Kraftquelle durch Steckkontakt, 2. Ausschaltung des Widerstandes, 3. Verbindung des Luftzufuhrschlauches mit der Tamponkanüle."

In ihrer Veröffentlichung dokumentierten Läwen und Sievers auch die periodischen Druckverläufe von „Atmung" und „Puls" während der „instrumentellen künstlichen Respiration am Menschen" (Abb. 4) und beschrieben die vielfältigen Möglichkeiten ihres Beatmungsgeräts:

„… Der Apparat soll in erster Linie Verwendung finden bei der Trendelenburgschen Operation der Lungenembolie. Die übrigen Indikationen, bei denen die maschinelle künstliche Atmung und dabei auch unser Apparat gebraucht werden kann, haben eine Besprechung von allen den Autoren gefunden, die sich mit dem Bau ähnlicher Apparate befasst haben. Es handelt sich um Wiederbelebungen bei Vergiftungen, die mit Atemstill-

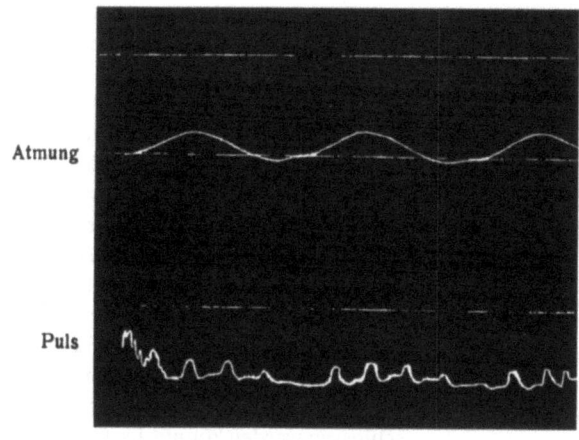

Puls- und Atmungskurve. 2 Stunden 38 Min. nach Beginn
der künstlichen Atmung.

Abb. 4 ◄ **Registrierung der Puls- und Atmungskurve mit dem Sphygmographen von Jacquet während der Beatmung einen Patienten mit Atemstillstand (aus [11])**

stand einhergehen, wie Morphium-, Kohlensäure-, Leuchtgasintoxikationen u. dergl. Hinzufügen möchten wir die Vergiftungsformen, die mit tonischen und klonischen Krämpfen der Respirationsmuskulatur verbunden sind, wie die mit Strychnin und Tetanustoxin. Bei diesen beiden Zuständen wäre erst die Atmungsmuskulatur mit dem gut dosierbaren Kurarin zu lähmen und dann der Apparat in Anwendung zu bringen. Vielleicht gelingt es beim Tetanus traumaticus doch noch, auf diese Weise die schwersten Erkrankungsformen über das akute Stadium hinwegzubringen.

... Auch die Frage, ob die künstliche Respiration berufen ist, bei der Lungenchirurgie eine Rolle zu spielen, ist in letzten Zeit mehrfach diskutiert worden. Sauerbruch geht unseres Erachtens in ihrer Ablehnung zu weit. Unser oben mitgeteilter Fall zeigt doch zunächst, dass einer seiner Haupteinwände, die schädliche Rückwirkung auf die Zirkulation, nicht vollkommen zu Recht bestehen kann: das Herz ist in diesem Falle, wenn auch zeitweilig unter Zuführung von Reizmitteln, 9 h lang in Tätigkeit geblieben und hat den Blutdruck zumeist auf guter Höhe erhalten. Bei intrapleuralen Eingriffen kommen derartig lange Zeiträume aber gar nicht in Frage."

Das Konzept der kontrollierten Beatmung wurde von dem schwedischen Chirurgen Giertz weiter entwickelt, der als Assistent bei Sauerbruch gewesen und vom Druckdifferenzverfahren ebenfalls nicht überzeugt war (1916). In Tierversuchen konnte er zeigen, dass die rhythmische Überdruckbeatmung eine

wesentlich bessere Oxygenierung und CO_2-Eliminierung erzielte [12]. Es gelang Giertz, den Hals-, Nasen-, Ohrenarzt Frencker, den Chirurgen Crafoord und den Ingenieur Anderson für seine Ideen zu begeistern. Dies führte zur Entwicklung verschiedener Endotracheal- und Endobronchialtuben und eines druckgesteuerten Ventilators, dem „Spiropulsator" [13]. Schwedische Chirurgen erkannten schnell den Nutzen dieses Geräts und setzten es umfangreich bei Operationen ein. Es ist bemerkenswert, dass trotz dieser hervorragenden Kenntnisse und der Tatsache, dass die Grundlagen der Beatmungsphysiologie schon längst bekannt waren, bis 1950 keine Anwendung der intermittierenden Überdruckbeatmung bei kritisch kranken Patienten über einen längeren Zeitraum existierte.

Die intermittierende Negativdruckbeatmung bei respiratorischer Insuffizienz

Eine alarmierende Zahl von schweren Arbeitsunfällen veranlasste 1926 die New Yorker Consolidated Gas Company,

die Entwicklung eines Geräts zur Reanimation nach Elektroschock und Gasvergiftungen zu unterstützen. Der damals sehr verbreitete „Pulmotor®" der Firma Dräger war vom technischen Prinzip her eine moderne Methode, warf jedoch in der Anwendung Probleme auf [14]. Der Professor für Physiologie an der Harvard Universität, Cecil Drinker und sein Bruder Philipp, ein Ingenieur, konstruierten daraufhin einen „apparatus for prolonged administration of artificial respiration", welcher später als „Eiserne Lunge" bezeichnet wurde [15]. Durch eine Pumpe konnte ein positiver oder negativer Druck von bis zu 60 cm H_2O entwickelt werden bei einer Frequenz von 10 bis 40 pro Minute. Das Prinzip der intermittierenden Negativdruckbeatmung war schon 1838 vom schottischen Arzt Dalziel beschrieben worden. Auf der Pariser Weltausstellung 1876 hatte der Franzose Woillez einen Prototyp der „Eisernen Lunge" vorgestellt, der bereits alle wesentlichen technischen Eigenschaften der späteren Apparate aufwies [16]. Der Tankventilator von Drinker stellte jedoch das erste kommerziell erhältliche und klinisch in grösserem Umfang genutzte Beatmungsgerät dar. Während der großen Poliomyelitisepidemien in Los Angeles 1946–1949 wurden Tankventilatoren – teilweise ausgestattet mit einem externen Zusatzgerät für Überdruckbeatmung – mit bemerkenswertem Erfolg eingesetzt (Tabelle 1).

Die Tankventilatoren bestimmten zunächst auch in Deutschland die Behandlung der akuten respiratorischen Insuffizienz bei spinobulbärer Paralyse. Die Medizinische Abteilung des Allgemeinen Krankenhauses Hamburg-Altona unter der Leitung von Prof. Aschenbrenner wurde zum Behandlungszentrum von jugendlichen und erwachsenen Patienten mit Poliomyelitits be-

Tabelle 1
Ergebnisse der intermittierenden Negativdruckbeatmung am Los Angeles County Hospital 1946 – 1949 (nach [44])

Jahr	Anzahl der Patienten mit Poliomyelitis	Anzahl der beatmungspflichtigen Patienten	Mortalität (n [%])
1946	1284	48	38 (79)
1947	402	21	14 (67)
1948	3094	294	123 (42)
1949	1128	130	22 (17)

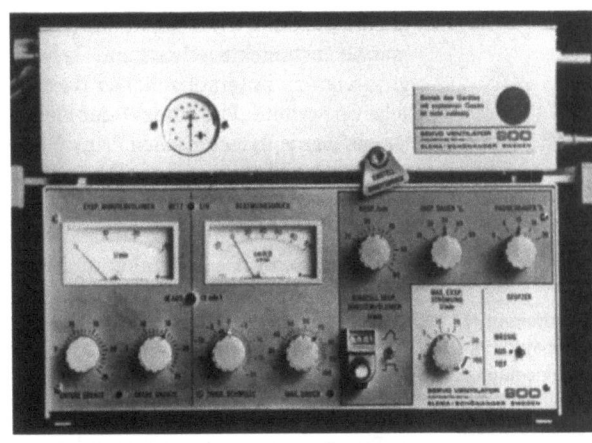

Abb. 5 ◀ Der „Servo 900"
der Firma Siemens

stimmt. In den Jahren nach dem 2. Weltkrieg wurden dort unter schwierigsten Bedingungen Poliopatienten mit „Eisernen Lungen" beatmet, die teilweise aus umgebauten Torpedorohren gefertigt waren [17]. Im Jahr 1950 stellte die Firma Dräger einen Tankventilator vor, der während der Polioepidemien große Verbreitung fand. Aschenbrenner veröffentlichte später die Ergebnisse der künstlichen Beatmung von 105 Poliomyelitispatienten, die von 1947 bis 1952 in seiner Abteilung mit Tankventilatoren behandelt worden waren. Von diesen Patienten mit akuter respiratorischer Insuffizienz überlebten 59%, was einen Meilenstein für die Entwicklung der Intensivmedizin in Deutschland bedeutete. Auch die wichtigsten Prinzipien der respiratorischen Therapie wie Anfeuchtung der Atemluft, Verminderung des Atemwegtraumas, physikalische Therapie, manuelle Unterstützung des Hustenstosses, Lagerungsdrainage und das regelmäßige Absaugen von Atemwegsekret wurden in dieser Zeit entwickelt.

Die Entwicklung moderner Beatmungskonzepte

Trotz der Erfolge bei der Behandlung ateminsuffizienter Patienten stellte die „Eiserne Lunge" keine endgültige Lösung für die Langzeitbeatmung dar. Ein bedeutender Fortschritt in der modernen Intensivmedizin ist dem Anästhesisten Bjørn Ibsen zuzuschreiben. Im Jahre 1952 war Dänemark von einer Poliomyelitisepidemie beispiellosen Ausmaßes betroffen. Vom 24. Juli bis zum 3. Dezember wurden 2 722 Poliofälle ins Kopenhagener Blegdam Hospital überwiesen, von denen 315 eine schwere respiratorische Insuffizienz aufwiesen [18]. Im

Gegensatz zur Situation in Los Angeles standen in Kopenhagen zu Beginn der Epidemie lediglich ein Tank- und sechs Cuirass-Ventilatoren zur Verfügung. Von den ersten 31 Patienten mit Bulbärparalyse starben 27, die Mehrzahl davon innerhalb von drei Tagen. Als beim 32. Patienten, einem 12-jährigen Mädchen, die respiratorische Insuffizienz in ihr finales Stadium trat, wurde Ibsen konsultiert. Schnellstmöglich nahm man eine Tracheotomie vor und beatmete das Kind manuell über eine Trachealkanüle. Zur Verbesserung des Zustands mussten zudem die Behandlung einer schweren Azidose und Kreislaufinsuffizienz mit Infusionslösungen und Bluttransfusionen erfolgen. Damit hatte Ibsen den Nutzen einer intermittierenden Positivdruckbeatmung erneut gezeigt und gleichzeitig die Brücke gespannt zwischen Maßnahmen, welche Anästhesisten in ihrer täglichen Praxis im Operationssaal vornahmen und der Behandlung kritisch kranker Patienten [19]. Die manuelle Überdruckbeatmung war ebenso effektiv wie die intermittierende Negativdruckbeatmung; die Mortalität der spinobulbären Paralyse sank von 87% auf unter 30%. Dieser Erfolg hinterließ einen tiefen Eindruck bei den medizinischen Fachgesellschaften und führte zur Etablierung spezieller intensivmedizinischer Einrichtungen [20–22] und zur raschen Entwicklung von Beatmungsgeräten.

In Deutschland wurde 1952 der druckgesteuerte Poliomat® der Firma Dräger für die kontrollierte Beatmung eingeführt [14]. Der Patient war über eine Trachealkanüle mit dem Gerät verbunden. Eine Umschaltdose erzeugte einen intermittierenden Über- und Unterdruck und steuerte so die In- und Exspi-

ration. Diese Positiv-Negativ-Druckbeatmung hatten 40 Jahre zuvor bereits Läwen und Sievers in Leipzig erfolgreich angewendet. Die Beatmungsfrequenz und das Atemhubvolumen ergaben sich beim Poliomat® aus den einstellbaren Beatmungsdrücken, die über ein geeichtes Manometer überwacht wurden. Da bei tracheotomierten Patienten der Nasen-Rachen-Raum ausgeschaltet worden war, setzte man Nickelsiebpakte als Atemluftanfeuchter ein. Parallel entstand der Pulmomat® der Firma Dräger, der an einen Narkoseapparat angeschlossen werden konnte. Es war ein volumen-druck-gesteuertes Gerät für die kontrollierte Beatmung, was durch die zunehmende Verwendung von Muskelrelaxanzien in der Anästhesie notwendig wurde.

Ein weiterer Meilenstein in der Entwicklung von Langzeitbeatmungsgeräten stellte der „Engström-Universal-Respirator" dar, der auch in Deutschland vielfach angewendet wurde. Gestützt auf die ersten Ergebnisse von Blutgasanalysen bei beatmeten Patienten und eigene klinische Erfahrungen hatte Engström ein Beatmungsgerät konstruiert, das definierte Hubvolumina administrieren konnte, also volumen- statt druckgesteuert war. Mit diesen neuentwickelten Beatmungsgeräten konnten Patienten über längere Zeiträume, teilweise sogar jahrelang beatmet werden. Zusammen mit Herzog entwickelte Engström auch Ventilationsnomogramme, um die individuelle Ventilation genauer einstellen zu können [23]. Vielfach mussten auch Narkosegeräte auf den Intensivstationen eingesetzt werden, da in den meisten Abteilungen keine anderen Beatmungsgeräte zur Verfügung standen. Rügheimer schildert eindrücklich, wie schwierig die Entscheidung fiel, das einzige Narkosebeatmungsgerät aus dem Operationssaal auf die Intensivtherapiestation zu verbringen, um dort einen Patienten mit respiratorischer Insuffizienz zu beatmen [24].

Mit zunehmender klinischer Erfahrung entwickelte sich die Beatmung von einer Substitutionstherapie bei Ausfall der Atmung durch zentrale oder periphere Atemlähmung zu einer Therapie der respiratorischen Insuffizienz und pulmonaler Erkrankungen. Anfänglich waren die Intensivmediziner in der Beurteilung der Beatmung mehr auf subjektive klinische Eindrücke als auf objektive Messparameter angewiesen. Neue technische Entwicklungen ermöglichten die Bestimmung der Sauerstoff- und Kohlendioxidpartialdrücke im Blut, wodurch die Überwachung der Beatmung wesentlich erleichtert wurde [25].

Positiv-Negativ-Druckbeatmung vs. intermittierende Positivdruckbeatmung

Die Überlegung, welcher maschinellen Beatmungsform der Vorzug zu geben sei, wurde von dem Wunsch geprägt, möglichst physiologische kardiopulmonale Verhältnisse zu erhalten. Die Positiv-Negativ-Druckbeatmung sollte den Vorteil geringerer Kreislaufdepression durch die Senkung des mittleren intrathorakalen Drucks haben. Die Unterschiede zur intermittierenden Positivdruckbeatmung waren jedoch gering [26] und experimentelle Untersuchungen zeigten, dass der negative intrathorakale Druck durch Störung der alveolären Oberflächenspannung die mechanischen Eigenschaften der Lunge beeinträchtigte [27].

Deshalb setzte sich die intermittierende Positivdruckbeatmung durch, welche konzeptionell auf zwei Wegen verfolgt wurde: der druckgesteuerten Beatmung mit Monitoring des Atemhubvolumens und der volumenkonstanten Beatmung. Die druckgesteuerte Beatmung bot jedoch verschiedene Probleme, die erst mit Verbesserung der Gerätetechnik gelöst werden konnten. Durch den konstanten Atemgasfluss traten in der Inspiration mitunter hohe Atemwegsspitzendrucke auf, die das Lungenparenchym einer starken mechanischen Belastung aussetzten. Da in der Plateauphase durch das geschlossene Ausatmungsventil zudem keine Exspiration möglich war, konnten erhebliche Störungen der Atmung resultieren. Diese Schwierigkeit wurde vielfach durch Hyperventilation zur Dämpfung des Atemantriebs oder durch starke Analgosedierung und Muskelrelaxierung behoben, d.h. durch Anpassung des Patienten an das Beatmungsgerät. Erst durch technische Weiterentwicklungen der Ventilatoren war es möglich, dieses wenig sinnvolle Therapieprinzip zu verlassen.

Zunehmend wurden in den Beatmungsgeräten auch elektronische Komponenten und Monitorfunktionen verwendet, die Veränderung und Überwachung verschiedener Variablen wie Hub-

volumen, Frequenz, Beatmungsspitzen- und plateaudruck, inspiratorische Gasströmung und Inspirations-zu-Exspirationsverhältnis ermöglichten. Beispielhaft seien der Servo 900® der Firma Siemens (Abb. 5) und der UV 1® der Firma Dräger genannt, die in Deutschland weite Verbreitung fanden.

Beatmung mit positiv endexspiratorischem Druck (PEEP)

Ashbaugh et al. hatten Ende der 60er Jahre das „Adult respiratory distress syndrome (ARDS)" beschrieben und neue Wege bei der Behandlung dieses Krankheitsbildes aufgezeigt [28]. Der Einsatz von PEEP bei verschiedenen Formen des akuten Lungenversagens, sein Einfluss auf pulmonale und hämodynamische Funktionen und die prophylaktische Behandlung des ARDS bestimmte für die nächste Dekade die Diskussion um die optimale Beatmungstherapie in Deutschland [29]. Während die Rekrutierung von nicht-ventilierten Lungenarealen zunächst im Vordergrund stand, wurde zunehmend die Sau-

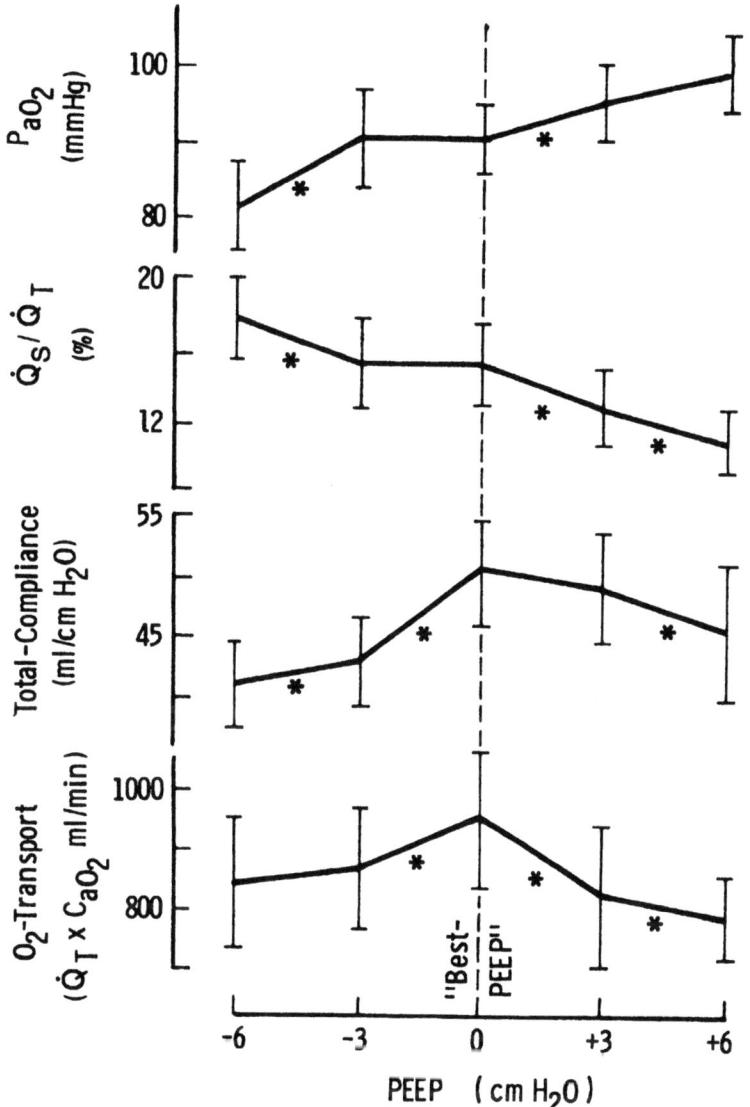

∗ signifikante Unterschiede (p < 0,05) bei jeder Zunahme des PEEP um 3 cm H_2O

Abb. 6 ▲ Arterieller O_2-Partialdruck (paO_2), Rechts-links-Shunt (Q_S/Q_T), Compliance des respiratorischen Systems und Sauerstofftransport unter kontrollierter Beatmung mit verschiedenen PEEP-Niveaus (aus [30])

erstoffversorgung verschiedener Organsysteme in die Therapie mit einbezogen. Das Konzept des „optimum PEEP" von Suter et al. hat die Behandlung des ARDS stark beeinflusst und wies auf die Bedeutung des Sauerstofftransports hin (Abb. 6) [30].

Durch die breite Anwendung der Beatmung von kritisch kranken Patienten entstand eine intensive Auseinandersetzung mit Technologien und Konzepten zur schonenden Entwöhnung vom Ventilator. Die Intermittent Mandatory Ventilation (IMV) wurde von Kirby et al. 1971 als unterstützende Beatmungsmethode bei Kindern mit Atemnotsyndrom und 1973 von Downs et al. zur Entwöhnung von der Beatmung bei ARDS-Patienten eingeführt. Da IMV eine grössere Flexibilität der F_1O_2- und PEEP-Therapie ermöglichte, wurde es auch bei der Behandlung des ARDS eingesetzt, um eine unterstützte Spontanatmung bei Patienten mit schwerem Lungenversagen zu erhalten [31]. Dieses Konzept wurde durchaus kontrovers diskutiert und setzte sich erst später mit dem Biphasic Positive Airway Pressure-Verfahren durch (s. unten).

Ein technisch vollkommen verschiedenes Prinzip stellte die druckunterstützte Spontanatmung dar. Mit Beginn der aktiven Inspiration wurde im Ventilatorsystem die Druck- oder Gasflussveränderung erfasst. Nach Öffnung eines Ventils erfolgte die maschinelle inspiratorische Gasströmung, so dass der Atemwegsdruck rasch auf ein vorgewähltes Niveau angehoben und während der gesamten Einatmungsphase konstant gehalten wurde. Die zeitliche Steuerung der Druckunterstützung erfolgte bei den meisten Geräten so, dass mit Abnahme der inspiratorischen Gasströmung unter einen Schwellenwert oder nach Erreichen des vorgewählten Atemwegsdrucks die Druckunterstützung beendet wurde und der Patient passiv bis auf ein definiertes PEEP-Niveau ausatmen konnte. Die druckunterstützte Spontanatmung hat sich als Standardverfahren bei der Entwöhnung von der Beatmung etabliert.

Nicht-konventionelle Beatmungsformen

Die traditionellen Vorstellungen der Beatmung beschrieben eine Verteilung des inspiratorischen Hubvolumens entsprechend der regionalen Compliance und Resistance. In den 70er Jahren wurden verschiedene Beatmungsformen entwickelt wie die High frequency positive pressure ventilation (HFPPV), die High frequency oscillation (HFO) und später die High frequency jet ventilation (HFJV), die mit Atemhubvolumina im Bereich des Totraums oder darunter arbeiteten und dennoch einen ausreichenden Gasaustausch gewährleisteten. Diese nicht-konventionellen Beatmungsformen führten zur Erweiterung der physiologischen Konzepte des pulmonalen Gasaustauschs. Im Falle der HFO wurde von einer „Anregung" der Lunge gesprochen, da die hohen Frequenzen (10–50 Hz) das intrapulmonale Gasvolumen und das Lungenparenchym in oszillierende Schwingungen versetzte [32]. Obwohl die Hochfrequenzbeatmung beim ARDS nicht die in sie gestellten Erwartungen erfüllen konnte, hat sie in der Behandlung des Atemnotsyndroms des Neugeborenen (IRDS) einen festen Stellenwert bekommen.

Alternative Formen der Beatmung wurden weniger wegen der unzureichenden Möglichkeiten der konventionellen Beatmung, sondern wegen der unerwünschten pulmonalen Nebenwirkungen gesucht. Experimentelle und klinische Untersuchungen wiesen nach, dass durch die Anwendung hoher Hubvolumina und Beatmungsdrücke die Lunge stark traumatisiert werden konnte (Volutrauma und Barotrauma der Lunge). Ausgehend von den positiven Auswirkungen einer verlängerten Inspirationsdauer bei der Behandlung des IRDS wurde in Deutschland und Österreich die Inversed ratio ventilation bei Patienten mit akutem Lungenversagen eingesetzt [33]. Die Verlängerung der Inspiration sollte zu einer besseren Ventilation von Lungenabschnitten mit längeren Zeitkonstanten und damit zu einer homogeneren inspiratorischen Gasverteilung führen. Gleichzeitig sollte eine verkürzte Exspirationszeit ein „Air-trapping" und eine Adaptierung des PEEP an regionale Bedingungen der einzelnen Lungenabschnitte bewirken. Hauptnachteil dieser Beatmungsform mit I:E-Verhältnissen von 1:1 bis 3:1 war die schwierige Adaptation der Patienten, die eine starke Sedierung und gelegentlich eine Muskelrelaxierung erforderlich machte.

In zunehmendem Maße setzten sich Beatmungskonzepte durch, die eine Spontanatmung des Patienten solange wie möglich erhielten und eine Normoventilation mittels mandatorischer Atemzüge gewährleisteten. Die Vorteile lagen nicht nur in einer Verminderung der kardiopulmonalen Nebenwirkungen und Verbesserung der Ventilations-Perfusions-Verhältnisse. Die kontinuierliche Spontanatmung sollte einer Atrophie und pathologischen Erschöpfung des Atemmuskulatur entgegenwirken. Eine sehr variable Form der respiratorischen Therapie ist die Biphasic positive airway pressure (BIPAP)-Ventilation, die 1989 von Benzer et al. vorgestellt wurde [34].

BIPAP gestattet eine weitgehende Spontanatmung des Patienten bis hin zur kompletten Übernahme der Atemarbeit durch das Beatmungsgerät und wird in Deutschland vielfach als Standardtherapie bei respiratorischer Insuffizienz eingesetzt.

Die Tabelle 2 gibt einen Überblick auf die wichtigsten Entwicklungen verschiedener Beatmungsformen bei Patienten mit akuter respiratorischer Insuffizienz.

Tracheotomie und prolongierte Intubation

Eine erfolgreiche Behandlung der akuten respiratorischen Insuffizienz konnte nur bei Sicherstellung offener Atemwege gelingen. Sowohl die Trachetomie wie auch die Intubation der Trachea wurden in verschiedenen medizinischen Schriften zur Atemspende beschrieben. Die Tracheotomie als lebensrettende Maßnahme bei drohender Erstickung ist seit dem Altertum bekannt [35]. Im Rahmen der Notfallmedizin sind schon im 18. Jahrhundert Beatmungen über verschiedene Arten von Trachealtuben beschrieben worden. Bis um 1870 erfolgten Tracheotomien über einen pharyngealen Zugang, danach wurde allgemein der tracheale Weg gewählt. Im Jahre 1869 hatte der Chirurg Trendelenburg erstmalig die Trachealkanüle als Aspirationsschutz bei Operationen im Mund-Kiefer-Bereich eingesetzt (s. oben). Dieser Zugangsweg blieb bis in die 50er Jahre des 20. Jh. die häufigste Technik zur Sicherstellung offener Atemwege bei akuter respiratorischer Insuffizienz. Die erste blinde orotracheale Intubation beim Menschen wurde 1878 von Sir William Macewen mit flexiblen Metallendo-

Tabelle 2
Entwicklungen bei der Behandlung der respiratorischen Insuffizienz in Deutschland

19. Jahrhundert

Intubation der Trachea für Operationen im Kopfbereich
Entwicklung von Trachealtuben
Beschreibung des Autoskops (Laryngoskop)
Manuelle Beatmung durch Thoraxkompression

1900–1920

Endotracheale Intubation und Positivdruckbeatmung bei anästhesierten Patienten
Endotracheale Insufflation mit Luft oder Sauerstoff
Druckdifferenzverfahren
Brauersche Überdruckapparate
Positiv-Negativ-Druckbeatmung bei akuter respiratorischer Insuffizienz
Pulmotor® zur Reanimation Verunfallter

1921–1940

Tankventilatoren
Cuirass-Beatmungsgeräte
Einrichtung von postoperativen Wachstationen

1941–1960

Manuelle Beatmung bei spinobulbärer Paralyse
Tankventilatoren
Positiv-Negativ-Druckbeatmung
Druckkontrollierte Beatmung
Volumenkontrollierte Beatmung
Einrichtung von respiratorischen Intensivstationen

1961–1980

Anwendung von IPPV mit positiv end-exspiratorischem Druck (PEEP)
Intermittent Mandatory Ventilation (IMV)
Continous Positive Airway Pressure (CPAP)
High Frequency Positive Pressure Ventilation (HFPPV)
High Frequency Oscillation (HFO)
High Frequency Jet Ventilation (HFJV)
Therapiekonzepte zur Beatmung mit PEEP
Augmentierte Spontanatmung

1981–2000

Inverse Ratio Ventilation (IRV)
Kinetische Therapie beim ARDS
Extracorporeal CO_2-removal with low-frequency positive pressure ventilation (ECCO$_2$R-LFPPV)
Extrakorporeale Membranoxygenation (ECMO)
Heparinbeschichtete ECMO-Systeme
Druck-volumenbegrenzte Beatmung mit permissiver Hyperkapnie
Intratracheale O_2-Insufflation zur Reduktion der Totraumventilation
Airway Pressure Release Ventilation (APRV)
Biphasic Positive Airway Pressure Ventilation (BIPAP)
Einführung der Dilatationstracheotomie in die intensivmedizinische Praxis
Automatische Kompensation des Tubuswiderstands
„Open lung"-Konzept
Inhalation von Stickstoffmonoxid/Prostazyklin zur Therapie des ARDS
Nicht-invasive Ventilation bei akuter/chronischer respiratorischer Insuffizienz
Pulmonale Instillation von Perfluorocarbon beim ARDS
Molekularbiologische Untersuchungen zur akuten respiratorischen Insuffizienz

trachealtuben durchgeführt. In Deutschland beschrieben 1895 Kirstein und Kilian die direkte Laryngoskopie, ohne jedoch die Technik für die Intubation zu empfehlen. Der Einsatz von endotrachealen Tuben beschränkte sich in der Anästhesie bis zum Anfang des 20. Jh. auf Patienten mit erhaltener Spontanatmung. Jackson führte 1907 die Laryngoskopie zur sicheren Platzierung eines endotrachealen Tubus ein; dennoch verging in Deutschland eine geraume Zeit, bis die Intubation zum Standard in der Allgemeinanästhesie wurde.

Bei intensivmedizinischen Patienten verlief die Entwicklung dagegen anders. Die folgende Übersicht zu beiden Verfahren geht in chronologischer Reihenfolge vor, wobei zunächst die Tracheotomie behandelt wird, die bei der Beatmung von Patienten mit respiratorischer Insuffizienz über lange Zeit das dominierende Verfahren war. Sie wurde dann von der prolongierten Intubation abgelöst, welche verschiedene Probleme der Tracheotomie vermeiden konnten, hingegen selbst mit spezifischen Nachteilen behaftet war. Erst in den letzten Jahren hat die Tracheotomie durch die Einführung perkutaner Dilatationstechniken wieder an Bedeutung zugenommen. Sowohl die Tracheotomie wie auch die prolongierte Intubation verfolgten die gleichen Ziele, nämlich die Sicherstellung der oberen Atemwege, technische Umsetzung der Beatmung, Vermeidung einer Aspiration und Erleichterung einer effektiven Sekretabsaugung.

Tracheotomie

In der Notfall- und Intensivmedizin wurde die Indikation zur primären Tracheotomie zunächst weit gestellt. Sie umfasste Patienten mit schweren obstruktiven oder restriktiven Lungenerkrankungen, bewusstlose Patienten mit abgeschwächtem oder fehlendem Hustenreflex, Polytraumatisierte mit instabilem Thorax oder paradoxen Atembewegungen und paraplegische Patienten mit eingeschränktem Atemantrieb oder erhöhter Aspirationsgefahr. Des weiteren sah man die Indikation bei ausgedehnten Gesichtsverletzungen, Trümmerfrakturen im Nasen- und Gesichtsbereich, schweren Gesichtsverbrennungen, Kehlkopfverletzungen, hochgradigen Glottis- und subglottischen Steno-

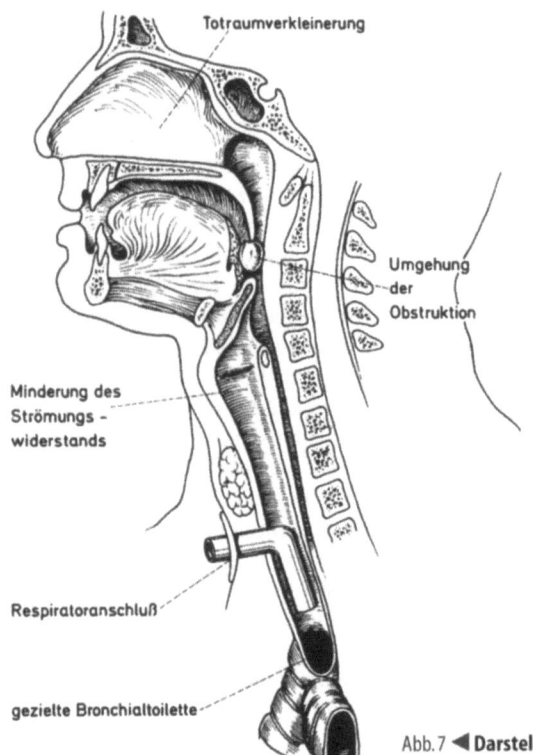

Totraumverkleinerung

Umgehung der Obstruktion

Minderung des Strömungs- widerstands

Respiratoranschluß

gezielte Bronchialtoilette

Abb. 7 ◄ Darstellung der Vorteile einer Tracheotomie bei intensivmedizinischen Patienten (aus [36])

sen bei misslungener Intubation, Missbildungen von Larynx und der Trachea bei Neugeborenen und vorhersehbarer Langzeitbeatmung über Wochen oder Monate [36].

Mit Etablierung der Laryngoskopie und endotrachealen Intubation in der Anästhesie wurde zwar die Nottracheotomie durch die Notintubation als primär lebensrettende Maßnahme abgelöst. Bei intensivmedizinischen Patienten mit respiratorischer Insuffizienz stellte jedoch die Tracheotomie den Standardatemwegszugang dar. Als Hauptargumente wurden angeführt (Abb. 7):

1. Verbesserung der alveolären Ventilation durch Reduktion des anatomischen Totraums.
2. Verminderung des Atemwegswiderstands durch Umgehung der oberen Luftwege.
3. Trennung von Larynx und Pharynx zum Ausschluss der Aspiration.
4. Sofortige Möglichkeit zum Anschluss eines Beatmungsgeräts.
5. Erleichterte direkte und gezielte Absaugung zur Bronchial- und Trachealtoilette.
6. Die Inspiration oder Inhalation von Arzneistoffen in den Tracheobron-

chialbaum kann auf kürzestem Wege erfolgen.
7. Entlastung des Herzens bei pulmonalem Hypertonus infolge von Hyperkapnie und Hypoxie.

Obwohl die angeführten Punkte sich nicht vollständig in klinischen Untersuchungen bestätigen ließen, war die

Tracheotomie vom Beginn des 20. Jh. bis etwa 1960 die häufigste Methode zur Sicherung des Atemwegs bei kritisch kranken Patienten. Diese unbestrittenen Vorteile der Tracheotomie konnten größtenteils auch mit einer endotrachealen Intubation erreicht werden. Zu den technischen Problemen der Plazierung des Endotrachealtubus bei kritisch kranken Patienten kamen jedoch Komplikationen, die auf das verwendete Material zurückzuführen waren (Abb. 8).

Bereits 1893 hatte der österreichische HNO-Arzt Eisenmenger einen Hartgummitubus mit Blockermanschette entwickelt, der später auch in der Intensivmedizin angewendet wurde. Allerdings traten bei diesem Endotrachealtubus schnell Larynxschäden auf. Im Regelfall erfolgte bei Beatmungspflichtigkeit die translaryngeale Intubation nur für eine sehr kurze Periode mit konsekutiver Umwandlung in eine Tracheotomie [37].

Verschiedene Trachealkanülen wurden im Laufe der Zeit entwickelt, um das Atemwegstrauma zu vermindern. Beispielhaft erwähnt sei die flexible Trachealkanüle nach Rügheimer ohne festen Tracheo-Stoma-Winkel aus dünnem hochelastischem Walzstahl mit PVC-Kunststoffüberzug (Abb. 9). Im Vergleich zu den anatomisch vorgeformten PVC-Tuben passte sie sich den jeweiligen Verhältnissen an, wodurch sekundäre Komplikationen weniger häufig auftraten.

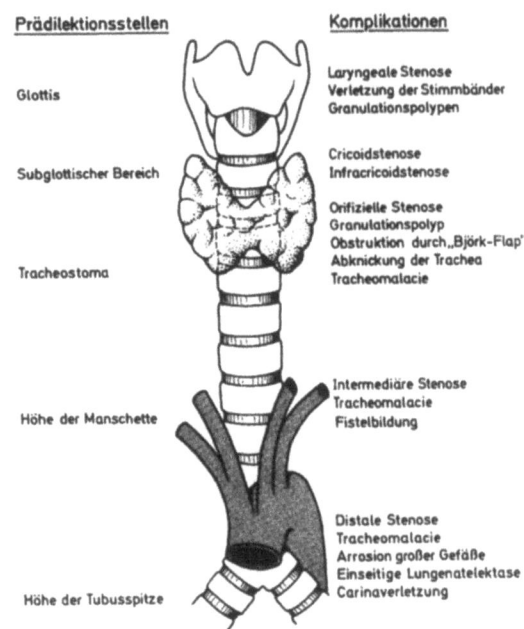

Prädilektionsstellen

Komplikationen

Glottis

Laryngeale Stenose
Verletzung der Stimmbänder
Granulationspolypen

Subglottischer Bereich

Cricoidstenose
Infracricoidstenose

Orifizielle Stenose
Granulationspolyp
Obstruktion durch „Björk-Flap"
Abknickung der Trachea
Tracheomalacie

Tracheostoma

Höhe der Manschette

Intermediäre Stenose
Tracheomalacie
Fistelbildung

Distale Stenose
Tracheomalacie
Arrosion großer Gefäße
Einseitige Lungenatelektase
Carinaverletzung

Höhe der Tubusspitze

Abb. 8 ▶ Komplikationen der prolongierten Intubation und Tracheotomie (aus [36])

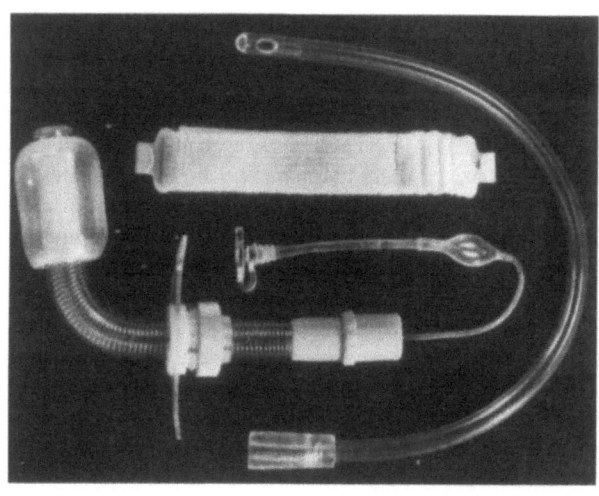

Abb. 9 ◀ **Tracheoflexkanüle nach Rügheimer der Firma Rüsch**

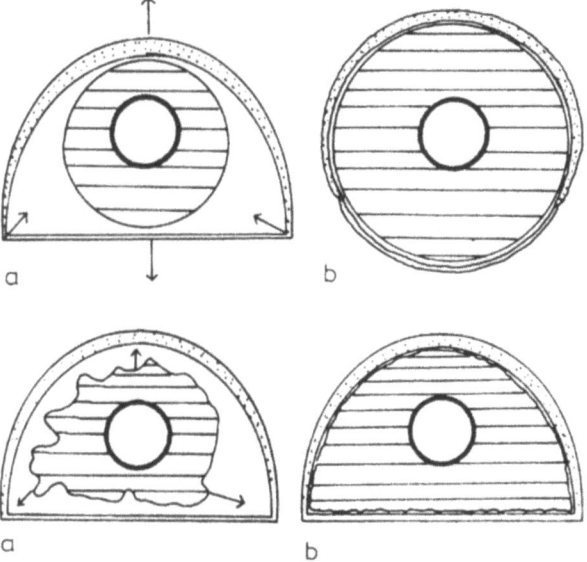

Abb. 10 ◀ **Regionale Effekte eines „low volume high pressure" Blockungsmanschette (oben) und einer modernen „low pressure high volume" Blockungsmanschette (unten) auf die Trachea (aus [38])**

Prolongierte Intubation

Unter prolongierter Intubation versteht man in Anlehnung an die Langzeitbeatmung die Plazierung eines Endotrachetubus für mehr als 24 h. Seit etwa 1970 änderte sich das Konzept des Atemwegszugangs bei intensivmedizinischen Patienten. Mit Verbesserung der Materials sowie des Designs von Tubus und Cuff nahm in Deutschland die Akzeptanz der translaryngealen Langzeitintubation zu [38]. Für die prolongierte Intubation wurden high-volume low-pressure Tuben mit walzen- oder birnenförmigen Cuffs empfohlen, um Mukosaverletzungen zu vermeiden. Großvolumige Niederdruck-Blockungsmanschetten hatten den Vorteil, dass sie sich den vielfältigen Formvariationen der Trachea anpassen konnten (Abb. 10, 11). Endotra-

chealtuben mit Druckkompensationsventil erlaubten außerdem eine Regulation des Cuffdrucks über einen Latexpilotballon mit höherer Dehnbarkeit und einem Überdruckventil. Die günstigen Materialeigenschaften der neu entwickelten Endotrachealtuben erlaubten eine oro- oder nasotracheale Langzeitintubation, welche sich zum Standardverfahren in der Intensivmedizin entwickelte.

te. Die Entscheidung zur Tracheotomie erfolgte im Regelfall nur, wenn eine längerfristige Intubation geplant war [36].

Zu der restriktiven Haltung gegenüber der chirurgischen Tracheotomie trug bei, dass sie mit erheblichen Komplikationen belastet war. Die Infektions- und Blutungsrate lag bei 36%, bei 4% der Patienten traten Pneumothorax und Herzstillstand auf. Auch das Langzeitergebnis war nicht befriedigend; bei 60% der nachuntersuchten Patienten wurde eine Trachealstenose diagnostiziert [37].

Ob eine nasotracheale oder orotracheale Intubation für die Langzeitbeatmung bevorzugt werden sollte, wurde kontrovers diskutiert und von den Vor- und Nachteilen und Komplikationen der jeweiligen Verfahren abhängig gemacht. Wenngleich 20–90% der Patienten nach 5 Tagen nasotrachealer Intubation eine maxillare Flüssigkeitsansammlung aufwiesen, ließ sich ein signifikant häufigeres Auftreten von nosokomialen Sinusitiden unter nasotrachealer Intubation im Vergleich zur orotrachealen Intubation nicht nachweisen [37]. Als Vorteile der nasotrachealen Intubation wurden die bessere Tubusfixierung, Verhinderung einer akzidentellen Extubation und erleichterte Mund-Rachen-Pflege angeführt. Jedoch waren die schwierigere Technik, eine mögliche Traumatisierung von Nasenseptum, großer Nasenmuschel oder Hypopharynx und ein erhöhter Atemwegswiderstand in Folge des kleineren Tubusdurchmessers von Nachteil. Daraus folgte seit etwa 1980 die zunehmende Favorisierung der orotrachealen Intubation in der Intensivtherapie, falls durch den operativen Eingriff keine Indikation für eine nasotracheale Intubation bestand.

Moderne perkutane Tracheotomieverfahren in der Intensivmedizin

Trotz ständiger Verbesserungen des Tubusmaterials stellte die prolongierte

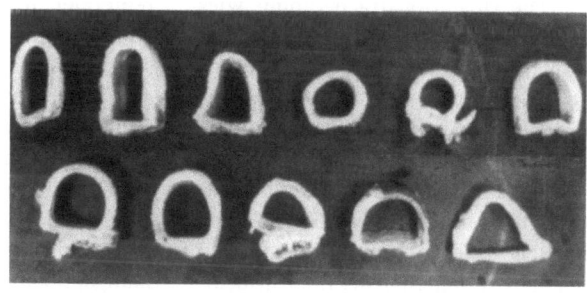

Abb. 11 ▶ **Anatomische Variationen der Trachea (aus [38])**

153

translaryngeale Intubation für das mittel- und langfristige Atemwegsmanagement ein problematisches Verfahren dar. Zu den typischen Komplikationen gehörten die Perichondritis, Stimmbandsynechien, Stenosen der posterioren Kommissur, Arytenoidknorpelfixation, bzw. -luxation und die subglottische Trachealstenose. Schweregrad und Häufigkeit dieser Komplikationen standen in direktem Zusammenhang mit der Anwendungsdauer der prolongiertentranslaryngealen Intubation, wobei zwischen den oro- oder nasotrachealen Verfahren kein bedeutsamer Unterschied nachgewiesen werden konnte. Durch die Entwicklung wenig invasiver, perkutaner Techniken entstand daher ein erneutes Interesse an der Tracheotomie.

Die erste perkutane Tracheotomie wurde schon 1953 von Shelden durchgeführt und 1955 publiziert [39]. Aufgrund der Komplikationsrate mit teilweise letal endenden Verletzungen der Halsweichteile konnte sich diese Technik zunächst nicht durchsetzen. Erst durch die Einführung der perkutanen Dilatationstracheotomie durch Ciaglia (1985) wurde die Tracheotomie vermehrt für die Langzeitbeatmung in Betracht gezogen [40]. Sie stellte nicht nur wegen der Schonung des Larynx eine Alternative zur translaryngealen Intubation dar. Weitere Vorteile waren die Platzierung eines großlumigeren Tubus zur Minimierung der Atemarbeit, eine bessere Möglichkeit zur endotracheale Absaugung und zur Bronchoskopie, ein geringerer Bedarf an Analgosedierung, eine leichtere Entwöhnung von der Beatmung und eine insgesamt reduzierte Intensiv- und Krankenhausbehandlungszeit. Zwei weitere Methoden der bettseitigen Dilatationstracheotomie konnten sich ferner etablieren: die perkutane Dilatationstechnik mittels der sog. „Guide-Wire-Dilating-Forceps"-Technik (Griggs 1990) [41] und die Dilatation mittels eines von translaryngeal eingebrachten Tubus (Fantoni 1997) [42].

Die Dilatationstracheotomie wies bei Berücksichtigung der Kontraindikationen (schwere Oxygenierungsstörungen, dekompensierte Gerinnungsstörungen, unübersichtliche anatomische und postoperative Verhältnisse, Alter <14–18 Jahre) ein geringeres Komplikationsrisiko als die konventionelle chirurgische Tracheotomie auf und ist zum Standardverfahren in der Intensivmedi-

zin geworden [35]. Weitere Vorteile der bettseitig durchführbaren perkutanen Dilatationstracheotomie sind das fehlende Transportrisiko, die wesentlich geringeren Kosten insbesondere durch Nichtinanspruchnahme von OP-Kapazitäten und die Zeitersparnis.

Die derzeit gültige Empfehlung für das Atemwegsmanagement bei der Langzeitbeatmung erwachsener Patienten wurde 1989 in einer Konsensuskonferenz festgelegt: 1. Die translaryngeale prolongierte Intubation ist indiziert, wenn die voraussichtliche Intubationsdauer unter 10 Tagen liegt; 2. Die Frühtracheotomie (3.–5. Tag) ist indiziert bei einer voraussichtlichen Intubationsdauer, von mehr als 21 Tagen; 3. Bei primär unklarer Intubationsdauer sollte täglich die Entscheidung über Sinn einer Tracheotomie diskutiert werden.

Schlußfolgerungen

Die geschichtliche Entwicklung der Beatmung in Deutschland spannt den Bogen von experimentellen und frühen klinischen Versuchen im 19. Jh.bis zu hochentwickelten elektronischen Geräten am Anfang des 21. Jh. zur Behandlung schwerster Formen der respiratorischen Insuffizienz. Ein Ende dieser Entwicklung ist derzeit nicht abzusehen, es stellt sich jedoch die Frage, ob mit immer komplizierteren Apparaten auch größere Therapieerfolge erzielt werden können. Wie bei den Beatmungsmethoden spiegelt auch das Atemwegsmanagement sehr unterschiedliche Präferenzen wider, die von den technischen Bedingungen, der Erfahrung der Intensivmediziner und den Komplikationen der jeweiligen Verfahren bestimmt wurden.

Zunehmend rücken ethische und ökonomische Fragen der Intensivmedizin in den Mittelpunkt des Interesses und die Indikationen zur Beatmung werden nicht mehr aus den Möglichkeiten der Intensivmedizin abgeleitet. Ähnlich wie bei Nierenersatzverfahren, parenteraler und enteraler Ernährung oder kontinuierlichen Kreislaufunterstützungssystemen lassen sich Patienten am Leben erhalten, bei denen das Grundleiden wenig Aussicht auf Therapieerfolg bietet [29]. Diese Problematik wird deutlich, wenn man die Ergebnisse einer Studie aus dem Jahre 1979 betrachtet, die den klinischen Verlauf von beatmungspflichtigen Patienten mit mali-

gnem Grundleiden untersuchte. Von den 180 kritisch kranken Patienten konnten lediglich 26% extubiert und aus dem Krankenhaus entlassen werden. Nach zwei Monaten waren noch 13% und nach sechs Monaten noch 7% am Leben [43]. Die faszinierenden technologischen Fortschritte können nur dann zum Nutzen intensivmedizinischer Patienten eingesetzt werden, wenn sie begleitet werden von einer kritischen Auseinandersetzung über die medizinischen, ethischen, rechtlichen und ökonomischen Möglichkeiten und Grenzen der Behandlung.

Literatur

1. Vesalius A (1555) **De Humani Corporis Fabrica Libra Septem.** Basel
2. Hooke R (1667) **Account on an experiment, made by R. Hooke, of preserving animals alive by blowing through their lungs by bellows.** Philos Trans R Soc Lond 2:539–540
3. Trendelenburg F (1871) **Beiträge zu den Operationen an den Luftwegen.** 2. Tamponade der Trachea. Arch Klin Chir 12:121–133
4. Kirstein A (1895) **Autoskopie des Larynx und der Trachea.** Arch Laryngol Rhinol 3:156–164
5. Meltzer SJ, Auer J (1909) **Continuous respirations without respiratory movements.** J Exp Med 11:622–625
6. Meltzer SJ (1914) **Der gegenwärtige Stand der intratrachealen Insufflation.** Berl Med Wochenschr 51:677–682
7. Kuhn F (1905) **Perorale Intubation mit Überdrucknarkose.** Dtsch Z Chir 76:148
8. Sauerbruch F (1904) **Zur Pathologie des offenen Pneumothorax und die Grundlagen meines Verfahrens zu seiner Ausschaltung.** Mitt Grenzgeb Med Chir 8:399–411
9. Sauerbruch F (1920) **Das Druckdifferenzverfahren.** Springer, Berlin
10. Volhard F (1908) **Ueber künstliche Atmung durch Ventilation der Trachea und eine einfache Vorrichtung zur rhythmischen künstlichen Atmung.** Münch Med Wochenschr 55:1–3
11. Läwen, Sievers (1910) **Zur praktischen Anwendung der instrumentellen künstlichen Respiration am Menschen.** Münch Med Wochenschr 57:2221–2225
12. Giertz HK (1916) **Studier över tryckdifferensandning enligt Sauerbruch och över konstgjord andning (rytmisk luftinblasning vid intrathoracala operationer).** Ups Läkareför Forh [Suppl] 22:1–7
13. Crafoord C (1938) **On the technique of pneumectomy in man.** Acta Chir Scand [Suppl 54] 81:1–142

14. Fürniss H (1984) **Vom Dräger Poliomaten zum Spiromaten.** In: Lawin P, Peter K, Scherer R (Hrsg) Maschinelle Beatmung gestern – heute – morgen. Thieme, Stuttgart New York, S 28–47

15. Drinker P, McKann CF (1927) **The use of a new apparatus for the prolonged administration of artificial respiration.** JAMA 92:1658–1660

16. Woollam CHM (1976) **The development of apparatus for intermittent negative pressure respiration. (1) 1832–1918.** Anaesthesia 31:537–547

17. Dönhard A (1980) **Beatmung mit der Eisernen Lunge.** In: Lawin P, Peter K, Scherer R (Hrsg) Maschinelle Beatmung gestern – heute – morgen. Thieme, Stuttgart New York, S 20–27

18. Lassen HCA (1953) **A preliminary report on the 1952 epidemic of poliomyelitis in Copenhagen.** Lancet I:37–40

19. Ibsen B (1954) **The anaesthetist's viewpoint on the treatment of respiratory complications in poliomyelitis during the epidemic in Copenhagen.** Proc R Soc Med 47:67–71

20. Holmdahl MH (1962) **The respiratory care unit.** Anesthesiology 23:559–567

21. Safar P, DeKornfeld TJ, Pearson JW, Redding JS (1961) **The intensive care unit; a three year experience at Baltimore City Hospitals.** Anaesthesia 16:275–284

22. Woolf CR (1961) **The respiratory care unit at the Toronto General Hospital.** Can Med Assoc J 84:466–469

23. Herzog P (1980) **Der Beginn der Langzeitbeatmung.** In: Lawin P, Peter K, Scherer R (Hrsg) Maschinelle Beatmung gestern – heute – morgen. Thieme, Stuttgart New York, S 12–19

24. Rügheimer E (1980) **Bilanz der Beatmung 1960–1980.** In: Lawin P, Peter K, Scherer R (Hrsg) Maschinelle Beatmung gestern – heute – morgen. Thieme, Stuttgart New York, pp 75–89

25. Severinghaus J, Bradley AF (1958) **Electrodes for blood PO2 and PCO2 determinations.** J Appl Physiol 13:515–520

26. Stoffregen J (1956) **Hämodynamische Veränderungen bei der künstlichen Atmung (Dauerbeatmung).** Klin Wschr 15:422–426

27. Benzer H, Coraim F, Fitzal S, Haider W, Mutz N, Pauser G (1979) **Pathophysiologie unter besonderer Berücksichtigung der Oberflächenspannung bei der Schocklunge.** Anästh Intensivmed 20:196–201

28. Ashbaugh DG, Petty TL, Bigelow DB, Harris TM (1969) **Continuous positive-pressure breathing (CPB) in adult respiratory distress syndrome.** J Thorac Cardiovasc Surg 57:31–41

29. Lawin P (1977) **Erkennung und Behandlung der arteriellen Hypoxie.** Prakt Anästh 12:159–172

30. Suter PM, Fairley HB, Isenberg MD (1975) **Optimum end-expiratory airway pressure in patients with acute respiratory failure.** N Engl J Med 292:284–289

31. Lamy M (1980) **Intermittent Mandatory Ventilation (IMV).** In: Lawin P, Peter K, Scherer R (Hrsg) Maschinelle Beatmung gestern – heute – morgen. Thieme, Stuttgart New York, S 107–117

32. Lunkenheimer PP, Frank I, Ising H, Keller H, Dickhut HH (1973) **Intrapulmonaler Gaswechsel unter simulierter Apnoe durch transtrachealen, periodischen intrathorakalen Druckwechsel.** Anaesthesist 22:232–238

33. Baum M, Benzer H, Mutz N, Pauser G, Tonczar L (1980) **Inverse Ratio Ventilation (IRV).** Anaesthesist 29:592–596

34. Baum M, Benzer H, Putensen C, Koller W, Putz G (1989) **Biphasic positive airway pressure (BIPAP) – eine neue Form der augmentierten Beatmung.** Anaesthesist 38:452–458

35. Westphal K, Byhahn C, Lischke V (1999) **Die Tracheotomie in der Intensivmedizin.** Anaesthesist 48:142–156

36. Rügheimer E (1982) **Die Tracheotomie.** In: Benzer H, Frey R, Hügin W, Mayhofer O (Hrsg) Anaesthesiologie, Intensivmedizin und Reanimatologie. Springer, Berlin Heidelberg New York, S 814–828

37. Bause H, Prause A (1998) **Alternative Atemwege.** Anästhesiol Intensivmed Notfallmed Schmerzther 33:501–5044

38. Lawin P, Morr-Strathmann U (1981) **Prolongierte Intubation und Tracheotomie.** In: Lawin P (Hrsg) Praxis der Intensivbehandlung. Thieme, Stuttgart New York, S 15.1–15

39. Shelden CH, Pudenz RH, Freshwater DB, Crue BL (1955) **A new method for tracheotomy.** J Neurosurg 12:428–431

40. Ciaglia P, Firshing R, Syniec C (1985) **Elective percutaneous dilatational tracheostomy. A new simple bedside procedure; preliminary report.** Chest 87:715–719

41. Griggs WM, Worthley LIG, Gilligan JE, Thomas PD, Myburgh JA (1990) **A simple percutaneous tracheostomy technique.** Surg Gynecol Obstet 170:543–545

42. Fantoni A, Ripamonti D (1997) **A nonderivative, non-surgical tracheostomy: the translaryngeal method.** Intensive Care Med 23:386–392

43. Snow RM, Miller WC, Rice DL, Ali MK (1979) **Respiratory failure in cancer patients.** JAMA 241:2039–2042

44. Bower AG, Bennett VR, Dillon JB, Axelrod B (1950) **Poliomyelitis report: investigations on the care and treatment of poliomyelitis patients.** Part I: Development of equipment. Part II: Physiologic studies of treatment procedures and mechanical equipment. Ann West Med Surg 4:559–582; 686–716

Mit dem Entstehen der Intensivmedizin in der Pädiatrie vollzog sich eine nicht nur auf diese Spezialität beschränkte tief greifende strukturelle Veränderung im Fach. Andere Teilbereiche wie z.B. die Kardiologie brachten neue Impulse und entwickelten sich zu neuen Schwerpunkten. Diagnostische und therapeutische Verfahren erfuhren Entwicklungen, die niemand damals voraussehen konnte. Die lebensgefährlich erkrankten Patienten einer Kinderklinik, Neu- und Frühgeborene, Klein- und Schulkinder, auf alle Stationen verteilt, fasste man jetzt in Intensivstationen zusammen, die immer mehr Bedeutung im Gesamtorganismus Kinderklinik gewannen.

Die althergebrachte Struktur einer Kinderklinik mit ihrer Gliederung nach Altersgruppen, z.B. Neugeborenen- und Kinderstation, in Infektionsstation und Normalstation, wurde von einem mehr nach funktionellen Gesichtspunkten geordneten Aufbau abgelöst. Hier und da findet man die alte Kinderklinik auch heute noch, sie ist aber wohl im Laufe der Zeit zum Auslaufmodell geworden.

Die Intensivstation von heute ist das Produkt dieser Entwicklung. Hier werden jetzt Patienten jeden Alters, vom Frühgeborenen bis hin zum Jugendlichen, zusammengefasst und nicht mehr nach Alter getrennt behandelt, sondern aufgrund von Vitalfunktionsstörungen, die das Leben gefährden können, nach v. a. pathophysiologischen Gesichtspunkten aufwendig betreut. Besondere Infektionen und immunsupprimierte Patienten, z.B. während einer Leukämiebehandlung oder nach einer Transplantation, erfordern besonderen Aufwand zur Isolierung in der Intensivstation, – wür-

P. Lemburg
Neonatologie und pädiatrische Intensivmedizin, Zentrum für Kinderheilkunde,
Medizinische Einrichtungen der Heinrich-Heine-Universität Düsseldorf

Folge 16: Die Geschichte der Entwicklung therapeutischer und diagnostischer Methoden in der pädiatrischen Intensivmedizin, ihre ethischen Probleme und Grenzen

de ein Kinderarzt der 50er-Jahre ein Intensivisolierzimmer sehen, wäre er wohl erschrocken, auch erstaunt und würde sich wahrscheinlich vor dem apparativen Aufwand fragen, „Und wo bleibt der Patient?" Allerdings war, wie ich selbst erfahren durfte, ein alter Kollege, den ich 1966 kennen lernte und der die Polioepidemie um 1955 miterlebt hatte, die aufregende Tätigkeit in diesem Arbeitsbereich der Medizin nicht so fremd. Als er unsere erste Intensivstation besichtigte, sah er darin eine konsequente Fortentwicklung, die schon damals während der Epidemie angedacht, aber nicht aktiv weiterbetrieben worden war.

Die Intensivstation fand anfänglich keine große Zustimmung in der allgemeinen Pädiatrie. In dem Bestreben, vor jeder Therapie eine Diagnose zu haben, wurden die intensivtherapeutischen Bemühungen, zuerst das Leben zu erhalten und dann eine Diagnose zu stellen, häufig als billiger technischer Pragmatismus verkannt – und das mitunter bei Unbelehrbaren bis heute.

Auch trat neben die vorher nahezu ausschließlich pharmakologisch bestimmte Krankenbehandlung eine neue Richtung therapeutischer Bemühungen: Die Anwendung von Apparaten zum Zweck des Ersatzes gestörter oder ausgefallener Organfunktionen: Der Respirator zum Beatmen, der Dialyseapparat zur Überbrückung eines Nierenversagens, der Schrittmacher, der Überwachungsmonitor zum subtilen Beobachten der Körperfunktionen und viele andere therapeutische und diagnostische Verfahren, kurz, die ärztliche Sicht auf den schwer kranken, lebensgefährdeten Patienten wurde eine andere verglichen mit der früheren Zeit.

Prof. Dr. P. Lemburg
Neonatologie und pädiatrische Intensivmedizin, Zentrum für Kinderheilkunde, Medizinische Einrichtungen der Heinrich-Heine-Universität Düsseldorf, Moorenstraße 5, 40225 Düsseldorf

156

Die neue Einrichtung „Intensivstation" in der Kinderklinik erzwang auch bauliche Veränderungen an den Klinikgebäuden. Plötzlich war es mit der einfachen Sauerstoffflasche neben dem Krankenbett nicht mehr getan, eine zentrale Gasversorgung wurde eingerichtet. Sauerstoff, Druckluft und Vakuum zum unproblematischen Absaugen standen bald überall in der Klinik zur Verfügung. Bald war es notwendig, eine aufwendige Sicherheitstechnik nicht nur in der Intensivstation, sondern auch in den übrigen Einheiten des Kinderkrankenhauses einzurichten, wollte man nicht bei immer möglichen Stromausfällen alles gefährden.. Heute werden Kommunikationsnetze in die Krankenhäuser eingebaut – und so wird es weitergehen. Ich kenne daher „die Kinderklinik" seit 1965 immer nur als eine permanente "Baustelle", stets darauf angewiesen, mit der Entwicklung Schritt zu halten.

Eine Betrachtung über medizinisch-methodische Entwicklungen in der pädiatrischen Intensivmedizin, die in der Neonatologie natürlich eingeschlossen, ist zwangsläufig subjektiv. Sie spiegelt wider, wie ich selbst alle diese Entwicklungen im Zeitverlauf miterlebte und wie ich daran teilnahm. Und sie ist deshalb auch nicht nur subjektiv, sondern natürlich ebenso unvollständig. Unvollständig deshalb, weil aus der Vielfalt des medizinischen Fortschritts für diese Darstellung nur Weniges ausgewählt werden kann. Manches wird nicht erwähnt sein, was der Leser vielleicht für wichtig hält, und dieses oder jenes andere mag ihm persönlich unwichtig scheinen. Vor diesem Dilemma steht jeder Autor zeitgenössischer Betrachtungen.

Um festzustellen, welche methodischen Fragen im weitesten Sinne die pädiatrische Intensivmedizin bis heute beschäftigt haben, wurden von 1970 an bis heute sämtliche Berichte über die Symposien zum Thema „Pädiatrische Intensivmedizin" durchgesehen und auf die darin abgehandelten Themen hin untersucht. Unter den dort immer wieder angesprochenen Themen habe ich eine Auswahl getroffen, die ich hier vorlege.

Die Beatmung und die Sauerstofftherapie

Das Hauptthema schlechthin ist bis heute die *Beatmung und die Sauerstofftherapie* bei respiratorischer Insuffizienz

mit all ihren physiologischen, therapeutischen und technischen Problemen geblieben. Das ist auch einleuchtend, denn abgesehen von unterschiedlichen Ursachen ist die respiratorische Insuffizienz beim Kind die weitaus am häufigsten vorkommende Vitalfunktionsstörung.

Mit Schock und anderen Kreislaufstörungen, sehr oft mit der respiratorischen Insuffizienz kombiniert auftretend, wird immer wieder in den Vorträgen der Tagungen das Problem einer aussagefähigen und kontinuierlichen *Überwachung von kardio-respiratorischen Funktionsgrößen* (Ventilation, Oxygenisierung, Herzschlag und Durchblutung) in den Vordergrund gerückt. Die heute übliche *kontinuierliche transkutane Blutgas- und Sauerstoffsättigungsüberwachung* ist eine Entwicklung der letzten 20 Jahre, jetzt ist sie Standard der Intensivbehandlung. Sie hat viele Jahre die Thematik der Symposien über Intensivmedizin beherrscht.

Die Körpertemperatur

Im Bereich der Neonatologie spielt eine Vitalfunktion, die *Körpertemperatur und ihre Aufrechterhaltung*, eine oft wenig beachtete Rolle, vom ersten Gebrauch von Inkubatoren in den 40er-Jahren an bis heute. Die Unterstützung der Wärmeproduktion des Kindes und die gezielte Beeinflussung der Körpertemperatur im Sinne der Therapie ist ein im wesentlichen medizin-technisches Verfahren, das sich in den vergangenen 30 Jahren grundlegend gewandelt und fortentwickelt hat.

Das akute komplette Nierenversagen spielte in der konservativen pädiatrischen Intensivmedizin eine eher untergeordnete Rolle. Der medizin-technische Vitalfunktionsersatz mittels Dialyse und Hämofiltration hat sich abseits der Intensivmedizin entwickelt und soll deshalb hier nicht weiter abgehandelt werden. Ebenso wenig wird auf die Behandlung der mit Abstand am häufigsten in der Neonatologie genannten Diagnose „Ikterus" eingegangen. Austauschtransfusion und Phototherapie sind keine speziell intensivmedizinischen Entwicklungen.

Die Ultraschalldiagnostik

Von besonderer Bedeutung war der Einzug der *Ultraschalldiagnostik* in die

pädiatrische, besonders in die neonatologische Intensivmedizin. Wenn man auch darüber streiten kann, ob es z.B. von großer Bedeutung für den Erfolg intensivmedizinischer Bemühungen um ein Frühgeborenes ist oder nicht, festzustellen, dass es eine Hirnblutung erlitten hat, so hat doch dieses diagnostische Verfahren weitreichende Auswirkungen für die Neu- und Frühgeborenenversorgung gehabt. Sie betreffen v. a. die heute erheblich veränderte Einschätzung von Lebenschancen dieser „Kleinsten der Kleinen" und sind damit sogar bis in den ethischen Bereich hin wirksam geworden.

„Infektionen", primär oder nosokomial, sind Thema bis heute geblieben. Der Wandel der antimikrobiellen Therapie in der Intensivbehandlung erfordert eine eigene Abhandlung und ist deshalb nicht Gegenstand unserer Betrachtungen.

Die Entwicklung der Sauerstofftherapie, der Beatmung und weiterer Verfahren zur Behandlung der respiratorischen Insuffizienz, besonders des Atemnotsyndroms des Neu- und Frühgeborenen

Für den Kinderarzt der 60er Jahre war das *Atemnotsyndrom* (AS), angloamerikanisch „*respiratory distress syndrome*" (RDS), die große Herausforderung schlechthin. Sie ist es auch bis heute geblieben. Die Diagnose „Atemnotsyndrom" oder „RDS" stellt jedoch einen Symptomenkomplex mit sehr unterschiedlichen Ursachen dar [2]. Im engeren Sinn wird damit i. a. ein Krankheitsbild bezeichnet, das als „*idiopathisches AS*" oder „idiopathic RDS" mit der Ausbildung von hyalinen Membranen in den Alveolen und Mikroatelektasen einhergeht und deshalb auch „*Membransyndrom*" oder „*hyaline membrane disease*" (HMD) genannt wurde [19].

Es handelt sich dabei um eine postnatale schwere, z.T. „progrediente kombinierte Störung sowohl der pulmonalen Zirkulation (Perfusionsstörung) als auch der alveolären Entfaltung (Ventilationsstörung, respiratorische Verteilungsstörung)" [19 u.v.a.]. Die blutgestaute, „splenisierte" Lunge mit teilweiser oder totaler Atelektase ist vom Kind nur mit größter Anstrengung („Atemnot") zu belüften, bei extrem niedriger Compliance

Tabelle 1

Medikamente als Prophylaxe und Therapie bei Atemstörungen des Neugeborenen (nach Sinclair, erweitert)

Weippl veröffentlichte 1967 eine Tabelle mit den damals üblichen und diskutierten pharmakologischen Therapiemethoden bei Atemstörungen des Neugeboren. Die Literaturangaben finden sich in der Originalarbeit von 1967 [52]

Vorgeschlagene Maßnahmen	Autor	Kontroll-beobachtung	Beurteilung
Prophylaktische Digitalisation	Martin	ja	ohne Erfolg
Detergentien-Spray	Briggs, Silverman und Andersen	ja	ohne Erfolg
Norepinephrine	Brown	nein	mit Erfolg
Antihistamine	Davis	nein	mit Erfolg
	–	ja	ohne Erfolg
Chlorpromazine	Stokes	nein	mit Erfolg
	Diamond und De Young	ja	ohne Erfolg
Fibrinolysin-Spray	Ambrus und Mitarbeiter	ja	mit Erfolg
Dipalmitoyl-Lecithin-Spray	Robillard und Mitarbeiter	nein	mit Erfolg
MgSO$_4$-Klysma	Stowens	nein	mit Erfolg
Acetylcholin i.v.	Chu	nein	mit Erfolg
Coffein n.b.	Moya und Lehr		bedingt gut
Perphyllon	Mentzel	nein	mit Erfolg
Vitamin E	Crosse		mit Erfolg
Prednisolon	Keuth	ja	ohne Erfolg
Adrenoxyl	Keuth und Allardt		ohne Erfolg
Phenylentetrazol (Cardiazol, Metrazol)	Nicht verwendbar (Moya und Lehr)		
	Pikrotoxin Epinephrin Lobelin	Daptazol Strychnin	
	Coramin Megimid Amphetamin	Ritalin noch ungeklärt	

ist die Atemarbeit gesteigert und der Sauerstoffverbrauch hoch bei gleichzeitig verringertem arteriellen Sauerstoffangebot wegen des großen prä- und intrapulmonalen Rechts-links-Shunts.

In seiner Übersicht von 1970 berichtet Keuth von einer der bedeutsamsten Entdeckungen in der Neonatologie, nämlich der des sog. „Surfactant" (surface active agent), einer oberflächenaktiven Substanz im Oberflächenfilm der Alveole durch Avery (Übersicht s. [2]) von 1958 an bis etwa 1962. Störung der Funktion oder unzureichende Bildung von Surfactant verursachen die Atelektaseneigung des respiratorischen Gewebes. Man fand bald heraus, dass wenigstens eine Komponente des Surfactant ein Phospholipid ist, nämlich das Dipalmitoyl-Phosphatidyl-Cholin. Erst viel später zeigte es sich, dass noch ein weiterer Anteil, nämlich einige besondere Proteine, zu vollkommener Funktion des Surfactant in der Alveolaroberfläche

notwendig ist. In Amerika versuchte man schon 1964 [42], das Phospholipid mittels Verneblung beim idiopathischen RDS in die Alveolen zu bringen, jedoch ohne überzeugende Resultate.

Das idiopathische Atemnotsyndrom, eine Krankheit nicht nur des Früh-, sondern auch des Neugeborenen, war 1965 eine der am meisten gefürchteten Erkrankungen in der unmittelbar postnatalen Phase, v. a. dann, wenn in der Schwangerschaft Blutungen aufgetreten waren, eine Hypoxie die Geburt komplizierte, ein Diabetes der Mutter vorlag oder das Kind sehr unreif war.

Am pathologischen Befund der „vaskulären Kongestion", an der Zirkulationsstörung also, an der schweren Azidose, an der begleitenden Gerinnungsstörung und Exsudation von Plasma in die Alveole orientierte sich im wesentlichen die Therapie des AS in den 60er-Jahren [18]. Die Wiederbelüftung kollabierter Alveolen versuchte man auf

diese Weise indirekt zu erreichen. Die Beatmung als eigentlich logische Konsequenz der schweren Belüftungsstörung spielte damals praktisch keine Rolle.

Man findet in dieser Zeit zur Therapie des Membransyndroms im wesentlichen medikamentöse Ansätze (Tabelle 1), deren Erfolg aber immer zweifelhaft geblieben ist [52]. Avery [2] fasst in ihrer Monographie zusammen, dass die Sauerstoffzufuhr, die Korrektur der Azidose mit Puffer und Glukose [51] und unter besonderen Umständen vielleicht noch die Beatmung unter sorgfältig gesteuerter Wärmetherapie im Inkubator die am besten geeigneten Massnahmen seien. Sie relativiert die Bedeutung der Beatmung aber sofort wieder, wenn sie feststellt: „Our experience has led us to believe that respirators are of no help in the severe form of the disease in very small infants". Man kann es kaum glauben, dass man damals die künstliche Beatmung nur mit großen Vorbehalten in die Therapie einzubeziehen gewillt war.

In Europa schliesst man sich dieser Meinung so weitgehend nicht an. Keuth [19] hält die Funktionsstörung des Surfactantsystems durch die Azidose für das primum movens und verbindet kausal die „Zirkulationsstörung – Plasmaexsudation in die Alveole – Hemmung des Surfactant – Atelektasenbildung" alle in Folge miteinander. Dann wird daraus gefolgert, dass die Therapie aus der Korrektur der Hypoxie und der Azidose bestehen muss, um die pulmonale Vasokonstriktion aufzuheben, die Gerinnung zu normalisieren und alle anderen zusätzlichen pathophysiologischen Vorgänge zu korrigieren.

So hielten sich bis 1973–1975 die Puffertherapie, die Sauerstoffverabreichung in den Inkubator und u.a. auch die vasodilatative Behandlung mit z.B. Complamin [19] als die allgemein akzeptierten Therapiemassnahmen. Eine Beatmung, eigentlich logische Konsequenz aus der Pathophysiologie, wurde sehr kritisch gesehen. An einigen Zentren wurden auch Fibrinolytika wie Streptokinase angewendet, da man von dem erhöhtem Verbrauch von Gerinnungsfaktoren als ursächlichem Faktor der Mikrozirkulationsstörung in der Lunge ausging [19].

Vor diesem verworrenen pathophysiologischen Hintergrund hatte es die junge pädiatrische Intensivmedizin in Deutschland 1967 sehr schwer, neue Methoden der Behandlung, hier insbeson-

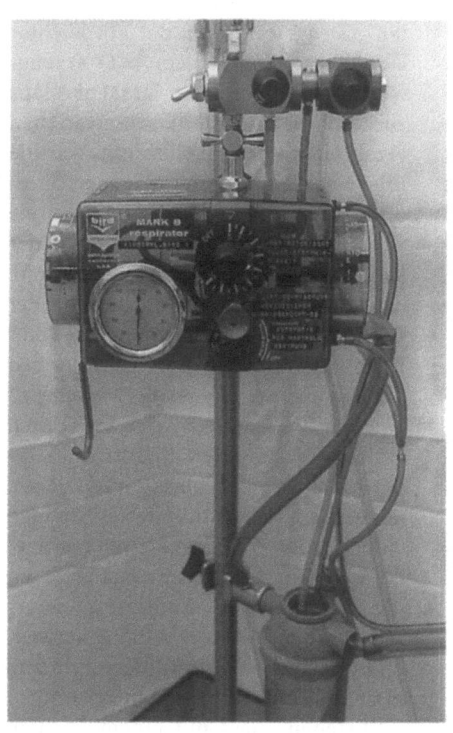

Abb. 1 ◀ **Bird Mark 8-Respirator aus dem Jahr 1967 für die Beatmung von Neugeborenen eingerichtet**

dere eine v. a. zunächst an der entscheidenden Vitalfunktionsstörung „respiratorische Insuffizienz" orientierte Beatmungstherapie zu etablieren. Ein Fallbeispiel soll diese Situation beschreiben:

Ein Neugeborenes, 6 h alt, 2400 g schwer, beginnt in der Geburtsklinik zu stöhnen, zu knorksen, es zieht deutlich bei einer Atemfrequenz von etwa 120/min interkostal, im Jugulum und mit dem Brustbein ein. Leichte Zyanose entsteht trotz Sauerstoffzufuhr über einen vorgelegten Trichter. Vorausgegangen war eine Sectio-Entbindung wegen Blutungen bei Placenta praevia. Die postnatale Zustandsdiagnostik nach Apgar zeigte Werte von 5, 7 und 8.

Das Kind wird in einem kleinen Transportinkubator mit Sauerstoffzufuhr in die Kinderklinik verlegt und kommt dort mit einer rektalen Temperatur von 35°C an. Die ersten Laboruntersuchungen zeigen neben sonst normalen Befunden eine schwere gemischte dekompensierte Azidose mit einem pH-Wert von 7,15, einem pCO_2 von 120 mm Hg und einem Basendefizit von –10 mE/l.

Die Behandlung besteht aus Inkubatorpflege mit Sauerstoffzufuhr bis 40 Vol.-%, einer Nabelvenenkatheterinfusion von 10% Glukose und Natriumbikarbonat, eine Magensonde entlastet den geblähten Magen. Als die Situation

sich nicht bessert, beschliesst man, eine zusätzliche vasodilatatorische Therapie mit Niconacid-Heparin durchzuführen, um die Lungengefäße weitzustellen und die Mikrozirkulation zu verbessern.

Nach weiterer 24 h war aus der ursprünglich feinretikulogranulären Zeichnung im Lungenröntgenbild eine nahezu „weiße" Lunge geworden, eine ausreichende Sauerstoffzufuhr über die Spontanatmung ist nicht mehr möglich.

Die Atemfrequenz beträgt etwa 150/min. Der pO_2-Wert im kapillären, hyperämisierten Fersenblut erreicht kaum noch 30 mmHg. Der Vorschlag, die schwere Atemstörung mit Intubation und Beatmung anzugehen, wird unter Verweis auf mögliche Intubationsschäden am Kehlkopf und ungeeignete Beatmungsverfahren verworfen. 48 h nach der Geburt kommt es zu Lungenhämorrhagien und kurz darauf zum Atemversagen. Nunmehr wird intubiert und beatmet, allerdings mit nur für wenige Stunden andauerndem Erfolg. Im Alter von 56 h verstirbt das Kind.

Die bei der Obduktion gefundenen Subarachnoidalblutungen und die schweren Blutansammlungen in beiden Lungen werden v. a. auf die präfinale Beatmung zurückgeführt.

Die Zeit ist über alle diese therapeutischen Versuche hinweggegangen. So wie schon 1970 die Überdruckbehandlung mit hyperbarem Sauerstoff verworfen wurde [6], verschwand sehr rasch auch die Therapie mit vasodilatatorischen Substanzen und Streptokinase wegen der Hirnblutungsgefahr und die forcierte Pufferbehandlung aus den gleichen Gründen.

Übrig blieben nur noch die Sauerstofftherapie und die Beatmung mit einem Respirator, deren rechtzeitige Anwendung durchaus die Sterblichkeit senken konnte, wie sich bald zeigte [33]. Die jungen Intensivmediziner in

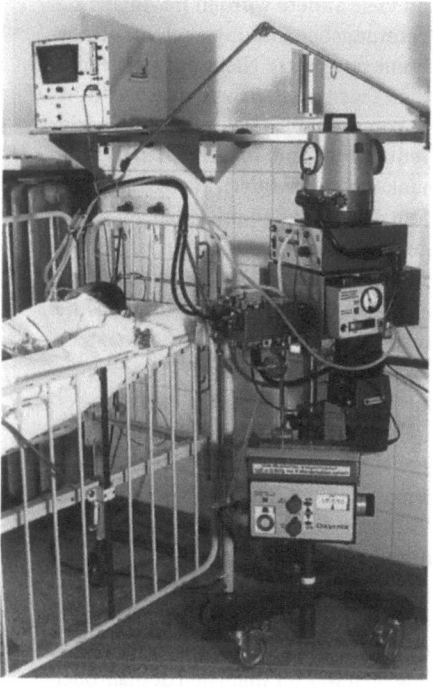

Abb. 2 ▶ **Dräger „Assistor 644" für die Beatmung eines Säuglings eingerichtet mit zusätzlichen Sauerstoff-Druckluftmischer „Oxymix" am Krankenbett**

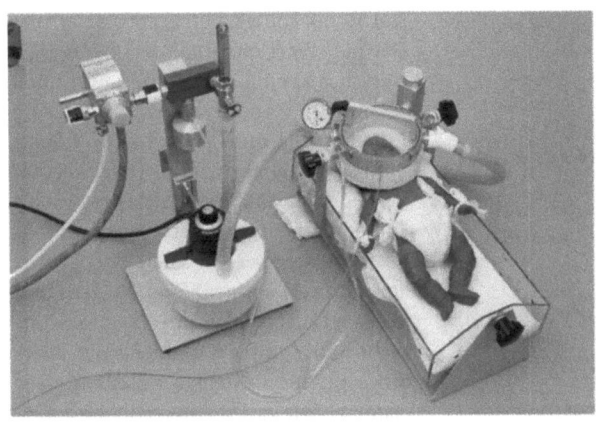

Abb. 3 ◄ CPAP-Apparatur mit aufblasbarer Maske der Fa. Siemens-Elema aus dem Jahr 1975, Demonstrationsmodell

Deutschland nahmen die Anregungen rasch auf [40].

Ein großes Problem war damals die für eine Beatmung von Früh- und Neugeborenen nur unzulängliche Respiratortechnologie. Eine Vielzahl für die Beatmung von Erwachsenen konstruierte Geräte wurden mit unterschiedlichem technischen Aufwand an die Bedürfnisse der Neu- und Frühgeborenen-Beatmung adaptiert. In einer großen eigenen Studie von 1968 bis 1976 konnte ich 22 Respiratoren testen, die für die Beatmung von Säuglingen eingerichtet worden waren [20]. Von ihnen sind bis heute nur noch wenige im Gebrauch.

Berühmte Gerätetypen wie die Bird-Respiratoren Mark 8 (Abb. 1) und 17, druckgesteuerte Respiratoren [47], der Bennett-PR 2, flowgesteuert, der Dräger Assistor 644 und 744 (Abb. 2), die Dräger-Spiromaten, der Engström-Respirator und viele andere wurden im Anfang der Beatmungsbehandlung auch für Neugeborene eingesetzt. Nicht nur ihre technischen Eigenschaften, wie zu großes inneres kompressibles Volumen, zu niedrige Frequenzen und unzureichende Volumenkonstanz, sondern auch die mangelhafte Anwärmung und Anfeuchtung des Atemgases und vieles andere an Problemen mehr machten ihren Gebrauch schwierig. Und manche Beatmungstherapie dürfte aufgrund mangelhafter technischer Beherrschung des Respirators durch das ärztliche und pflegerische Personal komplikationsreich und erfolglos geblieben sein. Die Zurückhaltung der damals „alten" Pädiater gegenüber der Beatmung als Therapie des Atemnotsyndroms war nicht unverständlich.

Dazu erschien um 1970 vielen von ihnen die Intubation als zu gefährliche und maximal invasive Methode, sie zu umgehen war für manchen deshalb ober-

stes Gebot. Und so entstanden die so genannten „Tankrespiratoren" [49], welche aus einem zweigekammerten Inkubator bestanden und in dem das Kind mit dem Kopf in der einen, mit dem Körper in der anderen größeren Kammer lag, beide Kammern durch eine Irismembran um den Hals des Kindes getrennt. In der größeren Kammer wurde dann rhythmisch ein subatmosphärischer Druck von 20, 30 cm H_2O oder mehr erzeugt, durch den wie bei der alten „eisernen Lunge" Luft in den Brustkorb gesaugt wurde. Weder die Resultate noch die praktische Intensivpflege am Kind mit diesen Respiratoren vermochte zu überzeugen, und so verschwanden sie bald wieder vom medizintechnischen Markt. Hin und wieder tauchen diese Konstruktionen auch heute immer wieder einmal aus der Versenkung auf und gelten dann jedes Mal als „neu erfunden".

Zur gleichen Zeit veröffentlichten Gregory et al. 1971 [12] eine Methode, schon im Beginn des Atemnotsyndroms durch einen permanent positiven Druck über dem Kopf und damit auch in den Atemwegen die Alveolen am weiteren Kollaps zu hindern. Mit der so genann-

ten „Gregory-Box", in der ein leichter Überdruck von 3–5 cm H_2O erzeugt wurde, konnten ohne Lungenkollaps auch höhere Sauerstoffkonzentrationen verabreicht werden. Allerdings war die Pflege des Kindes schwierig, der Überdruck brach bei jeder Pflegemaßnahme am Kopf des Kindes zusammen, der Sauerstoff fiel ab und Hypoxie entstand. Zusätzliche technische Probleme bei der Erwärmung und Anfeuchtung des unter Druck zugeführten Atemgases ließen die Box ebenso bald wieder verschwinden. Der Überdruck ließ sich auch durch einfache Nasentuben, Endotrachealtuben oder mit der Maske applizieren. Sonderbare Konstruktionen entstanden damals (Abb. 3). Oder man wendete wieder eine Abart der eisernen Lunge an, die „Negativ-Druck-Kammer", und erzeugte die zur Alveolenblähung notwendige transmurale Druckdifferenz, indem man die Tankrespiratoren sozusagen „stillstehen" liess mit einem leichten Unterdruck über dem Brustkorb. In Deutschland fand diese Methode mit der so genannten „Pulmarca" des Drägerwerkes (Abb. 4) Eingang in die Therapie des Atemnotsyndroms [3].

Die meisten pädiatrischen Intensivmediziner nutzten damals die Anwendung kontinuierlich positiven Atemwegsdrucks über einen Endotrachealtubus mit Systemen, die mit einem permanenten Mischgasstrom über ein T-Stück einen niedrigen Druck (3–7 cm H_2O) erzeugten, der dann über den Endotrachealtubus die Lunge erreichte.

Immer wieder einmal auftretende Apnoen des Kindes machten eine derart aufgebaute Apparatur im Notfall schwierig zu handhaben. Deshalb verfielen einige technisch versierte junge Intensivmediziner auf die „buntesten" Konstruktio-

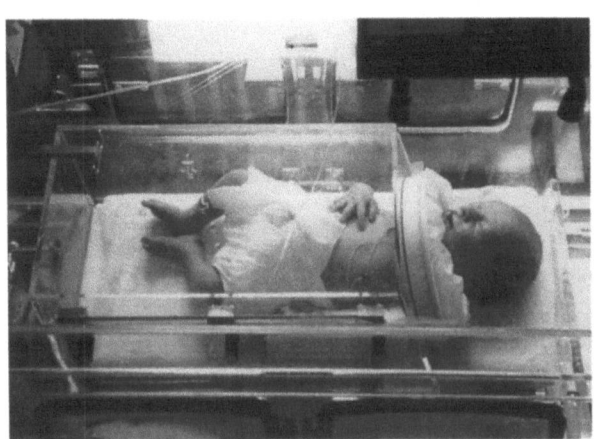

Abb. 4 ◄ Negativ-Druck-Kammer „Pulmarca" aus dem Jahr 1974 mit einem Neugeborenen im Dräger Intensivpflege-Inkubator 620

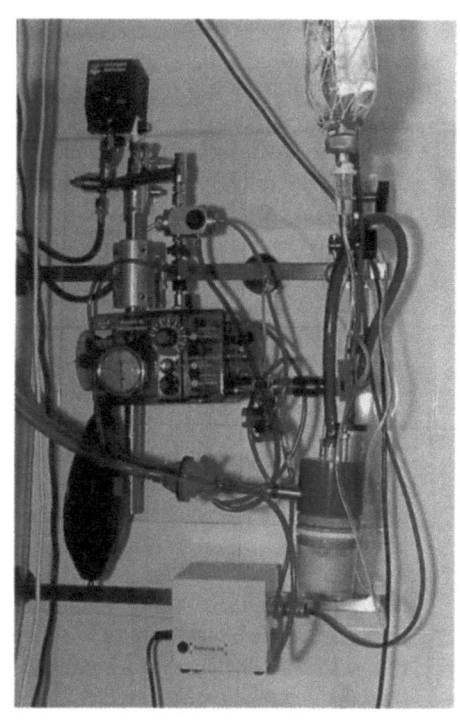

Abb. 5 ◀ **Bird Mark 8-Respirator mit sämtlichen Modifikationen für PEEP, IMV und CPAP sowie stufenlose Sauerstoff-Druckluft-Mischung und einem Verdampfer-Anfeuchter ("Anfeuchter 19") von Dräger im Jahr 1977**

nen, ihre Respiratoren, z. B. den Bird Mark 8 (Abb. 5) PEEP- und CPAP-tauglich zu machen [7, 20, 26, 28, 45]. Auf diese Weise liessen sich die Respiratoren auch für Beatmungsformen wie z.B. „Intermittent mandatory ventilation" mit abnehmender Frequenz bis hin zum CPAP verwenden, die in der apparativen Exspirationsphase dem Kind erlaubten, spontan zu atmen. Die „Intermittent mandatory ventilation" (IMV), eine nur sporadisch wirksame Beatmung mit Frequenzen unter 15/min, machte es möglich, die Entwöhnung vom Respirator zu beschleunigen, indem man einfach die Exspirationszeiten am Gerät verlängerte, bis schließlich CPAP entstand, also alleinige Spontanatmung unter leichtem Überdruck. Vor allem Frühgeborene mit ihrer periodischen Atmung und häufigen Apnoen profitierten von dieser Beatmungsmethode. Die IMV-Beatmung „weckte" sie sozusagen während ihrer apnoischen Phasen wieder auf. IMV und CPAP sind im engeren Sinne eigentlich keine „Beatmungsverfahren" wie die intermittierende oder kontinuierliche kontrollierte Überdruckbeatmung (IPPV, CPPV), sondern eher Atemhilfen.

In der Zeit von 1970 bis 1980 drängten neue Respiratoren auf den medizinisch-technischen Markt, welche als sog. „Continuous-Flow-Respiratoren" weitaus besser für die Aufgaben der Beatmung von Früh- und Neugeborenen ge-

rüstet waren. Zeitgesteuert mit konstantem Flow waren sie sowohl druckbegrenzt als volumenkonstant funktionierend brauchbar. CPAP und IMV waren ohne Probleme möglich. Einige der ersten Geräte waren der „Baby-Bird" (Abb. 6), der „Amsterdam Infant Ventilator", später folgten der „Bourns BP 200", der Heyer „Baby Sekundant" und nicht zuletzt 1975 der „Babilog 1-Respi-

rator" von Dräger, an dessen Konzeption der Autor beteiligt war (Abb. 7). Es gab noch viele andere Beatmungsgeräte für die kleinen Patienten, wie z.B. den Bourns „Pediatric Respirator LS 104–150", der als einziger neben der kontrollierten auch die assistierte Beatmung erlaubte und das mit der damals beispiellos kurzen Triggerzeit von 48 ms [20]. In diesen 10 Jahren wurde die konventionelle Beatmung von Früh- und Neugeborenen mit Atemnotsyndrom perfektioniert. Zugleich sank auch die Sterblichkeit erheblich, und ebenso zeitgleich begann man sich Gedanken zu machen, wie man eventl. die Lunge schädigende Einflüsse vermeiden könnte, war doch 1967 zuerst von Northway et al. über eine neue „Pulmonary disease following respirator therapy" berichtet worden [34]. „Bronchopulmonale Dysplasie" (BPD) war die Bezeichnung für einen Lungengewebsumbau, mit dem die überlebenden Früh- und Neugeborenen in manchen Fällen ihre Rettung bezahlen mussten. Man führte die „Beatmungslunge", wie sie in Deutschland bald genannt wurde, auf Sauerstofftoxizität, auf die mechanische Läsion des Lungengewebes während der Überdruckbeatmung und auf Auswirkungen des Atemnotsyndroms selbst zurück (Abb. 8a–d). Bis heute hat diese Deutung nichts an Richtigkeit eingebüßt, wenn auch noch andere ursächliche Gesichtspunkte hinzu-

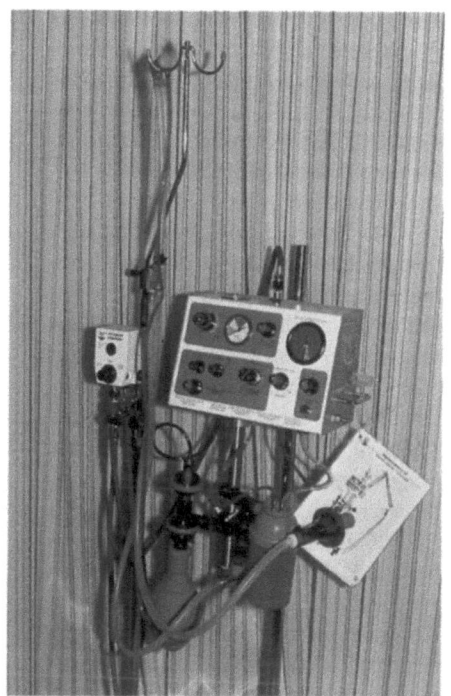

Abb. 6 ▶ **Continuous-Flow-Respirator (interruptor) „Baby-Bird" aus dem Jahr 1974**

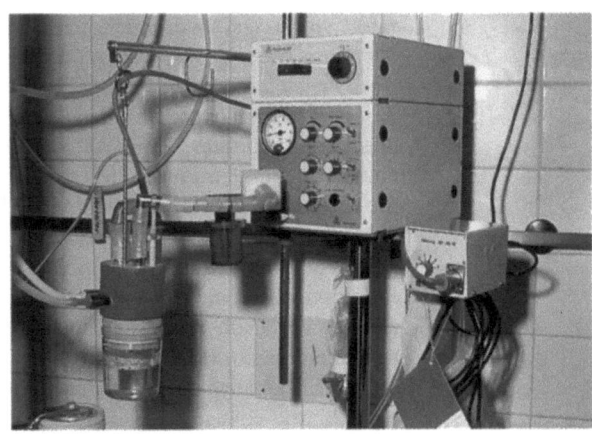

Abb. 7 ◀ „Babilog 1"-Respirator des Dräger-werkes Lübeck mit Verdampfer-Anfeuchter 19 aus dem Jahr 1977

gekommen sind, wie z.B. Entzündungs-reaktionen und Flüssigkeitsimbalance im Lungengewebe und v. a. Unreife des Kindes. Auch ein Vitamin E-Mangel wurde diskutiert [46].

Die sog. BPD zu vermeiden, war dann von etwa 1975 an neben der Rettung des Lebens ein Hauptziel der Beatmung. Bis zu 50%, in manchen Zentren noch mehr, betrug die Häufigkeit dieser Folge-krankheit. 1983 war ein Hauptthema des jährlichen pädiatrisch-intensivmedizini-schen Symposions den Langzeitfolgen an der kindlichen Lunge gewidmet [32]. Durch Verschluss eines offenen Ductus arteriosus Botalli, pharmakologisch oder operativ, hoffte man, dem Problem beizu-kommen. Der Beatmungsspitzendruck musste minimiert, die applizierten Hub-volumina verringert werden, die Beat-mungsfrequenzen wurden erhöht, Corti-son wurde mit wechselndem Erfolg zur Prophylaxe verabreicht. Einen sicheren Weg, die BPD zu vermeiden, fand man bis heute nicht, wurde doch schon früh klar, dass einer der wesentlichsten Faktoren die Unreife des Kindes und seiner Organ-gewebe war [39].

Die Erhöhung der Beatmungsfre-quenz schien am Anfang der 80er-Jahre eine mögliche Lösung. Weiterhin be-mühte man sich, die Beatmung patien-tengetriggert, also assistiert (SIPPV oder SIMV=synchronous intermittend posi-tive pressure ventilation), vorzunehmen – alles Verfahren, das Barotrauma für das Lungengewebe auf ein Minimum zu re-duzieren [10]. Die Frequenzerhöhung bis hin zur Oszillationsbeatmung hat bis heute ihre Überlegenheit gegenüber kon-ventionellen Beatmungsverfahren nicht sicher beweisen können, genauso wenig zeigten sich Vorteile von assistierter ver-glichen mit kontrollierter Beatmung [11].

Von den vielen Versuchen, mit ver-schieden konstruierten Beatmungsgerä-ten und -verfahren das Barotrauma für die kindliche Lunge zu vermeiden, ist heute kaum noch etwas übriggeblieben. Bei den Beatmungsgeräten hielten die Elektronik und die verbesserte Meß-technik, v. a. in Bezug auf das applizier-te Hubvolumen, Einzug. Die Elektronik erlaubt heute, mit einem einzigen Gerät sämtliche Verfahren von CPAP über IMV, SIMV, IPPV und SIPPV, mit und ohne PEEP anzuwenden und mit präzi-se gesteuerter Sauerstoffzufuhr und an-gezeigtem Hubvolumen, Spitzendruck-begrenzt mit und ohne Druckplateau, mit konventioneller oder Hochfre-quenztechnik ein Früh- oder Neugebo-renes mit minimalem Sicherheitsrisiko zu beatmen. Nur wenige Gerätetypen aus der Zeit um 1975 bis 1980 sind in mo-derner Ausstattung heute noch im Ge-brauch. Eine erfolgreiche Gerätefamilie ist seit 1975 die „Babilog"-Reihe des DrägerWerks in Lübeck, an deren Entwicklung ich beteiligt war, und aus der der „Babilog 8000 plus"-Respi-rator (Abb. 9) die letzte Entwicklung darstellt. Inzwischen ist dieser Respira-tor Marktführer in der ganzen Welt ge-worden.

Von etwa 1990 an hat man sich er-neut daran erinnert, dass pulmonale Va-sokonstriktion ein wesentlicher patho-physiologischer Faktor im Ablauf des Atemnotsyndroms ist. Das „Molekül des Jahres 1998", das Stickstoffmonoxid NO, hat pulmonal vasodilatatorische Wirkung und wird deshalb heute manchmal wäh-rend der Beatmung in schwierigen Fällen dem Atemgas des Respirators in einer Konzentration von wenigen ppm (parts per million=milligram/m³) zugesetzt. Über erste anekdotische Mitteilungen an-läßlich der Symposien über Neonatologie und pädiatrische Intensivmedizin 1994 und 1995 hinaus ist bis heute zwar einiges mehr publiziert worden, aber immer noch nicht gesichert, dass beim Atemnot-syndrom und ebenso bei anderen pulmo-

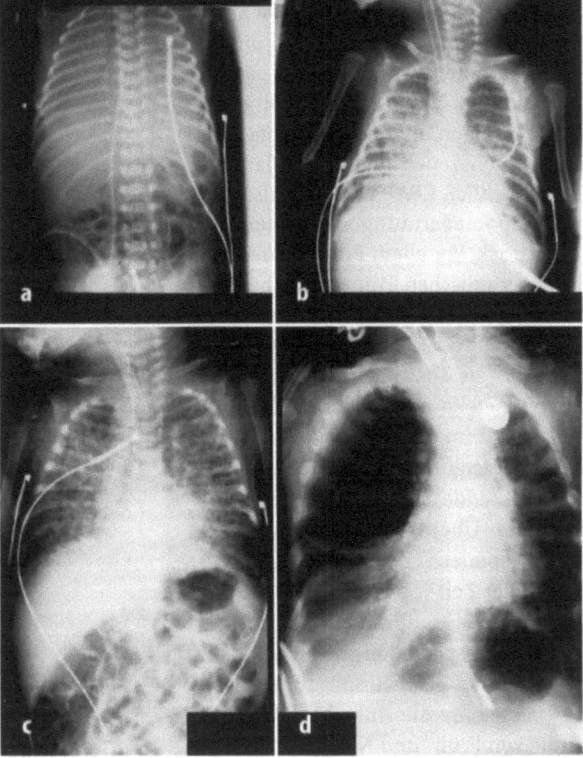

Abb. 8a–d ▶ Entwicklung einer „Umbaulunge" oder „broncho-pulmonary dys-plasia" aus dem schweren Atemnotsyndrom („weiße Lunge") eines 900 g schweren Frühgeborenen unter der Beatmung über 19 Monate 1986–1987

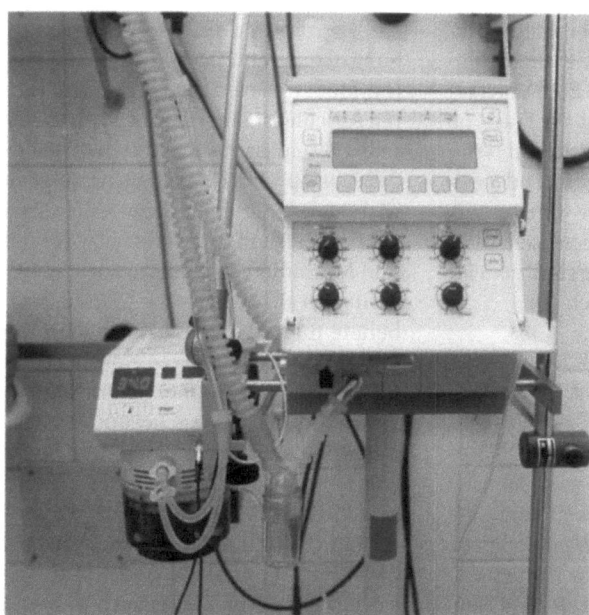

Abb. 9 ▲ „Babilog 8000", Respirator des Drägerwerkes Lübeck aus der ersten Serie 1989 mit Membran-Anfeuchter „Aquamod". Elektronischer Respirator mit allen Möglichkeiten moderner Beatmungsverfahren. Anzeige des Beatmungsdruckverlaufs und der Atemgasströmung, gemessen durch ein Hitzedrahtanemometer am Y-Stück des Schlauchsystems

nalen Extremsituationen wie schwerer Mekoniumaspiration, Lungenhypoplasie oder persistierende fetale Kreislaufsituation hinaus eine eindeutig positive Wirkung von NO auf Mortalität und Morbidität zu erwarten ist, der Gebrauch von NO ist umstritten geblieben.

Ein Organersatzverfahren wie die Extrakorporale Membranoxygenierung hat als außerordentlich aufwendiges Verfahren mit partiellem extrakorporalem Kreislauf zur Lungenentlastung keinen wesentlichen Einfluss auf die allgemeine Morbidität und Mortalität bei Atemnotsyndrom zeigen können. Wie beim NO ist die Hauptindikation der pulmonale vaskuläre Hochdruck mit der Unmöglichkeit, das Kind mittels Beatmung angemessen zu oxygenisieren [17]. Hier ist in der amerikanischen Literatur von beeindruckenden Resultaten die Rede. Ebenso wie die Anwendung von NO ist ECMO nur sehr selten einzusetzen, und deshalb sind bisher alle Studien nur schwer eindeutig zu interpretieren.

Heute, im Jahr 2000, ist deutlich zu sehen, dass das idiopathische Atemnotsyndrom der 60er- und frühen 70er-Jahre nicht dasselbe Krankheitsbild wie in den 90er-Jahren geblieben ist. Nicht nur sind die beatmeten Neugeborenen immer kleiner und unreifer geworden und ist damit die Notwendigkeit entstanden, extrem unreifen Frühgeborenen von bis

zu 24 Schwangerschaftswochen das Überleben mit Hilfe subtiler Beatmungstechniken zu ermöglichen, Kindern also, deren Surfactantbildung in den Alveolarzellen gerade erst einsetzt. Nicht nur ist das damalige Atemnotsyndrom eine Erkrankung der mehr oder minder belüfteten Lunge des reifen oder nur wenig frühgeborenen Kindes gewesen und das heutige Krankheitsbild eher eine primäre Atelektase des strukturell weniger differenzierten, alveolenarmen und bei der Geburt luftfreien Lungengewebes eines sehr kleinen Frühgeborenen (Abb. 10), das mit der Überdruckanwendung „auseinandergebla-

sen" wird – in einzelnen Fällen mit der Folge einer chronischen Lungenerkrankung (CLD=chronic lung disease). Auch die seit etwa 10 Jahren mögliche Surfactantsubstitution in die Lunge hat hinsichtlich der Mortalität nicht so viel wie erwartet und nur wenig mehr in Bezug auf die Häufigkeit der CLD erbringen können. V.a. Frühgeborene größer als 1250 g scheinen hinsichtlich der Inzidenz von Hirnblutung, der Häufigkeit eines offenen Ductus arteriosus und CLD von der Surfactant-Verabreichung zu profitieren [11].

Das Atemnotsyndrom des größeren Neugeborenen wird heute weniger als „idiopathisch", sondern eher als sekundäres Phänomen wie auch das sog. ARDS („adult" oder „acute respiratory distress syndrome") angesehen, das als uniforme Lungengewebsreaktion auf verschiedene Noxen und Einwirkungen hin zu den schon beschriebenen Veränderungen führt.

Wenn das „idiopathische Atemnotsyndrom" heute nur noch selten gesehen wird, dann liegt das nicht zuletzt auch an einer sehr viel sichereren Geburtshilfe. Sie hat es in den vergangenen Jahren verstanden, zahlreiche auslösende Faktoren wie v. a. Asphyxiesituationen früher zu erkennen und zu vermeiden, Azidosen unter der Geburt zu verhindern, Aspiration und Infektion zu bekämpfen und vieles andere mehr. Auf der anderen Seite ist die Zahl der respiratorisch insuffizienten Frühgeborenen vor der 32. Schwangerschaftswoche deutlich gestiegen und damit die Notwendigkeit der Beatmung nicht weniger geworden. Die Anforderungen an die medizin-technische und

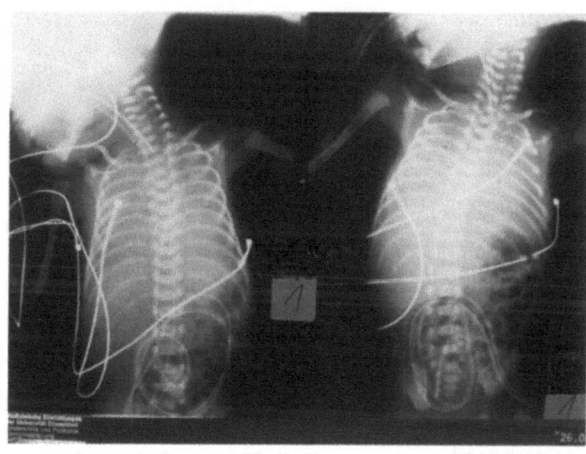

Abb. 10 ▲ Röntgenbild der Lungen von Zwillings-Frühgeborenen mit 830 und 890 g Geburtsgewicht unmittelbar nach der Geburt, deren Lungen vollkommen luftleer ("primär atelektatisch") sind

pharmakologische Behandlung sind gestiegen, große Erfolgsschritte sind allerdings nicht mehr zu erwarten, wie man am Beispiel der Hochfrequenzbeatmung, der Anwendung von ECMO und NO sowie von Surfactant unschwer erkennen kann.

Beim Blick zurück auf etwa 35 Jahre Behandlung des Atemnotsyndroms beobachtet man mit Staunen, wie rasch die Anschauungen wechseln können, wie therapeutische Verfahren kommen und wieder verschwinden. Und wie schwierig es ist, mit den Methoden wissenschaftlicher Statistik sicher nachzuweisen, dass eine Therapiemethode nicht nur gefahrlos, sondern auch wirksam für die Heilung des Patienten anzuwenden ist. Von den vielen prophylaktischen und therapeutischen Ansätzen (s. o. Tabelle 1) ist heute nur noch wenig übrig geblieben. Heute wird gefordert, dass

1. geburtshilfliche Komplikationen wie Plazentafunktionsstörungen, Gestose, Frühgeburtlichkeit, Hypoxie unter der Geburt u.a. vermieden werden,
2. Atemhilfe, Beatmung und Sauerstoffzufuhr, wenn notwendig sofort, schonend und äußerst präzis angewendet werden,
3. Surfactant in geeigneten Fällen verabreicht wird.

Für den Punkt 3 hat sich von Loewenich 1975 gründlich geirrt, wenn er anläßlich eines Symposions im November in Bochum in seinem Beitrag kritisch bemerkt [27]:

„Die schlechthin kausale Therapie dieser Entfaltungsstörung (des Atemnotsyndroms, der Autor) wäre das Einbringen von Dipalmitoyl-Lecithin in die Alveolen. Das ist bis heute nicht gelungen und wird aus technisch-physikalischen Gründen wohl auch nie gelingen."

Und mit einiger Verwunderung wird der heutige Betrachter feststellen müssen, dass die Beatmung an sich niemals Gegenstand einer Evaluation mittels randomisierten, kontrollierten Studien nach einem Stan-

dard gewesen ist, wie er heute als Werkzeug kritischer Überprüfung von Methoden immer gefordert wird. Eine Untersuchung, bei der der Ausgang der Frage, ob ein zufällig ausgewählter Patient in respiratorischer Insuffizienz beatmet oder seinem Schicksal überlassen werden soll, geprüft wird, kann man wissenschaftlich wohl heute nicht mehr durchführen. Sie dürfte ethisch problematisch sein.

Hypothermie, Wärmetherapie: Wandel in der Inkubatorpflege von Neu- und Frühgeborenen

Von der kinderärztlichen und intensivmedizinischen Öffentlichkeit kaum bemerkt hat sich über die letzten 30 Jahre eine völlig neue Sicht auf die Körpertemperaturbalance, v. a. von Früh- und Neugeborenen, entwickelt, die erhebliche Auswirkungen auf deren Intensivpflege und indirekt auch auf den Behandlungserfolg gehabt haben dürfte [9].

Bis 1970 waren durch Hey [14], Brück [4] und viele andere grundlegende Untersuchungen zum Temperaturverhalten von Neugeborenen angestellt worden. Mit den Arbeiten von Sauer et al. [44] zum Sauerstoffverbrauch und

zur Konzeption der neutralen Umgebungstemperatur im Inkubator von Hey [15] fanden diese Studien praktisch ihren Abschluss. Sauer et al. stellten später selbst fest, dass es aus ethischen Gründen heute praktisch nicht mehr möglich ist, Neu- oder Frühgeborene Kältereizen auszusetzen, um Reaktionen, Mortalität und Morbidität zu studieren, wie es Silverman et al. 1958 taten [48]. Deshalb arbeitete man bis 1986 mit Inkubatoren und Wärmebetten, deren Konstruktion und Leistung von früher her im wesentlichen auf den Bedarf gesunder Früh- und Neugeborener abgestellt war (Abb. 11). Abgesehen von einigen wenigen Mitteilungen zum Thema „Hypothermie" – und das auf dem Transport zwischen Geburtshilfe und Kinderklinik –, wurde dem Thema auch während der jährlichen Symposien der Deutschen Gesellschaft für Neonatologie und pädiatrische Intensivmedizin wenig Aufmerksamkeit geschenkt, und das bis heute. Das lag nicht zuletzt daran, dass es selten dem Arzt, sondern eher der Pflegeschwester oblag, sich um die Körpertemperatur eines Kindes und deren Aufrechterhaltung zu kümmern (37°C rektal), – und das mit mehr oder weni-

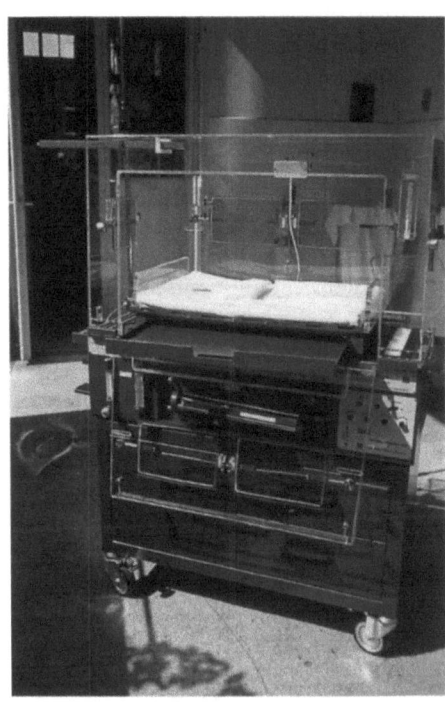

Abb. 11 ▲ Intensivpflege-Inkubator 6500 des Drägerwerks Lübeck aus dem Jahr 1967. Die Liegefläche liess sich zum Intubieren des Kindes herausschwenken, darunter fand sich ein Fach, in das Kassetten für die Röntgenaufnahme gelegt werden konnten. Die Liegefläche befand sich auf einer Balkenwaage, die von außen bedient wurde und eine grobe Körpergewichtsbestimmung des Säuglings erlaubte. Mit diesem Inkubatortyp wurde bis zum Ende der 80er Jahre gearbeitet

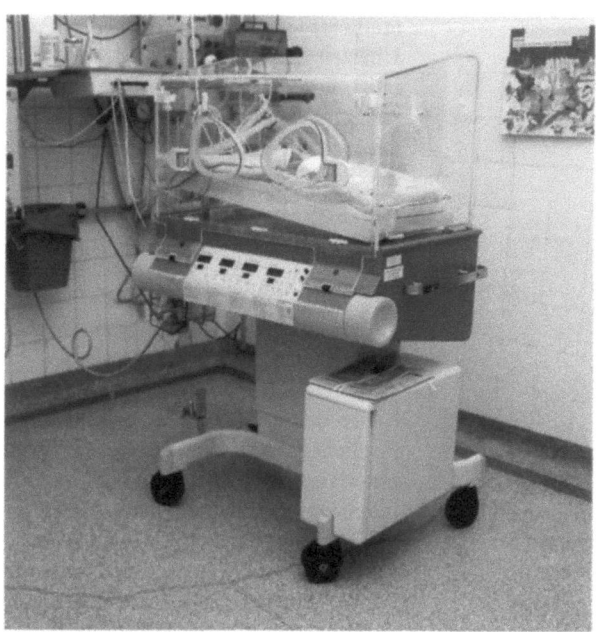

Abb. 12 ▲ „Inkubator 8000" des Drägerwerks Lübeck 1989. Neue Konzeption von Luftführung, Verdampfung zur Anfeuchtung der Umgebungsluft im Inkubator, Sauerstoff- und Hauttemperatur-Regelung. Das Kind befindet sich in einer Luftströmungs-beruhigten Zone. Der Inkubator-Innenraum ist vor einer Verkeimung des Befeuchtersystems geschützt

ger geeigneten Mitteln wie z. B. Heizstrahlern, Heizmatten und Wärmekrügen, oder dadurch, dass sie selbst die Temperatur im Inkubator einstellte und regelte.

Es war Okken, der 1987 darauf hinwies, dass das Konzept des Inkubatorenbaus mit hohen Luftströmungen, eher tiefen (32–34°C) Inkubatortemperaturen (Neutraltemperaturkonzept) und niedriger Luftfeuchte für die sehr kleinen Patienten unter Intensivpflegebedingungen ungeeignet sein könnte [35].

Die neoromantischen und antitechnischen Strömungen in der deutschen Gesellschaft und Medizin in den Jahren von 1985 an erteilten den neuentwickelten technisch hochgezüchteten Inkubatoren schlechte Noten. Diese Geräte stellten aus der damaligen Sicht „Barrieren" zwischen Mutter und Kind dar und wurden abgelehnt [50]. Zu gleicher Zeit wuchs jedoch der Bedarf an geeigneten Brutkästen v. a. für die Behandlung der sehr kleinen Frühgeborenen, deren Pflege in den alten Apparaturen mit erheblichen Problemen verbunden war.

Es war der Mut der medizin-technischen Industrie, voran das Drägerwerk in Lübeck, mit dem Inkubatorkonzept 8000 (Abb. 12) den Anforderungen der Intensivbehandlung auch dieser extrem kleinen Kinder gerecht zu werden. Es ist eine ausgefeilte Technik, die mit beson-

derer mechanischer Konstruktion und komplizierter elektronischer Steuerung arbeitet und vielleicht in Zukunft auch mit Hilfe von Rechnern und geeigneter Software automatisch ohne manuelle Einstellung durch das Pflegepersonal oder den Arzt Inkubatortemperatur und Luftfeuchte den Bedürfnissen eines jeden Früh- und Neugeborenen entsprechend anpasst. Nicht alle Intensivpflege beim Neu- und Frühgeborenen lässt sich in den vom Zugang zum Kind her bequemen Wärmebetten oder „offenen Einheiten" bewerkstelligen. Viele ziehen aus hygienischen Gründen diese Geräte vor, da sie ohne Luftbefeuchtung arbeiten können. Bei den Geräten der 60er-und 70er-Jahre stellte die Befeuchtungseinheit des Inkubators eine potentiell bakterienverseuchte Gefahrenquelle dar. Die Gefahr der Infektion aus den Anfeuchtereinheiten ist bei den Inkubatoren moderner Konstruktion nicht mehr gegeben.

Nicht nur die Inkubatoren für die Wärmebehandlung in der Intensivstation erfuhren konstruktive Änderungen. Völlig neu gestaltete sich seit etwa 1973 die Transportbetreuung durch mobile Intensivpflegeeinheiten mit Beatmungsgerät, Sauerstoff, Überwachungsmonitor und Notfallgeräten (Abb. 13) [25]. Die Konzeption eines Neugeborenen-Notarztdiensts zur Notfallbehandlung außerhalb der Intensivstation veränderte die perinatalmedizinische Landschaft in Deutschland. Sie ist ein Hauptthema der Diskussion in der Perinatalmedizin bis etwa 1985 geblieben, als man begann, eher darauf hinzuwirken, dass eine werdende Mutter mit drohendem Risiko für eine Frühgeburt vor der Entbindung in ein geeignetes Zentrum gebracht werden sollte. Tatsächlich hat sich bis heute

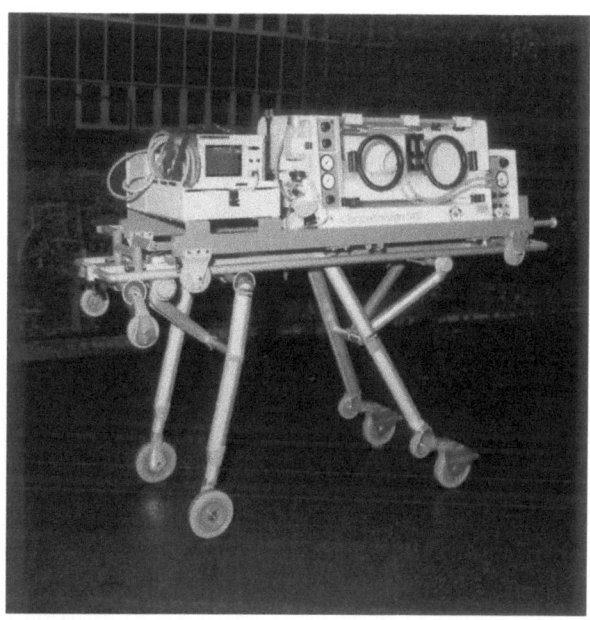

Abb. 13 ▲ „Transport-Inkubator 5400" des Drägerwerks Lübeck aus den 80er-Jahren, wie er heute noch überall in Deutschland gebraucht wird. Das Gerät ist mit EKG-, Atmungs- und sO₂-Monitor, Beatmungsgerät „Babilog 2" und Falttrage ausgestattet

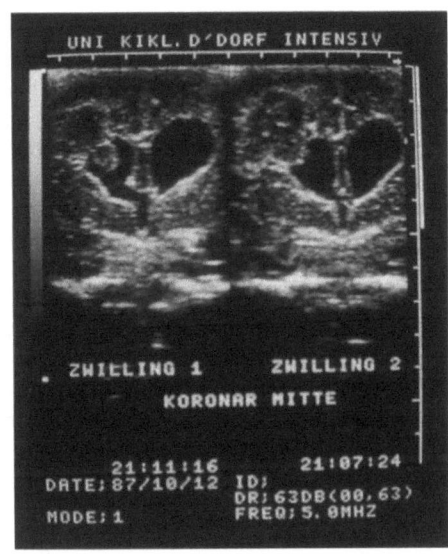

Abb. 14 ◀ **Schädelsonogramme von Zwillingen der 27. Schwangerschaftswoche nach schwerer Hirnparenchymblutung und posthämorrhagischem Hydrozephalus**

metherapie ist noch nicht recht abzuschätzen. Das Konzept der Neutraltemperaturpflege bei schwerkranken und sehr kleinen Neugeborenen hat jedoch an Bedeutung eingebüsst und einer den thermischen Bedürfnissen dieser extrem gefährdeten Kinder besser angepassten Wärmepflege Platz gemacht.

Diagnostische Verfahren und Überwachungsmethoden im Wandel

Neben den im ständigen Fortschritt befindlichen therapeutischen Verfahren unterlagen auch die Diagnostik und die intensivmedizinischen Überwachungsmethoden einem fortwährenden Anpassungsprozess. Weiterentwicklung von Behandlung hat oder bedingt sogar eine Veränderung v. a. der kontinuierlichen Überwachungsmethoden. Aus deren Vielzahl sei hier nur auf die Entwicklung des *Blutgasmonitoring* eingegangen.

Während die Beatmung bei respiratorischer Insuffizienz technisch immer aufwendiger wurde, blieb die Überwachung zunächst auf dem Niveau der 50er-Jahre stehen. Blutgasanalysen im Intervall abgenommen waren die einzige Möglichkeit, einigermaßen sicher Aussagen zum Status der Ventilation und Oxygenisierung machen zu können. Über die technische Entwicklung dieser Methodik gibt eine Monographie von Astrup und Severinghaus aus dem Jahre 1986 in spannender

dadurch die Zahl der Einsätze verringert, Notfälle gibt es aber immer noch.

Manch ein Neonatologe von heute möchte diesen Bereich der Intensivpflege eher meiden und ihm weniger Aufmerksamkeit schenken. Die Wärmebehandlung mit Hilfe von Geräten wie Inkubatoren, Strahlungsheizungen in offenen Einheiten u.a.m. wird jedoch eher zunehmende Bedeutung in der Intensivbehandlung erfahren. Und dabei wird dem Arzt eine weitaus wichtigere Rolle zukommen, als heute den meisten bewusst ist. So deutet Perlstein 1987 an:

"Therefore, in the clinical care nursery, incubator control decisions will continue to depend heavily on human judgements and interventions. Since the better informed the human caretaker, the better will be the control possible, it is pragmatic to insist that even in the near future any new incubator systems include methods for improved dynamic displays of both the data it is using .... and the environmental condition it is producing as a consequence of the data. .... massively improve the thermal management of infants receiving intensive care" [38].

Die veränderte Sicht auf die thermischen Bedürfnisse v. a. der sehr kleinen Patienten hat auch einen Wandel in der Methodik der Überwachung der Körpertemperatur herbeigeführt. In den letzten 15 Jahren hat sich eine mehr am dynamischen Verhalten der Thermoregulation interessierte Messmethodik herausgebildet, die allmählich in vielen Fällen die Intervallmessung der rektalen Temperatur verdrängt hat. Ein Beispiel dafür ist die Erfassung des peripher-zentralen Temperaturgradienten als Ausdruck für die vasomotorische Regulationswirkung [5, 22, 29, 30]. Der Einfluss dieser Messmethodik auf die Intensivbehandlung mit Wär-

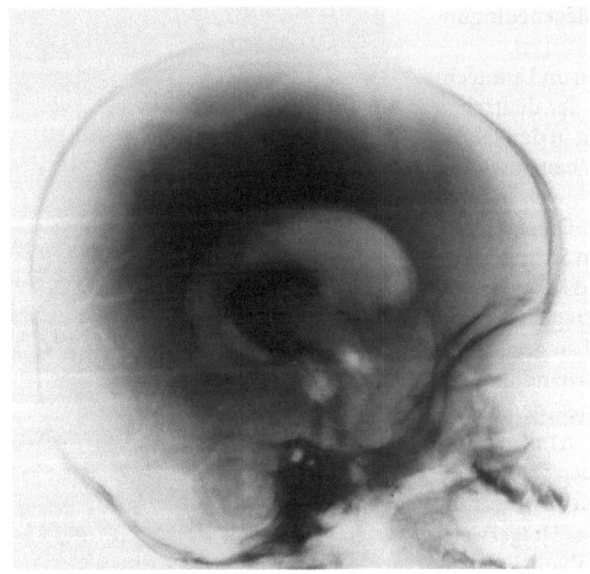

Abb. 15 ▲ **Pneumenzephalogramm aus dem Jahr 1966 eines 6 Monate alten Säuglings mit multiplen Schädelfrakturen und subduralen Ergüssen bei Kindesmisshandlung durch den Vater: Luftfüllung der Seitenventrikel und des 3. Ventrikels von lumbal her. Das Kind überlebte mit schwerem neurologischem Defektsyndrom bis heute und ist blind**

Erzählung Auskunft [1]. Deshalb soll hier darauf nicht mehr eingegangen werden.

Die Geburtshelfer waren die treibende Kraft, welche die nur intermittierend möglichen Mikroblutgasanalysen am vorangehenden Teil unter der Geburt durch ein kontinuierlich messendes System für den pO$_2$ des Kindes weiterentwickelten und ersetzten. Damit wurde die kontinuierliche Herzton- und Wehenaufzeichnung (CTG) ergänzt, welche Hamacher 1962 eingeführt hatte [13]. Das Ehepaar Huch stellte dann Anfang der 70er-Jahre eine neue Methode der kontinuierlichen Messung des pO$_2$ am kindlichen Kopf unter der Geburt vor, welche später auch die neonatologisch-intensivmedizinischen Überwachungsmethoden von EKG, Atmung und Temperatur sinnvoll ergänzte.

Im Verlauf der Jahre entstanden aus den Anfängen kombinierte polarografisch messende Elektroden für die transcutane Messung von pO$_2$ und pCO$_2$, die die Überwachung von Neu- und Frühgeborenen kurz nach der Geburt und während der Intensivbehandlung revolutionierten. Jede Änderung von Atmungs- und Beatmungsparametern liess sich von nun an sofort am Anzeigegerät in ihrer Wirkung ablesen. Die Sicherheit der Intensivbehandlung wurde drastisch damit verbessert, – ohne dass man später sicher hätte sagen können, wie groß der Einfluss der transkutanen Überwachung der Blutgase auf den Behandlungserfolg wirklich war. Ähnlich verhielt es sich mit der Einführung der Messung der Sauerstoffsättigung im Blut durch die Haut hindurch von etwa 1980 bis 1990. Alle diese Überwachungsmethoden sind heute aus dem Alltag der Intensivbehandlung nicht mehr wegzudenken. Durch die heute mögliche elektronische Speicherung der Werte und durch Darstellung als Trendkurve erlauben sie eine Beurteilung von Krankheitsverläufen, wie sie 1970 noch nicht vorstellbar war. Kosten-Nutzen-Analysen erübrigen sich, wenn man sich die Erfolgsgeschichte der neonatologischen Intensivbehandlung vor Augen führt, die jetzt ohne solche Hilfsmittel nicht mehr denkbar ist.

Die *zweidimensionale Ultraschalldiagnostik des Schädels* vom Neu- und Frühgeborenen wurde 1978 von Pape et al. zuerst in der Neonatologie angewendet [36]. Ich habe als Hospitant diese spannende Zeit im University College Hospital in London miterlebt. Die Aufdeckung intrazerebraler Blutungen war mit der Computertomographie als sehr aufwendige und den Patienten belastende Methode schon kurz vorher in die Diagnostik eingeführt worden [37]. Mit dem Ultraschallgerät, aus der Geburtshilfe längst bekannt, konnte man viel schneller, leichter und nichtinvasiv ein ebenso präzises, ja viel dynamischeres Bild von den Vorgängen im kindlichen Schädel und Hirn gewinnen. Eigentlich war es erstaunlich, dass niemand früher auf die Idee gekommen war, eine Untersuchungsmethode, die bei der werdenden Mutter das Kind in utero mit seinen intrazerebralen Strukturen gut betrachten lässt, auch nach der Geburt am Neugeborenen anzuwenden. Zurück in Deutschland gelang es mir persönlich, sofort daran weiterzuarbeiten und 1981 Ergebnisse vorlegen zu können [24]. Es entbrannte in den folgenden Jahren ein heftiger Streit darüber, ob der Kliniker am Krankenbett oder besser der Radiologe solche Untersuchungen durchführen sollte. Im Falle der Schädelsonographie blieb die Methode in der Intensivstation am Krankenbett, hat sie sich doch als unentbehrliches Mittel für die Verlaufsbeobachtung der Intensivbehandlung herausgestellt.

Anfänglich als „Diagnostik, die Probleme schafft, aber keine löst" abqualifiziert, ist die Sonographie des Schädels heute in der Intensivmedizin nicht mehr zu entbehren. Die Ultraschalldiagnostik erspart manches Computertomogramm (CT) oder Magnetresonanztomogramm (MRT), z.B. zur Verlaufsbeobachtung eines posthämorrhagischen Hydrozephalus (Abb. 14), und ist damit nicht nur kostensparend, sondern auch leidenslindernd. Es entfällt dadurch ein aufwendiger Transport in die Röntgenabteilung, eine Sedierung oder gar Narkose für das CT. Sonographie, CT und MRT sind für den pädiatrischen Intensivmediziner diagnostische Werkzeuge geworden, welche gerade für die Beurteilung der Krankheitssituation und neurologischen Prognose eines Patienten die meisten Informationen bringen. Verglichen mit dem Pneumenzephalogramm der 60er-Jahre (Abb. 15), fragt man sich heute manchmal, wie früher neurologisch orientierte Intensivmedizin beim Kind überhaupt mit einiger diagnostischer und therapeutischer Sicherheit möglich war.

Meine Betrachtung zur Entwicklung intensivmedizinischer Behandlungs- und Diagnostikmethoden konnte nur einige wenige, mir persönlich wichtig erscheinende Dinge betreffen, manches nur flüchtig streifen und musste vieles andere unberücksichtigt lassen. Dargestellt habe ich, was ich persönlich miterlebt habe und vielleicht sogar ein wenig mitbewegen konnte. Der Leser möge deshalb Nachsicht mit mir haben, wenn er wiederum Anderes vielleicht für wichtig gehalten hätte, es konnte nur so und nicht anders von mir berichtet werden.

Ethische Aspekte der pädiatrischen Intensivmedizin beim Früh- und Neugeborenen sowie beim älteren Kind

Die öffentliche Diskussion um die ethischen Probleme in der Medizin boomt heute. Embryonenschutzgesetz, § 218 und der Schwangerschaftsabbruch sowie Richtlinien zur Feststellung des Hirntodes, Transplantationsgesetz, die Behandlungspflicht beim Neugeborenen und die sog. Einbecker Empfehlungen – noch nie hat es so viele Gesetze, Richtlinien und Empfehlungen gegeben wie heute. Sie beschäftigen sich alle mit Grenzsituationen in der Intensivbehandlung, die die Beteiligten, in der Pädiatrie die Eltern, Ärzte und das Pflegepersonal, oft vor akute und belastende Entscheidungen stellen, welche in manchen Fällen den Tod des Kindes, in anderen lebenslanges und oft schweres Leiden zur Folge haben [21].

Wie soll sich heute ein Arzt verhalten, der vor einem Frühgeborenen der „vermutlich" 23. Schwangerschaftswoche steht, der um die Ungenauigkeiten weiss, das echte Tragzeitalter zu bestimmen, und sich sofort entscheiden muss, ob er das lebende, aber um Luft ringende Kind beatmet und es auf diese Weise zu einem oft monatelangen Krankenlager und die Familie zu einem vielleicht lebenslangen Leidensweg wegen einer Behinderung des Kindes verurteilt?

Für den Neonatologen ist eine Gesetzgebung unverständlich, die den kleinen Embryo schützt, den Fetus zur Abtreibung freigibt und postnatal eine Behandlungspflicht einfordert, die in manchen Fällen inhumanes Leiden des Kindes zur Folge hat.

Während durch die bisher erreichten Behandlungserfolge die früher meist hypoxämisch bedingte spastische Diplegie heute kaum mehr zu beobachten ist, haben sich andere v. a. neurologisch bedingte Heilungsdefizite wie periventrikuläre Leukomalazie, allgemeine Hirnatrophie nach Ischämiesituationen während der Schwangerschaft, posthämorrhagischer Hydrozephalus und Infektionsfolgen nicht beseitigen lassen. Das führt in Einzelfällen zur Schadensersatzklage gegen den Geburtshelfer und den Intensivmediziner und hat zu einer eigenartigen Stimmung in der Perinatalmedizin geführt, die Vermeidungsstrategien mehr als offensiv therapeutisches Verhalten bevorzugt.

Gerade bei der Behandlung der respiratorischen Insuffizienz des Früh- und Neugeborenen sind die Erfolge v. a. an der Senkung der perinatalen und Säuglingssterblichkeit deutlich sichtbar geworden. Allerdings stößt man wie überall auch in dieser Sparte der Medizin immer wieder an Grenzen für menschliches Handeln. Wie z.B. soll der Neonatologe mit einem Neugeborenen umgehen, das in der 27. Woche eine Schwangerschaftsunterbrechung überlebt? Kann das Kind später die erfolglose Abtreibung einklagen, kann die Mutter Schadenersatz fordern, wer ist für dieses Kind verantwortlich? Hat die Krankenkasse vielleicht auch noch Rückforderungsrechte für erstattete Leistungen?

Niemand möge von vornherein sagen, dass das überhaupt kein Problem sei, eine Behandlung sei Pflicht! Der psychologische Druck, der auf dem Arzt während der Intensivbehandlung liegt, ist ungeheuer groß und kann die medizinische Gemeinde eines Krankenhauses durchaus entzweien.

Grenzen für eine Behandlungspflicht in der Neonatologie sind immer wieder einmal formuliert worden. Ich kenne noch Zeiten, in denen Frühgeborene mit einem Geburtsgewicht unter 1500 g einer Beatmung nicht unterzogen werden durften. Im Laufe der Jahre mit verbesserten Behandlungsmöglichkeiten überlebten auch immer kleinere Kinder, ohne dass von der Statistik her gesehen die Zahl der schwer geschädigten Überlebenden absolut zunahm. Die Zahl der Gesunden überwiegt bei weitem. Umso mehr muss

nachdenklich stimmen, ja auch Widerspruch hervorrufen, wenn es heute vorkommen kann, wie ich selbst erlebte, dass eine Krankenkasse versucht, gutachterlich feststellen zu lassen, dass eine Gruppe von Ärzten, Geburtshelfern und Neonatologen sozusagen „fahrlässig" das Überleben eines möglicherweise kranken Kindes zugelassen hat, weil die Mutter und alle anderen Beteiligten zusammen sich nicht zum Abbruch der Schwangerschaft entschliessen konnten.

Hier beginnt sich in aller Stille eine absurde Sicht auf die Medizin als „Helfer zum Tode" zu entwickeln, die argumentativ die hohen Behandlungskosten für die Allgemeinheit, den Leidensdruck für den Patienten u. a. m. ins Feld führt, um das Kind als medizinökonomischen Schaden am besten gar nicht erst das Licht der Welt erblicken zu lassen – eine grauenvolle Vorstellung für einen Intensivmediziner in der Neonatologie.

Völlig andere Probleme bietet heute die sich erst seit etwa 15 Jahren entwickelnde Transplantationsmedizin, aus eigener Erfahrung v. a. in der Intensivbehandlung von Kindern nach Knochenmarktransplantation [43]. Die Intensivbehandlung tritt hier meistens erst am Ende eines langen schmerzlichen Leidenswegs mit oft nur geringen Aussichten für ein Überleben des Kindes auf den Plan, konfrontiert mit unverhältnismäßigen Vorstellungen hinsichtlich eines Behandlungserfolgs auf Seiten der Eltern und der vorbehandelnden Ärzte. Sie wird hier in die Rolle eines lediglich mechanisch agierenden Servicebetriebs gedrängt, in der dem Intensivmediziner mitunter humanes und medizinisch vertretbares therapeutisches Handeln schwer, wenn nicht unmöglich gemacht wird. Multiorganversagen ist in dieser Situation mit größter Wahrscheinlichkeit ein prognostisches Indiz für den bevorstehenden Tod, wird aber bewusst von den Beteiligten so nicht wahrgenommen [43] (und eigene noch unveröffentlichte Untersuchungen).

Schlußbemerkungen

Ich möchte damit schliessen, aus der Studie von Rubenfeld aus dem Jahre 1992 zu diesem Problem zu zitieren:

"However, in a world of unavoidable clinical uncertainty, finite resources, and competing demands, allocation decisions must be made in health care. It is difficult to specify limits beyond which treatment should be withheld when there is any chance that a life can be saved. However, if we cannot agree that treating 400 patients with prolonged intensive care without producing a single surviver is beyond such a limit, then it is unlikely that we can reach a consensus about limiting care in any clinical condition."

Diesen Feststellungen kann ich auch aus eigener Erfahrung nichts hinzufügen.

Chancen und Grenzen der Intensivmedizin definieren sich am Ende immer wieder im Arzt selbst. Sie liegen in seiner nur am Wohl des Kindes orientierten Entscheidung, die er mit dem eigenen Gewissen verantworten muss. Es gibt für ihn nur eine absolute Grenze: Respekt vor der Würde des Menschen, und sei er noch so klein und wehrlos, die Achtung seines Rechts auf Leben und die Anerkennung der Endlichkeit menschlichen Lebens im Tod [23].

Literatur

1. Astrup P, Severinghaus JW (1986) **The History of Blood Gases, Acids and Bases.** Munksgaard, Copenhagen
2. Avery ME (1968) **The lung and its disorders in the newborn infant, 2nd edn. In: Schafer AJ (ed) Major problems in clinical pediatrics, vol. 1.** Saunders, Philadelphia London Toronto
3. Brand M, Mietens C (1975) **Differenzierte Anwendung von Atemhilfen und künstlicher Beatmung beim Atemnotsyndrom. In: Mietens C (Hrsg) Das Atemnotsyndrom des Neugeborenen.** Thieme, Stuttgart New York
4. Brück H (1970) **Heat production and temperature regulation. In: Stave U (ed) Physiology of the Perinatal Period, vol 1.** Appleton-Century-Crofts, Educational Division, Meredith Corp, New York

5. Brück H (1994) **Beobachtungen des Verhaltens der Körpertemperatur von sehr kleinen Frühgeborenen während der ersten Lebenswoche unter Intensivbehandlung.** Diss. Med. Fakultät Heinrich-Heine-Universität, Düsseldorf

6. Cochran WD, Levison H, Muirhead DM, Boston RW, Wang CCS, Smith CA (1965) **A clinical trial of high oxygen pressure for the respiratory distress syndrome.** N Engl J Med 272:347

7. Dangel P. Nüssli R (1972) **Beatmung und Spontanatmung mit posivivem endexspiratorischen Druck in der pädiatrischen Intensivbehandlung. In: Butenandt I, Mantel K, Schöber JG (Hrsg) Pädiatrische Intensivpflege.** Bericht über das 3. Symposion am 13.–14. Oktober 1972 in München. Enke, Stuttgart (1973)

8. Ewerbeck E, Friedberg V (Hrsg) (1965) **Die Übergangsstörungen des Neugeborenen und die Bekämpfung der perinatalen Mortalität.** Symposion in Bad Schachen 1.–2.5.1965. Thieme, Stuttgart New York

9. Gleiss J (1965) **Optimaltherapie bei Frühgeborenen und pränatal dystrophen Neugeborenen. In: Ewerbeck H und Friedberg V (Hrsg) Die Übergangsstörungen des Neugeborenen und die Bekämpfung der perinatalen Mortalität.** Thieme, Stuttgart New York

10. Greenough A, Milner AD (1992) **Respiratory support using patient triggered ventilation.** Arch Dis Childh 67:69–71

11. Greenough A, Milner AD, Roberton NRC (1996) **Neonatal respiratory disorders.** Arnold, London Sidney Auckland

12. Gregory AG, Kitterman JA, Phibbs RR, Tooley WH, Hamilton WK (1971) **Treatment of the idiopathic respiratory-distress syndrome with continuous positive airway pressure.** N Engl J Med 284:1333

13. Hammacher K (1962) **Neue Methode zur selektiven Registrierung der fetalen Herzschlagfrequenz.** Geburtsh Frauenheilk 22:1542

14. Hey E (1969) **The relation between environmental temperature and oxygen consumption.** J Physiol 200:589

15. Hey E (1975) **Thermal neutrality.** Br Med Bull 31:69

16. Huch A, Huch R (1975) **Physiologische und methodische Grundlagen der transcutanen PO_2- und PCO_2-Messungen. In: Emmrich P (Hrsg) Pädiatrische Intensivmedizin.** Symposium im Oktober 1975 in Mainz. Thieme, Stuttgart New York (1977)

17. Kachel W (1995) **21. Symposium der Deutsch-Österreichischen Gesellschaft für Neonatologie und Pädiatrische Intensivmedizin, 26.–28. Oktober 1995 in Mannheim. (Kurzfassungen der Vorträge und Poster).**

18. Keuth K (1965) **Postnatale chronische Asphyxie und Membransyndrom. In: Ewerbeck E, Friedberg V (Hrsg) (1965) Die Übergangsstörungen des Neugeborenen und die Bekämpfung der perinatalen Mortalität.** Thieme, Stuttgart New York

19. Keuth K (1970) **Das Atemnotsyndrom (Membransyndrom) und seine Behandlung.** Monatsschr Kinderheilkd 118:52–64

20. Lemburg P (1980) **Künstliche Beatmung beim Neugeborenen und Kleinkind.** Springer, Berlin Heidelberg New York

21. Lemburg P (1992) **Ethische Aspekte der Intensivmedizin beim Früh- und Neugeborenen.** Gynäkologe 25:160–163

22. Lemburg P (1995) **Thermal monitoring of very preterm infants. Which temperature should be measured? In: Okken A, Koch J (eds) Thermoregulation of sick and low birthweight neonates: temperature control, temperature monitoring, thermal environment.** Springer, Berlin Heidelberg New York

23. Lemburg P (1996) **Chancen und Grenzen der Intensivmedizin in der Neonatologie.** Intensivmedizin [Suppl I] 33:65–66

24. Lemburg P, Bretschneider A, Storm W (1981) **Ultraschall zur Diagnostik morphologischer Hirnveränderungen bei Neugeborenen.** Monatsschr Kinderheilkd 129:190–199

25. Lemburg P, Enayat U, Renner K, Volberg B (1975) **Praktische Erfahrungen mit dem Intensivpflege-Transport von Früh- und Neugeborenen bei vitaler Gefährdung.** Wien Klin Wochenschr 87:458–474

26. von Loewenich V (1972) **Positiver endexspiratorischer Druck mit dem Bird-Respirator. In: Butenandt I, Mantel K, Schober JG (Hrsg) Pädiatrische Intensivmedizin. Bericht über das 3. Symposion am 13. – 14. Oktober 1972 in München.** Enke, Stuttgart (1973)

27. von Loewenich V (1975) **Indikationen, Durchführung und Komplikationen der künstlichen Beatmung beim Neugeborenen. In: Mietens C (Hrsg) Das Atemnotsyndrom des Neugeborenen. Pathophysiologie, Therapie, Prognose. Symposion in Bochum am 5. November 1975.** Thieme, Stuttgart New York (1977)

28. von Loewenich V (1978) **IMV-Beatmung mit herkömmlichen Kleinrespiratoren. In: Lemburg P (Hrsg) Pädiatrische Intensivmedizin II, Bd 27 der INA.** Thieme, Stuttgart New York (1981)

29. McIntosh N, Wilmshurst A, Hailey J (1995) **Experiences with thermal monitoring, influence of neonatal care and how it should be monitored. In: Okken A, Koch J (eds) Thermoregulation of sick and low birth weight neonates.** Springer, Berlin Heidelberg New York

30. Messaritakis J, Anagnostakis D, Laskari H, Katerelos C (1990) **Rectal-skin temperature difference in septicaemic infants.** Arch Dis Childh 65:380–382

31. Müller W (1994) **20. Symposium Neonatologie und Pädiatrische Intensivmedizin. 13.–15. Oktober 1994 in Graz. (Kurzfassungen der Vorträge und Poster).** Alete Wissenschaftlicher Dienst, ISBN: 3-924057-75-3, München 1994

32. Müller WD, Schober P (1983) **Pädiatrische Intensivmedizin IV, Bd 40, INA.** Thieme, Stuttgart New York

33. Murdoch AJ, Linsao L, Reid M, Sutton MD, Tilak KS, Ulan OA, Swyer PR (1970) **Mechanical ventilation in the respiratory distress syndrome; a controlled trial.** Arch Dis Childh 45:624

34. Northway WH, Rosan RC, Porter DY (1967) **Pulmonary disease following respirator therapy of hyaline membrane disease: bronchopulmonary dysplasia.** N Engl J Med 276:357

35. Okken A (1987) **Sauerstoffverbrauch und Wärmehaushalt des Neu- und Frühgeborenen. In: Lemburg P, Koch J (Hrsg) Zukünftige Entwicklung medizinischer Technik in der Pädiatrie.** Drägerwerk AG Lübeck 1987, ISBN 3-926762-00-4

36. Pape KE, Blackwell RJ, Cusik G, Sherwood A, Houang MTW, Thorburn RJ, Reynolds EOR (1979) **Ultrasound detection of brain damage in preterm infants.** Lancet II: 1261

37. Papile LA, Burstein J, Burstein R, Koffler H (1978) **Incidence and evolution of subependymal and intraventricular hemorrhage: A study of infants with birthweights less than 1500 g.** Pediatrics 92:529

38. Perlstein PH (1987) **Future directions for device design and infant management. In: Symposon on Environmental Therapeutic Devices. Medical Instrumentation.** Williams & Wilkins, Baltimore, pp 36–41

39. Pohlandt F, Alart I, Kirschner I (1983) **Der Einfluß der Beatmungstechnik auf die Häufigkeit der bronchopulmonalen Dysplasie. In: Müller WD, Schober P (Hrsg) Pädiatrische Intensivmedizin IV, Bd 40 INA.** Thieme, Stuttgart New York

40. Pohlandt F, Krüger CH, Reinecke H (1970) **Apparative Technik, Durchführung und Überwachung der mechanischen Beatmung bei Früh- und Neugeborenen. Ergebnisse bei 91 Fällen. In: Lemburg P (Hrsg) Pädiatrische Intensivpflege. Bericht über das 2. Symposion 2.–3. April 1971, Düsseldorf.** Enke, Stuttgart (1973)

41. Reynolds E (1971) **Effect of alterations in mechanical ventilator settings on pulmonary gas exchange in hyaline membrane disease.** Arch Dis Childh 46:246

42. Robillard E, Alarie H, Dagenais-Perusse P, Baril E, Guldbault A (1964) **Microaerosol administration of synthetic β-γ-dipalmitoyl-L-α-lecithine in the respiratory distress syndrome. A preliminary report.** Canad Med Assoc J 90:55

43. Rubenfeld GD, Crawford SW (1996) **Withdrawing life support from mechanically ventilated recipients of bone marrow transplants: A case for evidence based guidelines.** Ann Intern Med 125: 625–634

44. Sauer PJJ, Daue HJ, Visser HKA (1984) **New standards of neutral thermal environment of healthy very low birth weight infants in week one of live.**
Arch Dis Childh 59: 18.22

45. Schachinger H, Frank HD (1974) **Eine einfache Methode der endexspiratorischen Druckerhöhung beim Bird Mark 8 mit Säuglings-Ventil.** Prakt Anästh 9: 55

46. Schachinger H, Frank HD, Schmid HJ (1984) **Klinisches Management der bronchopulmonalen Dysplasie.**
Monatsschr Kinderheilkd 132: 685

47. Sechzer PH (1965) **The Bird-Respirator.**
Altneu, New York

48. Silverman WA, Fertig JW, Berger AP (1958) **The influence of the thermal environment upon the survival of newly born premature infants.** Pediatrics 22: 876–886

49. Stern L (1970) **Description and utilization of the negative pressure apparatus.**
Biol Neonate 16: 24

50. Strobel K (1988) **Frühgeborene brauchen Liebe.** Kösel, München

51. Usher R (1963) **Reduction of mortality from respiratory distress syndrome of prematurity with early administration of intravenous glucose and sodium bicarbonate.** Pediatrics 32: 966

52. Weippl G (1967) **Übersicht über die medikamentöse Therapie der Atemstörungen des Neugeborenen. In: Asperger H, Weippl G (Hrsg) Pädiatrie und Pädologie, Bd 3.** Springer, Wien New York

53. Weisser K, Boulet A (1964) **Intratracheale Überdruckbeatmung beim Respiratory Distress Syndrome. Jahresversammlung Schweiz Ges Pädiatr, Winterthur 5.–7.6.1964. In: Ewerbeck H, Friedberg V (Hrsg) Die Übergangsstörungen des Neugeborenen und die Bekämpfung der perinatalen Mortalität.**
Thieme, Stuttgart New York (1965)

H. Burchardi

Zentrum Anaesthesiologie, Rettungs- und Intensivmedizin,
Klinikum der Georg-August-Universität Göttingen

Folge 17: Rück- und Ausblicke auf die Intensivmedizin. Fortschritt oder Frustration?

„Nichts setzt dem Fortgang der Wissenschaft mehr Hindernis entgegen, als wenn man zu wissen glaubt, was man noch nicht weiß."
(Georg Christoph Lichtenberg, 1742–1799)

Das junge Fach Intensivmedizin kommt in die Jahre. Es ist Zeit für Erinnerungen; wir besinnen uns auf unsere Geschichte. Diese Fortsetzungsreihe über die Geschichte der Intensivmedizin in Deutschland war für alle, die diese Entwicklung selbst ganz oder teilweise miterleben durften, eine bedeutsame Reminiszenz. Für die Jüngeren ist sie vielleicht noch wichtiger, da so die gewundenen Wege deutlich werden, die die Entwicklung in der Medizin oft genommen hat – und auch in Zukunft nehmen wird.

Der folgende Rückblick soll jedoch keine geschichtliche Aufzeichnung sein; dazu ist diese Geschichte noch zu frisch. Er ist eher gedacht als ein Kommentar des gerade Abgelaufenen, eine eigene, durchaus subjektive Ansicht, die nicht kritisch werten will, ja sogar in vielem auch nicht zu ernst genommen werden möchte.

Die hinter uns liegende Zeit war erfolgreich und frustrierend zugleich: Es gab manch wichtige, ja faszinierende neue Erkenntnis. Zugleich aber verfolgen uns noch immer die gleichen Probleme – und Lösungen dafür scheinen manchmal ferner denn je. Und andere, neue Probleme kommen hinzu!

Lassen wir uns zunächst an einigen Erfolgen erfreuen (die Frustrationen folgen dann auf dem Fusse).

Die apparative Beatmung

Das ARDS [32] hat uns Intensivmediziner nun treu begleitet seit 25 Jahren, früher irreführend als „Schocklunge" bezeichnet [29], später nichtssagend als „Akutes Lungenversagen" benannt. Wir wissen bis heute nicht so recht, was es eigentlich ist – wahrscheinlich ist es überhaupt nichts „Eigentliches", sondern nur die hilflose Reaktion der Lunge auf Angriffe von außen oder von innen (die Lunge als Opfer systemischer, inflammatorischer Reaktionen). Neuerdings gibt es Hinweise dafür, dass zwei unterschiedliche Reaktionsformen differenziert werden könnten: ein primäres ARDS (d. h. aus pulmonaler Ursache, z. B. durch Pneumonie) und ein sekundäres ARDS (d.h. aus extrapulmonaler, systemischer Ursache, z. B. durch Sepsis) [14].

Früher haben wir dabei vieles falsch gemacht: Diese Lungen wurden mit hohen Drücken von 70 cmH$_2$O und mehr beatmet und es hat uns nicht einmal gewundert, dass ihnen dieses nicht gut bekam. Als ein Pathologe die Folgen „Beatmungslunge" nannte, waren wir empört – schließlich mussten wir die Lunge in dieser Weise beatmen, da sie so schlecht war!

Heute sehen wir, dass er eigentlich (zumindest zum Teil) Recht hatte. Wir nennen es heute nur VILI (*ventilator induced lung injury*) oder VALI (*ventilation associated lung injury*) oder Barotrauma [3, 4].

Heute wissen wir vieles besser: Die ARDS-Lunge ist nicht homogen verschattet, wie es das Röntgenbild vortäuscht (Abb. 1). Dank der Computertomographie wissen wir, dass sie in den oberen Partien noch offen und ventilierbar ist, während die unten liegenden Anteile durch das Gewicht der flüssigkeitsreichen Lunge komprimiert und atelektatisch sind. Diese Erkenntnis legte nahe, unsere ARDS-Patienten einfach auf den Bauch zu lagern – und siehe, der Gasaustausch verbesserte sich [15]!

Die ARDS-Lunge ist also nicht homogen verdichtet (zumindest nicht am Anfang des Geschehens), sondern der untere Abschnitt ist insgesamt atelektatisch, während nur noch ein meist klei-

Überarbeitete Fassung eines Festvortrags anläßlich des 20. Internationalen Symposiums über aktuelle Probleme der Notfallmedizin und Intensivtherapie, Münster, 20. August, 1999

Prof. Dr. H. Burchardi
Zentrum Anaesthesiologie, Rettungs- und Intensivmedizin, Klinikum der Georg-August-Universität Göttingen, Robert-Koch-Straße 40, 37075 Göttingen, E-Mail: hburcha@gwdg.de

171

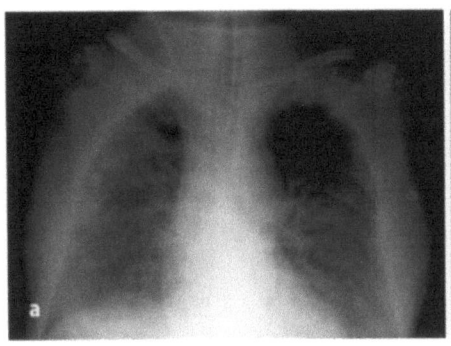
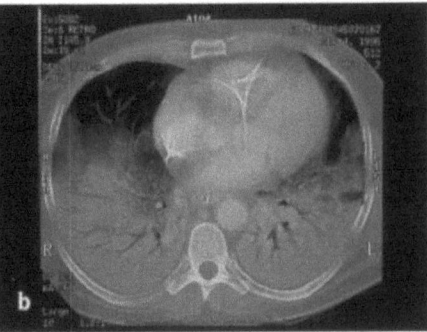

Abb. 1 ◀ **ARDS-Lunge. Links: Im Röntgenbild nahezu homogene Verschattung. Rechts: Im CT wird deutlich, dass vorwiegend die untenliegenden Partien atelektatisch sind**

ner, oben liegender Bereich für Belüftung und Gasaustausch zur Verfügung steht. Dank Gattinoni u. Pelosi nennen wir das „baby lung" [13] – ein sehr griffiger Ausdruck, denn keiner von uns würde sein Baby mit derart hohen Hubvolumina beatmen, wie wir das früher mit den Schocklungen getan haben.

Heute verringern wir das Hubvolumen der Beatmung drastisch (bis auf 500 ml und weniger), damit der Beatmungsdruck nicht in kritische Bereiche ansteigt. Wenn dann die Gesamtventilation nicht mehr ausreicht, um das CO_2 zu eliminieren, dann akzeptieren wir das heute. Wir haben erkannt, dass der physiologische Normwert des $paCO_2$ unter solchen pathologischen Situationen gegenüber exzessiven Beatmungdrücken von untergeordneter Bedeutung ist: „permissive Hyperkapnie" [21].

So ändern sich die Vorstellungen; wir nennen es modern „Protective Ventila-

tion Strategy". Und siehe da: den Lungen geht es besser. Ob es auch den Patienten besser geht, wird man noch abwarten müssen. Zunächst frohlockte das konservative Lager, da das neue Konzept in kontrollierten Studien entweder gegen inakzeptabel hohe Letalität in der Kontrollgruppe verglichen wurde [2] oder in anderen Studien keine Verbesserung der Überlebensrate ergab [37]. Jetzt allerdings gibt es Hoffnung: In einer großen amerikanischen multizentrischen ARDS-Studie (10 große Universitätskliniken) des amerikanischen NIH wurde bei 861 ARDS-Patienten die Beatmung mit großen Hubvolumen (12 ml/kg) versus kleinem Hubvolumen (6 ml/kg) verglichen. In der Gruppe der kleineren Hubvolumina lag die Letalität etwa 22% niedriger [1].

Und es kommt noch besser: Früher haben wir unsere Patienten „knebeln" müssen, damit sie unsere brachialen Beatmungsmethoden überhaupt ertrugen: Sedierung bis zur tiefen Bewusstlosigkeit, Relaxation, dass sich keiner mehr rührte, damit sie nicht gegen die Beatmung kämpften, „gegenatmen", wie wir sagten.

Heute sind wir viel sanfter und demokratisch auf Kooperation getrimmt. Heute dürfen die Patienten mitatmen und sich mit ihrer Eigenatmung beteiligen. Sie kämpfen also nicht mehr um ihre Rechte in der Beatmung, sie sind „beatmungs-emanzipiert" – und finden das viel komfortabler (Abb. 2)! Wir übrigens auch, schließlich sparen wir Sedativa (und damit viel Geld) – und die Schwestern sind glücklich, da sie mit halbwachen und nicht mehr halbtoten Patienten zu tun haben.

Insgesamt also eine Kehrwende unserer Vorstellungen; wir dürfen dieses getrost als einen wirklichen therapeutischen Pluspunkt des vergangenen Jahrzehnts verbuchen! Und zum ersten Mal wurde auch statistisch ein Rückgang der Letalität an ARDS festgestellt [28] (Abb. 3)!

Dennoch scheint es mir, als hätten wir uns zu sehr auf unseren Lorbeeren ausgeruht. Inzwischen haben die Pneumologen in aller Welt die nicht-invasive Beatmung für sich entdeckt und nutzbar gemacht – und wir intensivierenden Anästhesisten glauben immer noch, dass uns diese neue Möglichkeit nichts angeht! Wenn wir uns dabei nur nicht irren!

Bei aller Begeisterung über die Erfolge in den 90ern sind uns aber auch erhebliche Dämpfer aufgesetzt worden! Getroffen hat uns insbesondere die leidige Story mit dem Pulmonaliskatheter:

Die Probleme mit dem Pulmonaliskatheter

Wir waren alle so stolz darauf, dass wir den Pulmonalisdruck messen konnten. Wenn es nach unseren amerikanischen Freunden ginge, so sollte am liebsten bei jedem Patienten am Respirator auch ein Pulmonalisdruck gemessen werden (obwohl wir eigentlich nie so recht wußten, wozu?)

Und dann kam dieses: Zunächst wies man unseren amerikanischen Freunden nach, dass sie nicht mit dem Pulmonaliskatheter umgehen konnten; nicht einmal die Hälfte der Anwender konnte eine richtige Wedgedruck-Kurve erkennen [22]. „Da sieht man mal", trösteten sich die Europäer!

Doch dann wies man letzteren dieselbe Unfähigkeit nach [17]. Doch es kam noch schlimmer: Connors et al. zeigten auf, dass der Pulmonaliskatheter für die Patienten sogar gefährlich sein kann. In seiner Metastudie lag die 30-Tage-Letalität der Patienten mit Pulmonaliskatheter sogar höher, als wenn kein Katheter gelegt wurde (mit 1008 matched pairs!) [8].

Dieser Dämpfer hat unser Selbstwertgefühl schon ganz erheblich verletzt. Es wurde nach möglichen Entschuldigungen (man nannte es „Erklärungen")

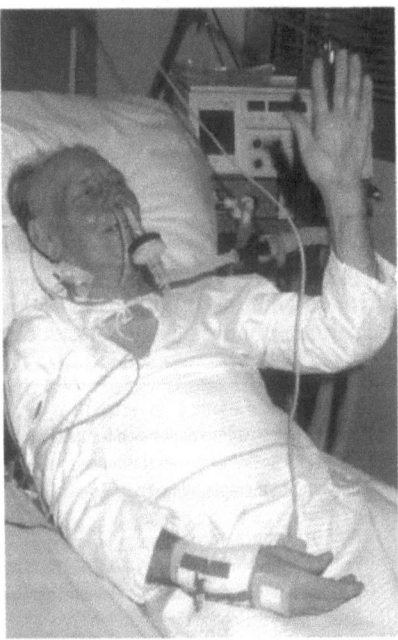

Abb. 2 ▲ **HPV: „Happy Patient Ventilation"**

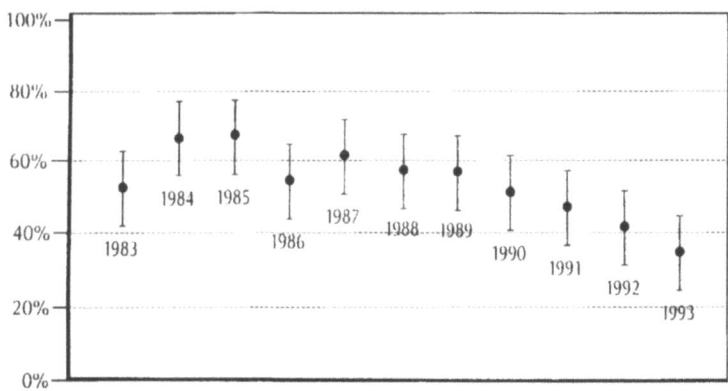

Abb. 3 ▲ ARDS: Minderung der Sterberate innerhalb von 10 Jahren. Ergebnisse einer US-amerikanischen Intensivstation von 1983 bis 1993. *n*=918 Patienten). Nach [28]

gesucht und Verteidigungstrategien mobilisiert. Konsensuskonferenzen wurden einberufen [36], kontrollierte Multizenterstudien ins Leben gerufen.

Doch die wichtigste Lehre daraus muss für die Intensivmedizin sein:

„Alles Invasive birgt sein eigenes Risiko"

und

„Je weniger invasiv, desto besser"

So könnte dieser Warnschuß der Anfang einer neuen Mäßigung werden! Dann würde aus dem Frustrationserlebnis tatsächlich ein wirklicher Erfolg.

Andere Verfahren und ihre Grenzen

Ernüchterung oder zumindest Bescheidenheit kommt auch auf bei einigen therapeutischen Verfahren und Strategien, die anfangs mit großer Begeisterung und guten logischen Argumenten geradezu überschwenglich verkündet wurden:

- Da ist die *extrakorporale Oxygenierung*, die uns durch ihren logischen Ansatz überzeugte, die ARDS-Lunge von ihrer schweren Aufgabe der Oxygenierung durch eine extrakorporale Membranoxygenierung (ECMO) zu entlasten („Ruhigstellung der Lunge"). Nach anfänglicher Enttäuschung [40] wurden in den 80er-Jahren die Strategie modifiziert und die Technologie wesentlich verbessert. Nun war daraus ein überzeugendes Verfahren geworden, zwar mit hohem Aufwand aber mit bemerkenswertem Erfolg. Internationale und nationale

„Opinion Leaders" haben es propagiert und viele Nachfolger versuchten sich darin. In den vergangenen Jahren haben nun gerade einige dieser „Opinion Leaders" demonstriert, dass sie auch ohnedies gute Erfolge haben und die ECMO nur noch selten benötigen. Eine große Multicenterstudie konnte der ECMO keine überzeugende Wirksamkeit bescheinigen [30]. Wieder einmal sind wir unseren eigenen Wunschvorstellungen zum Opfer gefallen.

- Oder wie ist es mit *Stickstoffmonoxid?* Nachdem die Grundlagenforschung NO als eines der grundlegenden physiologischen Prinzipien erkannte und es 1992 als das Molekül des Jahres prämiert wurde, fand man den sehr überzeugenden Ansatz, seine vasodilatative Wirkung in der Lunge durch Inhalation selektiv an den ventilierten Alveolen wirken zu lassen. Nach anfänglicher Begeisterung über diese neue Therapie für das ARDS ist es nun auch hier wieder still geworden um dieses Verfahren. Zwar ist NO für die Forschung immer noch faszinierend, doch der therapeutische Nutzen beim ARDS ist (wenn überhaupt) wenig nachhaltig und die Nebenwirkungen sind nicht von der Hand zu weisen. Nur die Pädiater können für ihren Bereich bleibend davon profitieren. Wieder haben Multicenterstudien für Ernüchterung gesorgt. Wieder waren wir wohl Opfer unserer eigenen Illusionen.

Doch die Intensivmedizin lebt! Neue Bereiche werden erschlossen, neue Krankheiten kommen auf, neue Gebiete kommen hinzu.

Der Magen-Darmtrakt

Die Bedeutung des Magen-Darmtrakts in der Pathophysiologie der Intensivmedizin war bis vor kurzem noch ein weißer Fleck auf der Landkarte.

Zwar vermutete man seit langem, dass er bei der systemischen Infektion als „Motor der Sepsis" eine wichtige Rolle spielt [27]. Doch bislang trotzte er gängigen Untersuchungsmethoden und blieb weitgehend unerforscht. Einen Zipfel neuer Einsichten erhalten wir jetzt durch die Messung der gastrointestinalen Perfusion mit Hilfe des gastralen pH (pCO$_2$ Tonometrie) und anderer neuer Methoden [18]. Vielleicht bekommen wir nun bald neue Erkenntnisse, wie etwa zur Wirkung unserer vasoaktiven Therapie auf dieses wichtige Organsystem [10]. Inzwischen entdeckten wir die Bedeutung der Motilität des Magen-Darmtrakts und fördern dementsprechend die frühe enterale Ernährung [19]. So ändern sich die Ansichten in der Intensivmedizin: Während die parenterale Ernährung früher fast als der Inbegriff der Intensivmedizin betrachtet wurde, versucht man jetzt wieder möglichst früh davon loszukommen [20]! Auch dieses ist ein Indiz für eine geringere Invasivität unserer Intensivbehandlung.

Ein wechselreiches Schicksal ereilte die *Selektive Darmdekontamination* (SDD): Während das Konzept der SDD in den 80er-Jahren von den Intensivmedizinern mit Begeisterung aufgegriffen wurde [38], ist sie von vielen enttäuschten Anwendern inzwischen wieder verlassen worden, da ihr das Siegel der *„Evidence Based Medicine"* nicht zugeteilt wurde. Die neuesten Metastudien zeigen für die Kombination der systemischen und der topischen Dekontamination nun immerhin eine signifikante Reduktion von Pneumonien und eine höhere Überlebensrate, wenn auch die Häufigkeit des Multiorganversagens nicht reduziert wurde [9, 31]. Die späte Anerkennung kommt vielleicht zu spät: Jetzt muß sich die SDD gegen ökonomische Argumente zur Wehr setzen.

Die Bedeutung der Neurologie

Ein neues Krankheitsbild der Intensivmedizin wurde gefunden: die „critical illness polyneuropathy" (CIP), eine reversible Schädigung der peripheren Nerven (und möglicherweise der Muskulatur)

Tabelle 1

Kontrollierte Studien über mediator-bezogene Therapien bei Sepsis und septischem Schock. Nach [26]. Bei Studien, über die in mehr als einer Publikation berichtet wurde, wird lediglich der Erstautor des ersten Berichts angeführt

Autor, Erscheinungsjahr	n	Behandlung	Zielparameter	Ergebnis
Ziegler et al (1982)	304	Humanes Antiserum	Letalität*	**Positiv** (Untergruppe)
Lindquist et al (1981)	59	Polyklonale Antikörper	Letalität	Kein Einfluss
			Kosten-Analoge*	**Positiver Trend**
Grundmann et al (1988)	46	Polyklonale Antikörper	Letalität*	**Positiver Trend**
			Kosten	Negativer Trend
Schedel et al (1991)	55	Polyklonale Antikörper	Letalität*	**Positiv** (Untergruppe)
			Inflammat Mediatoren	**Einige positiv**
			Organ-Dysfunktion	**Positiv**
Calandra et al (1988)	71	Polyklonale Antikörper	Letalität*	Kein Einfluss (Untergruppe)
			Organ-Dysfunktion	Negativer Trend (Untergruppe)
			Kosten	**Positiver Trend** (Untergruppe)
Aitchison et al (1985)	34	Polyklonale Antikörper	Letalität*	Kein Einfluss (Untergruppe)
			Inflammat. Mediatoren	**Einige positiv** (Untergruppe)
			Kosten	Negativer Trend (Untergruppe)
Greenman et al (1991)	486	Murine Endotoxin-AK	Letalität*	Kein Einfluss
			Organ-Dysfunktion	**Positiv**
Greenberg et l (1992)	39	Murine Endotoxin-AK	Letalität*	Kein Einfluss
Bone et al (1995)	830	Murine Endotoxin-AK	Letalität*	Negativer Trend (Untergruppe)
			Organ-Dysfunktion	**Positiv**
Ziegler et al (1991)	543	Humane Endotoxin-AK	Letalität*	**Positiv** (Untergruppe)
			Inflammat. Mediatoren	**Einige positiv** (Untergruppe)
			Organ-Dysfunktion	**Positiv** (Untergruppe)
McCloskey et al (1994)	2199	Humane Endotoxin-AK	Letalität*	Kein Einfluss
Willats et al (1995)	100	Taurolidin	Letalität*	Kein Einfluss
			Inflammat. Mediatoren	Kein Einfluss
			Organ-Dysfunktion	Kein Einfluss
Dhainaut et al (1994)	262	PAF ra	Letalität*	**Positiver Trend**
			Organ-Dysfunktion	**Positiv** (Untergruppe)
Fisher, Slotman et al (1994)	99	Humanes Il-1 ra	Letalität*	**Positiv**
			Inflammat. Mediatoren	**Einige positiv**
Fisher, Dhainaut et al (1994)	893	Humanes Il-1 ra	Letalität*	**Positiver Trend**
			Inflammat. Mediatoren	**Einige positiv**
Dhainaut et al (1995)	42	TNF-Antikörper	Letalität*	Kein Einfluss
			Inflammat. Mediatoren	Kein Einfluss
Cohen et al (1996)	553	TNF-Antikörper	Letalität*	Kein Einfluss
			Inflammat. Mediatoren	**Einige positiv**
			Organ-Dysfunktion	**Positiver Trend** (Untergruppe)
Abraham et al (1995)	971	TNF-Antikörper	Letalität*	**Positiver Trend**
			Organ-Dysfunktion	Kein Einfluss
Reinhart et al (1996)	122	TNF-Antikörper Fragment	Letalität*	Negativer Trend
			Inflammat. Mediatoren	Kein Einfluss
Fisher et al (1996)	141	Löslicher TNF-Rezeptor	Letalität*	Negativ
			Organ-Dysfunktion	Kein Einfluss
			Kosten-Analoge	Kein Einfluss
Zeni et al (1996)	16	Pentoxifyllin	Letalität	Negativer Trend
			Inflammat. Mediatoren*	**Einige positiv**
Sprung et al (1984)	59	Kortikosteroide	Letalität*	Kein Einfluss
			Organ-Dysfunktion	**Positiver Trend**
VASSC Group (1987)	223	Kortikosteroide	Letalität*	Kein Einfluss
			Organ-Dysfunktion	Kein Einfluss
Bone et al (1987)	382	Kortikosteroide	Letalität*	Negativer Trend
			Organ-Dysfunktion	Negativer Trend

Autor, Erscheinungsjahr	n	Behandlung	Zielparameter	Ergebnis
Luce et al (1988)	179	Kortikosteroide	Letalität	Kein Einfluss (Untergruppe)
			Organ-Dysfunktion*	Kein Einfluss (Untergruppe)
			Inflammat. Mediatoren	Kein Einfluss (Untergruppe)
Haupt et al (1991)	29	Ibuprofen	Letalität	Negativer Trend
			Inflammat. Mediatoren	Kein Einfluss
			Organ-Dysfunktion*	Kein Einfluss
Bernard et al (1991)	30	Ibuprofen	Letalität	**Positiver Trend**
			Inflammat. Mediatoren*	**Einige positiv**
			Organ-Dysfunktion	Kein Einfluss

*=erstes Zielkriterium. Ergebnis=Vergleich zwischen Behandlungs- und Kontrollgruppen. Trend=nicht-signifikant. Untergruppe=Ergebnis lediglich aus der Untergruppen-Analyse

im Gefolge schwerer systemischer Erkrankungen, wie etwa der Sepsis [25, 39]. Die Pathogenese ist bislang nicht hinreichend geklärt; aber bei sorgfältiger Suche finden wir heute die CIP recht häufig, bei Patienten mit Sepsis und Multiorganversagen in bis zu 70%. Sie hat wohl früher auch schon existiert, wurde jedoch nicht erkannt. Möglicherweise war sie eine häufige Ursache für unsere Schwierigkeiten bei der Entwöhnung der Patienten vom Respirator.

Ganz neue Gebiete erschließen sich der Intensivmedizin: Die Neurologie war zwar schon seit der frühesten Zeit mit einigen Pionieren mit an Bord (z. B. in Hamburg). Doch jetzt hat sie die Intensivmedizin um ein ganzes Krankheitsgebiet bereichert und einen interessanten neuen Schwerpunkt gesetzt: sog. „Stroke-Units" werden gegründet. Diese Entwicklung ist übrigens ein gutes Beispiel dafür, wie wichtig der multidisziplinäre Zugang zur Intensivmedizin ist.

Forschung und Studien in der Intensivmedizin

Wie steht es um die Forschung in der Intensivmedizin? Hier überwiegt vielleicht bei vielen die Frustration!

Ein typisches Beispiel ist die Sepsis. Während die molekularen Grundlagenforscher einen Mediator nach dem anderen entdecken, die Ergebnisse ruhmbringend publizieren, im wissenschaftlichen Umfeld gewürdigt und als Drittmittelerwerber dementsprechend gewertet werden, bleibt für den Kliniker vielfach nur die Enttäuschung! Für ihn – und insbesondere für die Patienten – ist davon bis-

lang kaum etwas herausgesprungen. Die Liste der erfolglos gebliebenen Studien über Mediatorantagonisten bzw. Rezeptorenblocker ist lang und wird täglich länger [26] (Tabelle 1)!

Wohl dem Intensivmediziner, der molekular forscht – er kann mit Erfolgserlebnissen rechnen; aber dem klinisch Tätigen nützt es wenig! Wenn man ehrlich ist, ist das auch keine eigentliche intensivmedizinische Forschung, es ist eher Grundlagenforschung (hoffentlich für die Intensivmedizin).

Man möge meinen Pessimismus verzeihen. Aber manchmal kommt es mir vor, als stünden wir Intensivmediziner mit unserem schweren Gepäck der klinischen Versorgung am Bahnhof, vergeblich wartend auf den Regionalzug zur nächsten Station. Während der molekulare Forscher im hastig vorbeifahrenden ICE sitzt und uns vielleicht sogar noch aufmunternd hinterherwinkt! Klinische Krankenversorgung ist eben nicht so attraktiv!

Evidence Based Medicine

Doch selbst die Forschung in der Krankenversorgung macht uns zu schaffen:

Heute müssen Ergebnisse, die wissenschaftlich beachtet werden sollen, das Label der *Evidence Based Medicine* tragen. Doch, was ist in der Intensivmedizin schon EBM-abgesichert? Alles Wichtige und Althergebrachte ist es jedenfalls nicht! In Studien zu intensivmedizinischen Problemen können oft nicht die notwendig großen, noch dazu homogenen Patientengruppen aufgebracht werden, die für den Beweis erfor-

derlich sind. Außerdem dürfen wir nicht vergessen, dass die protokoll-kontrollierten Studien experimentelle Idealsituationen testen. Demgegenüber sind die Probleme in der Intensivmedizin meist multikausal (wie etwa die Sepsis), so dass sie sich einem einzelnen Lösungskonzept meist entziehen.

Um ausreichend große Zahlen für die Signifikanz und eine allgemeingültige Aussage zu bekommen, müssen große multizentrische Studien durchgeführt werden [34]. Damit belasten wir aber gleichzeitig die Aussagefähigkeit der Studie durch sehr inhomogene Studienbedingungen. Das ist zwar realitätsnäher, doch darunter leidet dann die Signifikanz. Als Ausweg werden oft strikte Protokollbedingungen formuliert, die sich dann aber wieder weiter von der Realität entfernen.

So kommen uns langsam Zweifel, ob EBM für uns das hält, was es verspricht [5]. Vielleicht bringt uns das neue Jahrtausend neue Beweismittel (wie etwa die multifaktorielle Auswertung großer Datenbanken), die unseren komplexen Problemen in der Intensivmedizin eher gerecht werden.

Medico-legale Probleme

Bei der Forschung in der Intensivmedizin haben wir noch mit einem weiteren Problem schwer zu kämpfen – die Durchführung von Studien an *nicht-einwilligungsfähigen Patienten*!

Ein ganz spezielles Problem in der Intensivmedizin: Wie können wir die Autonomie unserer meist sedierten oder bewusstlosen Patienten bei der Entscheidung zur Studienteilnahme bewahren? Ist der mutmaßliche Wille des Patienten ausreichend, also die Vermutung etwa der Angehörigen, wie der Patient entschieden hätte, wäre er bei Bewusstsein? Manche Ethik-Kommissionen bezweifeln die Zulässigkeit des mutmaßlichen Willens für die Einwilligung in Studien; dann wird Forschung am Patienten in der Intensivmedizin nahezu unmöglich. Ist das erstrebenswert? Sollen wir etwa aufhören, z. B. nach Therapien für den erhöhten Hirndruck zu suchen?

Oder müssen wir die Entscheidung dem Vormundschaftsrichter überlassen (der es ohne unsere Hilfe nicht beurteilen kann). Auf diesem Gebiet haben wir es in Deutschland schwieriger als in anderen Ländern, wie z. B. in den USA, in denen die Familie die Zustimmung geben kann.

Fragen und Unsicherheiten, die es zu lösen gilt, wenn klinische Forschung und Studien am Patienten in der Intensivmedizin auf vernünftiger und gesicherter Basis möglich sein sollen.

Ob dieser Schwierigkeiten hat sich mancher Intensivmediziner aus der komplizierten Welt der klinischen Forschung doch wieder in die stille Harmonie des Labors zurückgezogen – und forscht wieder molekular (oder er lässt forschen!).

Publikationen

All diese Schwierigkeiten tragen sicher dazu bei, dass die klinische Forschung bei uns in der Intensivmedizin noch zu wünschen übrig lässt. Unser Publikationsverhalten in der Intensivmedizin entspricht bedauerlicherweise nicht dem hohem Standard unserer Klinik.

1995 wurde eine Analyse der Publikation über Themen der Intensivmedizin veröffentlicht [35] (Abb. 4). Die Anteile aus den europäischen Ländern stiegen über die letzten Jahre erfreulich an, während die aus den USA zurückgingen (übrigens eine Folge der Umorientierung der Forschungsförderung auf molekulare Fragestellungen). Unerfreulich war jedoch, dass Publikationen aus Deutschland relativ selten waren und selten blieben.

Die Ursachen für diesen bedauerlichen Umstand sind sicher vielschichtig [16]: Die heutige Betonung molekularbiologischer und zellphysiologischer Untersuchungsmethoden; die hochtechnisierten Untersuchungsverfahren, die meist nur in speziell ausgestatteten Forschungslaboratorium zu realisieren sind; das Schwergewicht einer Grundlagenforschung, die nicht mehr im Rahmen der klinischen Routine möglich ist. Eine solche Forschung ist heute eben nicht mehr „nebenher" möglich.

Die klinische Forschung leidet insgesamt not; sie leidet aber nicht zuletzt auch an Strukturfragen, wie es in der jüngsten Denkschrift der DFG festgestellt wird [11]. „Das deutsche System behindert frühe geistige und materielle Eigenständigkeit der Nachwuchsforscher, statt sie zu fördern", wie es neulich der Vizepräsident der DFG formulierte [12]. Ziel der DFG ist es, die klinische Versorgung und die Forschung zu trennen mit zwei getrennten akademischen Laufbahnen und mit getrennten Ressourcen. Dieser Weg führt zu eher arbeitsteiligen Strukturen mit kleineren Verwaltungseinheiten, also zu einer geringeren hierarchischen Dominanz. Wie auch immer man zu diesen Zielpunkten stehen mag, auf jeden Fall kommen wir ohne eine deutliche Verbesserung der Kooperation zwischen den wissenschaftlichen Kompetenzen nicht weiter.

Was wird nun aus der „klinischen" Forschung in der Intensivmedizin? Unterbleibt sie, da es so schwierig ist, sie zu organisieren? Dabei hätte die Intensivmedizin tatsächlich gute Chancen: Wie viele klinische Fragen gibt es doch, die nur durch interdisziplinäre Zusammenarbeit zu lösen sind! Welche Chancen bieten sich da der Intensivmedizin – auch in Kooperation mit den Grundlagenfächern!

Intensivmanagement, Outcome, Cost-Effectiveness

Auf diesem sehr innovativem Gebiet hat sich in den vergangenen Jahrzehnten viel getan.

Es begann mit Versuchen, den Erfolg der Intensivmedizin zu quantifizieren oder gar zu prognostizieren: Mitte der 8oer-Jahre wurden Schweregradscores entwickelt, wie APACHE, SAPS, MPM, um anhand des *Krankheitsschweregrads* die Prognose abzuschätzen. Damit wurde es möglich, das sehr inhomogene Krankengut in der Intensivmedizin nach Schweregraden zu standardisieren. Es funktionierte recht eindrucksvoll, die Begeisterung war groß – und schoß über das Ziel hinaus: Nun wollte man mit dieser Prognose das Schicksal des individuellen Intensivpatienten vorhersehen und diese Vorhersage gar zur Entscheidung der Beendigung der Intensivbehandlung verwenden: „Triage" hieß das Wort, das die Gemüter erhitzte [7]!

Das mußte scheitern, da die Scoresysteme dafür nicht geschaffen waren. Sie sind als Schätzsysteme für Gruppen und nicht für Individuen einzusetzen – ein fatales Missverständnis, das dann auch 1992 in der englischen Presse für entsprechende Aufregung sorgte. Es hat dem Ansehen der Prognosesysteme für die Intensivmedizin geschadet. So leichtfertig sollte man mit diesen öffentlichkeits-sensiblen Themen nicht umgehen! Die gleiche negative Erfahrung machten wir in Deutschland dann unnötigerweise fünf Jahre später.

Dabei sind Schweregradscores für weitaus bessere Zwecke zu verwenden:

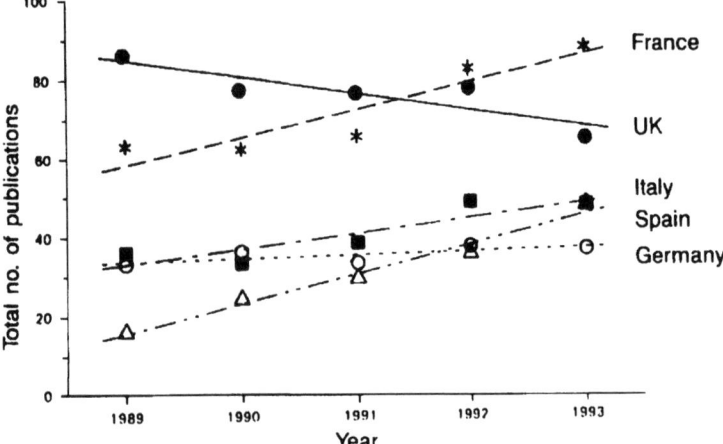

Abb. 4 ▲ Anzahl der Publikation über intensivmedizinische Themen in den fünf führenden internationalen Zeitschriften der Intensivmedizin (*Crit Care Med, Intensive Care Med, Chest, Am Rev Respir Dis, Circulat Shock*) [35]

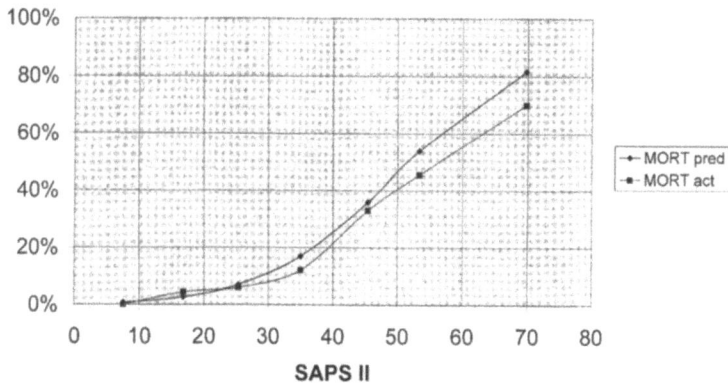

Abb. 5 ▲ **Prognose der Sterberate durch das Schweregrad-Scoresystem SAPS II: Prozentuale Kranken-haus-Sterberate, prognostiziert (◆ MORT pred) *versus* tatsächlich (■ MORT act), in Abhängigkeit zum Krankheitsschweregrad (SAPS II) bei 598 Patienten einer operativen Intensivstation (Zentrum Anaesthesiologie, Rettungs- und Intensivmedizin, Klinikum der Universität Göttingen, Mai 1997–Febr. 1998)**

Man kann damit in der Tat innerhalb der ersten 24 h für größere Patienten-gruppe die Krankenhausletalität abschät-zen – vorausgesetzt, das System ist gut kalibriert und auf die aktuelle Patienten-zusammensetzung abgestimmt (Abb. 5).

Und damit haben wir ein gutes Werkzeug, unsere so unterschiedlichen Individualpatienten in Schweregrads-gruppen zu standardisieren und somit unseren *Behandlungserfolg* („Outcome") erstmals auf eine objektive Basis zu stellen. Das ist nicht wenig! Es ist die unabdingbare erste Voraussetzung dafür, dass wir den Erfolg und die Effektivität unserer Intensivbehandlung quantifizie-ren können.

Auf dem Weg zur Leistungsfassung und Qualitätssicherung im Gesundheits-wesen hat das Wort „benchmarking", d.h. Leistungsvergleich, eine große Bedeutung gewonnen. Wie kann das im Bereich der Intensivmedizin ermöglicht werden? Um Leistung und Qualität objektiv zu bewerten, muss die eigene Leistung mit der anderer Intensivstationen verglichen werden [33]; das ist jedermann einsich-tig. Dabei geht es nicht nur um Behand-lungserfolge, sondern auch um den Auf-wand (d.h. die Kosten), der für die Erfolge erbracht werden mußte (Abb. 6). Diese Fragen werden in Zukunft in unserem ressourcen-limitierten Gesundheitssy-stem eine überaus wichtige, ja vielleicht für die Intensivmedizin existenzielle Bedeutung bekommen!

Der Weg bis zur Analyse der Kosten-effektivität der Intensivbehandlung ist jedoch noch sehr weit. Im allgemeinen fehlt uns jede Kenntnis der *Kosten der Intensivmedizin.* Es gibt hier ein erstaun-liches Defizit: In einer großangelegten europäischen Analyse fanden Reis-Mi-randa et al. [23], dass nur in 14 von 88 In-tensivstationen eine Kostenerfassung stattfand; nur 38 ihrer Leiter hatten eine vage Vorstellung von den Tageskosten ihrer Station!

Das mag jetzt in Deutschland ein wenig besser geworden sein; für viele Stationen wird ein Budget existieren, doch von einer Kenntnis der tatsächli-chen Kosten und ihrer Ursachen sind wir noch weit entfernt. Und dieses ist unerlässlich, wenn wir auf die Forderung der Rationierung mit einer rationalen Therapie antworten wollten. Dafür benö-tigen wir die Kenntnis der Kostenur-sachen auf der Basis des individuellen Patienten. Dieses ist aber nur möglich mit Hilfe eines computerisierten Patien-ten-Daten-Management-Systems (PDMS).

Hieran werden wir in den nächsten Jahren intensiv arbeiten müssen.

Doch zurück zum „benchmarking": Ein Vergleich ist nur dann akzeptabel, wenn die Bedingungen vergleichbar sind [24]: Es ist sehr problematisch, In-tensivstationen zu vergleichen, die in unterschiedlichen Gesundheitssyste-men (etwa in Großbritannien oder in den USA) beheimatet sind und unter völlig unterschiedlichen Struktur- und Funktionsbedingungen arbeiten. Genau das aber geschieht häufig in der Öffent-lichkeit, ohne dass auf die unterschied-lichen Umfeldbedingungen hingewie-sen wird. Hier haben wir in Zukunft noch reichlich Aufklärungsarbeit zu leis-ten – in unserem eigenen, existenziellen Interesse!

Berufskarrieren in der Intensivmedizin

Durch diese rückblickende Serie über die Intensivmedizin in Deutschland wurde deutlich, wie groß der Anteil der Anästhe-sisten bei den ersten Gehversuchen der

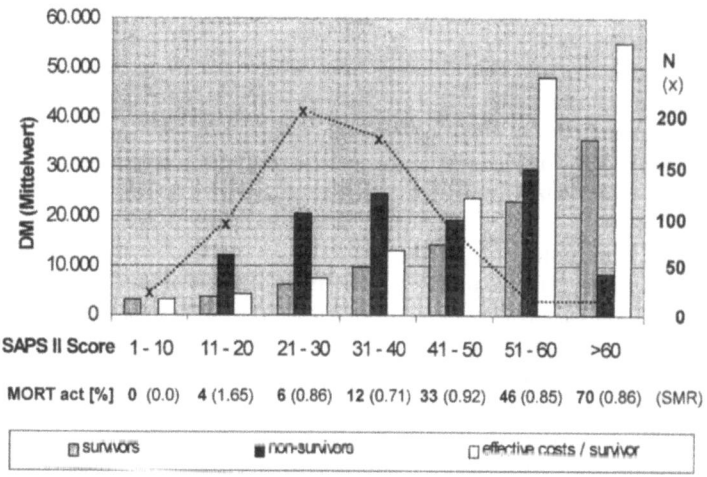

Abb. 6 ▲ **Kosten-/Leistungs-Spektrum einer operativen Intensivstation (wie in Abb. 5) in Abhängig-keit zum Krankheitsschweregrad (SAPS II Score). *n*=598: X=Anzahl in den Gruppen. Untere Zeile: MORT act=Tatsächliche Sterberate [%], sowie in Klammern die „*Standardized Mortality Ratio"* (SMR)=tatsächliche / vorhergesagte Sterberate als Leistungsquotient. Individuelle direkte Kosten (d.h. für Medikamente, Material und Sachleistungen) pro Patient (Mittelwerte) für Überlebende (survivors=graue Säulen), Verstorbene (non-survivors=schwarze Säulen) sowie die effektiven Kosten pro Überlebende (effective costs/survivor=weiße Säulen, d.h. Kosten für alle Patienten/ Anzahl der Überlebenden)**

Intensivmedizin in Deutschland war. Es ist aber auch wichtig, wahrzunehmen, dass seit den frühesten Jahren bei uns wie auch in anderen Ländern ebenfalls andere Fachgebiete an den Pionierarbeiten für die Intensivmedizin beteiligt waren, neben der Inneren Medizin und der Pädiatrie, v. a. auch die Neurologie, die Chirurgie, die Kardio- und Neurochirurgie. Der Weg war lang und zum Teil dornig, mit Ausgrenzungs- und Abgrenzungsversuchen. Am Ende entstand aber eine bemerkenswerte, grundsätzliche Übereinstimmung, vorangetrieben und getragen von der Deutschen Interdisziplinären Vereinigung für Intensiv- und Notfallmedizin (DIVI) als Dachverband aller an der Intensivmedizin beteiligter Fächer.

Heute gibt es in Deutschland den multidisziplinären Zugang zur Intensivmedizin, bei der sich über die Weiterbildungsordnung die großen Fächer, wie Anästhesiologie, Chirurgie mit ihren Teilgebieten, Innere Medizin, Pädiatrie, Neurologie und Neurochirurgie beteiligen können.

Auf diesen deutschen Weg können wir stolz sein; er ist sogar beispielhaft für eine moderne europäische Struktur geworden.

Es ist meine feste Überzeugung, dass der multidisziplinäre Zugang der richtige Weg für die Intensivmedizin ist. Es gibt dafür gute Gründe:

- Die Intensivmedizin ist eines der letzten „Querschnittsfächer" der Medizin. Ein solches Breitenfach muss seine wissenschaftlichen und klinischen Wurzeln in viele Fachgebiete und Fächer ausbreiten, um vital und stark zu bleiben. Es lebt von der multidisziplinären Anregung und Herausforderung.
- Intensivmedizin wird immer ein „kleines" Fach bleiben. Daher kann es von der berufspolitischen Kraft der „Mutterfächer" nur profitiern. Auf sich allein gestellt, würde es m. E. an Einfluss verlieren. Wie in einer richtigen Familie wird jedoch der Sproß „Intensivmedizin" seine Stellung im Familienverbund behaupten müssen, was ja bei den hierarchischen Familienstrukturen manchmal recht schwierig sein kann. Die Erziehung in den Familien war ja nicht gerade antiautoritär. Wie immer, ist es auch hier die Aufgabe der Kinder, die Eltern zu erziehen!

- Dafür muss den intensivmedizinisch Tätigen mehr Selbstständigkeit, mehr Freiraum gegeben werden. So sollten z.B. Langzeitkarrieren für Mitarbeiter, die sich ausschließlich mit der Intensivmedizin beschäftigen, angeboten werden. An großen Kliniken sollten innerhalb der Abteilungen, z.B. für Anästhesiologie, selbständige Tätigkeitsbereiche für Intensivmedizin eingerichtet werden. Es ist heute nicht mehr zeitgemäß, dass die Intensivmedizin vom einem Ordinarius sozusagen mit der linken Hand mit abgedeckt wird.
- Um eine eigenständige Forschung in der Intensivmedizin aufzubauen, bedarf es eines gewissen Freiraums mit Langzeitperspektiven, einer Selbständigkeit für wissenschaftliche Entscheidungen, einer festgelegten Verfügbarkeit von Ressourcen (personell wie finanziell), was bei vertrauensvollem Umgang miteinander sehr wohl unter einem gemeinsamen Dach z.B. in einem größeren Zentrum geboten werden kann.
- Wenn jedoch der intensivmedizinische Sprößling im garstigen Leben nicht gar so gut Fuss gefaßt haben sollte, dann muss er auch die Möglichkeit haben, wieder in den Schoß der Familie zurückkehren zu können – der Rückweg in das Mutterfach sollte ihm jederzeit offenstehen. An dieser Problematik leiden im Augenblick die Spanier, die als einziges europäisches Land Intensivmedizin zu einer eigenen Spezialität gemacht haben und keine Subdisziplinen kennen. Jetzt in Zeiten des Kostendrucks, in der einzelne Intensivstationen oder auch ganze Krankenhäuser geschlossen werden, stellen die Spanier fest, dass man die mono-spezialisierten Intensivmediziner nun nicht mehr flexibel anderweitig verwenden kann. Dieser Weg ist also auch markt- und berufspolitisch unflexibel!

Der multidisziplinäre Zugang hat sich inzwischen auch in den anderen europäischen Ländern etabliert: In einer Analyse der *European Society of Intensive Care Medicine* von 1998 [6] gibt es den multidisziplinären Zugang zur Intensivmedizin in 10 von 19 europäischen Ländern. In 17 von diesen 19 Ländern besteht eine offizielle Anerkennung der speziellen Kompetenz für Intensivmedi-

zin, in 16 Ländern ist diese verbunden mit einer Hauptspezialität als „Mutterfach". Inzwischen sind die Spanier über ihren Alleingang schon längst nicht mehr so glücklich; es gibt jetzt dort starke Tendenzen zum multidisziplinären Zugang, um damit auf den europäischen Weg überzuwechseln.

Diese multidisziplinäre Tendenz, und insbesondere der deutsche Weg mit einem harmonisierenden Dachverband wie die DIVI, hat Schule gemacht:

Die *Union Européene Médecins Spécialistes (UEMS)* ist wie bekannt die offizielle Instanz in Europa für die Harmonisierung der Spezialisierung in der Medizin. Sie erarbeitet die europäischen Richtlinien für Strukturen und Inhalte der Weiterbildung, für die Akkreditierung und neuerdings auch für die kontinuierliche ärztliche Weiterbildung („*Continuing Medical Education*", CME), die jetzt ja auch bei uns institutionalisiert wird.

In der UEMS sind alle großen Spezialgebiete als Sektionen durch offizielle Delegierte der einzelnen europäischen Länder vertreten. Allein die Intensivmedizin hatte bislang keine Repräsentanz, da sie kein offizielles Spezialgebiet ist.

Jüngsthin hat sich nun die UEMS zu einem beachtlichen Schritt entschlossen: Sie hat nach dem Vorbild der DIVI ein multidisziplinäres Gremium geschaffen, in dem auch die *European Society of Intensive Care Medicine* (ESICM) mit Delegierten vertreten ist. Dieser Schritt ist um so bemerkenswerter, als die UEMS bislang sehr konsequent an der ausschließlichen Vertretung der Hauptdisziplinen festgehalten hat. Die neue Entwicklung zeigt, wie überzeugend das harmonisierende Vorbild der DIVI auch nach außen wirkt. Wir haben in Deutschland diesmal ein gutes Beispiel abgegeben! Es bleibt zu hoffen, dass auch die Bundesärztekammer diese Entwicklung würdigt und sie nicht durch kurzsichtige Konzepte wieder aufgibt.

Ein wirklich multidisziplinäres Konzept für die Intensivmedizin erfordert: Einerseits einen multidisziplinären Zugang zur Weiterbildung in der Intensivmedizin, andererseits aber auch die Garantie eines einheitlichen Weiterbildungs-Kurrikulums (sog. „*Common Trunc*") für alle, die diese Weiterbildung wählen. Auch der kontinuierlichen ärztlichen Weiterbildung (CME) kommt eine entscheidende Rolle zu. Nur damit kann letztlich die Qualität unserer Intensivmedizin für die Zukunft gesichert und verbessert werden.

Nicht ganz ohne Grund können wir Intensivmediziner in Deutschland über diese Entwicklung auf europäischer Ebene stolz sein. Nun ist der gemeinsame, multidisziplinäre Weg für das nächste Jahrtausend offen; wir müssen ihn nur weise und behutsam nutzen! Ein Weg zurück in die Abgrenzung und Isolierung ist nicht mehr möglich. Auch in anderen Ländern, in denen diese Entwicklung noch nicht so weit gediehen ist, wird man über kurz oder lang diesem europäischen Weg folgen müssen.

So sind es besonders diese berufspolitischen Aspekte aus der letzten Zeit, die uns eigentlich zuversichtlich stimmen sollten. Sie zeigen uns, daß die 90er-Jahre für die Intensivmedizin Fortschritte gebracht haben. Insgesamt glaube ich, sind wir gut gerüstet für das neue Jahrtausend.

Literatur

1. ARDS Network (2000) Ventilation with lower tidal volumes as compared with traditional tidal volumes for acute lung injury and the acute respiratory distress syndrome. N Engl J Med 342:1301–1308
2. Amato MB, Barbas CS, Medeiros DM, et al (1998) Effect of a protective-ventilation strategy on mortality in the acute respiratory distress syndrome. N Engl J Med 338:347–354
3. American Thoracic Society (ATS) (1998) Round table conference. Acute lung injury. Am J Respir Crit Care Med 158:675–679
4. American Thoracic Society (ATS), European Society of Intensive Care Medicine (ESICM), Societé Réanimation de Langue Française (SRLF) (1999) International Consensus Conferences in Intensive Care Medicine: Ventilator-associated lung injury in ARDS. Am J Respir Crit Care Med 160:2118–2124
5. Angus D, Pinsky M (1997) Risk prediction: judging the judges [editorial]. Intensive Care Med 23:363–365
6. Bion J, Ramsay G, Roussos C, Burchardi H, ESICM Task Force on Education (1998) Intensive care training and speciality status in Europe: international comparisons. Intensive Care Med 24:372–377
7. Chang RWS (1989) Individual outcome prediction models for intensive care units. Lancet July 15:143–146
8. Connors AJ, Speroff T, Dawson N, et al. (1996) The effectiveness of right heart catheterization in the initial care of critically ill patients. SUPPORT Investigators. JAMA 276:889–897
9. D'Amico R, Pifferi S, Leonetti C, Torri V, Tinazzi A, Liberati A (1998) Effectiveness of antibiotic prophylaxis in critically ill adult patients: systematic review of randomised controlled trials. Br Med J 316:1275–1285
10. De Baker D, Vincent JL (1998) Pharmacologic modulation of splanchnic blood flow. Curr Opin Crit Care 4:104–110
11. Deutsche Forschungsgemeinschaft (DFG) (1999) Klinische Forschung. Denkschrift. Bonn: Deutsche Forschungsgemeinschaft, 1999
12. Dichgans J (1999) Der Kommentar: Klinische Forschung? forschung 3–4:2–3
13. Gattinoni L, Pelosi P (1996) Pathophysiologic insights into acute respiratory failure. Curr Opin Crit Care 2:8–12
14. Gattinoni L, Pelosi P, Suter PM, Pedoto A, Vercesi P, Lissoni A (1998) Acute respiratory distress syndrome caused by pulmonary and extrapulmonary disease. Different syndromes? Am J Respir Crit Care Med 158:3–11
15. Gattinoni L, Pelosi P, Vitale G, Pesenti A, D'Andrea L, Mascheroni D (1991) Body position changes redistribute lung computed-tomographic density in patients with acute respiratory failure. Anesthesiology 74:15–23
16. Georgieff M, Radermacher P, Schneider EM (1999) Kann sich die anästhesiologische Forschung in internationalem Schriftgut behaupten? (Editorial). Anästhesiol Intensivmed Notfallmed Schmerzther 34:121–122
17. Gnaegi A, Feihl F, Perret C (1997) Intensive care physicians' insufficient knowledge of right-heart catheterization at the bedside: time to act? Crit Care Med 25:213–220
18. Groeneveld ABJ (1998) Measuring splanchnic perfusion. Curr Opin Crit Care 4:111–115
19. Heyland DK (1998) Nutritional support in the critically ill patients. A critical review of the evidence. Crit Care Clin 14:423–440
20. Heyland DK, MacDonald S, Keefe L, Drover JW (1998) Total parenteral nutrition in the critically ill patient: a meta-analysis. JAMA 280:2013–2019
21. Hickling KG, Walsh J, Henderson S, Jackson R (1994) Low mortality rate in adult respiratory distress syndrome using low-volume, pressure limited ventilation with permissive hypercapnia: a prospective study. Crit Care Med 22:1568–1578
22. Iberti TJ, Fischer EP, Leibowitz AB, Panacek EA, Silverstein JH, Albertson TE (1990) A multicenter study of physicians' knowledge of the pulmonary artery catheter. Pulmonary Artery Catheter Study Group. JAMA 264:2928–2932
23. Jegers M (1997) Cost accounting in ICUs: beneficial for management and research (editorial). Intensive Care Med 23:618–619
24. Keenan SP, Doig GS, Martin CM, Inman KJ, Sibbald WJ (1997) Assessing the efficiency of the admission process to a critical care unit: does the literature allow the use of benchmarking? Intensive Care Med 23:574–580
25. Leijten FSS, De Weerd AW (1994) Critical illness polyneuropathy: a review of the literature, definition, and pathophysiology. Clin Neurol Neurosurg 96:10–19
26. Meade MO, Creery D, Marshall JC (1997) Systematic review of outcome measures in randomized trials of mediator-directed therapies in sepsis. Sepsis 1:27–33
27. Meakins JL, Marshall JC (1986) The gastrointestinal tract: the „motor" of multiple organ failure. Arch Surg 121:197–201
28. Milberg JA, Davis DR, Steinberg KP, Hudson LD (1995) Improved survival of patients with aute respiratory distress syndrome (ARDS): 1983–1993. JAMA 273:306–309
29. Mittermayer C, Vogel W, Burchardi H, Birzle H, Wiemers K, Sandritter W (1974) Pulmonale Mikrothrombosierung als Ursache der respiratorischen Insuffizienz bei Verbrauchskoagulopathie (Schocklunge). Dtsch Med Wochenschr 95:1999–2002
30. Morris AH, Wallace CJ, Menlove, RL, Clemmer TP, et al (1994) Randomized clinical trial of pressure-controlled inverse ratio ventilation and extracorporeal CO_2 removal for adult respiratory distress syndrome. Am J Respir Crit Care Med 149:295–305
31. Nathens AB, Marshall JC (1999) Selective decontamination of the digestive tract in surgical patients: a systematic review of the evidence. Arch Surg 134:170–176
32. Petty T, Ashbaugh D (1971) The adult respiratory distress syndrome. Chest 60:233–239
33. Randolph AG, Guyatt GH, Carlet J (1998) Understanding articles comparing outcomes among intensive care units to rate quality of care. Evidence Based. Crit Care Med 26:773–781
34. Rubenfeld GD, Angus DC, Pinsky MR, et al. (1999) Outcomes research in critical care: Results of the American Thoracic Society Critical Care Assembly Workshop on outcomes research. Am J Respir Crit Care Med 160:358–367
35. Shala M, Verhaeghe V, Hedeshi A, Friedman G, Vincent J (1995) European participation in major intensive care journal. Intensive Care Med 21:7–10
36. Society of Critial Care Medicine (SCCM): Pulmonary Artery Catheter Consensus Conference (1997) Consensus Statement. Crit Care Med 25:910–925
37. Stewart T, Meade M, Cook D, et al. (1998) Evaluation of a ventilation strategy to prevent barotrauma in patients at high risk for acute respiratory distress syndrome. N Engl J Med 338:355–361
38. Stoutenbeck CP, van Saene HKF, Miranda DR, Zandstra DF (1984) The effect of selective decontamination of the digestive tract on colonisation and infection rate in multiple trauma patients. Intensive Care Med 10:185–192
39. Witt N, Zochodne D, Bolton C, et al. (1991) Peripheral nerve function in sepsis and multiple organ failure. Chest 99:176–184
40. Zapol W, Snider M, Hill J, et al. (1979) Extracorporeal membrane oxygenation in severe acute respiratory failure. A randomized prospective study. Jama 242:2193–2196

In der Anfangsphase wurden Intensivstationen meist durch Umgestaltung bzw. Umwidmung bereits vorhandener Räumlichkeiten geschaffen und oft fand ein allmählicher Übergang statt zwischen der Überwachung im OP-Bereich und benachbarten Stationen. In den Behandlungsräumen waren in der Regel mehrere Behandlungsplätze untergebracht, oft zwischen vier und acht. Neben frisch Operierten handelte es sich vor allem um Patienten mit Schock unterschiedlicher Genese, akutem Lungenversagen, Koma, aber auch um Patienten mit schwerwiegenden Infektionen und Verbrennungen. Eine räumliche Trennung zwischen den Behandlungsplätzen war in der Regel nicht vorhanden. Das Raumkonzept folgte damit dem sogenannten offenen Plan. Die Vorteile waren direkte Überwachungsmöglichkeit, kurze Wege, geringerer Raumbedarf und damit niedrigere Kosten; so ist nicht verwunderlich, dass es großen Anklang fand und sich überwiegend durchsetzte.

Bald zeigte sich jedoch, dass die räumliche und funktionelle Zusammenfassung auch mit Risiken für Schwerstkranke verbunden war, insbesondere mit teilweise fatalen Infektionen.

Aus heutiger Sicht gab und gibt es für das vermehrte Auftreten von Infektionen bei Intensivpatienten mehrere Gründe. So ist parallel zur Schwere der Erkrankung häufig die körpereigene Immunabwehr geschwächt. Die somit gesteigerte Disposition für Infektionen wird durch therapeutische Maßnahmen wie endotracheale Intubation, vaskulä-

W. A. Krueger · K. E. Unertl
Universitätsklinikum Tübingen, Klinik für Anaesthesiologie

Folge 18: Entwicklung der Hygiene in der Intensivmedizin

re Katheter und Blasenverweilkatheter weiter erhöht, da natürliche Abwehrbarrieren ausgeschaltet werden. Als dritter wesentlicher Faktor ist die vermehrte Exposition gegenüber endogenen und exogenen nosokomialen Infektionserregern zu berücksichtigen, die zunehmend Mehrfachresistenzen aufweisen. Neben anderen Gründen tragen die genannten Faktoren dazu bei, dass Infektionen bei Intensivpatienten durchschnittlich 2 bis 10 Mal häufiger sind als bei Patienten auf Allgemeinstationen. Infektionen zählen nach wie vor zu den gefährlichsten Komplikation und zur häufigsten Todesursache – direkt oder indirekt – bei Patienten, die mit Hilfe der Intensivtherapie die Folgen eines schweren Traumas, Schocks etc. zunächst überlebt haben.

Ein epidemisches Auftreten gramnegativer Erreger, insbesondere von *Klebsiella* spp., *Enterobacter* spp. und *Pseudomonas* spp. zeigte bereits in den frühen siebziger Jahren die fatalen Konsequenzen nosokomialer Infektionen. Dies steigerte die Furcht vor einer mög-

lichen Verbreitung gefährlicher nosokomialer Infektionserreger im gesamten Krankenhaus und hatte teilweise längere Schließungen ganzer Intensivstationen zur Folge. Somit drohten Epidemien nosokomialer Infektionserreger auch das Image der frisch etablierten Intensivmedizin zu schädigen.

Als eine der wesentlichen Ursachen für die nahezu ungehinderte Erregerausbreitung und Übertragung auf empfängliche Patienten wurde neben der unzureichenden Beachtung der Händehygiene durch das Personal das offene Raumkonzept betrachtet. Kolonisierte Patienten können wichtige Streuquellen sein, die ständig Erreger in die nähere Umgebung, die Luft, auf Verkehrsflächen und Geräte verbreiten und mit ihren Ausscheidungen auch sanitäre Einrichtungen kontaminieren. Somit bilden sich Keimreservoire, von denen aus Er-

Prof. Dr. K.E. Unertl
Universitätsklinikum Tübingen,
Klinik für Anaesthesiologie,
Hoppe-Seyler-Straße 3, 72076 Tübingen

180

reger möglicherweise auf andere Patienten übertragen werden können.

Mikrobiologische Untersuchungen zeigten, dass gramnegative Bakterien auf Betten, Pflegeutensilien, an der Bekleidung aber auch in Ultraschallverneblern, Beatmungsgeräten und sogar in Druckdomen nachzuweisen waren. Alle diese Befunde und die Tatsache, dass Infektionen mit gramnegativen Erregern nahezu ausschließlich auf Intensivpatienten beschränkt blieben, legten die Schlussfolgerung nahe, dass Infektionen bei Intensivpatienten hauptsächlich das Ergebnis exogener Kreuzinfektionen waren, hervorgerufen durch unkontrollierte Verbreitung gramnegativer Infektionserreger und begünstigt durch mangelnde hygienische Sorgfalt des Personals.

Ausgehend von diesen Überlegungen forderten in Deutschland Hygieniker neben vielen Einzelmaßnahmen zur Reduktion des Erregergehalts auch neue bauliche Konzepte. Die Baumaßnahmen hatten das Ziel, die funktionalen Abläufe auf Intensivstationen so zu steuern, dass sowohl das Kontaktrisiko für neu aufgenommene Patienten minimiert, als auch das Risiko der Verbreitung auf andere Stationen des Krankenhauses ausgeschlossen werden sollte.

Das Konzept der konsequenten räumlichen Isolierung der Intensivstation geht auf ein heute weitgehend überkommenes Verständnis der Pathogenese nosokomialer Infektionen zurück und ist nur in speziellen Fällen sinnvoll. So wird die Entwicklung der Krankenhaushygiene nur im Kontext der Erkenntnisse zur Infektionspathogenese und der Entwicklung therapeutischer Möglichkeiten verständlich.

Bauliche Konzeption von Intensivstationen

Am Beispiel der Universität Tübingen lässt sich die Entwicklung und der Aufgabenbereich der Intensivmedizin im Hinblick auf bauliche Konzeptionen bereits bis in die dreißiger Jahre zurück verfolgen. Auf Betreiben des Chirurgen Kirschner wurde in der von 1928 bis 1935 erbauten neuen chirurgischen Klinik eine Sonderabteilung für frisch Operierte und Schwerkranke eingerichtet mit dem Ziel, Pflege und Überwachung auf einer zentralen Station besonders sorgfältig durchführen zu können [1]. Diese Abteilung befand sich im selben Stockwerk wie zwei OP-Säle, die einem großen Hörsaal unmittelbar benachbart waren. So konnten Studenten im Rahmen von „Vorlesungsoperationen" unterrichtet werden und die Patienten auf der benachbarten Station unmittelbar weiter versorgt werden. In anderen Ebenen der Klinik standen geschlechtlich getrennte Ruheräume für die unmittelbare postoperative Versorgung zur Verfügung [4]. Nach dem 2. Weltkrieg wurde die Klinik als Französisches Feldlazarett benutzt; regelmäßig mussten Patienten wegen Überfüllung der Klinik abgewiesen werden. 1957 wurde eine neue Wachstation eingerichtet, die zunehmend Anästhesisten unterstellt wurde. Deren Aufgabe war, für die prä- und postoperative Intensivpflege zu sorgen sowie die Reanimation und Dauerbeatmung [4]. Ohne klare Abgrenzung wurden neben frisch Operierten auch nach heutigem Verständnis intensivpflichtige Patienten behandelt; so wurden z. B. an Tetanus Erkrankte relaxiert und langfristig beatmet [5]. Eine Trennung wurde 1970 mit der Errichtung einer Intensivstation vorgenommen, während postoperative Patienten in einem Aufwachraum betreut wurden. Zusätzlich wurde ein Isolierzimmer für Tetanus- oder Verbrennungspatienten eingerichtet. Die Intensivstation bestand aus einem Saal mit 12 Betten sowie einem weiteren 4-Bett-Zimmer [5]. Beatmete Patienten waren überwiegend nasotracheal intubiert, zur Befeuchtung der Atemluft dienten Ultraschall-Vernebler [5]. 1972 kam es zu einem Ausbruch von Pneumonien durch *Klebsiella pneumoniae* (Friedländer-Pneumonie), an der mindestens 8 Patienten verstarben. Nach Berichten in der Presse wurde die Station vorübergehend geschlossen und erst nach Einbau von Personalschleusen wieder geöffnet [6].

Vergleichbare Bau- und Funktionsprinzipien wurden in den siebziger Jahren im Zuge der Gründung vieler Intensivstationen in ähnlicher Form umgesetzt. Die wichtigsten Elemente dieses Konzepts waren:

- Abgrenzung der Intensivstation nach außen mittels keimreduzierenden Umkleideschleusen. Alle Personen sollten beim Betreten und Verlassen sich umziehen und im reinen Bereich der Schleuse neue Schutzkleidung und Schuhe anziehen.

- Strikte Trennung von Ver- und Entsorgungswegen.
- Einrichtung einer Desinfektionsschleuse zur Dekontamination größerer Geräte, Betten und anderer Gegenstände vor Verlassen der Intensivstation.
- Reduzierung des Luftkeimgehalts durch aufwendige Lüftungs- und Klimaanlagen mit besonderer Luftführung.
- Vollständige räumliche Trennung der einzelnen Behandlungsplätze. Ausstattung jedes Behandlungsplatzes mit einer vorgeschalteten Nasszelle, in der auch die Gerätschaften vor Verlassen gereinigt und desinfiziert werden sollten. Die Nasszelle diente gleichzeitig als Schleuse, in der das Personal vor Betreten bzw. Verlassens neue Schutzkleidung (Kittel, Überschuhe, Kopf-, Mund- und Nasenschutz) anlegen und nach Verlassen wieder ablegen sollte.

Abbildung 1 zeigt den Bauplan einer hermetisch abgeriegelten Intensivstation der siebziger Jahre, deren architektonisch festgelegten Arbeitsabläufe nur in besonderen Notfällen durchbrochen werden durften. Neben „Einbahnstraßen-Systemen" mit Ver- und Entsorgungsfluren finden sich abgetrennte Besuchergänge, sodass der Kontakt der Angehörigen mit Patienten nur über Sprechkabinen vorgesehen war [7]. Die Trennung in „reine" und „unreine" Seiten mit getrennten Schleusensystemen für Patienten, Personal und Güter sowie zusätzlichen Schleusen vor jedem Zimmer wurde in den siebziger und frühen achtziger Jahren auf vielen Intensivstationen verwirklicht. Um die umfangreichen Arbeitsabläufe zu ermöglichen, wurde gleichzeitig die Forderung nach einer besseren personellen Besetzung gestellt [8]. Die architektonisch festgelegten Hygiene-Konzepte sind bis heute auf einigen Intensivstationen nachvollziehbar, die nach damaligen Plänen gebaut wurden. Nur selten jedoch werden noch Schleusen genutzt; sofern vorhanden, erfüllen sie oft den Zweck, Besucher nicht ohne Rücksprache eintreten zu lassen.

Bemerkenswert ist, dass sich die Forderung nach Schleusen vor Intensivstationen weitgehend auf den deutschen Sprachraum beschränkte. Die Infektionspathogenese wurde damals fast ausschließlich auf exogene Faktoren bezo-

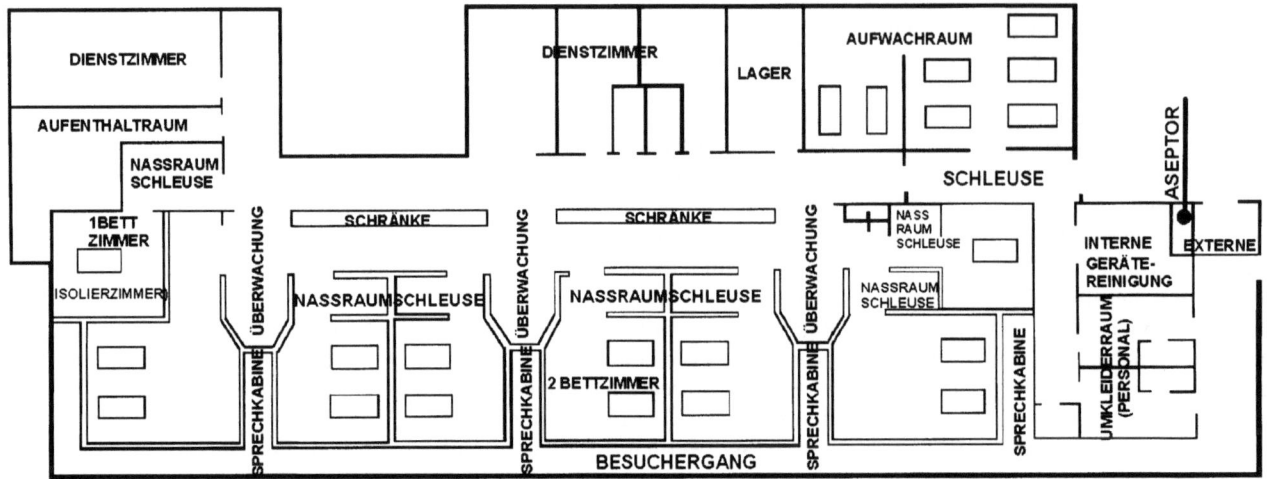

Abb. 1 ▲ Grundriss einer Intensivstation der siebziger Jahre, nach [7]

gen. Abklatschkulturen hatten gezeigt, dass nosokomiale Infektionserreger von Fußböden, sanitären Installationen (z. B. Steckbecken-Spülgeräte) und auch von den Händen des Personals zu kultivieren sind [9], unabhängig davon, ob der Bereich der Intensivstation als „septisch" oder „aseptisch" klassifiziert war. Diese Einteilung wurde deshalb als unzureichend empfunden und so sollten keimreduzierende Schleusen erreichen, dass die Möglichkeit zur Kontamination von Personal und Patienten weitgehend beseitigt wurde, wobei die baulichen Maßnahmen das Personal zum Einhalten bestimmter Arbeitsabläufe zwingen sollten [9].

Der Sinn von Hygienemaßnahmen wurde somit oft mit einer (mutmaßlichen) Keimreduktion in der Umgebung begründet [10]; man nahm an, mit strikten Forderungen nach Schleusen und begleitenden Maßnahmen eine Reduktion nosokomialer Infektionen zu erreichen, sah sich aber nur selten veranlasst, dies in klinischen Studien zu überprüfen. In den USA herrschte der epidemiologische Ansatz vor, wonach Forderungen nach bestimmten Maßnahmen begründet werden mussten durch die Beeinflussung der Häufigkeit nosokomialer Infektionen [11]. Aufgrund der unterschiedlichen Ansätze wurden zwar in Deutschland richtigerweise Patienten als Streuquelle für nosokomiale Erreger und das Personal als asymptomatische Träger erkannt [9], aber als Maßnahmen zur Verhütung von Kreuzinfektionen lag der Fokus sehr stark auf der unbelebten Umgebung und nicht auf dem entscheidenden Schritt der Erreger-Übertragung durch die Hände des Personals.

Patientenorientierte und Evidenzbasierte Krankenhaushygiene setzte sich in Deutschland nur langsam durch. Wegbereiter für das veränderte Verständnis der Krankenhaushygiene in Deutschland war eine Freiburger Arbeitsgruppe, die seit den siebziger und frühen achtziger Jahren das Gebiet systematisch untersucht [12–14].

Nachdem epidemiologische Arbeiten auch in Deutschland zeigten, dass kein Zusammenhang zwischen der baulichen Konzeption und der Häufigkeit nosokomialer Infektionen besteht, wurden in den achtziger Jahren Schleusen und andere bauliche Maßnahmen hinsichtlich ihres Nutzens für die Patienten zunehmend in Frage gestellt [15, 16]. Seit den neunziger Jahren schließlich wurden Schleusen als sinnlos und ökonomisch nicht vertretbar betrachtet [17].

Begleitende Maßnahmen zur Keimreduktion

In den siebziger Jahren wurden zahlreiche weitere Hygiene-Maßnahmen gefordert mit dem Ziel, Patienten in einer möglichst keimfreien Umgebung behandeln zu können. So war vorgesehen, dass das Personal unmittelbar vor Kontakt mit den Patienten einen frischen Kittel, Kopf-, Mund- und Nasenschutz sowie Überschuhe anzieht. Dem Einwand, dass diese Maßnahmen die Überwachung oder Behandlung der Patienten behindern, wurde entgegen gehalten, dass der relativ zeitaufwendigere Teil – nämlich

die Händedesinfektion – erst nach Abschluss der Tätigkeit am Patienten erfolgt [9]. Offenbar zielte das Konzept in erster Linie darauf ab, die Übertragung von Erregern vom Patienten auf die unbelebte Umgebung und damit sekundär auf andere Patienten zu verhindern. Aus heutiger Sicht wurden die Hände des Personals als Vektor zwar berücksichtigt, doch war ihr Stellenwert als Haupt-Übertragungsweg für nosokomiale Infektionserreger nicht in ausreichendem Maße bewusst. So lag das vornehmliche Ziel eher in der Reduktion der Gesamt-Keimzahl im Bereich der Intensivstationen, und es muss offen bleiben, ob nicht einige der als Infektionsverhütung gedachten Maßnahmen genau das Gegenteil bewirkten. Es ist anzunehmen, dass die Hände beim Anziehen der Überschuhe in verstärktem Maße kontaminiert wurden; das Anlegen von Überschuhen ohne unmittelbare Händedesinfektion vor Kontakt mit Patienten erhöht damit die Gefahr der Keimübertragung.

In das generelle Bestreben zur Keimreduktion sind auch mit Desinfektionsmittel imprägnierte Klebematten einzustufen, die teilweise bis Mitte der achtziger Jahre an den Eingängen vieler Intensivstationen oder Patientenzimmer zu finden waren, sowie UV-Lampen, die nach Verlegung der Patienten eine Sterilisation des Patientenzimmers bewirken sollten [18]. Ebenso befand sich zu dieser Zeit auf vielen Intensivstationen ein „Aseptor". Dies war ein meist begehbarer Raum, in dem benutzte Arbeitsmaterialien, Großgeräte und teilweise auch Patientenbetten durch Verdampfen einer 10%igen wässrigen Formaldehyd-Lösung sterilisiert wurden [19].

Neben der überflüssigen Forderung, alle im Krankenhaus verwendeten Textilien einem Desinfektions-Waschverfahren zu unterziehen finden sich in der deutschsprachigen Literatur der frühen achtziger Jahre auch realitätsferne Maximalforderungen, in denen einzelne Hygieniker apodiktisch Ansprüche auf keimfreie Zonen stellten, ohne dass sich dies am klinisch Notwendigen oder Vertretbaren orientierte. So wurde die regelmäßige Desinfektion von Krankenzimmern oder ganzer Gebäude mit Formaldehyd-Dämpfen ausdrücklich empfohlen, und zwar explizit auch dann, wenn es keine Hinweise auf das gehäufte Auftreten nosokomialer Infektionen gab [20].

Fast zeitgleich mit der Umsetzung vieler baulicher Konzepte und der Einführung begleitender Maßnahmen mit dem Ziel einer Erreger-Reduktion auf Intensivstationen wurde diese Konzeption in der internationalen Literatur bereits in Frage gestellt [15, 16]. Während das Händewaschen unmittelbar vor Kontakt mit dem Patienten als die wichtigste Einzelmaßnahme zur Reduktion nosokomialer Infektionen erkannt wurde [21], zeigten weder Überschuhe oder Schuhwechsel [22, 23], noch desinfizierende Klebematten einen messbaren Einfluss auf den Kontaminationsgrad der Fußböden [22, 24]. Ohnehin schien fragwürdig, ob der bloße Nachweis von Bakterien in der unbelebten Umgebung eine Gefahr für Patienten bedeutet, oder ob nicht andere Infektionswege entscheidend sind [23–25]. Ebenso wurde der Sinn eines Umkleidens vor Betreten der Intensivstation in Frage gestellt [26].

Überschuhe und Kittel für Personal und Besucher werden deshalb an den meisten Kliniken in Deutschland seit den achtziger bis neunziger Jahren nicht mehr verlangt und sind heute nur noch vereinzelt als generelle Maßnahme auf Intensivstationen anzutreffen. Vielmehr setzte sich an vielen Kliniken ein differenziertes Konzept durch, nachdem die hygienische Händedesinfektion vor jedem Kontakt mit Patienten durchzuführen ist, während Schutzkleidung oder Isolierung nur bei besondere Situationen gilt, z. B. beim unmittelbaren Arbeiten an Patienten, die mit multiresistenten Erregern kolonisiert oder infiziert sind.

Während die Formaldehyd-Desinfektion in Aseptoren und UV-Lampen heute obsolet sind, existieren nach wie vor erhebliche Unterschiede, beispiels-

weise in der Aufbereitung von Betten. Auch die Fußböden werden in Deutschland in vielen Kliniken noch heute regelmäßig desinfiziert, obwohl dies die Rate nosokomialer Infektionen nicht reduziert [14, 23, 24, 27]. Während eine dauerhafte Erreger-Reduktion auf Fußböden fast nie zu erreichen ist, tritt nach vermeintlicher Desinfektion gelegentlich sogar das Gegenteil ein, offenbar aber ohne nachteilige Folgen für Patienten [28].

Händewaschen und Händedesinfektion

Im deutschsprachigen Raum wurde schon 1847 bewiesen, dass Patienten durch unzureichende oder fehlende Händehygiene des Personals sterben können. Ignaz Semmelweis führte ein, dass alle Mitarbeiter unmittelbar vor der vaginalen Untersuchung von Gebärenden die Hände in einer Chlorkalklösung reinigen mussten. So zeigte er prospektiv, dass die peripartale Müttersterblichkeit durch die desinfizierende Wirkung des Chlorwassers von 12–18% auf 1–5% gesenkt wurde [29]. Das Waschen mit regulärer Seife konnte die Infektionsketten jedoch nicht unterbrechen [30]. Semmelweis lieferte in seinen Arbeiten nicht nur für die Puerperalsepsis, sondern auch für septische Wundinfektionen schlüssige Kausalzusammenhänge. Obwohl er damit die heute noch wichtigsten Prinzipien zur Prävention nosokomialer Infektionen begründete, wurde er von Kollegen heftig kritisiert, durfte sich nicht habilitieren und musste nach Budapest wechseln, da sein Vertrag am Allgemeinen Krankenhaus in Wien nicht verlängert wurde.

Wie kein anderes Thema sind Händewaschen und Händedesinfektion, Fragen nach der Häufigkeit der Anwendung und nach den am besten geeigneten Präparaten bis heute aktuell. Von den amerikanischen Centers for Disease Control and Prevention (CDC) wird das Händewaschen als wichtigste Einzelmaßnahme zur Reduktion nosokomialer Infektionen eingestuft [21]. Das Händewaschen in der amerikanischen Literatur bezieht sich aber meist auf Seifen mit Zusatz von Desinfektionsmitteln, während es im deutschen Sprachraum im engeren Sinne als Waschen mit Wasser und regulärer Seife verstanden wird [30].

Anders als in Deutschland wird in den USA die desinfizierende Waschung

der Hände mit Chlorhexidin bevorzugt. Diese Präferenz fußt im Wesentlichen auf einer prospektiven Untersuchung an Intensivpatienten, bei der unter Chlorhexidin weniger nosokomiale Infektionen auftraten als bei Händedesinfektion mit Alkohol, nachdem sie im Falle sichtbarer Kontamination zunächst mit regulärer Seife gewaschen wurden [31]. Chlorhexidin hat den Vorteil, dass es bei häufiger Anwendung die Keimzahl auf den Händen nachhaltig reduziert; da alkoholische Präparate wegen ihres austrocknenden Effekts auf die Haut aber generell in den USA unpopulär sind und in der zitierten Studie signifikant weniger als Chlorhexidin verwendet wurden bleibt unklar, ob der Einfluss auf nosokomiale Infektionen Präparate-spezifisch ist. Von der Deutschen Gesellschaft für Hygiene und Mikrobiologie (DGHM) wurde ebenso wie in anderen europäischen Ländern die Händedesinfektion mit alkoholischen Präparaten unter Zusatz von rückfettenden Substanzen empfohlen. Die Empfehlungen beruhen unter anderem darauf, dass Alkohole immer wirksamer sind als desinfizierende Seifen und der bakterizide Effekt sehr viel schneller eintritt. Nachdem nur bei 34% der Intensivbetten in Europa in unmittelbarer Nähe ein Waschbecken vorhanden ist [32], sind diese Empfehlungen auch pragmatisch richtig, da sich die Händedesinfektion schnell und ohne Waschbecken durchführen lässt.

Sind die Hände sichtbar verschmutzt, so genügt die alleinige Desinfektion nicht und über die Reihenfolge des Waschens und Desinfizierens berieten die Hygiene-Experten in Deutschland seit Jahrzehnten. So wurde die Meinung vertreten, dass die Desinfektion immer vor dem Waschen der Hände zu erfolgen hat [33]. Dies sollte zum Einen verhindern, dass die Umgebung des Waschbeckens kontaminiert wird; außerdem wurde angeführt, dass das Desinfektionsmittel nicht mehr optimal wirken kann, wenn die Hände noch feucht vom Waschen sind und es wurde vermehrte Haut-Unverträglichkeit befürchtet. Andererseits wurde diese Reihenfolge als problematisch kritisiert, da es dem Personal nicht zumutbar ist, grobe Verschmutzungen der Hände mit Desinfektionsmitteln zu verreiben, die in Gegenwart von Schmutz ohnehin nicht vollständig wirken. Außerdem ist die Keimzahl auf den Händen nach dem

183

Waschen in etwa 30% der Fälle höher als zuvor [34]. Dieser Anstieg ist teilweise auf Fehler beim Waschen zurück zu führen (z. B. Schließen des Wasserhahns mit den Händen statt mit dem Einmalhandtuch) oder möglicherweise auf das Entstehen von Bakterien-Aerosolen, wenn der Wasserstrahl direkt in den Abfluss mündet. In den neuesten Mitteilungen der Kommission für Krankenhaushygiene und Infektionsprävention am Robert-Koch-Institut wird nun versucht, den vielfältigen Gesichtspunkten Rechnung zu tragen. Es wird gefordert, dass alle Desinfektionsmittel- und Seifenspender sowie Wasserhähne mit Fuß oder Ellbogen bedienbar sind. Bei starker Verschmutzung sollen die Hände zuerst gewaschen und dann desinfiziert werden; gegebenenfalls soll danach der Bereich des Waschbeckens desinfiziert werden.

Die Händedesinfektion wird u.a. zwischen Patientenkontakten, vor Tätigkeiten mit Kontaminationsgefahr (Aufziehen von Medikamenten, Bereitstellen von Infusionen etc.), aber auch nach dem Ausziehen von Einmal-Schutzhandschuhen gefordert. Letztere Empfehlung gründet sich auf Experimente, bei denen nach artefizieller Kontamination auf die Handschuhe aufgetragene Keime in 30% der Fälle auf der Haut des Trägers nachgewiesen werden konnten [35].

Wahrscheinlich sind die theoretischen Diskussionen über Präparate und Reihenfolge aber weit weniger relevant als die tatsächliche Umsetzung der konsequenten Händehygiene durch das Personal. Es ist anzunehmen, dass für Deutschland ähnliche Daten gelten wie für die USA, wonach selbst unter strengsten Studienbedingungen in bestenfalls 50% der erforderlichen Situationen tatsächlich eine Händedesinfektion vom Personal durchgeführt wird, oft sogar weit seltener [31, 36]. Das zunächst banal erscheinende Thema der Händehygiene bietet deshalb auch 150 Jahre nach Semmelweis' Erkenntnissen noch das größte Potential zur Reduktion nosokomialer Infektionen.

Hygienemaßnahmen zur Verhinderung der nosokomialen Pneumonie

Atemwegsinfektionen und Pneumonien treten bei Intensivpatienten überdurchschnittlich häufig auf. Von nosokomialen Pneumonien sind besonders Patienten mit endotrachealer Intubation und maschineller Beatmung bedroht, so dass die Annahme eines kausalen Zusammenhangs naheliegt. Gestützt wurde dies durch Befunde, dass *Pseudomonas aeruginosa* als einer der Haupterreger nosokomialer Pneumonien und typischer Nasskeim in verschiedenen Feuchtzonen auf Intensivstationen vor allem in Waschbecken, aber auch in Inhalationsgeräten, Befeuchterreservoiren und Beatmungsschläuchen nachgewiesen werden konnte. Ein epidemiologischer Zusammenhang zwischen kontaminierten Inhalationsgeräten und Pneumonien wurde in mehreren Studien belegt. Beispielsweise konnte ein signifikanter Zusammenhang zwischen der Häufigkeit nekrotisierender Pneumonien bei der Autopsie und kontaminierten Verneblersystemen festgestellt werden. Nach regelmäßiger Desinfektion der Vernebler, beispielsweise mit 0.25%iger Essigsäure ging die Pneumonierate von 7.9 auf 2.2% zurück [37].

Vernebler sind Befeuchtersysteme, bei denen die Zerstäubung des Wassers durch Düsen und Druckluft oder durch Ultraschall erfolgen kann. Somit werden Aerosole mit Wassertröpfchen in der Größe von 1–5 μm erzeugt, die lungengängig sind. Bei bakterieller Kontamination stellen sie für die Patienten eine Gefahr dar, da die im Aerosol suspendierten Keime mit dem Luftstrom direkt in die unteren Atemwege gelangen [38]. Nicht selten fanden sich in Verneblern Keimzahlen von *Pseudomonas aeruginosa* von 10^5 und mehr pro mL. Bei einer derart massiven Kontamination ist die Kolonisation und Infektion der unteren Luftwege eine fast zwangsläufige Folge. Die Kenntnis um die Gefahren mit Verneblernsystemen führten zur Forderung, sie auch während des Gebrauchs regelmäßig, mindestens im 24-Stunden-Intervall zu desinfizieren, nur steriles Aqua destillata zu verwenden und sie führten auch zu technischen Modifikationen mit denen das Risiko der Kontamination reduziert werden konnte. Vorübergehend wurden zur laufenden Desinfektion von Wasserreservoiren in Kaltwasserverneblern auch Kupfernetze verwendet [39]. Die antimikrobiellen Eigenschaften von Kupfer hemmten zwar wirksam das Wachstum gramnegativer Bakterien, das Verfahren konnte sich aber wegen des schwer einzuschätzen-den Risikos toxischer Nebenwirkungen nicht durchsetzen.

Eine wesentliche Neuentwicklung in der Befeuchtungstechnik waren Verdampfersysteme, da Wasserdampf ein Gas ist und keine Bakterien transportieren kann. Anfänglich wurden Anfeuchter auf den Markt gebracht, bei denen Wasser tropfenweise auf heißen Metallplatten zum Verdampfen gebracht wurde [38]. Auch wenn dieses Verfahren aus hygienischer Sicht einwandfrei war, so blieb doch die Verdampfungsleistung unzulänglich und lies sich nur schlecht an das jeweilige Atemminutenvolumen adaptieren, so dass sich diese Systeme nicht durchsetzen konnten. Die ersten Verdampfersysteme mit guter Befeuchtungsleistung waren Kaskadenverdampfer, bei denen in der Kaskade kleine Luftblasen erzeugt werden. Die Luft wird während ihrer Passage durch das beheizte Wasserreservoir vollständig mit Wasserdampf gesättigt. Andere Systeme erreichen die Aufsättigung durch gezielte Luftführung entlang feuchter Oberflächen. Verdampfersysteme sind prinzipiell auch dann hygienisch unbedenklich, wenn das Wasserreservoir mikrobiell kontaminiert ist, da die Bakterien nicht in den Luftstrom übertreten.

Größere Gefahr geht von Beatmungsschläuchen aus, wenn darin kondensiertes Wasser, das regelmäßig kontaminiert ist in die Lunge aspiriert wird [40]. Der Ursprung der Kontamination sind in aller Regel Mikroorganismen aus dem Respirationstrakt der Patienten; deshalb lässt sie sich auch nicht durch den Einsatz von Bakterienfiltern am Beatmungsgerät verhindern [41].

Tierexperimentelle Untersuchungen haben belegt, dass die Keimaspiration in einem Flüssigkeitsbolus sehr viel häufiger zu einer Pneumonie führt als die Erregerinhalation über die Atemluft. Der Gefahr der Keimaspiration kann begegnet werden durch regelmäßiges Entleeren der Schläuche oder durch beheizte Beatmungsschläuche, in denen sich kein Kondenswasser bildet. Grundsätzlich läßt sich auch durch die Verwendung von HME-Filtern die Gefahr der Flüssigkeitsaspiration bannen. Zwar ließ sich in einigen kleineren Studien die Pneumonierate durch HME-Filter reduzieren [42], doch ist der Nutzen von Filtern bislang nicht abschließend geklärt, unter anderem weil in Einzelfällen teilweise bedrohliche Widerstandserhöhungen festgestellt wurden [43].

Im Gegensatz dazu wurden in einer Anzahl von Studien zur Häufigkeit des Wechselintervalls von Beatmungsschläuchen eindeutige Ergebnisse erzielt. Nachdem die Mikroflora der Patienten innerhalb weniger Stunden die Patienten-nahen Anteile der Beatmungsschläuche und im weiteren Verlauf Patienten-ferne Teile des Beatmungssytems kontaminiert, erschien ein häufiger Schlauchwechsel zunächst logisch im Sinne der Elimination eines potentiellen Erreger-Reservoirs. Dennoch war schon seit 1986 bekannt, dass ein 24-stündiger Wechsel zu einer höheren Pneumonierate führt als ein Wechsel alle 48 Stunden [44]. Der Grund ist vermutlich, dass es bei Manipulationen an den Schläuchen zu Kondenswasser-Aspiration kommen kann, außerdem sind beim Wechseln der Schläuche zusätzlich exogene Kontaminationen möglich. In logischer Fortsetzung wurde in den letzten Jahren untersucht, ob ein Wechsel nach mehr als 48 Stunden sinnvoll ist.

Es fand sich kein erhöhtes Risiko, wenn die Schläuche statt in 2-tägigem Abstand nur ein Mal wöchentlich [45] oder gar nicht gewechselt wurden [46]. Die gleich bleibende Pneumonierate bei seltenerem als wöchentlichem Wechsel wurde durch eine weitere Studie bestätigt [47]. Andere Autoren fanden sogar eine signifikant höhere Pneumonie-Inzidenz bei 48-stündigem gegenüber seltenerem Wechsel [48]. In einer weiteren Arbeit schließlich fanden sich keine signifikanten Unterschiede beim 7-tägigem Wechsel versus 3 Mal pro Woche. Es zeigte sich aber ein nicht signifikanter Trend zu niedrigerer Pneumonie-Inzidenz, wenn bei bis zu einer Woche beatmeten Patienten die Schläuche seltener gewechselt wurden; umgekehrt war ein Trend zur höheren Inzidenz bei Langzeitbeatmeten feststellbar, wenn die Schläuche nur wöchentlich gewechselt wurden [49]. In allen Studien konnten durch den selteneren Wechsel erhebliche Kosten gespart werden. In den aktuellen Mitteilungen des Robert-Koch-Instituts wird aufgrund dieser klinischen Daten ein wöchentlicher Wechsel empfohlen, während eine Empfehlung für einen noch selteneren Wechsel noch nicht abgegeben wird. Sie lösen damit die älteren Empfehlungen ab, in denen auf-

grund der Kontamination der Schläuche zu einem häufigeren Wechsel geraten wurde.

Durch die Vorstellung, dass die Hauptgefahr für beatmete Patienten vom Beatmungsgerät und kontaminierten Wasserreservoiren ausgeht, wurde vor allem in Deutschland lange Zeit der Blick für die Hauptursachen nosokomialer Pneumonien verstellt. Bereits Ende der 60er Jahre wurde von einer Arbeitsgruppe in den USA gezeigt, dass unabhängig von Art und Umfang therapeutischer Maßnahmen bei schwer erkrankten Patienten eine Kolonisation des Naso- und Oropharynx mit gramnegativen Bakterien auftritt und dass Häufigkeit und Ausprägung dieser Kolonisation vor allem mit der Schwere der Grunderkrankung korrelierten [50]. Diese mikrobielle Fehlbesiedelung war, wie sich später zeigen ließ, die Folge einer gesteigerten Adhärenz gramnegativer Bakterien an buccales und respiratorisches Epithel [51]. Die eigentlichen Mechanismen der Adhärenz und Kolonisation sind bis heute nicht vollständig aufgeklärt, aber offenbar besteht ein Zusammenhang zwischen dem Fibronektingehalt der Schleimhautepithelien und der Kolonisation [52, 53]. Diese wegweisende Beobachtung und Untersuchungen, dass Oropharyngealsekret bei intubierten und nicht-intubierten Patienten regelmäßig in kleinen Mengen in die unteren Atemwege gelangt, führten zu der später bestätigten Hypothese, dass Pneumonien bei Intensivpatienten zum überwiegenden Teil endogenen Ursprungs sind und durch die Aspiration potentiell pathogener Mikroorganismen entstehen.

Hygienemaßnahmen bei mehrfach resistenten Erregern

Im Laufe des letzten Jahrhunderts hat sich das Spektrum der Erreger nosokomialer Infektionen mehrfach gewandelt. Neben dem Fortschritt in der Medizin und der Entwicklung neuer Behandlungsmethoden ist der Erregerwandel das Ergebnis der Einführung bestimmter Antibiotika-Klassen in die klinische Medizin.

So wurden zwischen 1935 und 1957 Antibiotika-empfindliche grampositive Erreger zunehmend durch Penicillin-resistente *Staphylococcus aureus* und un-

ter dem Selektionsdruck von Ampicillin durch mehrfach resistente gramnegative Bakterien wie *Escherichia coli*, *Klebsiella* und *Proteus* spp. ersetzt. Das weltweite Problem Penicillin-resistenter Krankenhaus-Staphylokokken nahm in den sechziger Jahren mit der Einführung Penicillinase-fester Penicilline (Methicillin, Oxacillin, Cloxacillin) zunächst ab, während Ausbrüche mit Gentamicin-resistenten Klebsiellen erst in den achtziger Jahren mit der Verfügbarkeit neuerer Cephalosporine und Chinolone abnahmen. Seit Mitte der achtziger Jahre kam es zur weltweiten Ausbreitung Methicillin-resistenter *Staphylococcus aureus* (MRSA), die zum vermehrten Einsatz von Glycopeptid-Antibiotika führten [54]. Unter diesem Selektionsdruck sind wir heute zunehmend mit Vancomycin-resistenten Enterokokken [55] und vereinzelt bereits mit Vancomycin-intermediär-empfindlichen *Staphylococcus aureus* konfrontiert [56, 57]. Die Einführung von Cephalosporinen der 2. und 3. Generation führte zur Selektion resistenter *Enterobacter* spp. [58] und förderte die Verbreitung von Enterokokken, die grundsätzlich gegen Cephalosporine resistent sind [59]; Carbapeneme schließlich können zur Selektion von *Stenotrophomonas maltophilia* und Pilzen beitragen.

Aus dieser beispielhaften Auflistung wird auch ersichtlich, dass das gehäufte Auftreten bestimmter Mikroorganismen nicht a priori ein epidemisches Phänomen, sondern auch ein Selektionsproblem durch Einsatz bestimmter Antibiotika-Klassen darstellt. So war das gehäufte Auftreten von Klebsiellen in den siebziger Jahren nicht zwangsläufig auf Fehler in der Hygiene zurück zu führen, wie dies damals interpretiert wurde. Wahrscheinlich war es überwiegend die Folge eines gleichgerichteten Selektionsdrucks der verfügbaren Antibiotika, vor allem von Ampicillin auf die Darmflora der Patienten. Die konstante Zunahme Koagulase-negativer Staphylokokken als Infektionserreger seit den achtziger Jahren erklärt sich einerseits aus der Antibiotika-Resistenz, aber auch aus der Fähigkeit dieser Spezies zur Produktion extrazellulären Schleims, was die Adhärenz an zunehmend verwendete Gefäßkatheter und andere implantierbare Fremdmaterialien ermöglicht [60].

Mit den heute verfügbaren Typisierungsmethoden kann bei Häufung be-

Tabelle 1

Heute gültige Maßnahmen bei Infektion oder Kolonisation durch MRSA, nach [64]

MRSA-Kolonisation oder Infektion	Einzelzimmer (ohne spezielle Lüftungsanlage)	Einmal-Handschuhe	Schutzkittel	Mundschutz
nasal / rektal	ja	ja	nein	nein
Wunden, Harnwege, Tracheostoma,	ja	ja	bei direktem Kontakt	wenn Aerosol-Bildung /Verspritzen infektiösen Sekrets wahrscheinlich
Verbrennungen, große Wunden, unterer Respirationstrakt	ja	ja	ja	ja

stimmter, v.a. resistenter Mikroorgansimen entschieden werden, ob tatsächlich der Ausbruch eines Klons, und damit die Übertragung im Krankenhaus stattgefunden hat, oder ob es sich um ein endemisches Auftreten handelt [61]. Die Unterscheidung der Epidemie vom endemischen Auftreten ermöglicht heute ein differenziertes Vorgehen. So wird man sich beispielsweise außerhalb Deutschlands in Endemiegebieten für Methicillin-resistente *Staphylococcus aureus* (MRSA) im Krankenhaus auf die Kontaktisolierung beschränken, um die Übertragung auf andere Patienten zu verhindern. Die Therapie asymptomatischer Träger wird in diesem Fall jedoch vergeblich sein, da die Kontaktisolierung nur im Krankenhaus in vollem Umfang stattfinden kann und der Patient nach Rückkehr in seine häusliche Umgebung erneut kolonisiert wird [62].

Mit der auch in Deutschland zunehmenden Verbreitung von MRSA ergab sich in den späten achtziger und in den neunziger Jahren auf vielen Intensivstationen erneut die Notwendigkeit, Patienten zu isolieren. In Kenntnis der Epidemiologie multiresistenter Erreger folgten aber die Hygienemaßnahmen einem anderen Konzept als in den siebziger Jahren. Fußte das damalige Konzept auf einer hermetischen Abriegelung der ganzen Intensivstation, so verfolgt man seit den neunziger Jahren gezielt das Prinzip der Kontaktisolierung. Die im Folgenden dargestellten Maßnahmen sind beispielhaft für MRSA ausgeführt, gelten aber gleichermaßen für andere multiresistente Erreger (z. B. Vancomycin-resistente Enterokokken).

Das wichtigste Erregerreservoir von MRSA sind Patienten, da sie über mehrere Monate kolonisiert sein können, v.a. im Nasopharynx, an Händen, Hautläsionen und Wunden, gelegentlich auch rektal [63]. Im Vergleich zur Normalbevölkerung sind ärztliches und pflegerisches Personal zwar etwa doppelt so häufig Träger von *S. aureus*, eine Kolonisation mit resistenten Staphylokokken findet sich aber bei weniger als 2% [64]. Deshalb wurden Mitarbeiter der Klinik nur selten als Quelle für MRSA-Epidemien identifiziert [65]. Die unbelebte Umgebung spielt für die Weiterverbreitung von MRSA ebenfalls eine untergeordnete Rolle; lediglich bei Brandverletzten und Patienten mit Tracheostoma und bronchialer Besiedelung kann die Übertragung von MRSA über die Luft stattfinden [63, 66]. Man geht heute davon aus, dass die Übertragung von MRSA innerhalb des Krankenhauses fast ausschließlich über transient kolonisierte Hände des Personals geschieht.

Die Isolierung der Patienten in einem Einzelzimmer gilt seit den neunziger Jahren als Standard; hier können auch mehrere mit MRSA kolonisierte oder infizierte Patienten untergebracht werden (Kohorten-Isolierung) [67]. Die Unterbringung im Einzelzimmer soll zwar nicht effektiver sein als eine Kontakt-Isolierung, da die aerogene Übertragung von MRSA normalerweise nicht gegeben ist [68]; es dient aber auch als konstante Erinnerung, dass bei Betreten des Raums besondere Maßnahmen nötig sind und hat sich gemeinsam mit der Kontakt-Isolierung in prospektiven Studien als wirkungsvoll erwiesen [69]. Anders als für die Isolierzimmer der siebziger Jahre fordert man heute keine speziellen Raumluft-technischen Anlagen, da sie nicht nötig und nicht Kosten-effek-tiv sind [67]. Eine Schleuse ist ebenfalls nicht erforderlich, vielmehr kann jedes beliebige Zimmer als Isolierzimmer dienen und in vielen Häusern existieren fahrbare Wagen, denen man Einmal-Handschuhe, Desinfektionsmittel etc. bei Betreten des Zimmers entnehmen kann.

Neben dem Tragen von Einmal-Handschuhen bei Betreten des Zimmers muss immer vor und nach Betreten des Zimmers eine hygienische Händedesinfektion durchgeführt werden, da Handschuhe nicht vollständig verhindern können, dass es zur transienten Kolonisation mit MRSA kommt. Ein Schutzkittel muss bei direktem Patientenkontakt wie Verbandswechsel, Untersuchung oder pflegerischen Maßnahmen getragen werden, er kann aber mehrfach verwendet werden und wird im Patientenzimmer angezogen und aufbewahrt (also nicht bei Betreten der Station, wie in den siebziger Jahren). Auf den meisten Intensivstationen werden diese Kittel heute 3 Mal täglich gewechselt, oder natürlich im Falle sichtbarer Verschmutzung. Bei Gefahr aerogener Übertragung von MRSA (z.B. bei bronchialer Besiedelung eines Patienten mit Tracheostoma) sind Mundschutz und Schutzkittel für alle Personen erforderlich, die den Raum betreten, auf vielen Intensivstationen wird dies aber unabhängig vom Ort der Kolonisierung oder Infektion gefordert (Tabelle 1) [70].

Ein viel maßgeblicher Unterschied der Isolierungstechnik im Vergleich zu früher ist jedoch, dass das Pflegepersonal klar den isolierten oder nicht isolierten Patienten zugeordnet ist, wenn immer dies personell möglich ist und dass Angehörige über die Maßnahmen aufgeklärt werden und sie ebenfalls zu befolgen haben [64]. Die Kontaktisolierung wird dadurch ergänzt, dass im Isolierzimmer Stethoskope etc. vorhanden sind, sodass die Gegenstände, die in direkten Kontakt mit dem Patienten kommen, nicht bei anderen Patienten verwendet werden. Nach Verlegung des Patienten wird im Zimmer eine Scheuer-Wisch-Desinfektion durchgeführt im Gegensatz zum Verdampfen von Formaldehyd und alle Gegenstände, mit denen der Patient Kontakt hatte, werden sterilisiert oder desinfiziert. Ebenso sollen die gezielte Untersuchung und ggf. Behandlung von Kontaktpersonen (z. B. anderer Patienten, die zunächst im selben Zimmer lagen), die prophylaktische Isolierung ehemals kolonisierter Patienten und die Information an die weiter behandelnde Klinik dazu beitragen, dass die Ausbreitung von MRSA eingedämmt wird [64, 70].

Patienten-orientierte Krankenhaushygiene

Viele Kontroversen bestehen in der Krankenhaushygiene bis heute und deshalb werden derzeit einige Hygiene-Maßnahmen in verschiedenen Kliniken Deutschlands teilweise unterschiedlich gehandhabt (Betten-Aufbereitung, Flächendesinfektion, etc.). Blickt man auf die geschichtliche Entwicklung der Hygiene in Deutschland zurück, so ist aber ein Trend fest zu stellen, der wegführt von Abklatschuntersuchungen aus der unbelebten Umgebung, verbunden mit der Forderung nach weitgehend keimfreier Umgebung, wie sie in den frühen achtziger Jahren zum Maß aller Dinge erhoben wurden [10]. Vielmehr ist eine Entwicklung hin zur Patienten-orientierten epidemiologischen Krankenhaushygiene festzustellen, die sich auf das klinisch Notwendige und Sinnvolle und in der Praxis Machbare konzentriert. So herrscht heute Einigkeit, dass auch Hygienemaßnahmen auf eine rationale Basis im Sinne einer evidence based medicine gestellt werden müssen (z. B. anhand CDC-Kriterien) mit der Maßgabe, dass sie die Häufigkeit nosokomialer Infektionen senken sollen [14, 71]. Mit den Krankenhaus-epidemiologischen Studien NIDEP I und NIDEP II sind nun auch für Deutschland Daten verfügbar, die einen internationalen Vergleich erlauben [72, 73]. Die Datenerhebung zur Häufigkeit nosokomialer Infektionen auf Intensivstationen wird laufend durch das Nationale Referenzzentrum für Krankenhaushygiene ergänzt, sodass heute Orientierungsdaten für alle Intensivstationen verfügbar sind die zur Erstellung Patienten-orientierter Hygiene-Regime dienen können.

Danksagung. Wir danken Frau A. Bueno und Frau G. Mink, Abteilung für Anaesthesiologie für die Hilfe bei der Erstellung des Manuskripts und Herrn Prof. Botzenhart und Herrn Prof. Heeg für die wertvollen Hinweise und Bereitstellung von Literatur.

Literatur

1. Kirschner M (1930) Zum Neubau der chirurgischen Universitätsklinik Tübingen. II. Der Krankenhausbau. Chirurgie 2:202–215
2. Lawin P (1978) Die Entwicklung der Intensivmedizin. Anaesthesiol Intensivmed 19:418–427
3. Werner G (1983) Beschreibung der Methode und der Stichprobe. In: Europäisches Komitee Interdisziplinäre Hospithygiene (Hrsg) Hygienestatus an Intensivstationen. Mhp-Verlag, Wiesbaden, S 5–21
4. Dietzsch F (1988) Die Geschichte der Anästhesie in Tübingen. Zur Entwicklung der Anästhesie an den Tübinger chirurgischen Kliniken im Zeitraum von 1847 bis 1968. [Inaugural Dissertation.] Universität Tübingen
5. Schultheiß K-H (1982) Die Geschichte der Anästhesie in Tübingen. Die Einrichtung des Zentralinstituts für Anästhesiologie in Tübingen im Jahre 1968 und seine Entwicklung bis 1978. [Inaugural Dissertation.] Universität Tübingen
6. Greiner R (1972) Chirurgie kämpft gegen Infektionen. Schwäbisches Tagblatt 29.6.1972, Südwest Presse, Stuttgart
7. Rüden H, Fischer P, Botzenhart K (1978) Hygienische Anforderungen an das baulich-funktionale Konzept von Intensivpflegestationen. Zbl Bakt Hyg 166:305–313
8. Botzenhart K, Fischer P, Rüden H, Lauterbach M (1978) Kriterien zur hygienischen Beurteilung von Intensivpflegestationen. Zbl Bakt Hyg 166:314–321
9. Rüden H, Fischer P, Thofern E (1977) Intensivpflegestationen und ihre hygienischen Probleme. Prakt Anästh 12:478–492
10. Kemter BP, Weuffen W, Kramer A (1981) Distanzierung. In: Weuffen W, Oberdoerster F, Kramer A, (Hrsg) Krankenhaushygiene. (2. Auflage) Verlag Johann Ambrosius Barth, Leipzig, S 70–79
11. Simmons BP (1983) CDC guidelines for the prevention and control of nosocomial infections. Guideline for hospital environmental control. Am J Infect Control 11:97–120
12. Daschner FD, Frey P, Wolff G, Baumann PC, Suter P (1982) Nosocomial infections in Intensive Care Wards: a multicenter prospective study. Intensive Care Med 8:5–9
13. Daschner F, Scherer-Klein E, Langmaack H, Vogel W (1982) Krankenhausinfektionen in einer operativen Intensivtherapiestation. Ergebnisse einer vierjährigen prospektiven Untersuchung. Anaesthesist 31:188–191
14. Hauer T, Dziekan G, Krueger WA, Rüden H, Daschner F (2000) Sinnvolle und nicht sinnvolle Hygienemaßnahmen in der Anästhesie und auf Intensivstationen. Anaesthesist 49:96–101
15. Daschner FD (1985) Useful and useless hygienic techniques in Intensive Care Units. Intensive Care Med 11:280–3
16. Huebner J, Frank U, Kappstein I, et al (1989) Influence of architectural design on nosocomial infections in intensive care units – a prospective 2-year analysis. Intensive Care Med 15:179–183
17. Kappstein I, Matter H-P, Frank U, Meier L, Daschner, F (1991) Hygienische und ökonomische Bedeutung von Schleusen im Krankenhaus. Deutsch Med Wochenschr 116:1622–1627
18. Weuffen W, Oberdoerster F, Kramer A (1981) Keimzahlverminderung in der Raumluft. Ultraviolette Strahlen. In: Weuffen W, Oberdoerster F, Kramer A, (Hrsg) Krankenhaushygiene. (2. Auflage) Verlag Johann Ambrosius Barth, Leipzig, S 98–101
19. Kilian J (1980) Desinfektions- und Sterilisationsmaßnahmen in der Anästhesie. Hyg Med 5:223–230
20. Weuffen W, Oberdoerster F, Kramer A (1981) Keimzahlvermindernde Maßnahmen mit kurzer Wirkung. In: Weuffen W, Oberdoerster F, Kramer A, (Hrsg) Krankenhaushygiene. (2. Auflage) Verlag Johann Ambrosius Barth, Leipzig, S 80–98
21. Haley RW (1981) CDC guidelines on infection control. Infect Control 2:1–2
22. Hambraeus A, Malmborg AS (1979) The influence of different footwear on floor contamination. Scand J Infect Dis 11:243–246
23. Kallings LO (1981) Program for surveillance and intervention in specific problem areas of nosocomial infections. Rev Infect Dis 3:721–727
24. Ayliffe GAJ, Collins BJ, Lowbury EJL (1967) Ward floors and other surfaces as reservoirs of hospital infection. J Hyg 65:515–536
25. Maki DG, Alvarado CJ, Hassemer CA, Zilz MA (1982) Relation of the inanimate hospital environment to endemic nosocomial infection. New Engl J Med 307:1562–1566
26. Nyström B (1983) Optimal design/personnel for control of intensive care unit infection. Infect Control 4:388–390
27. Daschner F, Rabbenstein G, Langmaack H (1980) Flächendekontamination zur Verhütung und Bekämpfung von Krankenhausinfektionen. Deutsch Med Wochenschr 105:325
28. Dharan S, Mourouga P, Copin P, Bessmer G, Tschanz B, Pittet D (1999) Routine disinfection of patients' environmental surfaces. Myth or reality? J Hosp Infect 42:113–17
29. LaForce FM (1993) The control of infections in hospitals: 1750 to 1950. In: Wenzel RP (Hrsg) Prevention and control of nosocomial infections. Williams and Wilkins, Baltimore, S 1–12

30. Rotter ML (1995) Hand washing and hand disinfection. In: Mayhall CG (Hrsg) Hospital epidemiology and infection control. Williams and Wilkins, Baltimore, 1052–1068

31. Doebbeling BN, Stanley GL, Sheetz CT, et al (1992) Comparative efficacy of alternative hand-washing agents in reducing nosocomial infections in intensive care units. New Engl J Med 327: 88–93

32. Vincent JL, Bihari DJ, Suter PM, et al (1995) The prevalence of nosocomial infection in intensive care units in Europe. JAMA 274: 639–644

33. Weuffen W, Wigert H (1981) Desinfektion. In: Weuffen W, Oberdoerster F, Kramer A, (Hrsg) Krankenhaushygiene. (2. Auflage) Verlag Johann Ambrosius Barth, Leipzig, S 118–162

34. Zaragoza M, Sallés M, Gomez J, Bayas JM, Trilla A (1999) Handwashing with soap or alcoholic solutions? A clinical trial of its effectiveness. Am J Infect Control 27: 258–261

35. Widmer A, Francioli P (1995) Händewaschen mit desinfizierender Seife oder Händedesinfektion? Mythen und Fakten. Swiss-Noso 2: 29–31

36. Goldmann D, Larson E (1992) Hand-washing and nosocomial infections. New Engl J Med 327: 120–122

37. Pierce AK, Sanford JP, Thomas GD, Leonard JS (1970) Long-term evaluation of decontamination of inhalation-therapy equipment and the occurrence of necrotizing pneumonia. New Engl J Med 282: 528–531

38. Dietzel W (1978) Probleme der Streilität in der Inhalations- und Beatmungs-Inhalationstherapie. Hyg Med 3: 114–118

39. Hughes RL, Piergies M, Landau W (1976) The effects of copper in heated nebulizers. Chest 4: 500–505

40. Craven DE, Goularte TA, Make BJ (1984) Contaminated condensate in mechanical Ventilator circuits. A risk factor for pneumonia? Am Rev Respir Dis 129: 625–628

41. Sanderson PJ (1983) Colonisation of the trachea in ventilated patients: what is the bacterial pathway? J Hosp Infect 4: 15–18

42. Kirton OC, DeHaven B, Morgan J, Morejon O, Civetta J (1997) A prospective, randomized comparison of an in-line heat moisture exchange filter and heated wire humidifiers. Chest 112: 1055–1059

43. Roustan JP, Kienlen J, Aubas P, Aubas S, du Cailar J (1992) Comparison of hydrophobic heat and moisture exchangers with heated humidifier during prolonged mechanical ventilation. Intensive Care Med 18: 97–100

44. Craven DE, Kunches LM, Kilinsky V, Lichtenberg DA, Make BJ, McCabe WR (1986) Risk factors for pneumonia and fatality in patients receiving continuous mechanical ventilation. Am Rev Respir Dis 133: 792–796

45. Hess D, Burns E, Romagnoli D, Kacmarek RM (1995) Weekly ventilator circuit changes. A strategy to reduce costs without affecting pneumonia rates. Anesthesiology 82: 903–911

46. Dreyfuss D, Djedani K, Weber P, et al (1991) Prospective study of nosocomial pneumonia and of patient and circuit colonization during mechanical ventilation with circuit changes every 48 hours versus no change. Am Rev Respir Dis 143: 738–743

47. Kollef MH, Shapiro SD, Fraser VJ, et al (1995) Mechanical ventilation with or without 7-day circuit changes. Ann Intern Med 123: 168–174

48. Fink JB, Krause SA, Barrett L, Schaaff D, Alex CG (1998) Extending ventilator circuit change interval beyond 2 days reduces the likelihood of ventilator-associated pneumonia. Chest 113: 405–411

49. Long MN, Wickstrom G, Grimes A, Benton CF, Belcher B, Stamm AM (1996) Prospective, randomized study of ventilator-associated pneumonia in patients with one versus three ventilator circuit changes per week. Infect Control Hosp Epidemiol 17: 14–19

50. Johanson WG, Pierce AK, Sanford JP (1969) Changing pharyngeal bacterial flora of hospitalized patients. Emergence of Gram-negative bacilli. New Engl J Med 281: 1137–1140

51. Woods DE, Straus DC, Johanson WG, Bass JA (1981) Role of fibronectin in the prevention of adherence of Pseudomonas aeruginosa to buccal cells. J Infect Dis 143: 784–790

52. Dal Nogare AR, Toews GB, Pierce AK (1987) Increased salivary elastase precedes Gram-negative bacillary colonization in postoperative patients. Am Rev Respir Dis 135: 671–675

53. Woods DE, Straus DC, Johanson WG, Bass JA (1981) Role of salivary protease activity in adherence of Gram-negative bacilli to mammalian buccal cells in vivo. J Clin Invest 68: 1435–1440

54. French GL, Phillips I (1995) Antimicrobial resistance in hospital flora and nosocomial infections. In: Mayhall CG (Hrsg) Hospital epidemiology and infection control. Williams and Wilkins, Baltimore, 980–999

55. Moellering RC (1992) Emergence of enterococcus as significant pathogen. Clin Infect Dis 14: 1173–1178

56. Anonymus (1997) Staphylococcus aureus with reduced susceptibility to vancomycin – United States 1997. Morb Mortal Wkly Rep 46: 765–766

57. Geisel R, Schmitz F-J, Thomas L, et al (1999) Emergence of heterogeneous intermediate vancomycin resistance in Staphylococcus aureus isolates in the Düsseldorf area. J Antimicrob Chemother 43: 846–848

58. Weinstein RA (1986) Endemic emergence of resistance of cephalosporin-resistant Enterobacter: relation to prior therapy. Infect Control 7 (Suppl): 120–123

59. Murray BE (1990) The life and times of the enterococcus. Clin Microbiol Rev 3: 46–65

60. Trilla A, Krueger WA, Wenzel RP (1991) Coagulase-negative staphylococcal sepsis: new problems, few solutions. Difficult diagnosis, multiple resistance, complicate management. J Crit Illness 6: 314–330

61. Perl TM, Krueger WA, Houston A, Boyken LD, Pfaller MA, Herwaldt LA (1999) Investigation of suspected nosocomial clusters of Staphylococcus haemolyticus infections. Infect Control Hosp Epidemiol 20: 128–131

62. Hartstein AI, Denny MA, Morthland VH, LeMonte AM, Pfaller MA (1995) Control of methicillin-resistant Staphylococcus aureus in a hospital and an intensive care unit. Infect Control Hosp Epidemiol 16: 405–411

63. Mayhall CG (1993) Surgical infections including burns. In: Wenzel RP (Hrsg) Prevention and control of nosocomial infections. Williams and Wilkins, Baltimore, S 614–664

64. Mulligan ME, Murray-Leisure KA, Ribner BS, et al (1993) Methicillin-resistant Staphylococcus aureus: a consensus review of the microbiology, pathogenesis, and epidemiology with implications for prevention and management. Am J Med 94: 313–328

65. Sheretz RJ, Marosok RD, Streed SA (1993) Infection control aspects of hospital employee health. In: Wenzel RP (Hrsg) Prevention and control of nosocomial infections. Williams and Wilkins, Baltimore, S 295–332

66. Pittet D (1993) Nosocomial bloodstream infections In: Wenzel RP (Hrsg) Prevention and control of nosocomial infections. Williams and Wilkins, Baltimore, S 512–555

67. Boyce JM (1991) Should we vigorously try to contain and control methicillin-resistant Staphylococcus aureus? Infect Control Hosp Epidemiol 12: 46–54

68. Ribner BS, Landry MN, Gholson GL (1986) Strict versus modified isolation for prevention of nosocomial transmission of methicillin-resistant Staphylococcus aureus. Infect Control 7: 317–320

69. Jernigan JA, Titus MG, Groschel DH, Getchell-White S, Farr BM (1996) Effectiveness of contact isolation during a hospital outbreak of methicillin-resistant Staphylococcus aureus. Am J Epidemiol 143: 496–504

70. Krueger WA, Unertl K (1997) Verhalten bei Methicillin-resistentem Staphylococcus aureus (MRSA). In: Deutsche Akademie für Anästhesiologische Fortbildung (Hrsg) Refresher Course – aktuelles Wissen für den Anästhesisten, Band 23. Springer, Hamburg, S 121–127

71. Unertl K (2000) Nur der wäscht seine Hände in Unschuld der sie wäscht... Anaesthesist 49: 93–94

72. Kampf G, Gastmeier P, Wischnewski N, et al (1997) Analysis of risk factors for nosocomial infections–results from the first national prevalence survey in Germany (NIDEP Study, Part 1). J Hosp Infect 37: 103–112

73. Wischnewski N, Kampf G, Gastmeier P, et al (1998) Prevalence of primary bloodstream infections in representative German hospitals and their association with central and peripheral vascular catheters. Zentralbl Bakteriol 287: 93–103

Die Entwicklung der Intensivmedizin ist exemplarisch für die tiefgreifenden Fortschritte der Medizin in der zweiten Hälfte des 20. Jahrhunderts. Sie hat zugleich – und auch dieses ist exemplarisch für den medizinischen Fortschritt – eine Reihe bedeutsamer medikolegaler Fragen aufgeworfen: die Notwendigkeit einer Neubestimmung des Todesbegriffes und des Todeszeitpunktes sowie der Grenzen ärztlicher Behandlungspflicht im Extrembereich zwischen Leben und Tod und, damit im Zusammenhang stehend, über die rechtliche Zulässigkeit aktiver und passiver Sterbehilfe.

Der Hirntod als Individualtod

Seit Beginn der Menschheitsgeschichte war der Stillstand von Herzschlag und Atmung identisch mit dem Eintritt des Todes. Die sich daraus ergebende Bestimmung des Todes und des Todeszeitpunktes war so unproblematisch, dass der Gesetzgeber noch bei der Verabschiedung des BGB an der Wende zum 20. Jahrhundert keine Veranlassung sah, hierzu verbindliche Normen zu setzen, obgleich eine sichere Feststellung des Todes und eine exakte Bestimmung der Todeszeit gravierende straf- und zivilrechtliche Bedeutung besitzen.

Durch die Möglichkeit, ein stillstehendes Herz zu reanimieren (darüber hinaus sogar apparativ oder durch ein Spenderorgan zu ersetzen) und eine sistierende Spontanatmung künstlich aufrechtzuerhalten, wurden die bisher gültigen Vorstellungen und Definitionen infrage gestellt.

H. W. Opderbecke, W. Weißauer

Folge 19: Grenzen der Intensivmedizin – medikolegale Aspekte

Parallel zu der immer breiteren Anwendung moderner Wiederbelebungsverfahren und deren klinischen Umsetzung im Rahmen der sich entwickelnden Intensivtherapie setzte in den 6oer Jahren eine lebhafte Diskussion über diese Problematik ein, an der sich insbesondere Chirurgen und Rechtsmediziner einerseits und Juristen andererseits beteiligten [2, 7, 10, 15, 16, 17, 18, 20, 21, 22, 23, 25, 26, 27, 29, 30, 39, 40, 41, 42, 45, 47, 48, 49, 55, 61].

Das Ziel dieser Diskussionen war damals weniger, die Grenzen der ärztlichen Behandlungspflicht angesichts der erweiterten therapeutischen Möglichkeiten neu zu bestimmen, als durch einen veränderten Todesbegriff, den "dissoziierten Hirntod", der sich entwickelnden Transplantationschirurgie die rechtlichen Voraussetzungen für die Gewinnung funktionsfähiger Spenderorgane zu schaffen.

Die Autoren dieses Beitrags haben sich Anfang 1972 mit der Problematik befasst und dazu u. a. ausgeführt [60]:

Als klassische Todeszeichen galten bis vor relativ kurzer Zeit der irreversible Still-

stand der Herztätigkeit und der Atmung. Für den Regelfall werden diese klassischen Todeszeichen ihre bisherige praktische Bedeutung behalten, wenn auch mit gewissen Vorbehalten und Einschränkungen.

Der Stillstand der Herztätigkeit und der Atmung bedeutet zunächst nur einen Funktionsausfall dieser Organe, nicht ihren definitiven Untergang, den Organtod, auf den es bei der Feststellung des Individualtodes anzukommen hat. Der definitive Untergang der einzelnen Organe tritt, wenn sie nicht durch Krankheit oder Verletzung unmittelbar zerstört sind, infolge des durch den Kreislaufstillstand bedingten Sauerstoffmangels in unterschiedlichen Zeitabständen ein.

Die Resistenz des Herzens gegen Anoxie liegt bei 20 – 30 Minuten. Der Ausfall der Herzfunktion ist also nicht mit dem Organtod des Herzens gleichzusetzen, sondern hat ihn erst in einem gewissen Abstand zur Folge. Bereits nach

Prof. Dr. med. H. W. Opderbecke
Keßlerplatz 10, 90489 Nürnberg

8–10 Minuten eines durch den Kreislauf-stillstand bedingten kompletten Sauer-stoffmangels tritt dagegen unter norma-len Verhältnissen der Organtod des Ge-hirns ein. Sieht man im Tod – wie dies dem herkömmlichen Todesbegriff zu-grunde liegt – das auf einer Desintegra-tion der Lebensfunktionen beruhende Ende der Gesamtpersönlichkeit, so er-scheint es folgerichtig, den Tod des Men-schen mit dem irreversiblen Erlöschen seiner Hirnfunktionen zu identifizieren. Der Organtod des Gehirns führt zur Dis-soziation aller Lebensvorgänge und da-mit zur Auflösung der biologischen Funktionseinheit.

Trotz gewisser Meinungsverschie-denheiten in Einzelheiten ist die medizi-nische Wissenschaft in den letzten Jah-ren ganz überwiegend dazu übergegan-gen, den Hirntod mit dem Individualtod des Menschen gleichzusetzen.

Die Diskussion endete seinerzeit mit dem Konsens aller Beteiligten, den Par-tialtod des Gehirns, d. h. den irreversi-blen kompletten Hirntod, als Todesbe-griff neben den im Normalfall weiter an-wendbaren bisherigen Kriterien – irre-versibler Stillstand von Herztätigkeit und Atmung – anzuerkennen. Es ging nun nur noch um die Frage, unter wel-chen Voraussetzungen und nach wel-chen Kriterien die zuverlässige Feststel-lung des Hirntodes unter intensivmedi-zinischen Bedingungen zu erfolgen hat.

Mit einer Entschließung der Deut-schen Gesellschaft für Chirurgie "Todes-zeichen und Todesbestimmung" des Jahres 1968 [88] und der "Erklärung von Sidney" des Weltärztebundes aus dem gleichen Jahr [92] wurde auch diese De-batte einvernehmlich beendet.

Der Wissenschaftliche Beirat der Bundesärztekammer (BÄK) griff 1979 die Fragestellung auf und veröffentlich-te 1982 eine Stellungnahme "Kriterien des Hirntodes" [81]. Diese wurde seit-dem mehrfach, zuletzt 1997 [83], der wis-senschaftlichen Entwicklung angepasst.

Die Anerkennung des Hirntodes als verbindlichen Todesbegriff war zwi-schen Ärzten und Juristen wie auch in der öffentlichen Meinung so wenig um-stritten, dass sich für viele Jahre weder der Gesetzgeber noch die Rechtspre-chung genötigt sahen, hierzu rechtsver-bindliche Feststellungen zu treffen. Das ist im Rückblick umso erstaunlicher, als es im Vorfeld der parlamentarischen Be-ratungen zum Transplantationsgesetz vom 05.11.1997, in dem der Hirntod als Todesbegriff gesetzlich definiert werden sollte und schließlich auch wurde, in der öffentlichen Diskussion zu lebhaften Auseinandersetzungen kam. Aus der Be-völkerung, aber auch aus den Reihen der Politiker gab es plötzlich Stimmen, die sich gegen eine solche Definition des To-desbegriffes wandten und damit das Verfahren der Organspende infrage stellten, das bis dahin fast 30 Jahre lang weitgehend problemlos praktiziert wor-den war [5].

Dieser auffällige Meinungsum-schwung ist u. E. symptomatisch für ei-ne allgemeine Bewusstseinsverände-rung innerhalb der vergangenen 30 Jah-re. Gab es in den 50er und 60er Jahren in Deutschland noch eine erfolgsorientier-te Aufbruchstimmung nach den Zerstö-rungen und Verlusten des 2. Weltkrieges, so ist diese in den folgenden Jahrzehn-ten einer zunehmend skeptischen Ein-stellung gegenüber dem wissenschaft-lich-technischen Fortschritt, auch ge-genüber den Fortschritten der Medizin und insbesondere der Intensivmedizin gewichen.

Die Erweiterung der ärztlichen Behandlungspflicht

Ein solcher Wandel der Einstellung der Intensivmedizin gegenüber war aller-dings nicht ganz unbegründet. Er stand im Zusammenhang mit den rechtlichen Konsequenzen, die sich durch die neuen therapeutischen Möglichkeiten ergaben und die eine Erweiterung der ärztlichen Behandlungspflicht mit sich brachten.

Solange es nur völlig unzulängliche Wiederbelebungsverfahren gab, war der Arzt wegen mangelnder Erfolgsaussich-ten nur begrenzt verpflichtet, diese bei einem Herz- oder Atemstillstand anzu-wenden. Nun aber standen erfolgver-sprechende Methoden zur Verfügung, deren Anwendung bis zum Eintritt des Hirntodes oder jedenfalls bis zur Er-kenntnis der Unabwendbarkeit des Hirntodes – zumindest im Rahmen der Notfall- und Intensivmedizin – obliga-torisch wurde. Das heißt, die ärztliche Behandlungspflicht hatte sich grund-sätzlich um die Methoden der Notfall- und Intensivmedizin erweitert. Dass diese Pflichtenerweiterung ärztlicher-seits ernst zu nehmen war, zeigte eine Stellungnahme des Strafrechtslehrers Bockelmann [6], der die Ansicht vertrat, der Arzt müsse das Äußerste, was ihm seine Mittel erlaubten, zur Verlängerung des Lebens auch dann tun, wenn es nicht um Jahre, sondern nur "um Tage oder gar um Stunden oder Minuten geht und wenn überdies das Leben in der kurzen Spanne Zeit, für die es sich noch erhal-ten lässt, nur ein klägliches, trostloses Leben sein kann, vielleicht nur ein Da-hindämmern in dumpfer Bewusstlosig-keit".

Diese zugespitzte Äußerung fiel im Zusammenhang mit der Diskussion um die Problematik des Hirntodes und der Organentnahme und entsprang vermut-lich der Sorge, der Arzt könnte bereits vor Eintritt des Hirntodes auf noch er-folgversprechende Maßnahmen verzich-ten oder diese zu früh abbrechen.

Die dadurch entstandene Unsicher-heit über die Grenzen der ärztlichen Be-handlungspflicht führte auf nicht weni-gen Intensivstationen dazu, lebensver-längernde Maßnahmen auch dann noch anzuwenden, wenn deren Aussichtslo-sigkeit evident war. Das trug der Inten-sivmedizin bald den Ruf ein, ein würdi-ges Sterben des Menschen im Terminal-stadium einer infausten Erkrankung oder am Lebensende im hohen Alter zu verhindern. Hierin lag der Kern für Vor-würfe, die Intensivmedizin sei exempla-risch für eine inhumane Apparateme-dizin in unseren Kliniken. Auch hierzu soll eine extrem zugespitzte Äußerung zi-tiert werden [14]:

Die Materialschlacht gegen den Tod, die einseitig auf das Überleben des Patien-ten ausgerichtet ist, lässt eben wenig Raum für Hilfe beim Sterben. Dem Tod-kranken helfen, bedeutet aber auch, sich ihm widmen, ihn nicht in dieser letzten Station seines Lebens inmitten eines Ge-wirres von Schläuchen und Apparaturen alleine zu lassen. Oft umgibt sich das me-dizinische Personal mit dem "Mantel der korrekten Sachlichkeit", da es sonst die seelischen Belastungen auf Intensivsta-tionen nicht ertragen könne. So stirbt der Patient ganz im Stil unserer Zeit inmit-ten der hektischen Geschäftigkeit einer supertechnisierten und übermedika-mentösen Medizin, in sterilen Räumen, abgeschirmt von der nicht keimfreien Außenwelt nach tagelangem Kampf der Ärzte mit dem Tod. Von jeder Kommuni-kation mit seinen Angehörigen, Freun-den, Bekannten und dem Geistlichen etc.

abgeschnitten, wird nun erst das Sterben zur seelischen Qual. Die Intensivstation wird hier zur Hölle der Einsamkeit, zum Absturz der Seele ins Nichts, zur wissenschaftlichen Versuchsstation und Folterkammer, die verhindert, dass der Patient den Sinn seines Sterbens, Vollendung bzw. den Abschluss seines Lebens erkennen und vielleicht bewältigen kann.

Rückblickend ist zu sagen, dass mit der Beendigung der Diskussion über den Hirntod etwa um das Jahr 1970 vor dem Hintergrund solcher Eindrücke und Stimmungen eine breite Erörterung von Fragen der Humanität im Krankenhaus, über die Grenzen der ärztlichen Behandlungspflicht und die Probleme der Sterbehilfe einsetzte. An dieser Diskussion beteiligten sich zunächst vorzugsweise die davon in erster Linie betroffenen Intensivmediziner, insbesondere Anästhesisten [13, 31, 32, 34, 35, 43, 44, 51, 52, 64, 71, 72, 73, 78], bald darauf aber auch Onkologen und andere hiervon berührte Ärzte. Zahlreiche Theologen, Ethiker und Juristen griffen die Thematik nun ebenfalls auf.

Aktive und passive Sterbehilfe

Innerhalb relativ weniger Jahre erschien eine kaum noch überschaubare Zahl von Publikationen zu diesem Thema. In einer Bibliographie führte Koch bereits 1984 über 2000 multinationale Literaturstellen zu den Stichwörtern "Euthanasie – Sterbehilfe" auf [24]. Im Rahmen dieses Beitrages kann daher nur auf einige grundsätzliche Monographien hingewiesen werden [63, 64, 65, 66, 67, 68, 69, 70, 71, 72, 73, 74, 75, 76, 77, 78].

In der Diskussion ergab sich bald weitgehende Übereinstimmung in der Differenzierung zwischen aktiver und passiver Sterbehilfe. Die aktive Sterbehilfe, die Tötung eines Kranken durch aktives Handeln auf dessen ausdrückliches Verlangen, ist in Deutschland nach § 216 StGB strafbar. Sie wird nicht nur von der ärztlichen Standesvertretung, sondern auch von der überwiegenden Mehrzahl der an der Diskussion Beteiligten strikt abgelehnt. Es gibt aber auch einzelne Gegenstimmen [3, 74]. Auf die gesetzlichen Möglichkeiten zur aktiven Sterbehilfe in den Niederlanden sei verwiesen [12, 33]. Da die aktive Sterbehilfe für den Intensivmediziner in aller Regel irrelevant ist, soll auf

ihre Problematik hier nicht näher eingegangen werden.

Anders steht es mit der passiven Sterbehilfe, d. h. mit dem Verzicht auf prinzipiell mögliche lebensverlängernde Maßnahmen. Dieser Verzicht kann nach übereinstimmender Auffassung fast aller an der Diskussion beteiligten Theologen, Ethiker, Juristen und Ärzte unter bestimmten Voraussetzungen vertretbar sein. Man ist sich weitgehend einig, dass es dem Arzt, insbesondere dem Intensivmediziner, erlaubt sein müsse, auch schon vor Eintritt des Hirntodes auf lebensverlängernde Maßnahmen zu verzichten, wenn diese angesichts einer infausten Prognose dem Kranken keine Hilfe mehr bringen, sondern nur noch das Sterben verlängern können. Das Problem liegt darin, dass der behandelnde Arzt einerseits niemals nach völlig freiem Ermessen handeln und für sich die Rolle eines Richters über Leben und Tod in Anspruch nehmen darf, dass aber andererseits zuverlässige Anhaltspunkte für eine mit Sicherheit infauste Prognose nicht immer gegeben sind. Welche objektiven Kriterien sollen und können zur Anwendung kommen, um einen Verzicht auf intensivmedizinische Maßnahmen zu rechtfertigen, abgesehen von der fehlenden Einwilligung des Patienten bzw. seinem entgegenstehenden mutmaßlichen Willen?

Die Autoren dieses Beitrages haben in ihrer bereits zitierten Arbeit schon 1972 auch zu dieser Problematik Stellung genommen. Sie gehen von der Garantenstellung des behandelnden Arztes und seiner Verpflichtung aus, dem Patienten die bestmögliche Hilfe zu leisten, kommen aber zugleich zu dem Schluss, dass es im Extrembereich zwischen Leben und Tod immanente Grenzen der ärztlichen Behandlungspflicht gibt. Diese sind erreicht, wenn die Lebensverlängerung für den Sterbenden keine "bestmögliche Hilfe" mehr darstellt. Sie führen dazu u. a. aus [60]:

Diese Voraussetzungen werden vor allem bei den Patienten häufig zutreffen, bei denen das Versagen der vitalen Funktionen die Folge einer unheilbaren progredienten Erkrankung ist, oder der Tod erwartungs- und bestimmungsgemäß im hohen Lebensalter eintritt. Dem Auftrag des Arztes, das Leben zu erhalten, sind hier von der Natur so enge Grenzen gesetzt, dass bei der Kollision der Pflicht

zur Lebensverlängerung mit der Pflicht zur Schmerzlinderung entgegen der sonstigen Stufenfolge, also ausnahmsweise, diese letztere Pflicht überwiegt. Die Abwägung dieser beiden Pflichten liegt im unmittelbaren Bereich der medizinischen Fakten. Der Arzt urteilt, wenn er die Indikation zur Wiederbelebung unter diesen Umständen verneint, nicht über Wert oder Unwert des menschlichen Lebens, sondern über Wert oder Unwert einer medizinischen Behandlungsmethode in ihrer Anwendung auf den konkreten Fall.

Angesichts der Schwierigkeiten, klare Kriterien für solche schwerwiegenden Entscheidungen im Grenzbereich zwischen Leben und Tod zu definieren, ist immer wieder die Forderung nach einer gesetzlichen Regelung erhoben worden. Zu dieser Frage gab es am 15.05.1985 in Bonn eine Anhörung durch den Rechtsausschuss des Deutschen Bundestages. Die Mehrzahl der Teilnehmer, darunter auch wir, vertraten die Auffassung, dass sich diese diffizilen ärztlichen Entscheidungen in einem derart seniblen Bereich einer gesetzlichen Kodifizierung entziehen. Konsequenterweise ist es bis heute bei dieser Enthaltsamkeit des Gesetzgebers geblieben, und es gibt glücklicherweise auch keine Anhaltspunkte, dass sich dies in absehbarer Zeit ändert.

Die Rechtsprechung

Auch die Rechtsprechung hat lange Zeit zu der Problematik geschwiegen. Inzwischen liegen jedoch einige relevante Entscheidungen vor.

Bei der ersten Entscheidung handelt es sich um ein Urteil des 3. Strafsenats des BGH vom 04.07.1984 (BGH 3 StR 96/84) im sog. "Krefelder Fall". Der Hausarzt einer 76jährigen Patientin, die in erklärter suizidaler Absicht eine Überdosis Schlaftabletten genommen hatte, verzichtete auf deren Klinikeinweisung und damit auf den Versuch einer Lebensrettung.

Der BGH sprach den angeklagten Arzt nur deswegen frei, weil nicht beweisbar war, dass die Patientin bei rechtzeitiger Behandlung auf einer Intensivstation hätte gerettet werden können. Hinsichtlich der ärztlichen Hilfeleistungspflicht gegenüber einem Suizidpatienten ist das Urteil auf Kritik gestoßen [11, 57]. Davon abgesehen, traf das

Gericht aber eine Feststellung von grundsätzliche Bedeutung:

Andererseits darf der Arzt berücksichtigen, dass es keine Rechtsverpflichtung zur Erhaltung eines erlöschenden Lebens um jeden Preis gibt. Maßnahmen zur Lebensverlängerung sind nicht schon deswegen unerlässlich, weil sie technisch möglich sind. Angesichts des bisherige Grenzen überschreitenden Fortschritts medizinischer Technologie bestimmt nicht die Effizienz der Apparatur, sondern die an der Achtung des Lebens und der Menschenwürde ausgerichtete Einzelfallentscheidung die Grenze ärztlicher Behandlungspflicht.

Der BGH hat somit in dieser Urteilsbegründung die passive Sterbehilfe, d. h. den Verzicht auf lebensverlängernde intensivtherapeutische Maßnahmen aus objektiven Gründen für zulässig erklärt, also unabhängig von einer ausdrücklichen oder mutmaßlichen Einwilligung des Patienten.

Eine weitere Entscheidung, ein Urteil des 1. Strafsenats des BGH vom 13.09.1994 (BGH 1 StR 357/94), betraf den sog. "Kemptener Fall". Der als Betreuer bestellte Sohn und der behandelnde Arzt einer 72jährigen, schwerst zerebral geschädigten, langzeit bewusstlosen Patientin waren überein gekommen, die etwa zwei Jahre durchgeführte künstliche Ernährung (Sondenernährung) einzustellen in der Erwartung, dass daraufhin der Tod nach zwei bis drei Wochen schmerzlos eintreten werde. Das Landgericht verurteilte die beiden Angeklagten zu einer Geldstrafe wegen versuchter vorsätzlicher Tötung. Im Revisionsverfahren wurde das Urteil aufgehoben und an das Landgericht zurückverwiesen. In der neuen Hauptverhandlung erfolgten Freisprüche, weil die Angeklagten nach dem mutmaßlichen Willen der Patientin gehandelt hätten. Wegen ihrer grundsätzlichen Bedeutung sollen die Leitsätze der BGH-Entscheidung im Wortlaut wiedergegeben werden:

a) *Bei einem unheilbar erkrankten, nicht mehr entscheidungsfähigen Patienten kann der Abbruch einer ärztlichen Behandlung oder Maßnahme ausnahmsweise auch dann zulässig sein, wenn die Voraussetzungen der von der Bundesärztekammer verabschiedeten Richtlini-*

en für die Sterbehilfe nicht vorliegen, weil der Sterbevorgang noch nicht eingesetzt hat. Entscheidend ist der mutmaßliche Wille des Kranken.

b) *An die Voraussetzungen für die Annahme eines mutmaßlichen Einverständnisses sind strenge Anforderungen zu stellen. Hierbei kommt es vor allem auf frühere mündliche oder schriftliche Äußerungen des Patienten, seine religiöse Überzeugung, seine sonstigen persönlichen Wertvorstellungen, seine altersbedingte Lebenserwartung oder das Erleiden von Schmerzen an.*

c) *Lassen sich auch bei der gebotenen sorgfältigen Prüfung konkrete Umstände für die Feststellung des individuellen mutmaßlichen Willens des Kranken nicht finden, so kann und muss auf Kriterien zurückgegriffen werden, die allgemeinen Wertvorstellungen entsprechen. Dabei ist jedoch Zurückhaltung geboten; im Zweifel hat der Schutz menschlichen Lebens Vorrang vor persönlichen Überlegungen des Arztes, eines Angehörigen oder einer anderen beteiligten Person.*

Die Autoren dieses Beitrages haben die Entscheidung kritisch besprochen und bemängelt, dass der BGH nahezu ausschließlich auf den mutmaßlichen Willen der Patientin abstellt, obwohl ein Betreuer bestellt war, der anstelle der bewusstlosen Patientin über die Beendigung der künstlichen Ernährung mit oder ohne Genehmigung des Vormundschaftsgerichtes zu entscheiden hatte [36].

Auch der Hinweis in Leitsatz c), ersatzweise sei auf Kriterien zurückzugreifen, die allgemeinen Wertvorstellungen entsprechen, erscheint in einer multikulturellen Gesellschaft wenig hilfreich. Dagegen hat das Urteil die Frage nicht angesprochen, ob die lebensverlängernde Behandlung angesichts der langdauernden irreversiblen Bewusstlosigkeit und der infausten Prognose des Grundleidens noch als medizinisch indiziert zu betrachten war.

Die nachfolgenden Gerichtsurteile zeigen, dass die Entscheidung des 1. Strafsenats eher Verwirrung gestiftet als Klarheit geschaffen hat, wenn sie auch, ähnlich wie zuvor der 3. Strafsenat des BGH, den Behandlungsabbruch im Sinne einer passiven Sterbehilfe grundsätzlich für zulässig erklärt hat.

Nach dieser BGH-Entscheidung hat das OLG Frankfurt mit Datum vom 15.07.1998 (20 Wk 224/98) in einem analogen Fall auf Antrag der als Betreuerin eingesetzten Tochter einer künstlich ernährten bewusstlosen Patientin entschieden, das Vormundschaftsgericht sei für die Genehmigung der Einwilligung des Betreuers in den Abbruch der Behandlung unter Berücksichtigung des mutmaßlichen Willens der Patientin zuständig [46, 62]. Eine gleichlautende Entscheidung wurde kürzlich vom LG Duisburg getroffen (22 T 22/99) [9].

Zu einem gegenteiligen Ergebnis kam das LG München in einem Beschluss vom 18.02.1999 (13 T 478/99). Danach soll die Entscheidungskompetenz für einen Behandlungsabbruch bei einem nicht entscheidungsfähigen Patienten nicht beim Betreuer oder Vormundschaftsgericht liegen. Vielmehr sei es alleine Sache des behandelnden Arztes und der Angehörigen, nach dem mutmaßlichen Patientenwillen zu handeln [1].

Richtlinien und Leitlinien

Nicht zuletzt durch die BGH-Entscheidung im Kemptener Fall wurde die BÄK veranlasst, neue "Grundsätze zur Sterbebegleitung" zu erarbeiten. Bereits 1979 hatte sie "Richtlinien für die Sterbehilfe" mit einem Kommentar veröffentlicht [80], die sich eng an die zuvor publizierten "Richtlinien für die Sterbehilfe" der Schweizerischen Akademie der Medizinischen Wissenschaften anlehnten [90]. In diesen heißt es u. a.:

II. Behandlung

a) *In bezug auf die Behandlung ist der Wille des urteilsfähigen Patienten nach dessen gehöriger Aufklärung zu respektieren, auch wenn er sich nicht mit medizinischen Indikationen deckt.*

b) *Beim bewusstlosen oder sonst urteilsunfähigen Patienten dienen medizinische Indikationen als Beurteilungsgrundlage für das ärztliche Vorgehen im Sinne einer Geschäftsführung ohne Auftrag. Hinweise auf den mutmaßlichen Willen des Patienten sind dabei zu berücksichtigen. Dem Patienten nahestehende Personen müssen angehört werden; rechtlich aber liegt die letzte Entscheidung beim Arzt. Ist der Patient unmündig oder entmündigt, so darf die Behandlung nicht gegen den Willen der Eltern oder des Vormundes eingeschränkt oder abgebrochen werden.*

c) *Bestehen bei einem auf den Tod Kranken oder Verletzten Aussichten auf eine Besserung, kehrt der Arzt diejenigen Maßnahmen vor, welche der möglichen Heilung oder Linderung des Leidens dienen.*

d) *Beim Sterbenden, auf den Tod Kranken oder lebensgefährlich Verletzten,*
   - *bei dem das Grundleiden mit infauster Prognose einen irreversiblen Verlauf genommen hat und*
   - *der kein bewusstes und umweltbezogenes Leben mit eigener Persönlichkeitsgestaltung wird führen können, lindert der Arzt die Beschwerden. Er ist aber nicht verpflichtet, alle der Lebensverlängerung dienenden therapeutischen Möglichkeiten einzusetzen.*

Im gleichen Jahr veröffentlichte auch die Deutsche Gesellschaft für Chirurgie eine "Resolution zur Behandlung Todkranker und Sterbender [89]. Darüber hinaus sind in diesem Zusammenhang die in einer revidierten Fassung 1992 publizierten "Einbecker Empfehlungen" der Akademie für Ethik in der Medizin, der Deutschen Gesellschaft für Kinderheilkunde und der Deutschen Gesellschaft für Medizinrecht "Grenzen der ärztlichen Behandlungspflicht bei schwerstgeschädigten Neugeborenen" zu erwähnen [79].

Im Jahre 1993 wurde von der BÄK eine überarbeitete Stellungnahme "Richtlinien für die ärztliche Sterbebegleitung" publiziert [82]. Wie die vorangegangenen beziehen sich auch diese Richtlinien nur auf "Sterbende"; sie sind somit, streng genommen, nicht auf Intensivpatienten anwendbar, sofern es sich nicht um moribunde Kranke handelt.

Um den Kreis der Betroffenen zu erweitern, erarbeitete die Schweizerische Akademie der Medizinischen Wissenschaftn 1995 neue "Medizinisch-ethische Richtlinien für die ärztliche Betreuung sterbender und zerebral schwerst geschädigter Patienten [91]. Ihr folgte die BÄK mit einem zur öffentlichen Diskussion gestellten Entwurf "Richtlinie zur ärztlichen Sterbebegleitung und den Grenzen zumutbarer Behandlung" [84].

Da auch dieser Richtlinien-Entwurf nicht die Fallgruppe der unter Intensivbehandlung stehenden Patienten einschloss und darüber hinaus in sich widersprüchlich war, veröffentlichten die Autoren dieses Beitrages eine kritische Stellungnahme mit einem "Vorschlag für Leitlinien – Grenzen der intensivmedizinischen Behandlungspflicht –" [37]. Darin wird u. a. ausgeführt, dass es neben dem Willen bzw. dem mutmaßlichen Willen des Patienten auch objektive Kriterien zur Begrenzung der ärztlichen Behandlungspflicht gibt. Kann eine Maßnahme dem Patienten wegen der Aussichtslosigkeit der Situation keine Hilfe mehr bieten, so wird sie sinnlos. Sinnlose Maßnahmen sind aber medizinisch nicht oder nicht mehr indiziert. Die Autoren verweisen damit auf Feststellungen, die sie in ihrem oben zitierten Beitrag bereits 1972 getroffen hatten [60].

Nach lebhaften Erörterungen und einem Symposium am 15.01.1998 in Königswinter [66] publizierte die BÄK eine gegenüber ihrem Entwurf modifizierte Stellungnahme "Grundsätze zur ärztlichen Sterbebegleitung" [85]. Die Präambel lautet:

Aufgabe des Arztes ist es, unter Beachtung des Selbstbestimmungsrechtes des Patienten Leben zu erhalten, Gesundheit zu schützen und wiederherzustellen sowie Leiden zu lindern und Sterbenden bis zum Tod beizustehen.

Die ärztliche Verpflichtung zur Lebenserhaltung besteht jedoch nicht unter allen Umständen. Es gibt Situationen, in denen sonst angemessene Diagnose- und Therapieverfahren nicht mehr indiziert sind, sondern Begrenzung geboten sein kann. Dann tritt palliativ-medizinische Versorgung in den Vordergrund. Die Entscheidung hierzu darf nicht von wirtschaftlichen Erwägungen abhängig gemacht werden.

Unabhängig von dem Ziel der medizinischen Behandlung hat der Arzt in jedem Fall für eine Basisbetreuung zu sorgen. Dazu gehören u. a.: Menschenwürdige Unterbringung, Zuwendung, Körperpflege, Lindern von Schmerzen, Atemnot und Übelkeit sowie das Stillen von Hunger und Durst.

Art und Ausmaß einer Behandlung sind vom Arzt zu verantworten. Es muss dabei den Willen des Patienten beachten. Bei seiner Entscheidungsfindung soll der

Arzt mit ärztlichen und pflegenden Mitarbeitern einen Konsens suchen.

Aktive Sterbehilfe ist unzulässig und mit Strafe bedroht, auch dann, wenn sie auf Verlangen des Patienten geschieht. Die Mitwirkung des Arztes bei der Selbsttötung widerspricht dem ärztlichen Ethos und kann strafbar sein.

Diese Grundsätze können dem Arzt die eigene Verantwortung in der konkreten Situation nicht abnehmen.

Im Übrigen werden 3 Fallgruppen unterschieden:

I. Ärztliche Pflichten bei Sterbenden.
II. Verhalten bei Patienten mit infauster Prognose.
III. Behandlung bei sonstiger lebensbedrohlicher Schädigung.

Auch diese "Grundsätze" treffen somit nicht den Kern der Problematik in der Intensivmedizin. Dieser Umstand veranlasste die Deutsche Gesellschaft für Anästhesiologie und Intensivmedizin, den Vorschlag der Autoren aufzugreifen und "Leitlinien – Grenzen intensivmedizinischer Behandlungspflicht –" zu veröffentlichen [87]. Ein Kommentar der Autoren zu diesen Leitlinien enthält die folgende Zusammenfassung [38]:

Jede Form der Aktiven Sterbehilfe ist gemäß § 216 StGB strafbar; auch aus ärztlicher Sicht ist sie ethisch nicht zu rechtfertigen. Daran ändern die vielfältigen Tendenzen nichts, die "Tötung auf Verlangen" wie in den Niederlanden auch in Deutschland unter bestimmten Voraussetzungen straffrei zu stellen.

Im Rahmen der Passiven Sterbehilfe hängen die Grenzen der intensivmedizinischen Behandlungspflicht ab:

- *Vom erklärten oder mutmaßlichen Willen des Patienten. Maßnahmen, die der Patient ablehnt, dürfen nicht durchgeführt werden, selbst dann nicht, wenn alleine durch sie eine Lebensverlängerung möglich wäre.*
- *Von der medizinischen Indikationsstellung. Aussichtslose Maßnahmen im Grenzbereich zwischen Leben und Tod bieten dem Patienten keine Hilfe mehr. Sie sind damit sinnlos und medizinisch nicht indiziert.*

Die höchstrichterliche Rechtsprechung legt der ärztlichen Entscheidung, lebens-

verlängernde Maßnahmen durchzuführen oder auf sie zu verzichten, nahe ausschließlich die Frage nach dem Willen bzw. mutmaßlichen Willen des Kranken zugrunde, obgleich die Interpretation des "mutmaßlichen Willens" schwierig sein kann und nicht selten subjektiven Einflüssen unterworfen ist. Die Frage nach der medizinischen Indikationsstellung als einem objektiven Kriterium wird dagegen von der bisherigen Rechtsprechung vernachlässigt.

Beim Verzicht auf lebensverlängernde Maßnahmen bleibt die ärztliche Verpflichtung zur angemessenen Grundversorgung des Patienten im Sinne einer palliativen Betreuung bestehen. Zur besseren Differenzierung unterscheiden die Autoren zwischen den unverzichtbaren Remedia ordinaria und den zur Disposition stehenden intensivmedizinischen Remedia extraordinaria. Die Zuordnung der "Künstlichen Ernährung" ist umstritten. Die Rechtsprechung zählt sie zu den lebensverlängernden Remedia extraordinaria.

Zu den palliativen Maßnahmen der Grundversorgung gehört eine ausreichende Schmerztherapie im Sinne der Indirekten Sterbehilfe. Nach höchstrichterlicher Feststellung ist sie auch dann ärztlich geboten, wenn sie als unvermeidbare Nebenwirkung unbeabsichtigt den Todeseintritt beschleunigen könnte.

Der Begriff "Leitlinien" wurde bewusst gewählt, um klarzustellen, dass sie für den Intensivmediziner lediglich eine Empfehlung und Entscheidungshilfe darstellen sollen. Gleichwohl ist zu hoffen, dass diese speziell auf die Situation in der Intensivmedizin ausgerichtete Stellungnahme einen gewissen Schlusspunkt unter die jahrelangen Diskussionen um die Grenzen der ärztlichen Behandlungspflicht in der Intensivmedizin setzen wird.

Patientenverfügung

Wie bereits ausgeführt, hat die BGH-Entscheidung im Kemptener Fall den mutmaßlichen Willen des entscheidungsunfähigen Patienten als nahezu einziges Kriterium zur Begrenzung der ärztlichen Behandlungspflicht ganz in den Vordergrund gerückt. Angesichts der häufigen Schwierigkeiten, den mutmaßlichen Patientenwillen mit genügender Zuverlässigkeit in Erfahrung zu

bringen, lebte die Disskussion um das "Patiententestament" (besser: "Patientenverfügung") wieder auf. Insbesondere der Jurist Uhlenbruck, aber auch andere Autoren, hatten schon vor Jahren vorgeschlagen, der potentielle Patient solle in gesunden Tagen seinen Willen in Bezug auf eine lebensverlängernde Therapie bei kritischer Erkrankung in einer Patientenverfügung schriftlich festlegen, um bei einer eintretenden Entscheidungsunfähigkeit dem behandelnden Arzt konkrete Anhaltspunkte über seine Einstellung zu geben [28, 50, 53, 54]. Von Weißauer wurde dieses Konzept aufgegriffen und durch den Vorschlag erweitert, zugleich eine Vertrauensperson als "Bevollmächtigten" zu bestellen, der für den Patienten entscheiden sowie Auskunft über seinen mutmaßlichen Willen geben und, falls vorhanden, die Patientenverfügung interpretieren kann [58, 59]. Das novellierte Betreuungsgesetz kommt diesem Vorschlag entgegen; es stellt durch eine Ergänzung des § 1904 BGB den Bevollmächtigten insoweit einem bestellten Betreuer gleich [8].

Inzwischen wurde das Thema auch von der BÄK aufgegriffen, die "Handreichungen für Ärzte zum Umgang mit Patientenverfügungen" publizierte [86]. Darüber hinaus brachte das Bayerische Ärzteblatt den Beitrag einer Autorengruppe, an der auch wir (W. Weißauer) beteiligt waren, in dem der gesamte Fragenkomplex ausführlich dargestellt wird [4].

Im Hinblick auf die widersprüchliche Rechtsprechung wird das Konzept der Patientenverfügung ("Patiententestament") und der Bestellung einer Vertrauensperson als Bevollmächtigter ("Vorsorgevollmacht") in Zukunft sicherlich an Bedeutung gewinnen.

Schlussbetrachtung

Als Ergebnis langjähriger Diskussion ergibt sich:

Es besteht allgemeine Übereinstimmung, dass der Intensivmediziner in erster Linie verpflichtet ist, alle ihm zur Verfügung stehenden Mittel und Möglichkeiten auszuschöpfen, das Leben des ihm anvertrauten Patienten zu erhalten, zumindest zu verlängern. Dabei hat er davon auszugehen, dass sich der Patient mit dieser Erwartung in die Klinik begibt, denn unsere Krankenhäuser sind vor allem kurative Einrichtungen und

keine Sterbehospize. Bestehen jedoch zuverlässige Anhaltspunkte, dass unter Berücksichtigung der konkreten Situation der mutmaßliche Patientenwille einer lebensverlängernden Therapie entgegensteht, hat der Arzt dies zu beachten.

Noch nicht abschließend entschieden ist, ob und ggfl. wann der Intensivmediziner verpflichtet ist, für seinen entscheidungsunfähigen Patienten ein Betreuungsverfahren zu veranlassen, ferner, falls ein Betreuer bestellt ist, ob dieser für die Einwilligung und das Vormundschaftsgericht für die Genehmigung der Einwilligung in einen Behandlungsabbruch zuständig ist (wie das OLG Frankfurt mit Datum vom 15.07.1998 entschieden hat), oder ob es alleine Sache des behandelnden Arztes ist, nach dem mutmaßlichen Patientenwillen zu handeln (gemäß Beschluss des LG München vom 18.02.1999).

Wegen der häufigen Schwierigkeiten, den mutmaßlichen Willen des Patienten mit genügender Zuverlässigkeit in Erfahrung zu bringen, wird empfohlen, bereits in gesunden Tagen von der Möglichkeit einer Patientenverfügung und der Bestellung eines Bevollmächtigten Gebrauch zu machen.

Unabhängig vom Willen bzw. mutmaßlichen Willen des Patienten bestehen immanente Grenzen der intensivmedizinischen Behandlungspflicht insoweit, als es in der ärztlichen Kompetenz des Intensivmediziners liegt zu prüfen, ob eine lebensverlängernde Therapie für den Patienten noch sinnvoll, d. h. noch medizinisch indiziert ist. Der 3. Strafsenat des BGH hat in seiner Entscheidung vom 04.07.1984 mit jeder wünschenswerten Deutlichkeit klargestellt, dass es keine ärztliche Verpflichtung zu einer Lebensverlängerung um jeden Preis gibt. In Fällen irreversibler Bewusstlosigkeit, im Terminalstadium einer infausten Erkrankung oder am biologisch vorgegebenen Lebensende im hohen Alter soll der Arzt allein schon aus humanitäten Gründen die Frage der medizinischen Indikation lebensverlängernder Maßnahmen kritisch prüfen, um dem Kranken ein friedliches Sterben unter würdigen Umständen zu ermöglichen.

Auch die Knappheit an personellen und materiellen Ressourcen im Gesundheitswesen gebietet es, auf eine aufwendige Therapie zu verzichten, wenn diese für den Patienten keine Hilfe mehr bedeutet und damit sinnlos geworden, d. h.

medizinisch nicht mehr indiziert ist. Medizin muss stets dem Menschen dienen und darf nicht zum Selbstzweck werden. Nur unter dieser Prämisse lässt sich das kategorische Postulat aufrecht erhalten, dass die Intensivbehandlung dort, wo sie noch eine Chance bietet, dem Patienten keinesfalls aus Kostengründen vorenthalten werden darf.

Der rechtlich zulässige Verzicht auf eine weitere lebensverlängernde Therapie lässt die Verpflichtung zu einer angemessenen pflegerischen und ärztlichen Grundversorgung unberührt. Hierzu gehören Körperpflege und -hygiene, persönliche Zuwendung, das Stillen von Hunger und Durst und, falls erforderlich, eine wirksame Schmerztherapie sowie alle im konkreten Fall hilfreichen anderen Maßnahmen. Die Autoren schlagen zur besseren Differenzierung vor, zwischen unverzichtbaren "gewöhnlichen Mitteln" (Remedia ordinaria) und ggfl. zur Disposition stehenden "außergewöhnlichen Mitteln" (Remedia extraordinaria) zu unterscheiden. Zu den Remedia ordinaria gehören die genannten Maßnahmen der Grundversorgung, zu den Remedia extraordinaria die künstliche Aufrechterhaltung der vitalen Funktionen. Strittig ist bis heute, ob die künstliche Ernährung (Sondenbzw. parenterale Ernährung) den Remedia ordinaria oder extraordinaria zuzurechnen ist.

Abschließend soll an eine Stellungnahme von Papst Pius XII. anläßlich einer Anästhesie-Tagung in Rom am 24.11.1957 erinnert werden [19]. Auch derjenige, der sich kirchlich nicht gebunden fühlt, wird anerkennen, dass es sich bei dem Papst um eine Persönlichkeit von höchster moralischer Autorität handelt. Der Papst beantwortete drei Fragen:

1. *Ist die Anwendung betäubender Mittel erlaubt für Sterbende oder für Kranke in Todesgefahr, vorausgesetzt, dass hierfür eine klinische Indikation vorliegt? Kann man von ihnen Gebrauch machen, selbst wenn die Abschwächung des Schmerzes wahrscheinlich mit einer Abkürzung des Lebens verbunden ist?*

Die Antwort des Papstes: "Wenn keine anderen Mittel vorhanden sind und wenn es in den gegebenen Umständen die Erfüllung religiöser oder sittlicher Pflichten nicht hindert, ja".

2. *Hat der Anästhesist das Recht oder sogar die Verpflichtung, in allen Fällen tiefer Bewusstlosigkeit – auch in solchen, die nach dem Urteil eines sachkundigen Arztes hoffnungslos sind – von den neuzeitlichen Geräten für künstliche Beatmung selbst gegen den Willen des Familie Gebrauch zu machen?*

Die Antwort des Papstes: "Für die gewöhnlichen Fälle wird man zugeben, dass der Anästhesist das Recht hat, so zu handeln, dass er aber nicht dazu verpflichtet ist. Es sei denn, dass dies das einzige Mittel ist, um einer anderen und klaren sittlichen Pflicht zu genügen. Da diese Behandlungsmethoden über die gewöhnlichen Mittel, deren Anwendung verpflichtend sind, hinausgehen, kann man nicht behaupten, dass es Pflicht wäre, sie anzuwenden.

Die Rechte und Pflichten der Familie hängen im Allgemeinen vom vermutlichen Willen des bewusstlosen Kranken ab. Was die eigene und unabhängige Pflicht der Familie angeht, so erstreckt sie sich gewöhnlich nur auf die Anwendung der üblichen Mittel. Wenn sich darum herausstellt, dass der Versuch der Wiederbelebung in Wirklichkeit für die Familie eine solche Belastung darstellt, die man ihr nicht im Gewissen auferlegen darf, so kann sie erlaubterweise darauf bestehen, dass der Arzt seine Versuche unterbreche und dieser darf ihr Folge leisten. Es liegt in diesem Falle keinerlei unmittelbare Verfügung über das Leben des Kranken vor und auch keine Euthanasie, was niemals erlaubt wäre. Selbst wenn die Unterbrechung der Bemühungen um die Wiederbelebung eine Stilllegung des Blutumlaufes zur Folge hat, ist sie stets nur mittelbare Ursache für das Aufhören des Lebens.

Somit haben wir im Wesentlichen bereits die 3. Frage beantwortet:

3. *Kann der Arzt das Atemgerät entfernen, bevor der Kreislauf endgültig zum Stillstand kommt?*
Wie wir schon darlegten, ist diese Frage zu bejahen."

Damit hat Papst Pius XII. bereits ganz zu Beginn der Diskussion über Fragen der Sterbehilfe angesichts der damals neuen Möglichkeiten moderner Wiederbelebungsmethoden eine Begrenzung der ärztlichen Behandlungspflicht grundsätzliche bejahen.

Literatur

1. v. Albert HH (1999) Keine vormundschaftsgerichtliche Genehmigung für lebensbeendende Maßnahmen. Arzt Krankenhaus 72: 339
2. Bauer KH (1967) Über Rechtsfragen bei homologer Organtransplantation aus der Sicht des Klinikers. Chirurg 38: 245
3. Baumann J et al.(1986) Alternativentwurf eines Gesetzes über Sterbehilfe. Thieme, Stuttgart New York
4. Bickhardt J et al.(2000) Patientenverfügung, Bestellung einer Vertrauensperson, Vorsorgevollmacht und Betreuungsverfügung – Rechtliche Hilfsmittel in Grenzsituationen der Arzt-Patienten-Beziehung. Bayer Ärztebl 55(2) [Einlage]
5. Birnbacher B, Angstwurm H, Eigler FW, Wuermeling HB (1993) Der vollständige und endgültige Ausfall der Hirntätigkeit als Todeszeichen des Menschen – Anthropologischer Hintergrund. Dtsch Ärztebl 90: C-1968
6. Bockelmann P (1968) Strafrechtliche Aspekte der Organtransplantation. Langenbecks Arch Klin Chir 322: 44
7. Bushart W, Rittmeyer P (1969) Kriterien der irreversiblen Hirnschädigung bei Intensivbehandlung. Med Klin 64: 184
8. Coeppicus R (1999) Der nicht einwilligungsfähige Patient – Einwilligung, Betreuerstellung und Vormundschaftsgericht. Anästh Intensivmed 40: 583
9. Dodegge G (2000) Vormundschaftsgerichtliche Genehmigung eines Behandlungsabbruchs. Arzt Krankenhaus 73: 17
10. Engisch K (1967) Über Rechtsfragen bei homologer Organtransplantation. Chirurg 38: 252
11. Eser A (1985) Sterbewille und ärztliche Verantwortung – zugleich Stellungnahme zum Urteil des BGH im Falle Dr. Wittig. MedR 1: 6
12. Flintrop J (2000) Euthanasie-Gesetzgebung in den Niederlanden. Dtsch Ärztebl97: C-80
13. Fritsche P, Mayrhofer O (1971) Grenzsituationen der Anästhesie und Wiederbelebung. In: Frey R, Hügin W, Mayrhofer O (Hrsg) Lehrbuch der Anästhesiologie und Wiederbelebung. Springer, Berlin
14. Geissler H (1978) Ökonomische und soziopolitische Aspekte der Intensivmedizin. In: Eld V, Frey R (Hrsg) Sterbehilfe oder Wie weit reicht die ärztliche Behandlungspflicht. Matthias Grünewald, Mainz
15. Gerlach J (1969) Gehirntod und totaler Tod. Münch Med Wochenschr 111: 65

16. Gerlach J (1970) Die Definition des Todes in der Medizin. Münch Med Wochenschr 112:65
17. Gütgemann A, Käufer C (1971) Organentnahme und Transplantation. Dtsch Med Wochenschr 96:609
18. Gütgemann A, Vahlensieck W (1968) Voraussetzungen zur Nierentransplantation. Dtsch Med Wochenschr 93:671
19. Haid B (1958) Religiös-sittliche Fragen betreffend die Wiederbelebung. Anaesthesist 7:241
20. Hanack EH (1969) Todeszeitbestimmung, Reanimation und Organtransplantation. Dtsch Ärztebl 66:1320
21. Heinitz E (1970) Rechtliche Fragen der Organtransplantation. de Gruyter, Berlin
22. Hinderling H (1968) Die Transplantation von Organen als Rechtsproblem. Schweiz Med Wochenschr 98:773
23. Käufer C, Penin H (1967) Todeszeitbestimmung beim dissoziierten Hirntod. Dtsch Med Wochenschr 93:679
24. Koch G (1984) Euthanasie, Sterbehilfe – Eine dokumentierte Bibliographie. Bibliographica genetica medica, Vol 18, Palm und Enke Erlangen
25. Kohlhaas M (1967) Rechtliche Fragen bei der Organtransplantation. Münch Med Wochenschr 109:2265
26. Kohlhaas M (1968) Zur Feststellung des Todeszeitpunktes Verstorbener. Dtsch Med Wochenschr 93:412
27. v Kress H (1970) Ärztliche Fragen der Organtransplantation. de Gruyter, Berlin
28. Kutner L (1976) Die Verfügung zu Lebenszeit – Zur Bewältigung des historischen Vorgangs Tod. In: Eser A (Hrsg) Suizid und Euthanasie als human- und sozialwissenschaftliches Problem. Enke, Stuttgart
29. Liebhardt EW, Wuermeling HB (1968) Juristische und medizinisch-naturwissenschaftliche Begriffsbildung und die Feststellung des Todeszeitpunktes. Münch Med Wochenschr 110:1661
30. Masshoff W (1968) Zum Problem des Todes. Münch Med Wochenschr 110:2473
31. Menzel H (1976) Kriterien für den Behandlungsabbau. In: Eser A (Hrsg) Suizid und Euthanasie als human- und sozialwissenschaftliches Problem. Enke, Stuttgart
32. Mollaret P (1962) Über die äußersten Möglichkeiten der Wiederbelebung. Die Grenzen zwischen Leben und Tod. Münch Med Wochenschr 104:1539
33. Nolte H (1994) Gemeinsames Europa – gemeinsame Ethik? Zur Problematik der Euthanasie. Anästh Intensivmed 35:52
34. Opderbecke HW (1975) Medizinische Aspekte der Sterbehilfe. Krankenhausarzt 48:303
35. Opderbecke HW, Weißauer W (1981) Grenzen zwischen Leben und Tod. In: Lawin P (Hrsg) Praxis der Intensivbehandlung. 4. Aufl. Thieme Stuttgart – New York

36. Opderbecke HW, Weißauer W (1996) Grenzen der ärztlichen Behandlungspflicht bei irreversibler Bewußtlosigkeit. Anästh Intensivmed 37:42
37. Opderbecke HW, Weißauer W (1998) Ein Vorschlag für Leitlinien – Grenzen der intensivmedizinischen Behandlungspflicht. MedR 16:395
38. Opderbecke HW, Weißauer W (1999) Grenzen intensivmedizinischer Behandlungspflicht. Anaesthesist 48:207
39. Penin H, Käufer C (1969) Der Hirntod, Todeszeitbestimmung bei irreversiblem Funktionsverlust des Gehirns. Thieme, Stuttgart
40. Pompey H (1969) Gehirntod und totaler Tod. Münch Med Wochenschr 111:736
41. Pribilla O (1968) Juristische, ärztliche und ethische Fragen zur Todesfeststellung. Dtsch Ärztebl 65:2256, 2318, 2396
42. Samson E (1974) Rechtsfragen beim Einsatz von Reanimatoren. Internist 15:546
43. Schara J (1976) Die Grenzen der Behandlungspflicht in der Intensivmedizin. Dtsch Ärztebl 73:587
44. Schara J (1993) Intensivmedizin zwischen Technik und Humanität. Z Med Ethik 39:111
45. Schuster HP, Busch H, Busch G, Niemczyk H, Baum P, Knolle J, v Ungern-Sternberg A, Lang K (1969) Zur Problematik des dissoziierten Hirntodes bei Patienten eines internistischen Intensivpflegezentrums. Dtsch Med Wochenschr 94:2118
46. Seitz W (1998) Das OLG Frankfurt und die Sterbehilfe. Z Rechtspolitik 31:417
47. Siegrist HO (1969) Organtransplantation und Recht. Münch Med Wochenschr 111:742
48. Spann W (1969) Vorstellungen zur Gesetzgebung über den tatsächlichen Todeszeitpunkt. Münch Med Wochenschr 111:2253
49. Spann W (1969) Rechtliche Probleme bei der Organentnahme für Transplantationen. Wien Klin Wochenschr 81:370
50. Spann W (1983) Das Patiententestament. MedR 1:13
51. Steinbereithner K (1969) Grenzgebiete zwischen Leben und Tod. Anästhesiologische Probleme. Wien Klin Wochenschr 81:530
52. Steinbereithner K, Kucher R (1972) Grenzen der Wiederbelebung. In: Kucher R, Steinbereithner K (Hrsg) Intensivstation, Intensivpflege, Intensivtherapie. Thieme, Stuttgart
53. Uhlenbruck W (1983) Zur Rechtsverbindlichkeit des Patiententestaments. MedR 1:16
54. Uhlenbruck W, Rollin M (Hrsg) (1983) Sterbehilfe und Patiententestament. Klaus Vale, Berlin
55. Wawersik J (1968) Kriterien des Todes unter dem Aspekt der Reanimation. Chirurg 39:345
56. Wawersik J (1969) Todeszeitpunkt und Organtransplantation. Dtsch Ärztebl 66:1315
57. Weißauer W (1984) Grenzen der Behandlungspflicht nach Suizidversuch. Anästh Intensivmed 25:427
58. Weißauer W (1999) Vorsorgevollmacht und "Patiententestament" – Der nicht einwilligungsfähige Patient. Anästh Intensivmed 40:209

59. Weißauer W (1999) Behandlung nicht willensfähiger Patienten – Rechtliche Anforderungen in der Anästhesie und Intensivmedizin. Anaesthesist 48:593
60. Weißauer W, Opderbecke HW (1972) Tod, Todeszeitbestimmung und Grenzen der ärztlichen Behandlungspflicht. Anästh Inform 14:2
61. Wiemers K (1969) Probleme und Definition des klinischen Todes. Internist 10:181
62. Wuermeling HB (1999) Beschluß des OLG Frankfurt – Gebotenes Sterbenlassen. Dtsch Ärztebl 96:C-1641
63. Auer A, Menzel H, Eser A (Hrsg) Monographien (1977) Zwischen Heilauftrag und Sterbehilfe. Heymanns, Köln
64. Baust G (1988) Sterben und Tod – Medizinische Aspekte. Akademie, Berlin
65. Bundesärztekammer (1988) Anfang und Ende menschlichen Lebens – Medizinischer Fortschritt und ärztliche Ethik. Dtsch Ärzte, Köln
66. Bundesärztekammer (1998) Ärztliche Sterbebegleitung. Dtsch Ärzte, Köln
67. Deutsche Bischofskonferenz (1975) Das Lebensrecht des Menschen und die Euthanasie. Sekretariat der Deutschen Bischofskonferenz, Bonn
68. Eibach U (1998) Sterbehilfe – Tötung aus Mitleid? Brockhaus, Wuppertal
69. Eid V, Frey R (Hrsg) (1978) Sterbehilfe oder Wie weit reicht die ärztliche Behandlungspflicht? Matthias Grünewald, Mainz
70. Eser A (Hrsg) (1976) Suizid und Euthanasie als human- und sozialwissenschaftliches Problem. Enke, Stuttgart
71. Fritsche P (1979) Grenzbereich zwischen Leben und Tod. 2. Aufl. Thieme, Stuttgart
72. Herfarth Ch, Buhr HJ (Hrsg) (1994) Möglichkeiten und Grenzen der Medizin. Springer, Berlin Heidelberg
73. Hutschenreuter K, Wiemers K (Hrsg) (1971) Intensivbehandlung und ihre Grenzen. Anaesthesiologie u Wiederbelebung Bd 55, Springer. Berlin Heidelberg
74. Jens W, Küng H (Hrsg) (1995) Menschenwürdig sterben. Piper, München Zürich
75. Kautzky R (1976) Sterben im Krankenhaus. Herderbücherei, Freiburg
76. Möllering J (1977) Schutz des Lebens – Recht auf Sterben. Medizin und Recht Bd 3. Enke, Stuttgart
77. Moor P (1973) Die Freiheit zum Tode – Ein Plädoyer für das Recht auf menschenwürdiges Sterben. Rowohlt, Reinbek
78. Schara J (1982) Humane Intensivtherapie. Perimed, Erlangen
79. Akademie für Ethik in der Medizin, Empfehlungen – Richtlinien – Stellungnahmen, Deutsche Gesellschaft für Kinderheilkunde, Deutsche Gesellschaft für Medizinrecht (1992) Grenzen ärztlicher Behandlungspflicht bei schwerstgeschädigten Neugeborenen (Einbecker Empfehlungen). MedR 10:206

80. Bundesärztekammer (1976) Richtlinien für die
    Sterbehilfe. Dtsch Ärztebl 73:957
81. Bundesärztekammer (1982) Kriterien des Hirn-
    todes – Entscheidungshilfen zur Feststellung
    des Hirntodes. Dtsch Ärztebl 79:2/45
82. Bundesärztekammer (1993) Richtlinien
    für die ärztliche Sterbebegleitung.
    Dtsch Ärztebl 90:C-1628
83. Bundesärztekammer (1997) Kriterien des Hirn-
    todes – Entscheidungshilfen zur Feststellung
    des Hirntodes. Dtsch Ärztebl 94:C-957
84. Bundesärztekammer (1997) Entwurf
    der Richtlinie zur ärztlichen Sterbebegleitung
    und den Grenzen zumutbarer Behandlung.
    Dtsch Ärztebl 94:C-988
85. Bundesärztekammer (1998) Grundsätze zur
    ärztlichen Sterbebegleitung. Dtsch Ärztebl
    95:C-1689
86. Bundesärztekammer (1999) Handreichungen
    für Ärzte im Umgang mit Patientenverfügungen.
    Dtsch Ärztebl 96:A-2720
87. Deutsche Gesellschaft für Anästhesiologie und
    Intensivmedizin (1999) Leitlinien – Grenzen
    der intensivmedizinischen Behandlungspflicht.
    Anaesthesist 48:213
88. Deutsche Gesellschaft für Chirurgie (1968)
    Todeszeichen und Todeszeitbestimmung.
    Chirurg 39:196
89. Deutsche Gesellschaft für Chirurgie (1979)
    Resolution zur Behandlung Todkranker und
    Sterbender. Anaesthesist 28:357
90. Schweizerische Akademie der Medizinischen
    Wissenschaften (1977) Richtlinien für die
    Sterbehilfe. Dtsch Ärztebl 74:1933
91. Schweizerische Akademie der Medizinischen
    Wissenschaften (1995) Medizinisch-ethische
    Richtlinien für die ärztliche Betreuung sterben-
    der und zerebral schwerst geschädigter
    Patienten. Schweiz Ärztez 76:1223
92. Weltärztebund (1968) Die Erklärung von
    Sidney. Dtsch Ärztebl 65:1865

Keine andere Spezialität der Medizin ist so stark mit ihren Grenzen konfrontiert worden wie die Intensivmedizin.

Darüber hinaus ist die Intensivmedizin von Außenstehenden, Laien, immer wieder auf ihre Grenzen und die vermeintlichen „Grenzüberschreitungen" aufmerksam gemacht worden. Neben den therapeutischen Grenzen, die es in jedem Fach der Medizin gibt, sind es neben den medikolegalen (s. Folge 19 dieser Serie) die ökonomischen und ethischen Grenzen, an die die auf Intensivstationen tätigen Ärzte, Krankenschwestern und -pfleger bei ihrer Arbeit von Beginn an gestoßen sind. Man kann sagen, die Intensivmedizin – ein zunächst unwillkommenes Kind der Medizin – wurde in einem Armenhaus geboren, zur Aufzucht gab es wenig Brot, wenig Kleidung und wenig Schlaf. Das soll heißen, bei der an allen Krankenhäusern bestehenden Raumnot war für eine adäquate Raumgestaltung einer Intensivstation zunächst kaum eine befriedigende Möglichkeit zu finden. So begnügte man sich mit Kompromissen, die, wie sich später herausstellte – zu Lasten des Patienten gingen (Großraum mit mehreren Betten – Kreuzinfektion – Sepsis). Die apparative Ausstattung war zunächst meist unzureichend, die technischen Neuerungen entwickelten sich aber so rasch, dass die Budgets der Krankenhäuser ein Schritthalten mit der modernen Entwicklung nicht zuließen. Und dennoch mußten Anträge auf Neubeschaffung immer wieder gestellt

P. Lawin
München

Folge 20: Grenzen der Intensivmedizin – ökonomische und ethische Grenzen*

werden; denn „wer stehen bleibt, der geht zurück"(J. W. v.Goethe). Da auf den Intensivstationen – und da hat sich bis heute nicht der Idealzustand eingestellt – überall eine völlig unzureichende Personalausstattung bestand, hatte das vorhandene ärztliche und pflegerische Personal schier unzumutbare Arbeit zu leisten. Die Folge war bei etlichen Schwestern das „Burn-out-Syndrom".

Mit zunehmendem Wohlstand und der Modernisierung der Krankenhäuser in Deutschland gelang es langsam, die räumlichen Belange entsprechend zu gestalten, die apparative Ausstattung zu verbessern und die Stellenpläne des Personals aufzustocken. Diese sehr langsam wachsenden Verbesserungen sind in den vorangegangenen Folgen beschrieben worden. Es muss aber noch einmal betont werden, dass hierzu mühevolle Verhandlungen auf der Ebene der Verbände und der wissenschaftlichen Gesellschaf-

ten, aber auch jeweils vor Ort von den Leitern der Intensivstationen geführt worden waren.

In der 2. Hälfte der 60er Jahre fiel es sogar Verwaltungsdirektoren auf, dass eine Intensivstation zum Renomme des Krankenhauses beitragen könnte, ja, es wurde schick, selbst an kleineren Krankenhäusern Intensivstationen zu haben. Nachdem die Differenzierung in „Intensiv-Observationsstation" und „Intensiv-Therapiestation" definiert worden war und die Krankenkassen dafür unterschiedliche Tarife erarbeitet hatten, war der „run" auf eine Intensiv-Therapiestation aus ökonomischer Sicht verständlicherweise groß. Das führte dann dazu, dass in Krankenhäusern, an de-

* Herrn Prof. Dr. H.H. Scheld gewidmet

em. Prof. Dr. med. Dr. h.c. P. Lawin
Hofbauernstraße 6, 81247 München

nen vorwiegend mittelgroße Eingriffe wie z. B. Gallenblasen- und Magenoperationen vorgenommen wurden, die so operierten Patienten 3–4 Tage – EKG-Überwacht – auf der „Intensiv-Therapiestation" betreut wurden. Meist waren solche Stationen apparativ ausgezeichnet ausgestattet und erfüllten auch sonst äußerlich die vorgegebenen Kriterien für die Anerkennung als „Intensiv-Therapiestation" durch die Kassen und auch durch die Ärztekammern. Das hatte zur Folge, dass Chefärzten von Anästhesie-Abteilungen mit einer solchen „Intensiv-Therapiestation" eine zu lange, d. h. eigentlich nicht berechtigte Weiterbildungszeit zuerkannt wurde, obgleich sie nur die Funktion einer Intensivobservation besaßen. Kam es unter solchen Bedingungen einmal zu einer ernsten postoperativen Komplikation, z. B. einer diffusen Peritonitis, fehlten Know-how und Erfahrung, erfolgte dann – oft zu spät – die Verlegung in ein Schwerpunktkrankenhaus. Der Monitor am Bett des Patienten konnte eben nicht eine Intensiv-Therapiestation charakterisieren. „Es ist der Geist, der sich den Körper schafft" (F. v. Schiller). Daran hatte man mancherorts nicht gedacht. Es entstand die Frage: „Intensivstationen in jedem Krankenhaus?" Vernünftigerweise wurde sie verneint. Nach Notfallversorgung und Stabilisierung sollte schnellstmöglich die Verlegung in ein nahe gelegenes Schwerpunktkrankenhaus erfolgen.

Den Anstieg der Kosten hatte auch die Intensivmedizin zu verantworten. Nur haben die Intensivmediziner kaum die Möglichkeit, größere Kosten einzusparen: da intensivtherapiebedürftige Patienten nicht abgewiesen werden dürfen, muss die notwendige Behandlung durchgeführt werden, und sei sie noch so teuer. Daran hat sich bis heute noch nichts geändert.

Wirtschaftlichkeit ist das Verhalten nach dem ökonomischen Prinzip. Dieses fordert bei vorgegebenem Etat, auch Budget genannt, das Streben, den größtmöglichen Ertrag oder einen bestimmten Ertrag mit möglichst geringem Aufwand zu erzielen. Ist – bezogen auf diese Definition – wirtschaftliches Handeln in der Krankenversorgung, bei der keine konkreten Werte produziert, sondern im Gegenteil Kosten verursacht werden, überhaupt messbar, wo ja nichts produziert wird, was messbar ist?

Wo, im Gegenteil, langfristig Kosten verursacht werden? Oder welchen Beitrag leistet ein 80-Jähriger, der einen aortokoronaren Bypass erhielt, zum Bruttosozialprodukt? Die üblichen Definitionen der Marktwirtschaft sind in der Medizin nicht oder nur teilweise anwendbar. Das Erreichen des Ziels „Gesundheit" oder wenigstens „Besserung des Gesundheitszustandes" passt als Produktionsziel nicht ohne weiteres in die gängigen Definitionen der Ökonomie. Auch die Frage, ob das Erreichen eines bestimmten Gesundheitszustandes (die moderne Medizin schafft auch behinderte, pflegebedürftige Menschen) oder die Verbesserung eines Krankheitsbildes wirtschaftlich lohnend oder erstrebenswert sind, ist nur schwer zu beantworten. Auch sog. „Social-cost-/Social-benefit-Analysen" haben da nur wenig geholfen. Aber auch die medizinische und natürlich auch die intensivtherapeutische Praxis muss sich nach ihrem Verhältnis von Aufwand und Resultat fragen lassen.

In einer Welt knapper Güter ist es sittliche Pflicht, über das Ausmaß der Ausgaben für Gesundheit und Lebensverlängerung im Gesamt unserer Zwecke nachzudenken. Lebensverlängerung durch ärztliches Handeln ist kein Selbstzweck.

Beschränkung ist aber vorgegeben, denn das Gesundheitswesen verschlang z. B. 1997 in Deutschland einen Betrag von DM 516,6 Mrd. Die Krankenhauskosten 1997 kletterten mit DM 129,3 Mrd. weit über die Schallgrenze von DM 100 Mrd.

Grenzen wirtschaftlichen Handelns im Krankenhaus ergeben sich aus der Art der Finanzierung und der sehr unterschiedlichen Aufgaben der einzelnen Hospitäler. Ein Großteil der Kosten 67,3% (d.s. DM 86,6 Mrd.) entfällt auf den Personalsektor, nur 32,7% (d.s. DM 42,7 Mrd.) auf die Sachkosten. Kostensenkung ist kaum zu erreichen, denn der größere Anteil lässt sich angesichts der überall schon bestehenden erheblichen Personalnotstände in den Krankenhäusern eben nicht ohne weiteres reduzieren.

Das Streben nach Kostenreduzierung und wirtschaftliche Vorgaben bzw. Limitierungen dürfen andererseits auch nicht dazu führen, dass die ärztlichen Sorgfaltspflichten verletzt werden. Diese sind im Rechtssinne strenge Pflichten. Mit diesem Begriff wiederum eng verbunden sind Qualitätsstandards in der Medizin und ihre Sicherung. Sich am zeitgerechten Qualitätsstandard zu orientieren, was bei den ständigen Fortschritten der Medizin ein fließender Vorgang ist, wird für den Arzt zu einer immer schwierigeren Aufgabe. Hierbei wirken besonders die Zunahme der Lebensdauer, der Technologiezuwachs und eine gesteigerte Nachfrage nach maximaler medizinischer Versorgung unter Berücksichtigung der Wirtschaftlichkeit erschwerend.

Zirka 16% der Bevölkerung sind im Jahre 2000 über 65 Jahre alt. Man rechnet, dass 30% aller chirurgisch-operierten Patienten im Jahr 2030 einer Intensivtherapie bedürfen werden, nicht zuletzt weil die degenerativen und chronischen Krankheiten weiter zunehmen. Bezogen auf die Kosten kann man sagen, dass die Intensivtherapie immer teurer werden muss. Neue, teurere Verfahren wurden allzu oft unzureichend geprüft, aber begeistert in die Behandlung eingeführt. Dies ist weder mit wirtschaftlicher noch mit ärztlicher Sorgfaltspflicht zu vereinbaren. Bei der Entwicklung neuer medizinischer Techniken wird in zunehmendem Maße zu prüfen sein, ob hiermit Krankheiten tatsächlich geheilt, die gestörten Funktionen optimal wiederhergestellt oder ersetzt werden können, kurz: ob sie wirklich einen kausalen therapeutischen Fortschritt darstellen. Man braucht nur an die kontrovers geführte Diskussion um den Pulmonaliskatheter und seinen umstrittenen therapeutischen Nutzen zu erinnern.

Sicherlich ist damit eine Limitierung der verfügbaren Intensivbetten verbunden, d.h. es gibt nach wie vor Grenzen der Aufnahmefähigkeit.

Sie ist seit langem existent, umfaßt nicht nur die Zahl der Intensivbetten, sondern heute bereits stärker die Zahl qualifizierter Pflegender, ihre Bereitschaft, ihre Bezahlung und ihre Belastbarkeit (Pichlmyr u. Jähne 1996 [16]).

Ökonomische Situation der Intensivmedizin in Deutschland

Der Ltd. Verwaltungsdirektor der Universitätskliniken Münster, Manfred Gotthardt, beschreibt die ökonomische Situation der Intensivmedizin in Deutschland wie folgt:

„Wenn Orkane über eine Landschaft fegen und Dächer, Autos und Wohnwagen durcheinanderwirbeln, so ist dies immer eine ausführliche Meldung, teilweise eine Sondersendung in Radio und Fernsehen wert. Wenn als Folge gesetzgeberischer Aktivitäten heftige Stürme und teilweise Orkane durch die deutsche Gesundheits- und insbesondere deutsche Krankenhauslandschaft fegen, so führt das in der öffentlichen Meinung, die durch die Medien geprägt wird, allenfalls zu kurzen Meldungen, ggf. zu bissigen Kommentaren.

Die deutsche Krankenhauslandschaft ist rechtlich, organisatorisch und finanziell ständig im Umbruch. Dies bleibt nicht ohne Auswirkungen auf die ökonomische Situation der Krankenhäuser, und damit auch der Intensivmedizin in diesen Einrichtungen.

Seit einigen Jahren war die medizinische und administrative Seite in den Krankenhäusern daran gewöhnt, bestimmte Leistungen über Fallpauschalen, Sonderentgelte und Abteilungs-/Basispflegesätze abzurechnen. Dies galt auch in den letzten Jahren für besondere Abteilungspflegesätze, die für intensivmedizinische Behandlung im operativen und konservativen Bereich vorgegeben und von Krankenkassen und Krankenhäusern jährlich vereinbart wurden. In den Fallpauschalen, die für bestimmte operative Leistungen gezahlt wurden und werden, war bei den Kalkulationen der intensivmedizinische Teil der stationären Behandlung nur sehr gering veranschlagt. Dennoch muss mit den Erlösen dieser Fallpauschalen der komplette Behandlungsfall im Krankenhaus finanziert werden. Die finanzielle Enge, die sich aus dieser insoweit sehr restriktiven Kalkulation ergab, macht schon jetzt vielen Krankenhäusern zu schaffen. Insoweit wirkt sich besonders negativ aus, dass die Messlatte für die Budgetsteigerungen der Krankenhäuser, die sogenannte Grundlohnsummensteigerung, zwar an externe Faktoren auf der Seite der Kostenträger gekoppelt ist, mit der konkreten Entwicklung der Medizin, ihrem Fortschritt und den sich daraus ergebenden finanziellen Anforderungen aber in keiner Relation steht. Schon jetzt wird der medizinische Fortschritt und die Altersentwicklung der Patienten in den Krankenhäusern finanziell nicht mehr berücksichtigt.

Andererseits zählt nach wie vor die Intensivmedizin zu den unverzichtbaren Bestandteilen moderner Krankenhausmedizin. Dies wird auch in den nächsten Jahren so bleiben. Der Anteil der intensivmedizinisch zu betreuenden Patienten wird sicher steigen. Dies ist eine logische und unvermeidbare Konsequenz der Altersentwicklung und der immer besseren und größeren Behandlungsmöglichkeiten. Ebenso sicher ist aber auch, dass intensivmedizinische Abteilungen in den Krankenhäusern zu den besonders aufwendigen Einrichtungen gehören. Dies gilt sowohl für die operativ wie konservativ ausgerichteten Stationen/Abteilungen.

Ab dem Jahr 2003 wird in Deutschland – wie vom Gesetzgeber gewollt und mit der sogenannten Selbstverwaltung vereinbart – ein völlig neues Fallpauschalensystem eingeführt. Alle Leistungen in den Krankenhäusern (mit Ausnahme der psychiatrischen) werden in Zukunft über Fallpauschalen nach dem System der australischen DRG's erfasst und vergütet. Damit stellt sich in Zukunft auch für die Intensivmedizin mehr als bisher die Notwendigkeit, bei den in den nächsten Monaten anstehenden Kalkulationen der Personal- und Sachkosten umfassend, richtig und sachgerecht Berücksichtigung zu finden. Auch wenn letztlich die sogenannten Relativgewichte nicht unmittelbar die Kosten wiedergeben müssen, so ist doch in der Vorphase der Kostenerhebung, die am Beispiel deutscher Krankenhäuser erfolgen soll, ein besonderes Augenmerk gerade auf die Berücksichtigung dieser Bereiche zu richten. Zukünftig wird für die Eingruppierung in eine Fallpauschale (DRG) die Diagnose, die Kombination von Haupt- und Nebendiagnosen, die Berücksichtigung von Comorbiditäten usw. eine entscheidende Rolle spielen. Mehr als bisher werden Ärzte durch ihre Erfassung von Diagnosen die Abrechnungsmöglichkeiten und damit die Ertragsseite des Krankenhauses beeinflussen.

Auch wenn vielfach das neue australische System als das zur Zeit beste angesehen wird, bleibt festzuhalten, dass nur Deutschland glaubt, alle Leistungen eines Krankenhauses über Fallpauschalen abrechnen zu können. Kein anderes Land der Welt ist diesen Weg einer kompletten Vergütungsregelung über derartige Fallpauschalen gegangen, auch wenn derartige Pauschalen in vielen

Ländern in unterschiedlicher Ausgestaltung eingesetzt werden.

Die ökonomische Situation der Intensivmedizin wird sich in den kommenden Jahren, insbesondere ab 2004, nicht in positiver Richtung entwickeln. Die finanziellen Rahmenbedingungen werden eng bleiben, eher enger als weiter werden. Die Intensivmediziner werden wie alle Ärzte mehr als bisher Leistungen erfassen, Diagnosen kodieren und die finanziellen Auswirkungen dieser Tätigkeit berücksichtigen müssen. Intensivmediziner müssen also in Zukunft nicht nur intensiv Medizin betreiben, sie müssen auch intensiv ihre Leistungen erfassen und dokumentieren.

Für die Intensivmedizin wird daher unter ökonomischen Gesichtspunkten in Zukunft wie auch für andere Disziplinen im Krankenhaus gelten: Der Aufwand wird größer, das Geld wird knapper."

Intensivmedizin und Grenzen ärztlicher Ethik

Spätestens seit Hippokrates gibt es definierte ärztliche Verhaltensweisen. Diese waren beeinflusst und damit von jeweiligen religiösen, speziell kirchlichen, aber auch politischen Vorgaben abhängig und wurden nach den jeweiligen medizinischen Fortschritten modifiziert. Waren ärztliche Verhaltensweisen allgemein anerkannt, hingen sie immer auch vom Zeitgeist ab. Wenn man dies alles subsumiert unter den Begriff "Ärztliche Ethik", stellt sich die Frage: „Ethik eine Variable?" Diese Frage muss man wohl mit „ja" beantworten.

In diesem variablen Spannungsbereich befinden sich Intensivmediziner und ihre Mitarbeiter. Die Patienten und ihre Angehörigen wollen, dass zunächst immer alles, alles pro vita getan wird; später bei etwaigem ungünstigen und langen Verlauf gerät das Behandlungsteam in die Kritik und wird mit dem Vorwurf belastet, das Sterben unnötig zu verlängern. Diesem Vorwurf gesellen sich dann aus allgemeiner Sicht Laien hinzu.

Der Göttinger Philosoph Günther Patzig definiert Ethik wie folgt:

Ethik ist die philosophische Untersuchung der moralischen Normensysteme, also jener Systeme von Verhaltensregeln, die in einer Gesellschaft zu einer bestimmten Zeit weithin akzeptiert (freilich nicht immer befolgt) werden (Patzig 1986 [14]).

Die moralischen Normensysteme können natürlich auch Gegenstand anderer Wissenschaften sein, z. B. der Medizin.

Die philosophischen Untersuchungen, die für Ethik charakteristisch sind, haben es mit den Fragen

1. nach der Begründbarkeit moralischer Normen zu tun und
2. nach den möglichen Motiven, die den als gültig erkannten moralischen Normen Wirkung im Leben der Menschen verschaffen könnten (Patzig 1986 [14]).

Diesen Fragen, besser gesagt Forderungen haben sich Intensivmediziner zu stellen, aber in besonderem Maße auch die Ärzte, deren therapeutische Handlungen eine Intensivbehandlung zwangsläufig erforderlich machen.

„Gerade im intensivmedizinischen Bereich stellen die oft dissonanten Entscheidungsebenen einer Ethik des Nutzens im Sinne einer Art „Schöpfungsprokura" für einen in seiner humanen Autonomie stark eingeschränkten Patienten und eine nach ökonomischen Richtlinien folgende „Go-or-Stop-Option" das agierende Ärzteteam vor eine moralische Zerreißprobe ersten Ranges.

Dissonanz prägt von Anfang bis zum Ende – von der neonatalen Intensivmedizin bis zur perimortalen Intensivmedizin – das Entscheidungsgeschehen, denn „transitorische Phasen", wie der Übergang zum Leben und der Übergang zum Tod, laufen durch Zonen des Zusammenpralls einer sehr divergenten „gleitenden" Ethikdefinition quer durch philosophische Denkgebäude, naturwissenschaftliche Gesetze und theologische Prinzipien.

Wir befinden uns in einem faustischen Dilemma:

▸ *gefangen zwischen Nutzwert und Sinnwert,*
▸ *auf der Suche nach einer Genethik und seit wir wissen, dass*
▸ *im Genom der gesamte individuelle Bausatz des ganzen Körpers festgeschrieben ist, auch*
▸ *auf der Suche nach einer Organerklärung, die uns sagt, wie sehr ein Or-*

gantransplantat auch als „Subindividualität mit einer Seelendimension" zu sehen ist" [2].

Földy postuliert ein Bündnis von Denken und Machen [2], aber es scheint, dass den Machern die Zeit zur Reflektion oft fehlt – unter den Zwängen des Machen-Wollens.

Der Nutzen des Patienten nimmt in der medizinischen Ethik seit jeher den vorrangigen Platz ein; denn präventive Vorsorge, aber auch Therapie und Verhinderung eines vorzeitigen Todes liegen im Zentrum des Interesses des Patienten und zwingen den Arzt, aus einem therapeutischen Konzept ein übergeordnetes Gleichgewicht zwischen Nutzen und eingesetzten Mitteln herzustellen. Die Verpflichtung zum „primum nil nocere" bleibt dabei stets im kategorischen Mittelpunkt.

Immer dann, wenn die Intensivmedizin an die Grenzen ihrer therapeutischen Möglichkeiten stößt und zu erfolglosen Aufenthalten auf der Intensivstation führt, entstehen die Fragen nach ärztlicher Ethik.

Zu diesem schwierigen, oft kontrovers geführten Themenkomplex sind inzwischen unzählige Publikationen erschienen. Sie stammen aus der Feder von Ärzten, Pflegepersonal, Philosophen, Religionslehrern und Kirchenvertretern, Journalisten und selbst von Patienten. Ein Resümee aus all diesen Schriften zu ziehen und in einem Beitrag übersichtlich zusammenzubringen, ist unmöglich und auch nicht Aufgabe dieser Beitragsreihe.

Es gibt aber einige grundsätzliche Äußerungen von Experten, die im Folgenden auszugsweise wiedergegeben werden sollen, weil sie repräsentativ für die transzendentale Dimension der Intensivmedizin sind und zu einem Abschluss unserer zeitgenössischen Betrachtungen „Die geschichtliche Entwicklung der Intensivmedizin in Deutschland" beitragen.

Primärindikation zu einer Operation

Die Möglichkeiten eines Fortschritts in einer Intensivtherapie dürfen nicht dazu führen, die Verantwortung für die Primärindikation zu einer Operation weniger ernst zu nehmen. Dies ist besonders bei Eingriffen bei Patienten im hohen Lebensalter oder bei Eingriffen mit, trotz intensivmedizinischer Fortschritte, pro-

blematischer Prognose bedeutsam. Es versteht sich von selbst, daß nach Abwägen der Risiken dem Patienten bzw. Chirurgen die Entscheidung zum therapeutischen Vorgehen, vorbereitet mit Argumenten, übergeben werden muß (Pichlmayr u. Jähne 1996 [16])."

Ärztliche Limitierung der Behandlung

Die hauptentscheidende Limitierung einer Intensivtherapie ist das Versagen der Behandlung. Trotz großer Fortschritte sind viele Zustände auf dem Gebiet der Viszeralchirurgie, vor allem schwere septische Verläufe, nach wie vor nicht erfolgreich behandelbar. Besonders problematisch ist die Frage nach der ärztlichen Limitierung der Behandlung einer Intensivtherapie wegen infauster oder ungünstiger Prognose. Die Frage nach einer solchen Begrenzung wird immer wichtiger, je mehr durch Fortschritte der Intensivtherapie die Verlängerung des Lebens möglich wird, das Endergebnis der Behandlung jedoch ungünstig zu erwarten ist. Hierbei tritt sogleich das Problem der exakten und sicheren Prognostizierbarkeit des weiteren Verlaufs auf. Prognose-Scores werden hierzu herangezogen. Bekannt ist jedoch, dass diese bei hohem statistischem Wert individuell nicht absolut zuverlässig sind. Sich allein hierauf zu verlassen, ist somit nicht möglich. Sie können jedoch bei der Beurteilung großen Wert bekommen, wenn weitere ungünstige Faktoren hinzutreten. Als solche sind vor allem ungünstige prognostische Faktoren zu nennen, die selbst bei Überstehen der akuten intensivtherapeutischen Phase die Lebensqualität und Überlebenslänge erheblich beeinträchtigen würden; zu denken ist hier vor allem an Komplikationen nach großen Karzinomoperationen mit nicht kurativem Ergebnis. Hier könnte der Gesichtspunkt, dass selbst bei Überstehen einer schweren und mit langem Intensivverlauf verbundenen postoperativen Komplikation durch eine unterdessen fortschreitende Rezidiverkrankung bestenfalls eine quantitativ und qualitativ erheblich beeinträchtigte Lebensspanne zu erreichen ist, und daß eine solche Situation nicht im Interesse des Patienten liegen dürfte, von Bedeutung sein. Ein solches Argument kann wohl in die Überlegung über Therapielimitierung bei schwerem Intensivverlauf miteinbezogen werden (Pichlmayr u. Jähne 1996 [16]).

Prognose in der Intensivmedizin

Einen Rückschritt sehe ich in der Entscheidungskonsequenz. Hippokrates glaubte an seine Prognostik. Er zog als Arzt die Konsequenz aus seiner Prognosestellung. Prognostisch infauste Kranke soll der Arzt nicht behandeln, und niemand darf dies von ihm verlangen. Wir glauben dagegen weniger an unsere prognostizierenden Modelle, und wir sind weniger bereit, die ärztlichen Entscheidungskonsequenzen zu ziehen. Unser Handeln ist Teil der allgemeinen Auffassung unserer Zeit, auch nicht das geringste Restrisiko zu tolerieren. So behandeln wir im wesentlichen alles und jeden auch mit den Maßnahmen der maximalen Intensivtherapie. Wir sind aufgefordert, über diesen Rückschritt seit Hippokrates nachzudenken (Schuster 1990 [18]).

Therapiereduktion

Der Auffassung, daß bei auch nur geringstem Zweifel an einer „infausten" Prognose alles getan werden muß, muß entgegengehalten werden, daß menschenwürdiges Sterben bei strenger Auslegung dieses Prinzips zur Ausnahme würde; die Regel wäre der verzögerte Tod auf der Intensivstation. Immerhin läßt sich inzwischen mittels extrakorporaler Techniken das Leben praktisch jedes im Herz- oder Lungenversagen Sterbenden um Tage oder Wochen verlängern, auch wenn „praktisch" keine Hoffnung auf Erholung oder Transplantation besteht. Selbstverständlich sollte bei jedem begründeten Zweifel weiterbehandelt werden. Aber die völlig zweifelsfreie Prognosestellung ist eben nur Wunsch, nicht aber Wirklichkeit. Zweifellos ist „therapia maxima" der einfachste Weg für den behandelnden Arzt, frei von inneren Konflikten und Selbstzweifeln. Aber der einfache Weg ist hier nicht der richtige. Schließlich geht es um das salus aegroti, nicht um das salus medici.

Vielmehr ist man beim nicht entscheidungsfähigen Patienten vor die schwierige Aufgabe gestellt, unter ständiger Evaluierung der Situation zwischen dessen „Recht auf Leben" und dem Recht auf „würdevolles Sterben" abzuwägen. Will man das Recht auf würdevolles Sterben nicht völlig aufgeben, wird man bei schlechter werdender Prognose irgendwann die Therapie einschränken müssen, um das Sterben zuzulassen. Dies

setzt einen gewissen Ermessensspielraum voraus. Dabei wird das Ausmaß medizinischer Interventionen u. a. durch deren Zumutbarkeit mitbestimmt. In der Regel wird eine bestimmte medizinische Maßnahme um so unzumutbarer sein, je belastender sie für den Patienten ist und umso geringer die Aussichten auf Erreichen des angestrebten Ziels sind. Ausschlaggebend ist die Zumutbarkeit für den konkreten Patienten, keine Rolle darf es spielen, was den Angehörigen oder der Gesellschaft nicht mehr zumutbar erscheint.

Entscheidungen über eine Therapieeinschränkung dürfen niemals „akut" gefällt werden, sie müssen langsam „heranreifen". Selbstverständlich ist dabei das Urteil von mitbehandelnden Ärzten zu berücksichtigen. Hier sollte der Grundsatz „In dubio pro vita" gelten. Solange einer der Kollegen für Weiterbehandlung votiert, muss auch weiterbehandelt werden. Denkbar und hilfreich ist auch eine beratende Rolle von Angehörigen, von Pflegekräften und Geistlichen, abzulehnen aber deren Verantwortlichkeit im Entscheidungsprozeß. In jedem einzelnen Fall muss angestrebt werden, einen Konsens aller Beteiligten über das Therapieausmaß bzw. die Therapieeinschränkung herbeizuführen. Dies beugt nicht nur möglichen juristischen Auseinandersetzungen vor, sondern stellt auch eine gewisse Kontrolle des entscheidend verantwortlichen Arztes dar.

Um das Gewicht besser zu verteilen und damit die Entscheidung tragfähiger zu machen, sollten die „Teamführenden" zumindest nach dem Prinzip des „Double-Reading" (wie es Piloten in der Fliegerei tun) einen konkreten Entscheidungssachverhalt verifizieren. Ethisch getragene Entscheidungen verlangen innere Mehrheiten [2] (Prien u. Lawin 1996 [17]).

Therapiereduktion

Aus Sicht der christlichen Ethik liegt der Unterschied im Motiv, in der Intention: Die Absicht, das Leben des Patienten vorzeitig zu beenden, ist Motiv des aktiven Eingreifens, die Ansicht, das Sterben nicht unnötig zu verlängern, Motiv des (passiven) Sterbenlassens. Der Unterschied liegt also in der Art der Einflußnahme auf den natürlichen Verlauf. Im Falle der aktiven Sterbehilfe wird der natürliche Verlauf absichtsvoll manipuliert

(abgekürzt), im Falle des Sterbenlassens geht es darum, ihn nicht unnötig zu manipulieren (verlängern). Der Vollständigkeit halber sei auch eine andere Sichtweise erwähnt. So sieht das orthodoxe Judentum jeden Akt, der unweigerlich zu einem bestimmten Ergebnis führt – unabhängig von Intention und Länge des Zeitintervalls zwischen Ursache und Wirkung – als aktive Intervention. Demnach ist Abbruch stets eine aktive und damit unzulässige Maßnahme, nur der Verzicht eine passive (Prien u. Lawin 1996 [17]).

Behandlungsabbruch aus christlich-ethischer Sicht

Ich gehe davon aus, dass zwischen Unterlassen einer lebenserhaltenden oder lebensverlängernden Maßnahme und einer aktiven Herbeiführung des Todes für die sittliche Bewertung ein wesentlicher Unterschied besteht, selbst wenn der Ausgang in beiden Fällen gleich ist und es Grenzsituationen geben kann, in denen der Unterschied zwischen aktiv und passiv ineinander überzugehen scheint. Dabei würde ich etwa den Abbruch einer sinnlos gewordenen Intensivbehandlung nicht als aktives, zwar physiologisch als aktives Tun, aber ethisch nicht als aktive Euthanasie, sondern als Sterbenlassen bezeichnen (Gründel 1993 [5]).

Intensivbehandlung aus der Sicht der Angehörigen von Patienten

Insbesondere bei älteren Menschen und Greisen, bei denen der Horizont der Endlichkeit ihres Daseins bereits erblickt werden kann, kommt es auch vor, dass Angehörige nach einer Beendigung der intensivmedizinischen Maßnahmen drängen, weil sie den Sinn der Intensivbehandlung eines z. B. 90jährigen Vaters nicht nachvollziehen können. Es sind jene schwierigen Situationen, die in dem Spannungsfeld der juristischen Normen des Strafgesetzbuches, der reinen medizinischen Vernunft des behandelnden Arztes und der geltenden Ethik angesiedelt sind und immer wieder zu Konflikten zwischen dem Arzt und den Angehörigen des Patienten führen. Es sind zugleich jene Beispiele, die in der Öffentlichkeit gerne publiziert werden und ein falsches Bild über die Intensivmedizin vermitteln. Gleichwohl handelt es sich um ein nachdenkenswertes und ethisch höchst wichtiges Thema. Denn bereits die Entscheidung über die Durchführung einer großen Operation bei einem Greisen impliziert die Anwendung intensivmedizinischer Maßnahmen, mögen sie sich letztlich als wirklich sinnlos erweisen. Daß sie dennoch durchgeführt werden, liegt in der Konsequenz der juristischen Normen, aber auch im falschen Ehrgeiz des behandelnden Arztes begründet. Die Endlichkeit des Daseins als natürliche Grenze für die Bemühungen um das Leben eines Nächsten sollte deshalb sowohl bei den Angehörigen als auch bei den behandelnden Ärzten mehr Respekt verdienen, als dies zur Zeit ist. Die Erkenntnis, nicht alles, was machbar ist, als sinnvoll zu bezeichnen, könnte hierbei wertvolle Dienste leisten (Dudziak 1996 [1]).

Intensivtherapie des Organspenders

Kritisch gesehen wird... die Vorbereitung eines verstorbenen Spenders auf die Organentnahme durch künstliche Aufrechterhaltung von Organfunktionen... Für das Pflegepersonal entsteht damit ein völlig neues Bild des Todes, der von der Unverrückbarkeit eines persönlichen Ereignisses in die Dimension der Lebenserhaltung für einen anderen Menschen hinübergleitet" (Földy 2000 [2]).

Limitierung der Forschung

Klare Limitierungen für patientennahe klinische Forschung bestehen seit dem Ethikcode der World Medical Association in seiner Deklaration von Helsinki: Die erforderliche Einwilligung zu erlangen für eine Mitwirkung an einer Studie ist Patienten auf Intensivstationen verständlicherweise, meist nicht möglich. Die Ethikkommissionen der universitären Einrichtungen würden überdies keine Genehmigung für den Beginn einer solchen Studie erteilen, und Redaktionen wissenschaftlicher Zeitschriften würden Ergebnisse einer Studie ohne die Genehmigung der Ethikkommission nicht zur Publikation annehmen. Zuwiderhandlungen würden eindeutig die Grenzen ärztlicher Ethik überschreiten.

Grenzen der operativen Medizin

In der operativen Medizin haben sich die Grenzen chirurgischen Handelns, die seit Menschengedenken zwischen „Machbarem" und „Nicht-Machbarem", zwischen Operabilität und offensichtlicher Inoperabilität, zwischen bisheriger Erfahrung und dem Respekt vor dem „Noch-Nie-Gemachten" bestehen, ständig verändert. Im 20. Jahrhundert wurden sie so rasant verschoben, dass man den Eindruck hat, sie nicht einmal am fernen Horizont erkennen zu können [9]. Dank Erkenntnissen in Pathophysiologie, Verbesserung von Anästhesietechniken und Einführung von Intensivbehandlungsmethoden wurden immer neuere Operationsverfahren angewandt, die an Ausmaß und Wirkung aus heutiger Sicht ohne Beschränkungen erscheinen. Auch das Alter des Patienten scheint kaum noch eine Rolle zu spielen. Die Zeitschranken werden überschritten: bei Operationen, die 16–24 h dauern, wechseln sich mehrere OP-Teams ab. Und die Anästhesisten machen nicht nur Narkose, sondern auch intraoperative Intensivbehandlung.

Also gar keine Grenzen mehr – ist alles machbar geworden in der operativen Medizin? Für viele Jahre war die Antwort: „Ja". Wir lebten in dem Bewusstsein, dass die spektakulären Erfolge in der Medizin immer dann erzielt wurden, wenn alle therapeutischen Möglichkeiten konsequent ausgeschöpft und auch keine menschlichen Anstrengungen gescheut wurden. Zu diesem Zeitpunkt – etwa vor 20 Jahren – zitierte Henrix Bendixen von der Columbia University, New York, aus T.S. Elliots Novelle „The Family Reunion": „Not for the good that it will do but that nothing may be left undone of the margin of the impossible". [Zu deutsch: Daß es nicht allein des guten Zweckes wegen geschieht, sondern damit nichts ungetan bleibe bis zum Rande des Unmöglichen.] Das bedeutete, Leben erhalten um jeden Preis. Über viele Jahre hinweg stellte dies eine Herausforderung dar – in diesem Sinne zu handeln, wurde ein Dogma für unsere tägliche Arbeit [11].

Heutzutage fällt es jedoch immer schwerer, diese Forderungen zu befolgen und die adäquate Entscheidung zu treffen. Sie ist mittlerweile beeinflusst worden von der jeweiligen Sichtweise verschiedener Heilsverkünder – zu der des Arztes kommt die des Patienten, von Theologen, Moralisten, Wirtschaftsexperten und Medienvertretern oder emotionierten Großrednern [19].

Leben um jeden Preis zu erhalten

‣ bedeutet heutzutage eine Missdeutung des hippokratischen Eides;
‣ ist vom ökonomischen Standpunkt (verständlicherweise auf die Allgemeinheit bezogen) nicht zu finanzieren;
‣ ist von den Angehörigen nicht zu ertragen, wenn diese Bemühungen zu einem wochenlangen Sterben führen;
‣ ist von den behandelnden Ärzten, wenn sich Aussichtslosigkeit einstellt, kaum zu verantworten und sie vor der Entscheidung stehen, die Therapie zu reduzieren.

Dann werden sie bedrängt von der Frage, wie aktiv ist passive Euthanasie?

Die ärztliche Verantwortung in der Intensivmedizin ist sehr unterschiedlich. Internisten, Neurologen, Neonatologen und Unfallchirurgen haben fast immer Ad-hoc-Entscheidungen bei ihren akut erkrankten Patienten zu treffen. Die Frage Intensivmedizin ja oder nein, stellt sich nicht sofort und geht nahtlos in die Intensivbehandlung über. Anders ist das in der operativen Medizin bei planmäßigen Operationen: In der Karzinomchirurgie, der Herzchirurgie, der Neurochirurgie ist neben der Indikation zur Operation auch die Prognose zu stellen. Der Intensivmediziner ist an diesen präoperativen Beurteilungen und Entscheidungen in der Regel nicht beteiligt. Postoperativ hat er aber verantwortlich die Intensivbehandlung durchzuführen – oft bis zum bitteren Ende –, obwohl er sich nicht immer mit den präoperativ getroffenen Entscheidungen und dem intraoperativen Verlauf identifizieren kann. Dann kollidiert sein ärztliches Ethos mit dem des Operateurs. Dennoch – da die Operation ein „point of no return" ist – muss er sich an der Versuchung beteiligen, das Mögliche sinnlos einzusetzen. So kann die getroffene Entscheidung des Operateurs bei Grenzfällen (inoperabel oder nicht, multimorbide oder operationsfähig) umstritten sein und in der transzendentalen Dimension zur Schuld werden. Dann wird der Intensivmediziner unschuldig schuldig. Das aber ist offenbar seit der griechischen Tragödie zeitlos und auch bei der Suche nach den Grenzen der ärztlichen Kunst gültig.

Auf der anderen Seite: In den letzten 4 Dekaden haben Therapiekonzepte und Verfahren bei der Behandlung kritisch kranker Patienten eine rasante Entwicklung erfahren und zu großen Erfolgen beigetragen. Ohne Intensivbehandlung wären Transplantationen von Organen, große Tumoroperationen, Implantationen von Gefäßprothesen und der Einbau und Wiedereinbau von Gelenken – oft mit großen Blutverlusten verbunden – nicht möglich. Ich möchte 2 unterschiedliche Bereiche aus der operativen Medizin nach planmäßigen Operationen beispielhaft anführen.

Ösophaguskarzinom

In der Chirurgischen Universitätsklinik Münster konnte die perioperative Mortalität beim Zweihöhleneingriff zur abdominothorakalen Ösophagusresektion wegen Ösophaguskarzinom von 47% in den Jahren 1973–1980 auf 2,1% (1990–1993) gesenkt werden. Dies ist auf veränderte Operationsmethoden und Verbesserungen von Anästhesietechniken und postoperativer Intensivtherapie zurückzuführen. Diese Ergebnisse rechtfertigen den Einsatz dieser Methode selbst bei palliativer Indikation. Obwohl die Überlebenszeit von Patienten auch nach einer Ösophagusresektion relativ kurz ist, lohnt sich der Aufwand, denn die meisten Patienten, die um ihr Schicksal wissen, haben in der ihnen noch verbleibenden Zeit – bis zu 2 Jahren – eine deutlich verbesserte Lebensqualität – sie können wieder essen und verhungern nicht. Die Intensivbehandlung bietet eine Chance für eine letzte erträgliche Lebensphase. Chirurgie und Intensivmedizin bewegen sich hier im Grenzbereich therapeutischer Möglichkeiten und ärztlicher Ethik [11].

Herzklappen- und Bypassoperationen

Am Ende des 19. Jahrhunderts sagte der damalige Präsident der Deutschen Gesellschaft für Chirurgie Theodor Billroth den inzwischen viel zitierten Satz:

„Chirurgen, die den Versuch machen, am Herzen zu operieren, können nicht mehr auf den Respekt der Kollegen hoffen." Aber schon wenige Jahre später (1896) erfolgte die erste erfolgreiche Herznaht durch Ludwig Rehn. Das 20. Jahrhundert ließ die Herzchirurgie entstehen und erblühen. Die Herzchirur-

gie wurde ein etabliertes Fachgebiet, das sich abhängig vom technischen Fortschritt rasant entwickelt hat und den Patienten große Chancen bietet. Klappen- und Bypassoperationen werden bis ins hohe Alter durchgeführt. Die Herztransplantation hat die vorher mit extrem schlechter Prognose behafteten dilatativen Kardiomyopathien therapierbar gemacht. Die Einführung des sog. Kunstherzes ermöglicht ein „bridging" bis zur Transplantation.

In keinem Fach sind die Chancen und Grenzen der Intensivmedizin so eng zusammengerückt und verwoben wie in der Herzchirurgie. Wir haben in der Herzchirurgie im letzten Jahrzehnt grenzüberschreitende Maßnahmen in rasanten Abläufen erlebt. Wir versuchen, die Grenzen chirurgischen Handelns zwischen Operabilität und offensichtlicher Inoperabilität mit unserer bisherigen Erfahrung und dem Respekt vor dem noch nie Gemachten zu vereinen – wohl wissend, dass unser ärztliches Bemühen häufig an die Grenzen ärztlicher Verantwortung und Ethik herangeführt wird (Meisner 1996 [13]).

Wenngleich die Gesamtergebnisse nach Klappen- wie Koronarienoperationen gut waren, so mussten sich vielerorts Intensivmediziner und insbesondere das überstrapazierte Pflegepersonal fragen, welcher Sinn in dem Rund-um-die-Uhr-Operieren liegt und warum an jedem Sonntag nachmittag der „sog. Notfall" auf den OP-Tisch und anschließend auf die Intensivstation kommen musste? War es die Begeisterung an der großen Operationszahl, die ohne Rücksicht auf das OP-Personal und das Personal der Intensivstation erzwungen wurde? Hier spürte man deutlich, dass das Machen alles andere rücksichtslos unterdrückte und Gedanken an ärztliches Ethos gar nicht aufkommen ließ. Die ärztliche Ethik wird immer dann beeinträchtigt, wenn ärztliches Handeln nicht ausschließlich zum Wohle des Patienten betrieben wird, d. h. wenn auch sachfremde Motive wie hohe Operationszahlen oder Prestigeoperationen mit fatalem Ausgang eine Rolle spielen. Das ist der Fall, wenn die Mortalität bei den Patienten, die bei präoperativer Multimorbidität oder wegen intra- oder früher postoperativ aufgetretener

Komplikation einer Intensivbehandlung von mehr als 24 h bedurften, extrem hoch ist.

Mehr als 24 h auf der Intensivstation verbrachten 6,5% der Patienten nach aortokoronarem Bypass, also 60 von 918 und 16,3% der Patienten nach Herzklappenoperation; das sind 24 von 147. Von diesen Patienten verstarben auf der Intensivtherapiestation bei vorausgegangener aortokoronarer Bypassoperation 35%, nach Herzklappenoperationen waren es sogar 54%, (Ergebnisse der Klinik und Poliklinik für Anästhesiologie und operative Intensivmedizin der Westfälischen Wilhelms-Universität Münster, 1994/95). Hierzu pars pro toto einige Beispiele aus dieser Patientengruppe mit präoperativer Multimorbidität [11]:

1. 71-jähriger Mann mit 3-Gefäß-KHK; Operation: aortokoronarer Bypass

   ‣ Begleiterkrankungen: Hypertonie, PAVK (=periphere arterielle Verschlusskrankheit) Grad IV, Bauchaortenaneurysma, chronische Niereninsuffizienz bei Nierenarterienstenose beidseitig, Hyperlididämie,
   ‣ intraaortale Ballonpumpe,
   ‣ Intensivtherapie wegen hämodynamischem insuffizientem Nierenversagen, Lungenversagen, Laktat 34 mmol/l,
   ‣ Exitus 24 h nach Operation.

2. 65-jährige Frau mit instabiler Angina pectoris bei Zustand nach Vorderwandinfarkt vor 4 Monaten,

   ‣ Begleiterkrankungen: Hypertonie, PAVK, rheumatoide Arthritis,
   ‣ Steroiddiabetes, Osteoporose, Gastritis
   ‣ Operationen: 3fach-Bypass, intraortale Ballonpumpe, Exartikulation des linken Beines,
   ‣ Intensivtherapie wegen Multiorganversagen,
   ‣ Exitus nach 4 Tagen.

3. 76-jährige Frau mit 3-Gefäßerkrankung

   ‣ Ejektionsfraktion (EF) 29%, Partialinsuffizienz, Mitralinsuffizienz, pulmonale Hypertonie, Diabetes mellitus IIb, Adipositas, Hyperli-

pidämie, Zustand nach 2-maligem Vorderwandinfarkt,
- Operation: 3fach-Bypass, intraaortale Ballonpumpe (IABP), Multiorganversagen,
- Exitus 20 Tage post operationem.

4. 65-jährige Frau mit kombiniertem Mitralvitium, Stenose Grad IV, Insuffizienz III. Grades mit pulmonaler Hypertonie, Vitium seit 18 Jahren bekannt, kardiogene Leberzirrhose, chronischer Pleuraerguss, hochgradige kombinierte Ventilationsstörung;

- Operation: Mittelklappenersatz, Vorhofraffung beidseitig, intraaortale Ballonpumpe (IABP), später Zökalfistel. Intensivtherapie: Multiorganversagen,
- Exitus 28 Tage post operationem.

Der Intensivmediziner, der postoperativ solche Patienten zu behandeln hat, fragt sich verzweifelt: Welche ärztliche Haltung steht dahinter, wenn ein 80-jähriger, mit einem in Wirbelsäule und Gehirn metastasierenden Prostatakarzinom erkrankter „Koronarpatient" oder ein bewusstseinsgetrübter „Koronarpatient" mit deutlich erkennbarem Leber- und Nierenversagen operiert wird, um ihm die Angina-pectoris-Beschwerden zu nehmen? Solche fragwürdigen Indikationen sollten jenseits der Grenzen operativen Handelns liegen [9]. Werden Patienten mit solch schweren Begleiterkrankungen mit Hilfe der Herz-Lungen-Maschine operiert – einem Verfahren, das sämtliche Körperfunktionen beeinflusst, muss sich zwangsläufig eine Intensivbehandlung anschließen. Zu diesem Zeitpunkt stellt sich die Frage nach ihrem Sinn und ihrer Chance nicht mehr, wohl aber nach Operationsindikation oder -kontraindikation. Ob diese schwerstkranken Patienten sich dies alles präoperativ vorstellen konnten – ob sich erfahrene Ärzte auch für sich selbst so entscheiden würden?

Solche Desasterergebnisse der modernen Medizin sollten aber wenigstens zum Überprüfen der Indikationen führen, wenn allein medizinische Gesichtspunkte entscheidend wären. Die Versuchung, jeden Koronar- oder Klappenherzkranken zu operieren, muss groß sein: Es gibt für jede Operation – ohne Berücksichtigung des operativen Ergebnisses – z. Z. ca. DM

27.000 von den Kassen. Auch der Verwaltungsdirektor ist erfreut über die große Zahl von Herz-Lungen-Maschinen-Operationen. So tritt der individuelle Patient mit seinem Leiden in den Hintergrund. Die große Zahl von Operationen gewinnt besondere Bedeutung: „Der Hunger trifft sich mit dem Appetit" (lateinamerik. Sprichwort). Ärzte und Pflegepersonal einer Intensivstation, die meist langjährige Erfahrungen haben, tun sich verständlicherweise schwer, solche von Anfang an hoffnungslos Kranke intensiv zu behandeln und zu pflegen, und die Frage nach ärztlicher Ethik ist unbeantwortet. Nur ist jedem der Mangel am notwendigen Schatz an „kultureller Immobilie" auffällig [3]. „Machen" allein ist nicht genug, sittliche Kompetenz gehört dazu. Will man in Zukunft Extremsituationen auf das „unvermeidbare" Maß reduzieren, so wird man aus humaner, ethischer, ärztlicher und mehr denn je auch aus ökonomischer Sicht nicht umhin können, die Prognose einer zu erwartenden intensivmedizinischen Therapie in die Behandlungsstrategie miteinzubeziehen sowie die zu erwartende Lebensqualität abzuschätzen. Dringend notwendig erscheint daher, die Parameter zur präoperativen Identifizierung von Hochrisikopatienten zu definieren und damit bessere und sicherere Indikationen

zum operativen Eingriff zu stellen, die auch Lebensqualität und längerfristige Chancen des Patienten berücksichtigen [7,20]. Andernfalls könnte von den Patienten ein böser Vorwurf erhoben werden. Auf dem Grabstein stände dann zu lesen: „I told you I was very ill" (Abb. 1).

Osamu Aochi, der Präsident des 5. Weltkongresses für Intensivmedizin 1990 in Kyoto, formulierte als Kardinalkriterien für einen guten Ausgang einer Intensivtherapie („happy ending of intensive care") die Rückkehr in ein Leben in Gemeinschaft und Beruf („recovery to social life") oder ein friedvolles Sterben („leaving this world peacefully").

Aochi setzt damit primär qualitative Kriterien für die Beschreibung von Behandlungsresultaten in der Intensivmedizin. Dies ist von großer Bedeutung sowohl für die Entscheidung über das Behandlungsziel im Einzelfall als auch für die Festlegung von Endpunkten in Outcomestudien. Resultate der Intensivtherapie werden bisher überwiegend quantitativ als Überlebens- oder Letalitätsraten untersucht. Als Kriterien für erfolgreiche Behandlung gelten dabei hohe Überlebenszahl und niedrige Letalität [18]. Es gibt jetzt Anzeichen dafür, dass Untersuchungen beginnen, die versuchen, Lebensqualität wissenschaftlich zu erfassen. Aber ist Lebensqualität für alle Menschen gleich? Sicher ist Gesund-

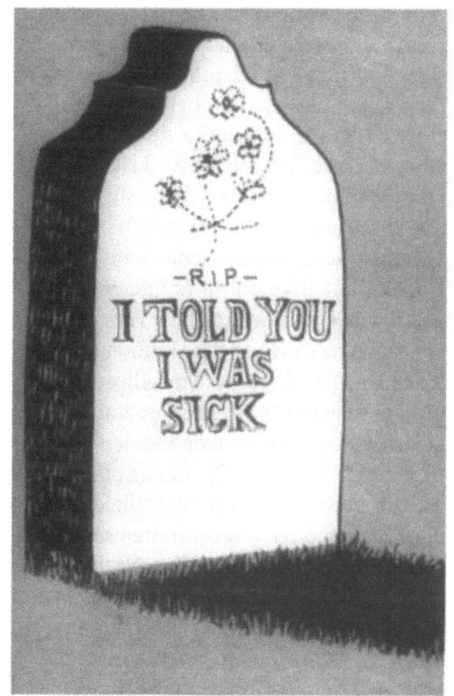

Abb. 1 ▶ **Grabstein eines der Toten, die zu krank waren für eine Heilbehandlung (die Abb. 1 verdanke ich Herrn Prof. Dr. H. Van Aken)**

205

heit Lebensqualität, aber die wird ja als Normalität angesehen. Und was noch? Lieben und geliebt werden? Reich sein? Reisen? Ein Sportauto fahren, ein schnelles Motorrad oder Fahrrad? Frieden? Lesen? Mozart hören? Einen Sonnenuntergang am Meer erleben? Blumen sehen? Operieren? Wandern? Schach spielen? Gut essen ohne Schaden? Oder einfach nur keinen Hunger haben müssen? Was ist Lebensqualität? Für jeden etwas anderes. So wird die ärztliche Devise „Leben um jeden Preis" fragwürdig; der Beurteilungsspielraum, im „wohlverstandenen Interesse des Patienten" zu handeln, wird eng. Und ein iatrogener Verlust von essentiellen persönlichen Lebensqualitäten wird zum leidvollen Ergebnis vermeintlich guten ärztlichen Handelns [11]. Wenn die Intensivmedizin eine Chance für den Patienten bedeuten soll, stellt sich mehr und mehr die Frage nach der ärztlichen Verantwortung. Werden die großartigen Möglichkeiten sinnvoll angewandt? Ist das alles im präoperativen Aufklärungsgespräch angesprochen worden? Insofern wird der Arzt gemeinsam mit dem Patienten vor der Operation die Frage zu entscheiden haben, ob dem Patienten mit zweifelhafter Prognose durch eine große, mit kurativem Anspruch behaftete Operation besser geholfen werden kann als durch eine differenziertere und weniger invasive palliative Therapie. Diese Entscheidung treffen zu können, setzt beim Patienten eine vollständige Aufklärung voraus. Nur dann hat er die reelle Chance, zu überlegen und eventuell zu sagen: „Nein, ich möchte eines natürlichen Todes sterben bei meiner geringen Chance, so krank, wie ich bin." Obwohl solch gründliche Aufklärungsgespräche, in denen auch die postoperative Phase mit der zwangsläufigen Intensivbehandlung angesprochen wird, den Hochrisikopatienten im nötigen Maße zuteil wird? Oder willigen die Patienten vor Angst rasch ein, in der Hoffnung, auf jeden Fall geheilt zu werden? Allgemein gültige Regeln für Grenzen operativen Handelns bei Hochrisikopatienten gibt es nicht. Allein dem Operateur obliegt es, die verantwortliche Entscheidung zum Ziehen oder Überschreiten seiner Handlungsgrenzen zu treffen. Nach der heute gültigen Rechtsauffassung steht nur ihm die Entscheidung zur Operation zu. Bei multimorbiden Patienten, denen eine große Operation mit konsekutiver

Intensivbehandlung bevorsteht, wäre es dringend geboten, schon präoperativ – unterhalb der Rechtsnorm – die Ansichten des Intensivmediziners mit zu berücksichtigen, wenn man postoperativ die Intensivbehandlung gemeinsam durchführt oder, wenn die Verantwortung der Behandlung beim Intensivmediziner liegt, weil man eine Prognose für die gesamte perioperative Phase und darüber hinaus stellen muss.

Schlussbemerkungen

Die moderne Medizin bedarf gerade wegen des Einsatzes großartiger und differenzierter Möglichkeiten am Anfang des 21. Jahrhunderts einer höheren ärztlichen Ethik und Verantwortung als je zuvor. Zwischen Nutzen und Schaden durch ärztliches Handeln liegt manchmal nur eine Nuance. Vermeintlich gutes Tun oder womöglich „Siegen wollen um jeden Preis" können für den Patienten im Ergebnis auch eine menschliche Tragödie und eine Katastrophe bedeuten. Dann liegen Sekundentriumph und Katzenjammer dicht beieinander.

Die üblichen 30-Tage-Statistiken, die gern veröffentlicht werden, erscheinen zunächst eindrucksvoll. Man kann aber nicht das fatale Behandlungsergebnis von einzelnen dem Kollektivresultat opfern. So lassen gute Gesamtstatistiken die Tragik derjenigen Patienten nicht erkennen, die kurze Zeit nach der Operation oder nach langem komplikationsreichem Verlauf im Multiorganversagen sterben. Daraus ist der Schluss zu ziehen, dass eine Operation bei hohem präoperativem Risiko nicht Heil und Segen oder gar „gute Aussichten" versprechen kann. Eine Indikation, um ein Symptom operativ anzugehen, führt bei multimorbiden Patienten mit fortgeschrittener Arteriosklerose des gesamten Gefäßbetts nicht immer zum erstrebten Ziel, sondern eher zu Organversagen und einem schweren und teuren Tod.

So waren operative „Erfolge" auch immer wieder begleitet von neuen Problemen. Iatrogene und therapeutische Insulte, die man früher nicht gesehen hat, werden heutzutage provoziert, z. B. nach Herzoperationen das gastrointestinale Versagen mit konsekutiver Anlage eines künstlichen Darmausgangs oder gar einer Kolektomie oder die IABP-(therapie)bedingte Ischämie von Extre-

mitäten mit nachfolgender Exartikulation des Beines an der Hüfte.

Wenn der große Aufwand medizinisch-technischer Maßnahmen nicht zum geplanten Erfolg führt, wenn die Indikationen zum Beginn des Behandlungskonzepts für einen multimorbiden Patienten nicht ausschließlich zum Wohle des Patienten gestellt werden, dann sind die negativen Folgen auch nicht durch Intensivbehandlungen zu korrigieren. Für diese Patienten kann auch die Intensivtherapie „a priori" keine Chance bedeuten. Dann stellt sich wirklich die Frage nach dem Sinn medizinischer Tätigkeit, Verantwortung und ärztlichem Ethos. Mehr und mehr neigt man dazu, auf den „sozialen Sinn und den Schwerpunkt des Handelns" abzustellen. In einem Essay, veröffentlicht vor einigen Jahren im JAMA, verurteilt Moore „hoffnungslose Maßnahmen für von Anfang an hoffnungslos erkrankte Patienten". Für die begonnene Intensivbehandlung bedeutet das: stufenweiser Abbau der Maßnahmen und Beschränkung auf therapia reducta bis minima sowie intensive Krankenpflege, was oft qualvolle Wochen für Angehörige, Pflegepersonal und Ärzte bedeuten kann, während der Patient tief sediert ist.

Der Philosoph Peter Koslowski beschäftigt sich in seiner Publikation „Die Verführung durch das Machbare – Ethische Konflikte in der modernen Medizin und Biologie" in einem Kapitel mit der „Ethischen Beurteilung von Nebenwirkungen" [8]:

„Ein Grundproblem der Indikationsstellung in der hochtechnisierten modernen Medizin ist das Inkaufnehmen von Nebenwirkungen geworden, z. B. von Nebenwirkungen der Strahlentherapie auf gesunde Organe, auf die psychische Verfassung des Patienten und seiner Angehörigen, aber auch von ökonomischen Nebenwirkungen wie Kosten. Das moralisch-praktische Problem der Bestimmung ärztlicher Hilfeleistung ist daher nicht nur eines der Rechtfertigung von Zwecken und Mitteln, sondern eines des gerechtfertigten Inkaufnehmens von Nebenwirkungen. Die ältere vorkantische Moralphilosophie seit Aristoteles und Thomas von Aquin hat immer die Forderung vertreten, dass der Handelnde nicht nur seine (gute) Absicht und die Hauptwirkung, sondern auch die Nebenwirkungen seiner Handlung sittlich zu ver-

treten habe. Die richtige Proportion zwischen der Handlung und deren Wirkungen gehört wesentlich zur Beurteilung der sittlichen Qualität der Handlung. Die Nebenwirkungen müssen in einer vernünftigen Proportion zum intendierten Zweck stehen, und der Handelnde muss unter Handlungszwang stehen. Der Handelnde hat die Beweislast dafür, dass die Handlung nötig ist, dass der Verzicht auf sie schädlicher ist als ihre Durchführung. Dabei kommt es – ganz objektivistisch – auch nicht auf die beabsichtigte, sondern auf die tatsächliche Proportion an. Es kann also nicht eine Handlung Pflicht sein, die mehr negative Nebenwirkungen als positive Hauptwirkungen zeitigt, bei der Haupt- und Nebenwirkungen in keiner vernünftigen Relation zueinander stehen. Das Kosten-Nutzen-Kriterium ist kein Ökonomismus, sondern eine unabweisbare Frage nach der Berechtigung einer Therapie. Wie jede Praxis muss sich auch die therapeutische Praxis nach ihrem Verhältnis von Aufwand und Resultat befragen lassen." "Eine Behandlung, die den Zielerreichungsgrad nicht erhöht, aber negative Nebenwirkungen zeitigt, kann nicht nur nicht Pflicht sein, sondern ihre Unterlassung sollte Pflicht sein, umso mehr ist man bei einer Durchsicht der neueren medizinischen Literatur zu diesem Thema erstaunt, dass in ihr ein weitgehender Mangel an umfassendem Durchdenken der Entscheidungssituation, vor die der Arzt gestellt, zu erkennen ist. Um eine unsinnige unbedingte Rechtspflicht zur Maximaltherapie zu überwinden, ist ein moralischer und verantwortungsvoller Umgang mit dem Problem der Nebenwirkungen und des Handelns unter Risiko nötig. Erst wenn klare Kriterien für pflichtgemäßes Handeln unter Unsicherheit geschaffen sind und von den Ärzten beachtet werden, ist mit einem Ende der unvernünftigen Pflicht zur Maximaltherapie zu rechnen. Erst dann wird die Erkenntnis durchsetzbar sein, dass Zuviel-Tun ebenso unmoralisch sein kann wie unterlassen und sein lassen" [8].

Brauchen wir einen neuen Hippokrates, da der alte nicht mehr verstanden wird? Hippokrates verpflichtete seine Schüler durch Eid, einerseits nicht zu töten, andererseits empfiehlt er aber im ergänzenden Corpus Hippocraticum, bewusst auf eine weiterführende Therapie zu verzichten, wörtlich: „Aber er wage sich nicht an die heran, die schon von der Krankheit gezeichnet sind." Die Ärzte, die einen Therapieverzicht als eidwidrig betrachten, haben wahrscheinlich den ergänzenden Corpus Hippocraticus nie vor Augen gehabt [4].

Schon vor 200 Jahren konstatierte der französische Arzt Bichat: „... diejenigen Operationen gelten als schreckliche therapeutische Maßnahmen, bei denen eine Verzögerung ihres tödlichen Ausgangs nur auf die Gefahr hin „erkauft" werden kann, diesen miteinzubeziehen. Solche Operationen nicht zu machen, sollte höher bewertet werden, als sie durchzuführen; und wenn nur der geringste Zweifel hinsichtlich ihrer Indikation besteht, ist es ein kluger Schritt, diesen nicht zu tun."

Fazit für die Praxis

Zum Wohle der Patienten gilt es zu berücksichtigen, dass es manchmal leichter ist, nach gründlicher Abwägung eine Therapie nicht zu beginnen, als sie reduzieren oder abbrechen zu müssen. Man hat heute allgemein den Eindruck, es gäbe gar keine Grenze ärztlichen Handelns mehr. In der Tat kann man selbst diesem Irrtum aus besten Motiven erliegen. Wir werfen weiter, als wir sehen können. So mahnte der amerikanische Herzchirurg Dr. Krklin schon vor Jahren eindringlich, zu unterscheiden zwischen „points of achievement versus results of benefit", zwischen dem, was dem Arzt selbst als Großtat erscheint und dem, was für den Patienten nützlich ist. Solche Gedanken – täglich in der klinischen Medizin umgesetzt – können den Brückenschlag bilden zwischen „machen" in umsetzbare Nutzwerte und verpflichtenden Sinnwerten. Der Wiener Kardinal König [6] betont in seinen „Gedanken über die Zukunft des Menschen" den „Vorrang der Ethik vor der Technik". Das mag aus der Sicht eines Klinikers, der die moderne Medizin praktiziert, nicht umsetzbar sein, aber Technik ohne Ethik wäre ein Desaster. Der Kardinal mahnt an ein an einer ethischen Ordnung orientiertes Gewissen und beklagt die fehlende Orientierung einer Werteordnung. Dabei haben wir Ärzte doch unseren Hippokrates – wir brauchen seine Vorgaben nur „griffbereit" im Kopfe zu haben – und im Herzen.

Danksagung. Die Herausgeber dieser Fortsetzungsreihe. „Die geschichtliche Entwicklung der Intensivmedizin in Deutschland – Zeitgenössische Betrachtungen" –, die mit dieser Folge endet, danken den übrigen Autoren und Koautoren für ihre spontane Zusage zur Mitarbeit und für ihre hervorragenden Beiträge. Dem Herausgeber der Zeitschrift „Der Anaesthesist" Professor Dr. Dr. h.c. Klaus Peter gilt unser Dank für die Zustimmung zur Veröffentlichung und sein Interesse an der vorgelegten Thematik. P. Lawin, H.W. Opderbecke, H.P. Schuster

Literatur

1. Dudziak R (1996) Intensivmedizin aus der Sicht des Patienten und seiner Angehörigen. Intensivmedizin 3: 15–18 [Suppl 1–96]
2. Földy R (2000) Ethik eine Variable. In: Festschrift 5 Jahre Ludwg-Boltzmann-Institut für Medizinökonomie in Anästhesie und Intensivmedizin. Verlag ebenda, Wien
3. Gehlen A (1968) Die Seele im technischen Zeitalter. Sozialpsychologische Probleme der industriellen Gesellschaft. Rowohlt, Reinbek
4. Gerolanos S (1983) Grenzen der Medizin. Swiss Med 5: 25–33
5. Gründel J (1993) Grenzen chirurgischen Handelns aus ethischer Sicht. Langenbecks Arch Chir Suppl Kongressbd 378: 396–399
6. König F Kardinal (1994) Haus auf festem Grund. Der Mensch und seine Zukunft. Amalthea S 111
7. Konopad E, Noseworthy TW, Johnston R, Shustac A, Grace M (1995) Qualitiy of life measures, before and one year after admission to an intensive care unit. Crit Care Med 23: 1620–1621
8. Koslowski P, Krenzer P, Löw R (1983) Die Verführung durch das Machbare. Ethische Konflikte in der modernen Medizin und Biologie. Civitas Resultate, Bd.3. Hirzel, Stuttgart
9. Lawin P (1994) Grenzen chirurgischen Handelns und Therapieabbruch in der Intensivmedizin. Kongreß der Deutschen Gesellschaft für Chirurgie. Langenbecks Arch Chir Suppl Kongressbd 110:
10. Lawin P (Hrsg) (1994) Entwicklung und Bedeutung der Intensivmedizin. In: Praxis der Intensivbehandlung, 6. Aufl. Thieme, Stuttgart New York
11. Lawin P (1995) Sisyphos – ob der Stein je oben bleibt? Sonderdruck, Anästhesiologie, Intensivmedizin, Notfallmedizin, Schmerztherapie, Thieme, Stuttgart, New York
12. Lawin P (1996) Intensivmedizin als Chance. Intensivmedizin 33: 5–13 [Suppl 1–96]
13. Meisner H (1996) Chancen und Grenzen der Intensivmedizin – Spezielle Aspekte zu Indikationen und Limitationen der Intensivmedizin aus der Sicht der Herzchirurgie. Intensivmedizin 33: 47–50 [Suppl 1–96]

14. Patzig G (1986) Ethik und Wissenschaft. In: Maier-Leibnitz v. Hause H (Hrsg) Zeugen des Wissens. Koehler, Mainz
15. Patzig G (1987) Wertrelativismus und ärztliche Ethik. Allgemeinmedizin 16:
16. Pichlmyr R, Jähne H (1996) Indikationen und Limitationen in der Intensivmedizin aus der Sicht der Allgemeinchirurgie. Intensivmedizin 33: 43–45 [Suppl 1–96]
17. Prien Th, Lawin P (1996) Therapiereduktion in der Intensivmedizin. „Sterben zulassen" durch bewußte Begrenzung medizinischer Möglichkeiten. Intensivmedizin 33: 33–39 [Suppl 1–96]
18. Schuster HP (1990) Lebensqualität als Bewertungskriterium in der Intensivmedizin. Med Forsch 2: 193–212
19. Stelzner F (1994) Itinerarium durch 125 Jahre Deutsche Chirurgenkongresse. Langenbecks Arch Chir Suppl Kongressbd
20. Weil MH (1995) Life measures before and one year after admission to an intensive care unit. Crit Care Med 23: 1620–1621

MIX
Papier aus verantwortungsvollen Quellen
Paper from responsible sources
FSC® C105338

If you have any concerns about our products,
you can contact us on
ProductSafety@springernature.com

In case Publisher is established outside the EU,
the EU authorized representative is:
Springer Nature Customer Service Center GmbH
Europaplatz 3, 69115 Heidelberg, Germany

Printed by Libri Plureos GmbH
in Hamburg, Germany